FISIOTERAPIA NO BRASIL

Durante o processo de edição desta obra, foram tomados todos os cuidados para assegurar a publicação de informações técnicas, precisas e atualizadas conforme lei, normas e regras de órgãos de classe aplicáveis à matéria, incluindo códigos de ética, bem como sobre práticas geralmente aceitas pela comunidade acadêmica e/ou técnica, segundo a experiência do autor da obra, pesquisa científica e dados existentes até a data da publicação. As linhas de pesquisa ou de argumentação do autor, assim como suas opiniões, não são necessariamente as da Editora, de modo que esta não pode ser responsabilizada por quaisquer erros ou omissões desta obra que sirvam de apoio à prática profissional do leitor.

Do mesmo modo, foram empregados todos os esforços para garantir a proteção dos direitos de autor envolvidos na obra, inclusive quanto às obras de terceiros e imagens e ilustrações aqui reproduzidas. Caso algum autor se sinta prejudicado, favor entrar em contato com a Editora.

Finalmente, cabe orientar o leitor que a citação de passagens da obra com o objetivo de debate ou exemplificação ou ainda a reprodução de pequenos trechos da obra para uso privado, sem intuito comercial e desde que não prejudique a normal exploração da obra, são, por um lado, permitidas pela Lei de Direitos Autorais, art. 46, incisos II e III. Por outro, a mesma Lei de Direitos Autorais, no art. 29, incisos I, VI e VII, proíbe a reprodução parcial ou integral desta obra, sem prévia autorização, para uso coletivo, bem como o compartilhamento indiscriminado de cópias não autorizadas, inclusive em grupos de grande audiência em redes sociais e aplicativos de mensagens instantâneas. Essa prática prejudica a normal exploração da obra pelo seu autor, ameaçando a edição técnica e universitária de livros científicos e didáticos e a produção de novas obras de qualquer autor.

José Rubens Rebelatto
Sílvio Paulo Botomé

FISIOTERAPIA NO BRASIL

Fundamentos para uma atuação preventiva e para a formação profissional

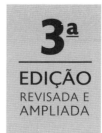

3ª EDIÇÃO
REVISADA E AMPLIADA

Copyright © 2021 Editora Manole Ltda., por meio de contrato com os autores.

PRODUÇÃO EDITORIAL: Departamento Editorial da Editora Manole
CAPA: Plinio Ricca
IMAGEM DA CAPA: iStock.com
PROJETO GRÁFICO: Departamento Editorial da Editora Manole
DIAGRAMAÇÃO: Formato Editoração
ILUSTRAÇÕES: Saulo Satoshi Botomé, Formato Editoração e Luargraf Serviços Gráficos Ltda.

CIP-Brasil. Catalogação na Publicação
Sindicato Nacional dos Editores de Livros, RJ

R281f
3. ed.

    Rebelatto, José Rubens
    Fisioterapia no Brasil/ José Rubens Rebellato, Sílvio Paulo Botomé. – 3. ed. – Santana de Parnaíba [SP] : Manole, 2021.

    Inclui bibliografia e índice
    ISBN 978-65-5576-207-5

    1. Fisioterapia - Brasil - História.. I. Botomé, Sílvio Paulo. II. Título.

21-71328
                    CDD: 615.820981
                    CDU: 615.8(81)

Meri Gleice Rodrigues de Souza – Bibliotecária – CRB-7/6439

Todos os direitos reservados à Editora Manole.
Nenhuma parte deste livro poderá ser reproduzida, por qualquer processo, sem a permissão expressa dos editores. É proibida a reprodução por fotocópia.

A Editora Manole é filiada à ABDR – Associação Brasileira de Direitos Reprográficos.

3ª edição – 2021

Direitos adquiridos pela:
Editora Manole Ltda.
Alameda América, 876 – Tamboré – 06543-315 – Santana de Parnaíba – SP – Brasil
Tel.: (11) 4196-6000
www.manole.com.br | https://atendimento.manole.com.br

Impresso no Brasil | *Printed in Brazil*

Sobre os autores

JOSÉ RUBENS REBELATTO

Possui graduação em Fisioterapia pela Pontifícia Universidade Católica de Campinas (1978), mestrado em Educação Especial (Educação do Indivíduo Especial) pela Universidade Federal de São Carlos (1986), doutorado em Educação pela Universidade Estadual de Campinas (1991) e pós-doutorado em Fisioterapia Geriátrica pela Universidade de Salamanca (Espanha). Tem experiência na área de Fisioterapia e Terapia Ocupacional, atuando principalmente nos seguintes temas: educação, administração em saúde, envelhecimento humano, fisioterapia geriátrica e qualidade de vida do idoso. Foi reitor da Universidade Federal de São Carlos de 1996 a 2000 e nomeado doutor *honoris causa* por essa mesma universidade. No MEC exerceu a função de Diretor de Regulação do Ensino Superior e Diretor de Hospitais Universitários e Residências em Saúde, foi conselheiro titular do Conselho Nacional de Saúde e Presidente da Empresa Brasileira de Serviços Hospitalares, vinculada ao Ministério da Educação. Atualmente é professor voluntário da Universidade Federal de São Carlos.

SÍLVIO PAULO BOTOMÉ

Possui graduação em Licenciatura em Psicologia pela Pontifícia Universidade Católica de São Paulo (1972), graduação em Bacharelado em Psicologia pela Pontifícia Universidade Católica de São Paulo (1972), formação (especialização) de psicólogo com ênfase em Análise Experimental do Comportamento (1974), mestrado em Psicologia (Psicologia Experimental) pela Universidade de São Paulo (1977) e doutorado em Psicologia Experimental pela Universidade de São Paulo (1980). Foi professor de Psicologia (Análise do Comportamento) e Metodologia Científica na PUCSP, na qual foi chefe do

Departamento de Métodos e Técnicas em Psicologia e professor de Programação de Condições para Ensino Superior (1971 a 1977) e de Metodologia Científica na Universidade Federal de São Carlos, na qual foi Professor Titular, Diretor de Centro e Pró-Reitor de Extensão (de 1978 a 1999). Foi Professor Titular da Universidade Federal de Santa Catarina de 1999 a 2018. Tem experiência na área de Psicologia, com ênfase em Processos de Aprendizagem, de Trabalho e Organizacionais, atuando principalmente em relação a: comportamentos profissionais, análise comportamental, ensino superior, análise experimental do comportamento e comportamentos constituintes de organizações e instituições como sistemas de interação. Orientou pós-graduandos no Programa de Pós-graduação em Educação, no Programa de Pós-graduação em Educação Especial da Universidade Federal de São Carlos e no Programa de Pós-Graduação em Psicologia da Universidade Federal de Santa Catarina. Foi assessor da Secretaria de Saúde do município de São Paulo, consultor da CAPES e do Conselho de Reitores das Universidades Brasileiras (CRUB). Foi consultor da Universidade de Caxias do Sul nas décadas de 1980 a 2000, na qual desenvolveu em convênio com a Universidade Federal de São Carlos um Programa de Pós-graduação (Mestrado e Doutorado) interinstitucional, com ênfase em um currículo comportamental em Metodologia da Ciência e do Ensino Superior. Publicou livros a respeito de comportamento, de gestão de ensino superior, pesquisa e extensão e de programação de ensino. Foi consultor da SESu para o planejamento da Universidade de Cabo Verde em 2008 e 2009 (trabalho interrompido por alteração no convênio entre os países). Tem seis prêmios por trabalhos científicos e didáticos (dois nacionais e quatro regionais). Em 2018 aposentou-se na Universidade Federal de Santa Catarina. Reside em Florianópolis (SC). Email: spbot@terra.com.br.

Sumário

Apresentação à 3ª edição XXVII
Apresentação da 2ª edição XXXI
Apresentação da 1ª edição XXXV

Capítulo 1 – Indefinições e lacunas do campo de atuação profissional em Fisioterapia: quais permanecem? 1

Capítulo 2 – Alterações na concepção do objeto de trabalho em Fisioterapia em diferentes momentos de sua constituição 13

    1. Na Antiguidade, "diferenças incômodas" já eram tratadas por meios físicos 15

    2. Na Idade Média, "diferenças incômodas" eram consideradas algo a exorcizar 17

    3. No Renascimento volta a aparecer alguma preocupação com o corpo saudável 18

    4. Ao final do Renascimento, o interesse com saúde corporal começa a "especializar-se" 20

    5. Na industrialização volta o interesse pelas "diferenças incômodas", com atividades "especializadas" para seu "tratamento" 21

    6. A Fisioterapia no final do Século XX 25

Capítulo 3 – Objeto de trabalho da Fisioterapia no Brasil: o surgimento e a legislação 29
    1. Definições ou delimitações para a profissão de fisioterapeuta na legislação 30
        A – A profissão no Parecer n. 388/63 31
        B – A profissão de fisioterapeuta no Decreto-lei n. 938/69 32
        C – O exercício da profissão na Lei n. 6.316/75 33
        D – Definição da profissão no Código de Ética 34
    2. Características que a legislação delimita (ou impõe) para o trabalho do profissional de fisioterapia 35
        A – Limitações relativas à concepção do objeto de trabalho 35
        B – Limitações relativas à concepção do nível profissional dos fisioterapeutas 43
        C – Tratamento de indivíduos doentes ou cuidado com as condições de saúde de populações? 45
    3. Decorrências das controvérsias nas definições legais da profissão 48

Capítulo 4 – Formação do profissional de Fisioterapia no contexto universitário brasileiro 52
    1. A universidade brasileira e o profissional de "nível superior" 52
    2. O currículo de graduação: sua função e elaboração 56
    3. Um exame do currículo oficial para a formação dos profissionais em Fisioterapia 60
        A – O currículo de Fisioterapia, segundo a Portaria Ministerial n. 511/64 60
        B – O currículo segundo a Resolução n. 4 61
    4. Inadequações do currículo para os cursos de graduação em Fisioterapia como diretriz para a formação de profissionais de nível superior 64

Capítulo 5 – Propostas do que deve ser aprendido nos cursos iniciais de graduação em Fisioterapia no Brasil e suas influências sobre a determinação do objeto de trabalho da profissão 95
    1. Uma maneira de proceder para a coleta de informações sobre o que desenvolver por meio de aprendizagem nos cursos de Fisioterapia 96
    2. Objeto de trabalho da Fisioterapia nas disciplinas dos cursos iniciais de graduação das universidades brasileiras 98

  A – Características das disciplinas dos primeiros cursos em Fisioterapia 98
  B – Decorrências das características das disciplinas na formação do fisioterapeuta 106
 3. O objeto de trabalho da Fisioterapia nos objetivos de ensino das disciplinas relativas ao ensino desse objeto 109
  A – Objetivos de ensino nas disciplinas relacionadas ao trabalho da Fisioterapia 109
  B – Considerações a respeito dos objetivos formulados nas disciplinas dos cursos 116
 4. Ausência de objetivos de ensino nas disciplinas e o problema do objeto de trabalho da Fisioterapia 118
  A – Objetivos propostos nas disciplinas são "falsos objetivos de ensino" 128
  B – Significado da ausência de objetivos de ensino para a definição das características profissionais do fisioterapeuta 131
 5. O que foi concebido como sendo o alvo do ensino de graduação na implantação do campo de atuação em Fisioterapia no Brasil e a constituição do objeto de trabalho da profissão 133

Capítulo 6 – Bibliografia utilizada para o desenvolvimento das disciplinas que tratam do objeto de trabalho nos cursos iniciais de Fisioterapia 149
 1. A coleta de informações relativas à bibliografia utilizada nas disciplinas de interesse, nos diversos cursos do País 151
  A – A obtenção de informações 151
  B – A seleção das informações de interesse 154
 2. Características da bibliografia utilizada no desenvolvimento das disciplinas que abordam o objeto de trabalho 155
 3. Decorrências das características das disciplinas dos cursos de graduação em relação à concepção do objeto de trabalho em Fisioterapia 165
  A – Distinção entre as noções de campo de atuação profissional e de área de conhecimento 167
  B – Dispersão da bibliografia utilizada nos cursos de graduação 168
  C – Enfoques sobre os tipos de assistência à saúde 170
  D – Tipo de literatura utilizada nos cursos 171
  E – Bibliografia utilizada e dependência profissional, científica e social 171

Capítulo 7 – Fisioterapia como campo de atuação profissional e como ensino superior no Brasil: desenvolvimento, possibilidades e equívocos que permanecem no começo da terceira década do século XXI 176
   1. Bases da constituição de uma organização das profissões e da formação de profissionais no País: conceitos de área de conhecimento, campo de atuação profissional, mercado de trabalho e âmbitos de atuação das profissões de nível superior.. 179
   2. Noção e conceito de campo de atuação profissional especificamente no campo da Saúde e na Fisioterapia como profissão de nível superior: possibilidades de redefinição e reorientação para os profissionais desse campo de trabalho.. 191
      A – Noção e conceito de campo de atuação profissional em Fisioterapia 191
      B – Ensino de graduação como uma condição de desenvolvimento do campo de atuação profissional da Fisioterapia e suas relações com as diferentes áreas de conhecimento existentes 199
         a) O conceito de comportamento como base para entender e desenvolver o trabalho em um campo de atuação profissional..199
         b) Ensinar e aprender como processos comportamentais a serem realizados por professores e alunos de cursos de graduação 214
         c) A concepção tradicional de currículo e um novo entendimento do ensino de comportamentos relevantes para o exercício profissional como tarefa dos cursos de Fisioterapia 220
      C – Aspectos fundamentais para o desenvolvimento de uma profissão como uma contribuição de um campo de trabalho social: as características de seu ensino em cursos de graduação e as possibilidades que as estruturas universitárias e os procedimentos de realização desse ensino representam para a construção de um tipo de profissional relevante para a sociedade...229

Capítulo 8 – Ensino de competências e papel dos cursos de graduação na formação dos agentes construtores do campo de atuação profissional em Fisioterapia 234
   1. O ensino de competências como orientação para o ensino superior no Brasil... 235

2. Algumas críticas, controvérsias e avaliações a respeito do ensino de competências no ensino de graduação 241
3. Competências profissionais como objetivos de ensino de graduação e suas influências na determinação do objeto de trabalho em Fisioterapia 256

   A – Primeiro passo: nomear a classe (ou o tipo) de comportamentos que deve ser o objetivo de ensino (a competência eleita como uma das caracterizadoras do trabalho profissional) 268

   B – Segundo passo: descrever os aspectos da situação em relação aos quais a classe de ações expressa no objetivo deve ser realizada 271

   C – Terceiro passo: descrever os aspectos da situação (ou meio) que decorrem da classe de ações (ou respostas) quando realizada na situação antecedente descrita 275

   D – Quarto passo: descrever as características da classe de respostas (ou de ações) do objetivo de ensino (e de aprendizagem) em função das características do resultado e da situação na qual essa classe de respostas deveria ser realizada 277

   E – Quinto passo: verificar a coerência das descrições dos componentes do comportamento 280

4. Descrição de alguns tipos de objetivos de ensino (competências) de unidades de aprendizagem ("disciplinas") de um curso de graduação como "recurso" (ou condição) para delimitar os comportamentos relevantes (ou as competências) que constituem a profissão de fisioterapeuta 284

5. A orientação da formação profissional em Fisioterapia existente no País, até o final da segunda década do século XXI 289

Capítulo 9 – Possibilidades de ensino superior e de construção do conhecimento científico como suportes para o desenvolvimento do campo de atuação em fisioterapia no Brasil 294

1. Uma breve retrospectiva do ensino superior no Brasil 295
2. Uma retrospectiva de movimentos dos governos em relação ao ensino superior 300
3. Algumas definições orientadoras para a função de diferentes instâncias de coordenação e agências de governo relacionadas à gestão da produção de conhecimento, tecnologia e ensino superior, no âmbito do trabalho com as universidades 313

A – Papéis sociais – ou funções específicas –
   de cursos de graduação 315
B – Papéis sociais – ou funções específicas –
   de programas de mestrado 318
C – Papéis sociais – ou funções específicas –
   de programas de doutorado 322
D – Papel social – ou função específica –
   de cursos de especialização técnica 328
E – Papel social – ou função –
   de cursos de aperfeiçoamento profissional 330
F – Papel social – ou função específica – de cursos de
   atualização científica 331
G – Papel social – ou função específica – de cursos de
   atualização técnica 333
H – Papéis sociais – ou funções específicas – de cursos de ampliação
   cultural e suas relações com a "extensão universitária" 334
I – Outras possibilidades de atuação da universidade na
   sociedade 336
J – Relações e integrações entre os vários tipos de cursos e programas
   de estudo 339
K – As relações dessas atividades com os departamentos por áreas
   de conhecimento 341
L – O papel de um sistema de desenvolvimento de ciência,
   tecnologia e ensino superior, além das universidades 343
M – Convênios e colaborações com outros tipos de instituições
   na sociedade 356
N – Importância dessas distinções para profissionais, instituições e
   sociedade 356
O – Concluindo... o que tudo isso tem a ver com a Fisioterapia
   no Brasil? 357

Capítulo 10 – Fisioterapia: possibilidades de delimitação da atuação profissional em relação ao objeto de trabalho, ao conhecimento científico e ao ensino superior 362
   1. A configuração de uma profissão depende dos recursos de linguagem
      e de pensamento que seus agentes utilizam e desenvolvem em todas as
      instâncias de um campo de atuação profissional 367

2. As relações entre o objeto de trabalho de um campo profissional em Saúde e o objeto de estudo de áreas de conhecimento relacionadas a esse objeto 390

3. Processos de determinação da ocorrência de um objeto de trabalho de uma profissão 397

4. Papel ou função da universidade quanto às concepções de objeto de trabalho, determinação desse objeto pelos fenômenos pertinentes a diferentes áreas de conhecimento que afetam o objeto de trabalho da Fisioterapia e esse papel em relação a esse campo de atuação profissional 411

5. Perspectivas e possibilidades de atuação no campo profissional em função do conhecimento a respeito do objeto de intervenção da Fisioterapia 426

6. Formação de novos profissionais como parte do "planejamento" do campo de atuação profissional 445

7. Papel ou função do currículo na projeção do que será a profissão no futuro 469

8. Fisioterapia: perspectivas e possibilidades de definição e de desenvolvimento como campo de atuação profissional 474

Referências 478
Índice remissivo 487

Índice de quadros

Capítulo 3
    Quadro 1.   Considerações de uma comissão de peritos nomeados pelo diretor de ensino superior do MEC em 1962, constantes no Parecer n. 388/63 do Conselho Federal de Educação, aprovado em 10 de dezembro de 1963 32
    Quadro 2.   Arts. 2º e 3º do Decreto-lei n. 938/69, que provê as definições a respeito das profissões de Fisioterapeuta e Terapeuta Ocupacional 32
    Quadro 3.   Art. 5º do Decreto-lei n. 938/69, que provê definições a respeito das profissões de fisioterapeuta e de terapeuta ocupacional 33
    Quadro 4.   Art. 13. da Lei n. 6.316/75, que cria o Conselho Federal e os Conselhos Regionais de Fisioterapia e Terapia Ocupacional 34
    Quadro 5.   Arts. 1º, 7º e 21 do Código de Ética Profissional de Fisioterapia e Terapia Ocupacional, estabelecido pelo Conselho Federal de Fisioterapia e Terapia Ocupacional 34

Capítulo 4
    Quadro 1   Artigos da Portaria Ministerial n. 511/64, que fixam os currículos mínimos dos cursos de Fisioterapia e Terapia Ocupacional 61
    Quadro 2   Artigos da Resolução n. 4/83 do Conselho Federal de Educação, que fixa os mínimos de conteúdo e duração dos cursos de Fisioterapia e Terapia Ocupacional 62

Quadro 3 Art. 4º da Resolução n. 4, de 28/83, do Conselho Federal de Educação, que fixa os mínimos de "conteúdo" e duração dos cursos de Fisioterapia e Terapia Ocupacional 63

Quadro 4 Art. 5º da Resolução n. 4/83 do Conselho Federal de Educação, que fixa o mínimo de "conteúdo" e de duração dos cursos de Fisioterapia e Terapia Ocupacional 64

Quadro 5 Um esquema de fases tradicionais ou usuais do raciocínio e das decisões realizadas para decidir o que ensinar ao planejar um processo de ensino (um currículo de um curso ou o plano de uma unidade de um currículo) 66

Quadro 6 Esquema representativo de fases de raciocínio e de decisões que podem ser realizadas para decidir o que ensinar ao planejar um processo de ensino (um currículo de um curso ou o plano de uma unidade de um currículo) de acordo com o conhecimento e a tecnologia atualmente disponíveis 68

Quadro 7 Exemplo de formulação de um objetivo comportamental (transcrito de Pedrazzani, 1983, p.27), aproximando-se dos critérios de descrição propostos por Botomé (1981), e de forma coerente com o conceito de competência profissional 81

Quadro 8 Componentes de um comportamento-objetivo a ser ensinado aos aprendizes, a partir de um exemplo apresentado por Pedrazzani (1983, p.27), em relação a uma aprendizagem de interesse (uma competência profissional) para a formação do enfermeiro 82

Quadro 9 Especificação dos três componentes do objetivo de ensino, "reduzir tensão muscular", mantendo a classe de respostas (as atividades) em um nível geral de caracterização 84

Quadro 10 Especificação dos três componentes do objetivo "reduzir tensão muscular", por meio de classes de respostas específicas denominadas "massoterapia" 85

Capítulo 5

Quadro 1 Distribuição da ocorrência de disciplinas básicas e indiretamente relacionadas com o objeto de trabalho da profissão em 15 cursos de graduação em Fisioterapia 99

Quadro 2 Distribuição da ocorrência de disciplinas de fundamentos da Fisioterapia, indiretamente relacionados com o objeto de trabalho da profissão em 15 cursos de graduação em Fisioterapia 102

Quadro 3 Distribuição da ocorrência de disciplinas profissionalizantes, obrigatórias por lei ou particulares de cada instituição, indiretamente relacionadas com o objeto de trabalho da profissão em 15 cursos de graduação em Fisioterapia... 103

Quadro 4 Distribuição de ocorrências de disciplinas diretamente relacionadas ao objeto de trabalho da profissão em 15 cursos de graduação em Fisioterapia... 104

Quadro 5 Distribuição das expressões utilizadas para apresentar os objetivos da disciplina fundamentos de reabilitação ou equivalentes, retirados dos planos de ensino dos cursos de fisioterapia........................... 111

Quadro 6 Distribuição de expressões utilizadas para apresentar os objetivos da disciplina fundamentos de fisioterapia ou equivalentes, retirados dos planos de ensino dos cursos de fisioterapia........................... 113

Quadro 7 Expressões utilizadas para apresentar os objetivos da disciplina Cinesioterapia ou equivalentes, retirados dos planos de ensino dos cursos de Fisioterapia... 115

Quadro 8 Classificação dos objetivos da disciplina fundamentos de reabilitação ou equivalentes, das escolas examinadas, de acordo com as categorias descritivas examinadas por Botomé (1983)............................... 123

Quadro 9 Classificação dos objetivos da disciplina Fundamentos de Fisioterapia ou equivalentes das diversas escolas examinadas, de acordo com as categorias examinadas por Botomé (1983) 125

Quadro 10 Classificação dos objetivos da disciplina Cinesioterapia ou equivalentes, das diversas escolas examinadas, de acordo com as categorias examinadas por Botomé (1983) 127

Quadro 11 Características básicas do "conceito de objetivo de ensino" como aparece na literatura (de 1962 a 1980) e do "conceito de comportamento-objetivo" como foi proposto por Botomé (1981)............ 130

Capítulo 6

Quadro 1 Distribuição da bibliografia utilizada no desenvolvimento da disciplina Fundamentos de Fisioterapia ou equivalentes, retirada dos planos de ensino dos diversos cursos de Fisioterapia do País................................. 156

Quadro 2 Distribuição das indicações bibliográficas utilizadas no desenvolvimento da disciplina Fundamentos de Reabilitação ou equivalentes, retiradas dos planos de ensino de diferentes cursos de Fisioterapia do País.. 157

Quadro 3 Distribuição dos títulos da bibliografia utilizada no desenvolvimento da disciplina Cinesioterapia ou equivalentes, retirados dos planos de ensino dos diversos cursos do País..158

Quadro 4 Citações retiradas da literatura constante da bibliografia examinada e classificadas como "definições diretas de Fisioterapia"........160

Quadro 5 Citações retiradas da bibliografia e classificadas como "definições indiretas de Fisioterapia"..161

Quadro 6 Citações retiradas da bibliografia examinada e classificadas como "formação do fisioterapeuta"...164

Quadro 7 Citações retiradas da bibliografia examinada e classificadas como "objetivos da Fisioterapia"..166

Capítulo 8

Quadro 1 Descrição da classe de atividades ou de competência "avaliar as características das condições físicas..." como um dos componentes necessários para a elaboração de um objetivo de ensino em uma disciplina do curso de Fisioterapia..271

Quadro 2 Uma possibilidade de descrição das características (classes de estímulos) da situação antecedente em relação às do desempenho indicado (ou nomeado)..273

Quadro 3 Uma possibilidade de descrição das características (classes de estímulos) da situação consequente, como parte necessária (um dos componentes) na elaboração de um objetivo de ensino............................276

Quadro 4 Descrição operacional do desempenho proposto inicialmente, especificando as "propriedades" (aspectos ou características relevantes) dos três componentes desse desempenho, especialmente da classe de respostas que compõe o comportamento em exame..279

Quadro 5 Descrição operacional do desempenho proposto inicialmente, especificando as "propriedades" (aspectos ou características relevantes) dos três componentes desse objetivo (especialmente da classe de ações) que compõe o comportamento em exame como uma competência profissional...................282

Quadro 6 Aplicação do primeiro passo do procedimento proposto a alguns enunciados originais, considerados "falsos objetivos de ensino" (ver Quadros 8 a 11 do Capítulo 5)...286

Capítulo 9

Quadro 1 Designações de programas de pós-graduação relacionados a processos de Fisioterapia já existentes no Brasil em 2020..........................348

Capítulo 10

Quadro 1 Comparação dos processos designados por mercado de trabalho, campo de atuação profissional, área de conhecimento, formas de conhecer e tipos de conhecimento 375

Quadro 2 Representação esquemática de possíveis tipos ou classes de relações entre aspectos do ambiente físico e social, características dos movimentos dos organismos e tipos de atuação dos profissionais perante esses aspectos do ambiente e dos movimentos dos organismos........................... 430

Quadro 3 Comparação entre etapas básicas e gerais de produção de conhecimento (pesquisa científica), de produção de aprendizagem (ensino) e de soluções de problemas na sociedade por meio de intervenção direta...... 436

Quadro 4 Uma possível distribuição de programas de aprendizagem (um currículo) de cada processo básico da formação de cientistas e professores de nível superior ao longo de oito semestres de um programa de pós-graduação que pode incluir mestrado e doutorado ou com algumas partes que podem servir como um programa de pós-doutorado, como ampliação do que for feito na pós-graduação 454

Índice de figuras

Capítulo 3
Figura 1. Esquemas representando duas maneiras de entender ou referir--se às condições de saúde de qualquer organismo. No painel A há uma representação dicotômica, de acordo com a nomenclatura tradicional que divide o que pode ser um mesmo fenômeno (as condições de saúde) em dois: saúde e doença. No painel B há uma representação de um contínuo para referir-se às condições de saúde de um organismo: as "boas condições" são, em si, vários graus dessas condições, assim como as "más condições". Há entre esses graus muitos outros que são desconhecidos ou os quais não temos como designar de forma a indicar a continuidade da variação entre os valores mais extremados desse gradiente de variação das condições de saúde.. 39
Figura 2. Ilustração gráfica representando alguns dos valores que pode ter a classe de variáveis "condições de saúde" de um organismo, com um nível de mensuração apenas ordinal, podendo variar não apenas linearmente (seta à esquerda), mas também em forma de uma espiral de variação, com graus de intensidade e complexidade que variam em diferentes estados das condições de saúde de um organismo (representados pela espiral à direita da escala linear). 41

Capítulo 5

Figura 1. Tipos de concepções a respeito de com que informações descrever um currículo de um curso ou um plano de ensino em relação a diferentes concepções que surgiram ao longo do tempo (adaptado de Botomé e Kubo, 2001).. 142

Capítulo 7

Figura 1. Aspectos básicos e nucleares dos conceitos de "mercado de trabalho" e "campo de atuação profissional" que possibilitam a distinção entre os dois conceitos como orientações para o desenvolvimento de profissões na sociedade e seu respectivo desenvolvimento por meio de ensino. 181

Figura 2. Representação gráfica de âmbitos (ou níveis) de atuação de um profissional em função da abrangência de resultados que podem ser obtidos com diferentes modalidades de atuação, caracterizadas como classes amplas de comportamentos constituintes de um campo de atuação profissional. O conceito de campo de atuação profissional ajuda a entender a amplitude das possibilidades de trabalho. 184

Figura 3. Mapeamento de relações básicas que se desenvolvem na configuração de um comportamento. Considerado principalmente como algo que opera no ambiente e não apenas como uma reação a esse ambiente. As interações são o que define apropriadamente o processo comportamental que está ocorrendo quando o organismo apresenta uma atividade. Os pontos de interrogação representam aspectos de qualquer um dos constituintes de um processo comportamental que precisam ser identificados e descritos para orientar a interpretação dos possíveis comportamentos que estão constituindo. 203

Figura 4. Representação gráfica, simplificada, da abrangência dos termos que designam possíveis objetos de intervenção de vários campos de atuação profissional que se incluem mutuamente em diferentes tipos de interação entre si. Mais do que uma separação nítida ou fixa, há fronteiras com superposição e interação entre os diferentes objetos de intervenção ou integração de outros objetos de intervenção, conforme a abrangência dos conceitos. Os termos apresentados referem-se a conceitos com graus variados de abrangência, impedindo a simplificação ou a absolutização de qualquer deles como se dispensasse a consideração dos demais graus de abrangência designados pelos conceitos. 212

Figura 5. A relação (a seta na figura) que predominantemente possibilita indicar que qualquer atividade que um professor pratique, em qualquer condição antecedente a essa atividade e em meio a outras decorrências subsequentes à sua atividade, seja, efetivamente, "ensinar". O resultado definidor é a aprendizagem do aluno. Caso ela não ocorra, não pode ser dito que houve ensino. Pode ter havido qualquer outro processo, mas não ensino: atividade lúdica, entretenimento, distração ou qualquer outra coisa, mas não "ensinar". 215

Figura 6. Representação gráfica (a seta na parte baixa da figura) da relação entre comportamento existente e comportamento resultante de um processo de aprendizagem. O comportamento existente (inicial, no retângulo à esquerda na figura) é constituído por componentes e relações não apropriadas a uma interação relevante e de interesse entre atividades de um organismo e aspectos de seus ambientes, e o comportamento posterior (resultante, no retângulo à direita na figura) já é resultado de um processo de construção (de aprendizagem) que leva a uma relação significativa e relevante entre as caraterísticas das atividades de um organismo e aspectos de seus ambientes antecedente e subsequente. 216

Figura 7. Representação esquemática dos processos comportamentais (de um professor e de seu aluno) quando há o desenvolvimento de um episódio de ensino e de aprendizagem. O que um professor faz produz uma mudança no comportamento atual do aluno, criando condições para este apresentar um novo comportamento. Isso constitui um processo que viabiliza a possibilidade de exame empírico do que acontece nessa interação designada pelo termo "ensinar". 219

Figura 8. Representação gráfica das interações entre as duas variáveis consideradas para a delimitação de um currículo de curso de graduação, como forma de delimitar o que os estudantes deverão "aprender" no curso. 221

Figura 9. Representação de um exemplo de "grade curricular" como sendo o "engradado" do conhecimento que resume o que vai ser "ensinado" (ou "aprendido") em um trabalho de "formação" de um profissional. A representação clássica da forma de organização das prateleiras das bibliotecas como almoxarifados do conhecimento é muito antiga e prejudica o entendimento do papel do conhecimento no ensino. 222

Figura 10. Representação gráfica das relações das áreas de conhecimento como graus de abrangência (ou de microscopia) de exame de fenômenos e processos em contraposição a um padrão de "engradado" em que as áreas de conhecimento são estanques e separadas entre si. Nesta representação as áreas de conhecimento abrangem umas às outras em uma espiral de macroscopia que vai de eventos microscópicos até os mais macroscópicos. 224

Figura 11. Uma ilustração esquemática do que representa acrescentar uma terceira dimensão à concepção tradicional de currículo baseada em "conteúdos" ou informações a respeito do conhecimento. A terceira dimensão, os comportamentos derivados do conhecimento, também têm vários graus de perfeição em sua execução e o que também deve ser considerado no desenvolvimento dos comportamentos pertinentes à profissão. 225

Figura 12. Uma representação esquemática do processo de desenvolvimento de um currículo, a partir do conhecimento que orienta quais comportamentos profissionais devem ser desenvolvidos como formação de graduação em nível superior. O conhecimento, no "andar térreo" é um insumo para a construção dos andares superiores de transformação do conhecimento em comportamentos profissionais que irão constituir as competências (responsabilidades e graus de perfeição no desempenho) dos profissionais. 230

Capítulo 10

Figura 1. Especificação de limites (ou "tetos") de percepção, compreensão e atuação em função das competências desenvolvidas por um profissional (ou gestor) de um campo de atuação profissional ou de uma instituição em sua capacitação profissional e experiências desenvolvidas durante o exercício de seu trabalho e papel social. 370

Figura 2. Três concepções a respeito de como pode ser entendido o objeto de trabalho da Fisioterapia, ou de uma parte dele. No painel A está representado o movimento como se fosse algo simples, mas dicotômico, variando entre dois graus (normal ou patológico). No painel B, a representação permite ver que o movimento pode ser algo composto de vários "eventos" (por isso é "complexo"), mas não há um conhecimento claro do que constitui cada grau da continuidade entre os extremos de variação desses graus ou "eventos" do movimento. No painel B' está representada uma concepção do objeto de trabalho da Fisioterapia mais complexa na qual os graus de variação entre os extremos de adequação ou inadequação do movimento são identificados ou identificáveis (comparar com a Figura 1 do Capítulo 3). 393

Figura 3. Três possibilidades de entendimento (e de representação) do movimento de um organismo. No painel superior (painel A) há um entendimento de que o fenômeno do movimento é algo fixo e com limites bem definidos; no painel B, o entendimento é de que tal fenômeno pode ser visto ao longo de muitos graus de uma "continuidade", o que é melhor do que uma composição estanque. No painel inferior (painel C) há uma representação (e um entendimento) do movimento como sendo algo com múltiplas características constituintes, cada uma delas variando ao longo de valores contínuos que podem ser considerados em diferentes níveis ou tipos de mensuração (ver nota de rodapé 5). 395

Figura 4. Uma concepção simplista das relações de determinação entre os eventos que constituem um processo de interação (concepção de "unicausalidade" dos fenômenos ou processos). 399

Figura 5. Esquema representando o entendimento do que constitui o processo de "multicausalidade" dos fenômenos. Para qualquer "efeito" há múltiplas "causas" com diferentes graus de influência na ocorrência de determinado fenômeno. Uma concepção melhor que a de "unicausalidade", mas ainda incompleta, considerando o conhecimento existente a respeito das relações de determinação da ocorrência dos fenômenos. 400

Figura 6. Representação esquemática de uma "cadeia causal" (encadeamento de determinantes da ocorrência de um evento) e de uma "multicausalidade" (vários determinantes da ocorrência de um evento) integradas em um único processo. A "causa" 1 e os "efeitos" 1 e 2 constituem um "encadeamento causal". O "efeito" 3 é multideterminado pelas "causas" 4, 5, 6 e 7. O "efeito" 2 também é multideterminado pelas "causas" 2 e 3. 402

Figura 7. Múltiplas interações entre aspectos que influem na ocorrência de um evento considerado "efeito" e, ao mesmo tempo, que influem na ocorrência de eventos considerados possíveis "causas" desse "efeito", constituindo um sistema de influências recíprocas. 403

Figura 8. Representação esquemática de um sistema de interações entre eventos em que as funções (ou papéis) de "causa" e "efeito" podem ser atribuídas a qualquer um, a vários ou até a todos os eventos envolvidos em um sistema de interações, no qual o próprio sistema é a resultante de múltiplas influências ocasionadas pelas várias interações existentes entre os eventos envolvidos no sistema. Desaparece o papel funcional dos termos "causa" e "efeito" como papel fixo, cada evento podendo ser, em diferentes momentos ou em relação a outras variáveis, tanto "causa" como "efeito". 405

Figura 9. Representação de três formas de notar ou conceber os acontecimentos (eventualidades, ou eventos). Painel A: uma representação fixa, com limites delimitados e constantes. Painel B: uma representação como algo contínuo, com muitos graus de possibilidades de ocorrência. Painel C: uma representação das interações entre graus de variáveis ("aspectos") que constituem um evento. As setas representam as variáveis ("aspectos") constituintes de um evento e os traços pequenos, cortando as setas, representam graus das variáveis. 407

Figura 10. Representação de um sistema de relações entre variáveis componentes de diferentes tipos de fenômenos (agrupados em conjunto de variáveis ou de propriedades que variam) interferindo com o movimento de um organismo ou sofrendo interferência de seu movimento.................... 409

Figura 11. Representação esquemática de relações entre os três processos de intervenção com a produção de conhecimento: a própria produção de conhecimento, a produção de aprendizagem e o trabalho profissional de produção de bens e serviços, com a identificação de exemplos de etapas gerais desses processos e das interações entre as etapas como encadeamentos de comportamentos integrantes dos papéis de cientistas, professores e profissionais. 440

Figura 12. Representação esquemática de tipos de interações de grandes conjuntos de variáveis que participam das influências (recíprocas) entre conhecimento, ensino, exercício profissional em relação ao trabalho de qualquer um formado por um curso de graduação (o trabalho relativo à Fisioterapia na sociedade, no caso de interesse deste livro). 467

Apresentação à 3ª edição

Elaborar uma nova edição de um livro 22 anos após a última edição e 34 anos após a primeira é, sem dúvida, um privilégio e uma experiência envolvente e sedutora por, pelo menos, dois motivos.

O primeiro deles é por tal elaboração exigir fundamentos relativos ao acompanhamento da evolução do objeto principal deste livro (a Fisioterapia como profissão e sua construção por meio do ensino superior) e verificar quanto do conhecimento organizado e apresentado neste livro, agora com atualizações, complementações e detalhamentos, pode ainda contribuir para tal evolução. Isso, em um momento no qual, por circunstâncias peculiares da situação em saúde, a quantidade de fisioterapeutas presentes nas equipes multidisciplinares de assistência do País se incrementa (no Hospital das Clínicas da Faculdade de Medicina da USP esse aumento foi de 360%), fazendo com que a profissão se afirme ainda mais no cenário nacional. Dessa forma, a identificação de quanto e como tais contribuições são necessárias fica mais exigente, mais questionadora e mais questionável.

O segundo motivo, que caracteriza esse privilégio, refere-se à oportunidade de fazer um balanço da quantidade significativa de conhecimento de qualidade que foi produzida nestas últimas três décadas, exigindo um desprendimento acadêmico razoável para a incorporação de conceitos que até os anos de 1980 eram pouco considerados e até desconhecidos a respeito da construção da profissão de fisioterapeuta na sociedade. Há que se reconhecer que muitos desses conceitos são fundamentais para elaborar essa construção desde seu planejamento (a legislação e o ensino) até aspectos envolvidos e determinantes de seu exercício, avaliação e gestão, incluindo a formação de novos professores de nível superior e cientistas para prosseguir o trabalho de produção de conhecimento em áreas importantes para o desenvolvimento do campo de atuação profissional em Fisioterapia.

Nesse contexto, esta terceira edição surge inicialmente por uma gentil solicitação da Editora Manole por atualização e, ao mesmo tempo, por uma óbvia necessidade de integrar ao conhecimento já registrado nas edições anteriores, tanto a evolução do conhecimento de múltiplos conceitos e aspectos relativos ao projeto, ao ensino e ao exercício da profissão, incluindo, principalmente, recursos de gestão e avaliação desses processos de construção do campo de atuação da Fisioterapia na sociedade. Afinal, o projeto da profissão é sempre realizado pelos comportamentos dos profissionais, capacitados pelos trabalhos de ensino, regulados pela legislação e por agências sociais (Conselhos, Associações de Ensino, Sociedades Científicas e profissionais) e, pelo menos no Brasil, ainda com escassos recursos de avaliação e de atualização constante do desenvolvimento da profissão em seus múltiplos aspectos técnicos, sociais, educacionais, políticos e científicos.

Outro aspecto que pesou na elaboração de mais uma edição deste livro foram as edições anteriores terem se esgotado e ainda haver uma procura, apesar de estar com a edição esgotada, por parte de professores e estudantes, envolvidos com o processo de ensino-aprendizagem relativo aos Fundamentos da Fisioterapia e algumas outras disciplinas e atividades para as quais o livro parece ter fornecido uma contribuição mais direta e imediata. Com esse aspecto pesando na decisão de construir uma edição revista, com mais contribuições e mais didatismo, surgiu a disposição de atualizar os capítulos já existentes e de utilizar uma linguagem mais atual em cada um deles, além da inserção de novos capítulos com uma parte do conhecimento produzido nas últimas décadas a respeito de assuntos que parecem cruciais para a evolução do campo da Saúde, especificamente da Fisioterapia, no País.

Complementações em relação aos conceitos de comportamento humano, de campo de atuação profissional e de área de conhecimento são alguns dos exemplos dessas atualizações. No que tange às inclusões, "o ensino de competências e o papel de cursos de graduação na formação de agentes construtores do campo de atuação profissional em Fisioterapia" e "possibilidades de ensino superior e de construção do conhecimento científico como suportes para o desenvolvimento do campo de atuação em Fisioterapia no Brasil" são dois tópicos que exemplificam uma parte dos complementos que foram acrescentados às edições anteriores.

Na apresentação da edição anterior, dizíamos que nos encontraríamos com você, leitor, para uma conversa que esperávamos que fosse agradável e cheia de descobertas. Nesta, as expectativas são maiores e com um componente social agregado. Para além do prazer da leitura e entusiasmo característico das descobertas, esperamos que tudo o que escrevemos e que agora lhe apresentamos, crie condições para uma atuação efetiva dos atuais e futuros profissionais da saúde, e especificamente dos fisioterapeutas, no ensino, nas políticas de saúde, com decorrências nos comportamentos dos profissionais, dos estudantes e dos gestores dos processos de ensino e de produção de conhecimento científico no País. E, principalmente, nas condições de saúde e de vida da população deste País.

Talvez estejamos sendo idealistas ou otimistas demais a respeito de nossas próprias contribuições. Mas, se não fosse assim, talvez não nos animássemos a escrever tanto quanto nos envolvemos com o trabalho de confecção desta edição.

Os agradecidos autores,

José Rubens Rebelatto e Sílvio Paulo Botomé
Universidade Federal de São Carlos
Universidade Federal de Santa Catarina

Apresentação da 2ª edição

Fisioterapia no Brasil – fundamentos para uma ação preventiva e perspectivas profissionais

Por que rever um livro, melhorá-lo e reeditá-lo? Porque ele parece estar sendo útil e muito procurado. Esta é a informação da Editora Manole e de dezenas de pessoas que solicitaram uma nova edição deste livro.

Em 1985, havia uns poucos cursos de Fisioterapia no País. Hoje [em 1999], há dezenas. Por isso mesmo, a Fisioterapia mostrou ser um excelente motivo para estudar *como fundamentar* as proposições de *currículos novos* para o ensino de uma profissão e *como projetar uma profissão* de nível superior. De quebra, veio junto um exame dos fundamentos de uma atuação preventiva e de como ampliar as perspectivas para um campo profissional, como o é a Fisioterapia.

Nesse sentido, a apresentação desta segunda edição, feita pelos próprios autores, não é generosa como a da primeira edição, feita pelo professor Carlos E. dos Santos Castro. Ela trata apenas de dizer no que esta nova edição pode ajudar.

Em primeiro lugar, ela permite aos que se preocupam em entender o ensino superior a ter *um procedimento para estudar* e *propor as aptidões* (não confundir com habilidades e conhecimentos) que precisam constituir o perfil de um profissional de nível superior, como o fisioterapeuta. Também, em segundo lugar, este livro mostra um tipo de estudo sobre *como projetar* um futuro profissional de Fisioterapia. A própria noção de *projeto de um profissional* interessa não apenas aos professores e administradores do ensino superior, mas é, principalmente, algo importante para os que começam um curso de nível superior. Eles precisam, mais do que ninguém, dedicar-se logo a um exame do que poderá ser sua vida profissional no futuro. No caso deste livro, a Fisioterapia é a profissão examinada, embora o problema, o procedimento e as descobertas sirvam para qualquer profissão de nível superior no País.

Em terceiro lugar, este é um texto que apresenta *as bases ou os fundamentos necessários para constituir as aptidões para um trabalho preventivo*, especialmente no campo da Saúde e, especificamente, no caso da Fisioterapia. Aprofundar e esclarecer o que constitui fazer prevenção é o começo do trabalho para ampliar a atuação profissional para além da atuação remediativa ou atenuadora dos problemas da população do País.

Finalmente, cabe considerar: para quem pode ser útil este livro? Ele interessa a cientistas que queiram investigar (foi feito por meio de um procedimento de pesquisa, resumido no livro e perceptível pelos próprios dados que fundamentam o exame feito nas suas várias unidades): os processos de produção de conhecimento sobre aptidões que podem ou precisam constituir objetivos de ensino. Como também interessa a professores e administradores – principalmente de universidades – como um recurso para auxiliar o aperfeiçoamento ou a obtenção de subsídios para melhorar os currículos dos cursos das instituições nas quais trabalham. Ou, mesmo, para delimitar um currículo de um profissional de nível superior.

O livro permite identificar aspectos e procedimentos que podem ser desenvolvidos com muitos tipos de cursos que não somente o de Fisioterapia. Nesse sentido há vários estudos sobre outros casos que foram realizados ou orientados pelos autores e que podem ser identificados nas referências bibliográficas. O texto contém, ainda, um exame e uma proposição sobre o conceito de prevenção e sobre os âmbitos de atuação profissional que são possíveis, além daquele a que se refere esse conceito.

Em síntese, o livro pode ser útil para qualquer profissional de nível superior, professor universitário, pesquisadores do ensino ou administradores de instituições de ensino superior, desde coordenadores de curso até reitores de universidades (pelo menos, os autores acreditam que o seja). Por isso, houve uma dedicação para arrumar, aperfeiçoar e completar a edição original. A expectativa é a de que o livro continue a ser útil. Agora, com uma utilidade maior e, talvez, sendo mais agradável de ser lido.

Nós, os autores, encontraremos você, leitor, nas páginas que se seguem para uma conversa que – esperamos! – seja agradável e cheia de descobertas. Foi o que aconteceu conosco ao pesquisar e ao escrever o livro e é o que desejamos a todos que se dedicarem ao exame dessas ideias, para descobrir, avaliar e aperfeiçoar ou corrigir o que lhes apresentamos. Enfim, esta segunda edição só está sendo escrita e publicada porque os leitores nos indicaram esse caminho.

Um cordial abraço!

José Rubens Rebelatto e Sílvio Paulo Botomé
Universidade Federal de São Carlos
Universidade Federal de Santa Catarina

Apresentação da 1ª edição

Fisioterapia: é possível escolher esse tema como objeto de estudo?

> *"Os homens são sábios, não pelo que lhes ensinam, mas por sua capacidade de negar o que lhes é ensinado."*
> Millôr Fernandes

O que é Fisioterapia? Campo de atuação profissional ou área de conhecimento? Ambos? Quais os modelos de atuação profissional que se apresentam hoje aos fisioterapeutas e quais os que podem e devem ser criados por eles?

Essas são algumas das questões que *Fisioterapia no Brasil* levanta e discute de forma homogênea, coerente e sólida.

Os autores, José Rubens Rebelatto e Sílvio Paulo Botomé, questionam o modelo de atuação profissional do fisioterapeuta que privilegia o binômio disfunção-tratamento. Eles negam, senão tudo, pelo menos grande parte dos conceitos fundamentais já cristalizados na Fisioterapia e, raramente, questionados pelos fisioterapeutas.

A grande contribuição deste livro consiste em propor a Fisioterapia como objeto de reflexão, estudo e trabalho dela mesma.

Esta obra, pioneira em nosso País, destina-se a ocupar um lugar de destaque na literatura sobre o desenvolvimento da Fisioterapia no Brasil: sem o catalisador dos debates sobre a epistemologia fisioterápica, merecendo ser comparada e contrastada com as melhores obras americanas e europeias do gênero.

Livro polêmico, porque orientado por um dos referenciais teóricos possíveis para a abordagem do tema, deverá provocar aplausos e críticas, esclarecimentos e controvérsias, réplicas e tréplicas, mas nunca, em hipótese alguma, cairá no ostracismo ou passará desapercebida.

Fisioterapia no Brasil surge no exato momento em que ocorre uma conscientização, por parte dos fisioterapeutas a respeito da importância fundamental da pesquisa, como contribuição decisiva para o desenvolvimento global da profissão no País.

Os profissionais fisioterapeutas surgiram no Brasil, assim como em muitos outros países, para executar fórmulas já prontas de terapia física, complementares aos serviços médicos.

Alcançaram *status* universitário "como auxiliares médicos desempenham tarefas de caráter terapêutico sob a orientação e responsabilidade do médico [...]. Daí haver a Comissão preferido que os novos profissionais paramédicos se chamassem Técnicos em Fisioterapia, [...] para marcar-lhes bem a competência e as atribuições [...]. O que se pretende é formar profissionais de nível superior, tal como acontece com enfermeiros, obstetrizes e nutricionistas. Diante disso, não há como evitar os nomes de técnicos [...]" (Relato da Comissão do CFE que regulamentou a Lei n. 388/63 sobre os currículos mínimos para os cursos de graduação em Fisioterapia e Terapia Ocupacional).

Os fisioterapeutas deveriam ser profissionais de nível superior que executassem com perfeição técnicas e exercícios recomendados pelo médico. Deveriam ser um elemento a mais na equipe de reabilitação, dirigida, chefiada e liderada pelo médico.

O que se pretendia, claramente, era manter uma estrutura de poder na área da Saúde, em que quem estudou mais (não importa o quê) sabe, tem poder; e quem estudou menos (ainda que temas específicos) não sabe, não tem poder e, portanto, é mero executor de ordens, ainda que de nível superior.

Dessa forma, a criação de cursos de graduação de Fisioterapia em nível superior, além de ser recente, não previu nem uma estrutura de ensino voltada para o desenvolvimento de pesquisas, nem educação continuada nos níveis de mestrado e doutorado para profissionais docentes da área.

Estamos, portanto, ainda iniciando um processo de atividades científicas.

Estamos buscando uma metodologia própria que nos permita diminuir a defasagem entre a pesquisa básica e a aplicação em nosso campo profissional.

Esta é uma das metas mais importantes a serem atingidas para que o desenvolvimento da Fisioterapia no País possa dar um salto histórico qualitativo.

Com a publicação deste livro os autores contribuem brilhantemente com esse processo de amadurecimento profissional.

Fisioterapia no Brasil é o resultado de quatro anos de trabalho conjunto do Departamento de Fisioterapia e Terapia Ocupacional e do Departamento de Psicologia da Universidade Federal de São Carlos.

Li as 323 páginas do livro num só fôlego, não fazendo maiores observações aos pontos dos quais discordo, mas sim antevendo a enorme importância que as reflexões, caminhos e soluções propostas pelos autores abrem para todos aqueles que queiram entender melhor o ensino atual e o futuro da Fisioterapia no Brasil.

Na verdade, este livro *não é um, são quatro:* obra sobre Fisioterapia que compreende a questão da Saúde; considerações sobre a Saúde que a vincula ao ensino universitário; crítica incisiva à universidade que indica caminhos para a consolidação e ampliação do campo de atuação profissional do fisioterapeuta.

Nesse circuito fecha-se e, ao mesmo tempo, abre-se toda a temática desse livro.

Leitura obrigatória para todos os fisioterapeutas, especialmente para professores, alunos e dirigentes das entidades representativas da categoria profissional, *Fisioterapia no Brasil* destina-se também a todos os membros da chamada equipe de reabilitação, interessados em entender melhor as limitações e as potencialidades da formação acadêmica e do exercício profissional do fisioterapeuta.

(Re)descobrir o que é a Fisioterapia torna-se o exercício fascinante, envolvente e polêmico que *Fisioterapia no Brasil* nos propõe. José Rubens e Sílvio Paulo não nos poupam do saudável exercício de pensar. Se é verdade que os autores negaram grande parte do que lhes foi ensinado, não é menos verdade que eles nos dão a oportunidade de refutá-los, tornando assim fortuita a circunstância de que sejam eles os autores e nós os leitores deste grande livro.

No término dessa apresentação, não poderíamos deixar de expressar a enorme gratidão dos fisioterapeutas para com a Editora Manole, que cada vez mais tem se empenhado no sentido de elevar o nível cultural de nossa categoria profissional, com sua política de publicação de obras de autores nacionais e estrangeiros na área da Fisioterapia.

A nobilíssima tarefa de editar livros contribui enormemente para a formação de quadros profissionais de elevado preparo tecnocientífico e filosófico.

São Carlos, março de 1987

Carlos Eduardo dos Santos Castro
Departamento de Fisioterapia e Terapia Ocupacional da
Universidade Federal de São Carlos

1

Indefinições e lacunas do campo de atuação profissional em Fisioterapia: quais permanecem?

Ao examinar o que é feito em Fisioterapia e as concepções a respeito do entendimento de "direção" e da "razão de ser" desse "fazer profissional", é possível explicitar questões ou indicar aspectos que, com alguma atenção, tornam-se inquietantes. O que deve orientar a atuação de profissionais do campo da Saúde? O que deve ser levado em conta ao tentar produzir conhecimento a respeito do objeto de intervenção da profissão e das formas de atuar em relação a ele? Quais desses "referenciais" são importantes ou os mais relevantes? Quais os aspectos pouco conhecidos do objeto de intervenção e da atuação em relação a ele? Quais deles precisam ter o estudo aprofundado para apoiar de maneira adequada as atividades dos profissionais? Como essas perguntas se aplicam e podem ser especificadas em relação a cada campo de trabalho na área da Saúde, em particular no campo da Fisioterapia. Como uma profissão relacionada a essa área de conhecimento se refere às bases de muitos campos de atuação profissional?

Em qualquer campo de atuação profissional, uma "orientação" que precisa estar continuamente aferida, para haver possibilidade de avaliar e dirigir a intervenção profissional, é o *objeto de trabalho* (*de intervenção*) nesse campo de atuação. Aquilo que vai constituir o trabalho de intervenção nesse objeto são as *ações dos profissionais* em relação a qualquer estágio de condições em que se encontre esse objeto de trabalho na sociedade. O que, fundamentalmente, se ocupam os profissionais de um campo de atuação constitui um "eixo" ou "núcleo" em relação ao qual é possível construir e desenvolver o exercício profissional e, de certa forma, definir e projetar o que *precisa ser* o exercício profissional e as aprendizagens necessárias (o ensino e a formação) para sua realização. Trabalhar (intervir em algo definido) em uma profissão exige, no mínimo, clareza a respeito do objeto do qual se ocupa ou ao qual se dedica o profissional desse campo. Não só por exigência de eficácia, como também por condições de legalidade.

Na Saúde não parece haver, ainda, suficiente clareza a respeito do objeto de trabalho dos profissionais desse campo, comprometendo até mesmo o desenvolvimento das aptidões profissionais necessárias para atuar. Em geral, a "doença" parece ser a parte desse objeto que mais recebe atenção e dedicação, obscurecendo o que é a totalidade desse objeto: as *características do fenômeno saúde* e as *condições que as alteram* em um organismo ou em toda uma população. Parece útil ou necessário considerar as condições que afetam ou alteram a saúde dos organismos, o que precisa existir ou acontecer na sociedade para que tais condições sejam otimizadas, o que seria efetivamente mais adequado, correto ou funcional como orientação para a diversidade de possibilidades de trabalho com qualquer grau ou tipo das condições de saúde de um organismo ou de uma população.

Qualquer tipo de atuação profissional (pesquisa, intervenção direta, ensino, administração, gestão etc.) no campo da Saúde depende de um esclarecimento muito grande a respeito das variáveis constituintes do objeto de trabalho desse campo e daquelas que influenciam (as que são determinantes) a ocorrência de tais variáveis, que constituem o que pode ser considerado uma "condição de saúde". É útil destacar que não importa entender e estar apto a alterar apenas as variáveis que constituem o fenômeno saúde, mas também as que, de diferentes formas, estão relacionadas a ele (por correlação, determinação etc.). As próprias noções contidas nessas expressões são um problema a esclarecer: o que são variáveis? O que são "variáveis que constituem tal objeto"? "Variáveis que determinam sua ocorrência"? Variáveis relacionadas à ocorrência desse fenômeno? Que tipos de relação podem existir? Como lidar com cada um desses aspectos indicados por essas expressões?... E assim por diante.

O exemplo que o campo da Saúde possibilita examinar pode, inclusive, ser útil para outras profissões. O campo profissional, em vários casos, parece voltado apenas para uma pequena parte de um objeto de trabalho: a doença, as anomalias, os defeitos, um problema que ocorre, dificuldades de realização de algo, limitações etc. Pode, por outra perspectiva, haver uma atuação dirigida para todos os valores ou níveis de qualquer dos aspectos que podem constituir o que é a condição de Saúde de um organismo ou de uma população, bem como o que pode influir (as variáveis determinantes) nas variações dessa condição. Da mesma forma que, em diferentes profissões, é possível avaliar e orientar as ações profissionais que podem controlar ou alterar o que leva a anomalias, defeitos, ocorrência de problemas, dificuldades ou limitações na realização de alguma atividade importante para a vida das pessoas e da sociedade.

Na Fisioterapia, o problema da clareza a respeito do objeto de trabalho parece permanecer acentuado: há uma absoluta atenção à "doença" até na designação do campo de atuação: "Fisio*terapia*". A designação pode ser considerada literalmente, assim obscurecer e dificultar a atenção dos profissionais para além das diferentes modalidades de terapia em relação a alguns aspectos das doenças de um organismo ou de uma população. Isso pode facilitar ou limitar (e até esgotar) as perspectivas que não sejam voltadas para *recuperar* as condições de saúde para níveis anteriores a um "episódio" de doença, para *reabilitar* um organismo, auxiliando-o a ser capaz de fazer, de outras formas, o que já fazia antes (ou, pelo menos, parte do que já fazia), ou para *minimizar sofrimento* de alguém quando nem reabilitar for possível. A própria designação da profissão, ao incluir a palavra "terapia", já evidencia uma seleção feita em relação ao que é considerado objeto de trabalho nesse campo. Tal palavra, considerada literalmente, exclui algumas modalidades de atuação profissional que podem ser relevantes como caracterização do campo de trabalho. Pelo menos a prevenção de problemas nas condições de saúde, a manutenção de boas condições ou a promoção de melhores condições de saúde (conforme a nomenclatura adotada por Chaves, 1980; Botomé, 1981; Stédile e Botomé, 2015) também são formas ou modalidades de atuação possíveis e importantes no campo da Saúde. E a Fisioterapia como campo profissional? Deve excluí-las ou também trabalhar com essas outras possibilidades de atuação?

Ao examinar essas considerações e perguntas, surgem, inevitavelmente, algumas questões a avaliar. As limitações apontadas são claras para os profissionais do campo de atuação? São resultados de opções profissionais estudadas e bem fundamentadas ainda no âmbito de sua formação? O que existe é uma delimitação imprecisa, inadequada ou até indesejável, mantida predominantemente por inércia e desleixo desde a gênese do campo de trabalho? De que pontos de vista tal tipo de delimitação profissional pode ser considerada indesejável ou inadequada? Quais as possibilidades de alterar tudo isso? Essas questões não valem apenas para o campo da Fisioterapia. Parecem ser relevantes para qualquer campo de atuação profissional, particularmente para aqueles reunidos sob a designação de "Saúde".

No caso da Fisioterapia, a própria origem do campo profissional enfatizou e dirigiu as definições da profissão para atividades recuperativas, reabilitadoras ou atenuadoras a serem utilizadas quando um organismo se encontra em más condições de saúde. O surgimento (ou a criação inicial) desse profissional, como uma decorrência das grandes guerras até o final da primeira metade do século XX, ocorreu, fundamentalmente, para tratar de *pessoas fisicamente lesadas*. As perdas totais ou parciais de membros, atrofias ou paralisias são exemplos do "objeto de trabalho" da Fisioterapia em sua gênese. Naquelas circunstâncias, porém, a preocupação fundamental – ou mesmo única – com a "doença" (as lesões físicas e suas consequências para cada organismo) parecia adequada ou suficiente. Uma das decorrências naturais das condições existentes na época foi toda a atuação profissional ficar voltada para *atenuar* ou *diminuir o sofrimento, reabilitar organismos lesados* ou, quando possível, *recuperar as condições de saúde* preexistentes nos organismos cujas funcionalidades haviam sido prejudicadas. A manutenção das características de atuação determinadas ou exigidas pelas circunstâncias de origem ainda é justificável diante das condições existentes com o século XXI em curso?

No Brasil, o início do trabalho profissional com fisioterapia foi como uma possibilidade de "solução" para os altos índices de acidentes de trabalho existentes, quase que simulando situações análogas às decorrentes das grandes guerras. Também neste país era preciso curar ou reabilitar as vítimas dos acidentes para integrá-las ao sistema produtivo. Ou, pelo menos, atenuar seus sofrimentos quando não fosse possível reabilitá-las ou recuperar suas condições de saúde anteriores. As mesmas considerações e perguntas a respeito da origem internacional da profissão servem para as circunstâncias em que a Fisioterapia se iniciou no país como profissão. As lesões por acidentes (mesmo incluindo suas variações e extensões) esgotariam o objeto de trabalho desse campo de atuação profissional? Se não, o que mais constituiria o objeto de trabalho desses profissionais? O que poderia fazer o Fisioterapeuta além de resolver distúrbios de postura, de movimento ou de funcionalidade dos organismos por meio de movimentos, atividades ou ocupações específicas (como na Terapia Ocupacional)?

Algo semelhante aconteceu com outros campos de atuação profissional que, em sua origem, eram apenas apoios ou complementações do trabalho médico em relação a doenças ou problemas de saúde de diferentes tipos. Mesmo com o desenvolvimento da Medicina, incluindo a Medicina Coletiva, os estudos de Medicina Social e os trabalhos em Saúde Pública, permaneceu o modelo médico da medicina tradicional orientando concepções de trabalho em vários campos da área da Saúde como apenas sucedâneos ou complementares ao trabalho médico em relação a diferentes tipos ou graus de "doença" ou condições equivalentes dos organismos.

Só essa origem e a direção em que foi desenvolvido o exercício da Fisioterapia no país até o final do século XX já tornaram pouco provável, ou pelo menos mais difícil, que o campo profissional ficasse configurado além do tratamento de distúrbios de postura e de movimento por meio de terapia ou os utilizando para tratar problemas de saúde no âmbito do funcionamento da fisiologia dos organismos. Atenuar sofrimento, recuperar condições de saúde "perdidas" e reabilitar o indivíduo para a realização de certas atividades são as três grandes categorias de atividade profissional que foram implantadas e permaneceram largamente, em tempo e em amplitude de atuação, como "definição" do âmbito de atuação profissional em Fisioterapia. À origem e à direção iniciais, porém, ainda foram acrescentadas outras influências para fortalecer a manutenção das características que a profissão teve em sua gênese.

As características das estruturas educacionais e a tradição de pesquisa em Saúde no País fortaleceram a tendência predominante no nascimento da Fisioterapia como um possível campo de atuação profissional. O sistema educacional, voltado mais para a "transmissão" do conhecimento produzido, em sua quase totalidade fora do país, não esteve durante muito tempo orientado pelas necessidades da população ao planejar e desenvolver o ensino. Ou esteve muito pouco. Não tem sido a preparação para lidar com a realidade social, nem com as necessidades humanas e sociais, o objeto de trabalho (e menos ainda seus objetivos além de difusas e mal formuladas declarações de intenção em relação a isso). Seu objeto de trabalho permanece em sua quase totalidade apenas o conhecimento existente e disponível no país e ao qual os profissionais da educação têm acesso. Predominam os currículos escolares, mesmo na educação superior, baseados em temas conhecidos e não em competências importantes para as pessoas atuarem corretamente, de maneira digna e relevante na sociedade. A pouca experiência e a fraca tradição de pesquisa crítica marcaram a gênese das profissões na área da Saúde e no trabalho das instituições relacionadas a elas. E contribuíram para manter e fortalecer as tendências iniciais, dificultando ou até impedindo transformações importantes no entendimento dessas profissões, em suas definições (inclusive legais) e na formação ou capacitação de novas gerações para exercerem tais profissões. Ficou mais importante aplicar técnicas de tratamento do que questioná-las em qualquer momento, particularmente quando já existe um problema de saúde a resolver. Fazer pesquisas, investigações profissionais cuidadosas, produzir conhecimento científico e avaliar o conhecimento existente para o exercício da profissão ficou algo estranho ao campo de atuação, raramente feito no âmbito do exercício da profissão ou do ensino dessas profissões. Durante muito tempo essa parece ter sido a tendência predominante da atividade das profissões, dos professores e dos pesquisadores na área da Saúde. Difícil que as concepções e o exercício das profissões da saúde não ficassem fortemente marcados por essas características da gênese das profissões, do sistema educacional e das práticas e concepções predominantes na sociedade.

O próprio contexto histórico e o nível de desenvolvimento do trabalho com a saúde no País também somaram às circunstâncias particulares da Fisioterapia uma tradição, na atuação profissional, de ênfase na dedicação e na atuação à "doença" (e suas variações e ampliações) e não propriamente à "saúde" da população. Novamente, o montante de problemas existentes (e isso permanecerá por tempo indefinido) e as demandas sociais fizeram com que o exercício profissional, de maneira similar à produção de conhecimento nas áreas relacionadas à Saúde, fosse orientado pela utilização de técnicas (e produtos) para tratamento da "doença" de indivíduos e não para o trabalho com o desenvolvimento da saúde da população do país ou mesmo de cada indivíduo que constitui sua população.

As circunstâncias históricas, a tradição no trabalho em Saúde, o sistema educacional e as deficientes concepções e atividades científicas no País não esgotam nem esclarecem todos os determinantes das atuais características do campo de atuação profissional designado pela palavra "Fisioterapia". A tudo isso ainda é preciso acrescentar a pouca clareza que permanece em relação ao objeto de trabalho nesse campo de atuação até o início do século XXI. Parece que a tendência que permanece predominante é conceber o "objeto de intervenção" dos profissionais como sendo as alterações consideradas patológicas nos movimentos (incluindo as posturas como um grau do movimento) e as doenças que têm relação com o movimento. Há exemplos fortemente similares à Fisioterapia no âmbito da Psicoterapia, da Ludoterapia, da Terapia Ocupacional, da Laborterapia e mesmo de profissões como Enfermagem e outras consideradas apoios para o trabalho com a Saúde. Algumas tiveram sua origem em técnicas de trabalho para lidar com problemas de saúde e permaneceram com seus limites, objeto e a própria função social obscuros durante sua implantação e evolução como campo de atuação, dificultando um desenvolvimento que, fundamentalmente, depende da produção de conhecimento científico, com avaliações empíricas, críticas e de fundamentação conceitual e filosófica sólidas e coerentes com a própria natureza do trabalho e do objeto desse trabalho, em cada campo de atuação.

Considerando as perspectivas possíveis para o desenvolvimento de qualquer profissão, já existentes no início do século XXI, pode ser útil acrescentar que a Fisioterapia também poderia ou deveria lidar com as relações dos movimentos (incluindo a postura) dos organismos com as variáveis que determinam qualquer aspecto, propriedade ou grau desse movimento, inclusive de sua ausência (grau zero). (Por "determinam" entenda-se influem, alteram, produzem, prejudicam, favorecem, facilitam, dificultam, impedem, atrasam o desenvolvimento ou aperfeiçoam o desenvolvimento etc.) Tal acréscimo daria à profissão um papel (ou função social) muito importante não só como serviço para a sociedade, mas também para o próprio protagonismo no trabalho com o desenvolvimento da saúde da população no país.

Tais acréscimos já não são novidade por volta da segunda década do século XXI. No campo de trabalho com a Saúde, apesar de a amplitude de abrangência desse termo ser ainda insuficiente para cobrir todo o leque de trabalhos importantes, já tem havido muito exame e questionamento em torno do objeto de trabalho das profissões ligadas a esse campo. Seu objeto de trabalho são as "doenças" ou as "más condições de saúde"? Ou serão as "más" e as "boas" condições de saúde? Ou serão ambas, de forma predominante, as "condições" (variáveis ou aspectos diversos) que interferem na ocorrência delas? Quanto abrange ou deveria abranger o termo "saúde"? A literatura acadêmica, principalmente na área da Epidemiologia Social (Breilh e Granda, 1980; Nunes, 1985, p. ex.), já possibilita uma nova maneira de conceber o objeto de trabalho desse campo de atuação profissional: "as condições de saúde (em qualquer grau em que se apresentem ou possam se apresentar) e as variáveis responsáveis por sua ocorrência – início, manutenção, alteração etc." (Botomé e Santos, 1984) – o que pode, inclusive, ser explicitado em relação a cada campo específico de atuação profissional em Saúde. Nesse caso, uma direção de exame e de investigação importante é produzir dados capazes de explicitar como tudo isso pode ser realizado em Fisioterapia, como objeto de exame deste livro. Sem deixar de avaliar a possibilidade de o mesmo exame ser realizado para cada um dos diversos campos de trabalho que podem atuar em relação a esse fenômeno amplo e crucial para a sociedade.

Para haver suficiente clareza a respeito do que constitui o objeto de trabalho de um campo de atuação profissional e o que caracteriza as ações dos profissionais desse campo em relação a tal objeto, é necessário examinar com cuidado o próprio conceito que existe em relação a ele e as ações que os profissionais apresentam também a ele relacionadas. Examinar o próprio conceito do que seja objeto de trabalho dos fisioterapeutas, explicitar as variáveis que se relacionam com esse "objeto" e propor uma melhor definição do que seja tal objeto de trabalho são tarefas fundamentais para progredir na direção do esclarecimento do que constitui e caracteriza a profissão e os limites de sua atuação. Ainda, é também necessário completar tudo isso com um cuidadoso exame e avaliação (permanentes ou constantes, sem dúvida!) do que seja o próprio trabalhar (as atividades dos profissionais, particularmente as consideradas "terapêuticas") em relação a esse objeto (aquilo com o que eles trabalham), sem esquecer o que eles devem produzir em relação a esse objeto como configuração da própria responsabilidade da profissão na sociedade. Atenuar sofrimento, curar patologias, reabilitar organismos, prevenir "doenças", manter boas condições de saúde e promover melhores níveis nas condições de saúde são expressões utilizadas para nomear vários tipos, níveis ou abrangências de atuação profissional no campo da Saúde (Botomé e Santos, 1984). O que, precisamente, quer dizer cada uma dessas expressões? Para cada campo de atuação profissional e, em particular, como concretizá-las no âmbito da Fisioterapia?

Mesmo sendo identificados todos esses problemas em relação à caracterização da profissão e que haja uma atuação profissional abrangente, ainda parece necessário examinar melhor o que é feito e entendido por cada um dos diferentes tipos (níveis ou graus de abrangência) de atuação profissional possíveis, mesmo que cada um deles seja pouco ou até nada existente no exercício profissional. Aquilo com o que se trabalha (o objeto), aquilo que é feito (a atuação) e os resultados obtidos pelos profissionais podem ser examinados, descritos e avaliados em vários âmbitos. Quais deles interessam? Quais são mais importantes para o desenvolvimento do campo de atuação profissional? Há várias instâncias importantes para o exame do que constitui e do que é realizado como exercício da profissão. Por onde começar tal exame?

Tais questões parecem exigir, pelo menos como início de exame, que sejam explicitadas duas delimitações que vão orientar seu desenvolvimento: o conceito de prevenção em Fisioterapia e seu uso pelos profissionais desse campo de atuação. Essas delimitações, porém, servem apenas de apoio, talvez inicial, para o desenvolvimento do que seja necessário elucidar em relação à Fisioterapia, mas ainda não constituem o que precisa ser estudado em relação a esse campo de atuação profissional no País. Um exame dessas considerações exigirá alguns esclarecimentos do que está mais amplamente envolvido no exercício de uma profissão da Saúde, para ser possível entender e explicitar o que é específico do objetivo desse mesmo exame. Há a pretensão de que fique explícito, e talvez mais claro, o que constitui (ou pode constituir) o objeto de trabalho da profissão e o que caracteriza os diferentes níveis (tipos ou abrangências) possíveis da atuação em relação a esse objeto. Para conseguir realizar tal pretensão vai ser necessário realizar "incursões" em vários assuntos e problemas que constituirão uma espécie de "rede conceitual" na qual serão apoiadas as proposições resultantes do exame a ser feito neste livro.

Um dos problemas que chamam a atenção no exame do objeto de trabalho e dos tipos de atuação profissional em Saúde é a distorção de alguns conceitos pelos profissionais e até mesmo pelos professores e cursos que preparam tais profissionais. É frequente uma proposta nova (e com novos conceitos) ser adotada apenas na nomenclatura ou nas novidades "terminológicas". Os novos termos podem ser apenas usados para nomear uma já velha maneira de entender e agir. Isso pode ser um desastre para a sociedade e para o desenvolvimento da profissão: mudam-se os nomes, mas não os procedimentos de trabalho, a não ser em relação a novidades técnicas.

Um exemplo disso no campo da Saúde é o uso do conceito de "prevenção". Geralmente ele engloba o que é conhecido como "diagnóstico precoce" (prevenção secundária). Usar a expressão "diagnosticar cedo" parece ser incompatível com o conceito de "prevenção" como "algo que precisa ser feito *antes* que um problema aconteça (mesmo em graus mínimos ou imperceptíveis) e para *impedi-lo* de acontecer". Dizer que alguém faz "prevenção de males maiores" (p. ex., de graus mais avançados ou sequelas de uma doença) é apenas mudar o objeto em relação ao qual se fala ao usar o verbo "prevenir". Continua a não haver exame do conceito "prevenir", mudando apenas a expressão que se refere ao objeto de intervenção. Parece que o conceito de prevenção, independentemente das múltiplas definições que lhe possam ser dadas, tem algumas características essenciais: *fazer prevenção é uma maneira de atuar antes que o problema em relação ao qual se quer intervir ocorra e para impedir sua ocorrência mesmo que apenas em graus mínimos*. Pelo menos quando se fala em prevenir más condições de saúde e não de "prevenir níveis ou graus piores de uma doença já instalada". Insistir que alguém "faz prevenção" quando faz "diagnóstico precoce" é mudar o conceito do que constitui "fazer prevenção". O objeto do verbo "prevenir" é outro, e isso precisa ser esclarecido para não transformar o verbo "prevenir" em uma generalidade vazia que pode ser aplicado a qualquer procedimento. No caso do exemplo, é feita prevenção do avanço ou progresso de uma doença e não de sua ocorrência ou existência, o que inclui graus mínimos e até imperceptíveis dessa doença. Parece evidente a distorção que pode ocorrer sem uma precisão adequada no entendimento e no uso do conceito. As implicações de distorções desse tipo podem ser desastrosas para a sociedade, para a profissão, para os pacientes e para os próprios profissionais da Saúde.

Esse exemplo ilustra quanto o discurso profissional e a literatura que corresponde a ele podem ser insatisfatórios em relação ao conceito de prevenção no campo da Saúde. Parece necessário retomar e esclarecer melhor o conceito de prevenção quanto a suas propriedades essenciais e acidentais e quanto aos cuidados com seu uso. O termo (verbo ou substantivo) exigem um complemento específico e preciso para ter sentido. Seu emprego descuidado e genérico servirá como um "engodo" ou "panaceia", quanto ao uso ou quanto aos efeitos que possa ter qualquer ação profissional rotulada com tal termo. No exemplo descrito, a distorção existe porque o que é proposto como prevenção (o diagnóstico precoce) é muito distante do que pode ser entendido pelo conceito "prevenção": "agir *antes* que o fenômeno ocorra (em sua menor manifestação possível) e para *impedi-lo* de ocorrer".

O próprio fracasso das tentativas de pesquisa nas quais foram estudadas atuações preventivas ou das experiências de intervenção que foram consideradas preventivas, em Saúde, deve-se, em grande parte, mesmo antes de realizar essas pesquisas e intervenções, à ausência de explicitações das propriedades fundamentais definidoras do conceito e do próprio objeto (de trabalho ou de estudo) alvo da intervenção ou das pesquisas. Denominar atuações nas quais vão ser examinados os problemas nos locais em que eles ocorrem (p. ex., em favelas) de "atuações preventivas" é um exemplo, talvez dos mais sutis, do engano que está sendo considerado. Ou, talvez, um exemplo dos enganos mais caricatos que podem ocorrer, conforme o grau de percepção da distorção feita.

Ir profissionalmente à procura dos problemas de saúde, para detectá-los, caracterizá-los e intervir o mais cedo possível, após sua existência já ser conhecida, pode ser um progresso em relação a esperar que o problema fique suficientemente incômodo (ou grave) para que alguém (pessoas, agências sociais ou os próprios profissionais) solicite ou procure os serviços de saúde para alguma providência. Entretanto, isso ainda não é o que pode ser denominado "atuação preventiva". Ela é, quando muito, de maior eficiência curativa ou reabilitadora porque age cedo ou precocemente em relação ao avanço ou desenvolvimento do problema-alvo. Atender, em um consultório, problemas graves de saúde resultantes de má postura ou ir a escolas de uma comunidade para detectar problemas de postura antes que eles se tornem graves e produzam sofrimento ou identificar (estudando ou pesquisando) e controlar (por meio de diferentes formas de intervenção profissional) as variáveis que influem na existência de posturas defeituosas são três exemplos de níveis ou tipos de atuação muito diferentes. Ao primeiro e segundo exemplos, porém, não é apropriado denominar "prevenção", uma vez que, se assim fosse, haveria uma grande alteração no que foi considerado essencial para a utilização desse conceito.

A distorção, porém, não parece gratuita ou acidental. Ela parece ser uma racionalização bem localizada e fortemente instrumental: justificar, com um discurso novo e socialmente aceitável, a manutenção de ideias, concepções, hábitos e procedimentos já inaceitáveis científica, profissional e socialmente. E isso ocorre ou pode ocorrer com vários conceitos básicos e importantes nos vários campos de atuação em Saúde. No caso da Fisioterapia, parece valer a pena estudar melhor alguns dos conceitos básicos definidores da atuação característica desse campo de atuação profissional na sociedade. Dentre eles se destacam a *noção do objeto de trabalho* com o qual lida esse profissional e as *atribuições que lhe são típicas* e que caracterizam (descrevem) sua atuação profissional e responsabilidade social em relação a esse objeto.

Um estudo a respeito desses conceitos (objeto de trabalho e atribuições típicas do profissional que trabalha com ele) parece ser necessário, na medida em que isso traz a exame uma explicitação básica ou inicial, pelo menos, a respeito do que possa ser entendido como objeto de trabalho em Fisioterapia e quais as atuações (comportamentos) que os profissionais desse campo estão apresentando – e quais deveriam apresentar – em relação a esse objeto. Obviamente será necessário contrastar o que for explicitado com o conhecimento produzido por diferentes áreas e pela experiência desenvolvida pelos vários campos de atuação profissional em Saúde (p. ex., Saúde Pública, Epidemiologia Social, Medicina Coletiva, Enfermagem, Psicologia, Serviço Social, Terapia Ocupacional, Medicina etc.). Com o exame dos contrastes, diferenças, semelhanças, sobreposições e limites específicos parece ser viável delinear uma proposição de como conceber o objeto de trabalho com o qual os fisioterapeutas deveriam lidar e propor as classes de comportamentos (as atribuições próprias da profissão na sociedade) que eles deveriam apresentar em relação a esse objeto de trabalho. Essas proposições constituem o objetivo deste livro, juntamente com a explicitação de decorrências para o campo profissional. Principalmente para o ensino das novas gerações de fisioterapeutas que definirão, com sua atuação, o que efetivamente será esse campo profissional nos anos futuros.

Parece haver necessidade de um exame do objeto de trabalho e das atribuições dos fisioterapeutas em relação a ele por várias razões. Primeiro porque, se não estão definidos, pelo menos encontram-se delimitados de forma genérica pela legislação, pela tradição, pelo ensino (currículo e processos de ensino nos cursos de graduação) e pelo conhecimento disponível a respeito, principalmente pelo conhecimento a que os profissionais desse campo têm acesso. Em segundo lugar, pelo fato de que o conhecimento que ainda não existe a respeito desse objeto de trabalho e das possibilidades de atuação em relação a ele constitui também uma significativa limitação para o desenvolvimento do campo profissional. Não que exista a ingênua suposição de que apenas com novos conhecimentos ocorram as mudanças necessárias na profissão. Mas também sem a apocalíptica presunção de que basta uma atuação movida por insatisfação e ideologia para orientar o que é necessário fazer e concretizar tais mudanças. Esse conhecimento, porém, parece necessário, mesmo que não seja suficiente para possibilitar e acelerar não apenas qualquer mudança, mas, fundamentalmente, as que importam, que são relevantes para a sociedade, para o conhecimento e para o exercício profissional.

Isso tudo ainda envolve não apenas o conhecimento do objeto de intervenção profissional de um campo de atuação, mas também os objetos de estudo e de investigação das áreas de conhecimento relacionadas às variáveis que interferem na ocorrência desse objeto de intervenção. Assim como também estão envolvidas outras variáveis que, embora indiretas, são relevantes para o desenvolvimento e a administração das atividades profissionais e das condições ambientais, sociais e políticas que interferem no exercício da profissão. Este, inclusive, abrangendo o currículo e o planejamento do ensino da profissão, como também a organização e a regulação do próprio exercício profissional. As regras, rotinas e costumes existentes no ensino superior, por exemplo, afetam diretamente o que será feito por diversas gerações de profissionais na sociedade. Talvez o trabalho profissional, em qualquer campo de atuação, deva começar muito antes do início do exercício profissional. Nessa direção foi delimitado o escopo das próximas partes deste livro. Talvez valha a pena manter uma pergunta permanente: quais lacunas e indefinições, talvez até equívocos, permanecem e precisam ser superadas no entendimento do campo de atuação profissional que recebe a designação de Fisioterapia, no âmbito deste País? A qualidade do trabalho e a relevância dessa profissão para a população dependerão da qualidade e pertinência das respostas que forem dadas a essa pergunta ao longo do tempo e permanentemente.

2

Alterações na concepção do objeto de trabalho em Fisioterapia em diferentes momentos de sua constituição

Desde o surgimento da Fisioterapia, não existiu um objeto de intervenção claramente definido. O que, confusamente, foi considerado objeto de seu trabalho desenvolveu-se por caminhos diversos daqueles que dariam sentido e autonomia à Fisioterapia como profissão, mesmo considerando que o campo de atuação depende do conhecimento de múltiplas áreas para sua configuração. Para superar esse tipo de problema, parece útil considerar que os assuntos ou temas, as situações e as ações que se encontram sob a responsabilidade dos profissionais que desenvolvem aplicações de conhecimentos no campo da Saúde designado por Fisioterapia são determinados (influenciados, delimitados, definidos...) por diversas condições. O exame dessas condições é um recurso importante para esclarecer, pelo menos em parte e até o momento atual, o que levou a profissão a caracterizar-se ao longo de sua existência.

Tal exame é importante na proporção em que um campo de atuação profissional (ou as áreas de conhecimento que o fundamentam e orientam essa atuação) é o que as pessoas fazem ou o resultado desse "fazer" próprio ou típico do campo de trabalho. Falar em fazer é falar de comportamento humano. De acordo com as observações de Camillo (1986), "a compreensão do comportamento como fato humano que é, implica análise de suas relações funcionais com o conjunto dos demais fatos humanos. São exemplos de tais fatos humanos, a educação, a política, o sistema dominante de valores [na cultura predominante], a religião, a linguagem, a população, a família, o Estado, o trabalho, a economia-produção, a apropriação, a distribuição e consumo etc." (p.75).

Em função de tal exame, pode ser instrumental verificar as possibilidades que a formulação de algumas perguntas indica. O que faz com que o objeto de trabalho de uma profissão (e até mesmo o que define o objeto de estudo de uma área de conhecimento que tenha relação com tal profissão) esteja sempre relacionado ao comportamento de quem faz o trabalho nesse campo de atuação profissional? Ou de quem produz conhecimento em qualquer área de estudo voltada ou que contribui com o trabalho ou com o entendimento dos "fatos humanos" ou condições relacionadas a esse trabalho? O que parece acontecer, frequentemente, é uma combinação de diversas dessas condições e "fatos humanos", em determinada época ou momento histórico, orientar o objeto de trabalho de uma profissão para aspectos definidos e específicos. Conforme oscilarem as condições determinantes, oscilará também o que é concebido como objeto de trabalho de uma profissão em desenvolvimento. Isso também acontece com os objetos de estudo das mais diversas áreas de conhecimento. O desenvolvimento do conhecimento, e das próprias sociedades em que ele é produzido, interfere tanto no objeto das áreas de estudo quanto nos objetos de intervenção dos múltiplos campos de atuação profissional para os quais essas áreas de conhecimento contribuem ou nos quais são utilizadas.

O objeto de trabalho no campo da Fisioterapia, da mesma forma que o de outras profissões, teve múltiplas influências e mudanças, até constituir o que, atualmente, é considerado, proposto ou convencionado como o objeto próprio desse campo de atuação profissional. São tais variações no processo de desenvolvimento de uma profissão que tornam importante ter clareza a respeito do que caracteriza o objeto de trabalho de uma profissão (ou até mesmo de estudo de qualquer área do conhecimento), sob pena de não ser capaz de identificar o núcleo (e os limites) do que é a própria profissão com a qual alguém trabalha e quais são os critérios para avaliar a adequação do trabalho que realiza.

Uma das formas de examinar o que caracteriza o objeto de trabalho de uma profissão é explicitar de que maneira, nos diferentes momentos de sua história, tem sido concebido, definido seu objeto de intervenção e como tem sido realizado o "trabalho" em relação a esse objeto. No caso da Fisioterapia, vale perguntar: o que foi considerado que era seu núcleo de trabalho desde seu surgimento? Que transformações teve o que foi considerado "responsabilidade básica" da profissão (suas atribuições sociais fundamentais)? O que essas oscilações ou constâncias podem significar? O que existe hoje? Que relações as delimitações atuais têm em relação à história da profissão e a seu desenvolvimento em relação ao conhecimento atual das múltiplas áreas do conhecimento com as quais a profissão se relaciona? O que propor como mudanças ou aperfeiçoamentos necessários? Uma breve retrospectiva histórica pode ser suficiente para possibilitar o início do exame – e talvez de respostas – a essas questões.

1. Na Antiguidade, "diferenças incômodas" já eram tratadas por meios físicos

No período considerado "Antiguidade" (mais ou menos compreendido entre 4.000 a.C. e 395 d.C.) havia uma forte preocupação com as pessoas que apresentavam "diferenças incômodas",[1] designadas como "doenças" (ou termos equivalentes). Havia, como decorrência, uma preocupação em eliminar essas "diferenças incômodas" por meio de recursos, técnicas, instrumentos, procedimentos etc. Os agentes físicos (por exemplo, a eletricidade do "peixe elétrico" ou os movimentos do corpo humano) eram um dos tipos de instrumentos utilizados para eliminar ou reduzir essas diferenças incômodas.

Na Antiguidade, a preocupação principal da utilização de agentes físicos era com a *terapia*, com o *tratamento* de morbidades que acometiam as pessoas. Essa preocupação pode ser notada nas expressões de alguns autores, relativas a atividades que, ainda no início do século XXI, são consideradas recursos fisioterápicos. Segundo Shestack (1979, p.1), "os médicos na Antiguidade conheciam os agentes físicos e os empregavam em *terapia*. Já utilizavam a eletroterapia sob forma de choques com um peixe elétrico, no *tratamento*[2] de certas doenças". Lindeman, Teirich-Leube e Heipertz (1970) citam que "*o costume de utilizar, como meio terapêutico, as formas de movimento remonta a vários séculos antes da era cristã. Acredita-se que, no princípio, o uso da ginástica estava unicamente nas mãos dos sacerdotes e que somente era empregada com fins terapêuticos*" (p.177). Ou seja, os movimentos do organismo humano, quando estudados, racionalizados e planejados, eram utilizados no tratamento de disfunções orgânicas *já estabelecidas, já instaladas*.

Diversos outros comentários, relativos aos aspectos da evolução desses estudos na Antiguidade, parecem fortalecer as afirmações anteriores: "No ano de 2698 a.C., o imperador chinês Hoong-Ti criou um tipo de ginástica curativa com exercícios respiratórios e exercícios para evitar a obstrução dos órgãos. [...] Na medicina Trácia e Grega, a terapia pelo movimento constituía uma parte fixa do plano de tratamento. [...] Galeno (130 a 199 d.C.) informa que conseguiu, por meio de uma ginástica planificada do tronco e dos pulmões, corrigir o tórax deformado de um rapaz até lograr condições normais" (Lindeman, 1970, p.177-8). Em tais comentários há ênfase *no tratamento, na ação*

---

[1] A expressão "diferenças incômodas" é usada aqui para abranger o que, na época, era considerado "doença" e que ia além das "diferenças incômodas e orgânicas", abrangendo ideias, comportamentos, atividades sociais, econômicas, políticas, científicas etc. No início do século XXI, não cabe a muitas dessas "diferenças" a designação de doenças, mas ainda permanece o uso de "incômodas".

[2] As palavras grifadas não estão dessa forma nos originais citados. Os grifos são feitos para destaque de interesse deste trabalho.

profissional de tratar, pela própria terminologia utilizada. Por exemplo, criou um tipo de *ginástica curativa*: a *terapia* pelo movimento constituía uma parte fixa do plano de *tratamento, corrigir o tórax deformado* de um rapaz. Tais exemplos mostram que, na Antiguidade, provavelmente predominou a falta de estudos ou aplicações nos quais o interesse fosse voltado a evitar a ocorrência de morbidades. O trabalho realizado naquela época parece ter sido fundamentalmente definido e orientado pela "doença" instalada, visível ou incômoda. O objetivo de tais trabalhos era, basicamente, *curar os indivíduos* portadores de uma "diferença incômoda", designada como "mal", "doença", "deformidade" etc. Embora, em algumas regiões específicas, houvesse uma preocupação diferenciada em relação às pessoas, como na Grécia (onde já vigorava a concepção *mens sana in corpore sano*), essa preocupação parece não ter influenciado significativamente o desenvolvimento das ações relativas ao cuidado com o corpo humano na época.

Comparando um pouco as preocupações predominantes na Antiguidade com as concepções existentes no início do século XXI, é possível ter uma ideia mais clara a respeito do que essas concepções e preocupações podem significar para a Fisioterapia. Chaves (1980), por exemplo, propôs níveis de aplicação das ações de saúde. Ao nível 1 corresponderia a *promoção da saúde*, ao nível 2 a *proteção específica*, ao nível 3 o *diagnóstico e o tratamento pronto*, ao nível 4 a *limitação do dano* e, ao nível 5, a *reabilitação*. Às ações contidas nos níveis 1 e 2, o autor denomina "medicina preventiva", e às relativas aos níveis 3, 4 e 5, "medicina curativa". As ações que os estudiosos e profissionais da Antiguidade consideravam ou utilizavam para o atendimento à saúde, se examinadas de acordo com a proposição de Chaves, parecem estar concentradas nos níveis 3, 4 e 5, considerados inferiores em um trabalho de intervenção, o que caracterizaria uma medicina curativa. Os níveis 1 e 2, que dizem respeito a uma medicina voltada para a prevenção de doenças, parecem não ter sido alvo predominante de interesse dos indivíduos dedicados ao estudo e à aplicação de recursos que atendessem à saúde da população em épocas antigas.

O que aconteceria nas épocas seguintes? Que mudanças haveria nas concepções predominantes na Antiguidade? O que seria alterado na concepção de que o campo ou atividade profissional constituía em conhecimento das "diferenças incômodas" e aplicação de técnicas de intervenção em tais "diferenças"?

2. Na Idade Média, "diferenças incômodas" eram consideradas algo a exorcizar

No período entre os séculos IV e XV (considerado Idade Média na história da humanidade), em todos os setores da sociedade, predominou uma concepção de "organização providencial", uma ordem social estabelecida por um plano divino. A organização dos Estados e a organização social eram um reflexo de tal concepção. Os homens organizavam-se hierarquicamente em clero, nobreza e camadas populares, cabendo a cada grupo uma função específica, estabelecida pela "ordem divina". O camponês, de acordo com essa ordem, devia trabalhar, cabendo à nobreza guerrear e ao clero o serviço divino. A fé, definida como fidelidade a essa ordem divina, é tida, nessa época, como uma obrigação elementar do homem. E isso dava ao clero um poder enorme nas decisões sobre quais caminhos (procedimentos, condutas, ideias...) poderiam ou deveriam ser seguidos pela sociedade. Um exemplo histórico marcante nessa época é o de Giordano Bruno, no final desse período, condenado pela hierarquia da Igreja Católica a morrer queimado vivo em praça pública por questionar as ideias predominantes da tradição aristotélica e católica dominantes na sociedade (White, 2003). Como decorrência, os eventos "naturais" eram "causados" por interferência, decisão ou atuação divina ou, no caso de eventos negativos ou indesejáveis, por ação demoníaca.

Ao mesmo tempo que os eventos eram atribuídos a "causas" extraterrenas, as relações de produção da época determinavam um tipo de relação comportamental entre as pessoas que não propiciava, à maioria delas, qualquer acesso a melhores condições de vida, educação, saúde ou conforto. Eram condenados os padrões de comportamento que possuíssem características de acumulação de bens materiais, classificados, na época, como "usura". O sistema social vigente tinha interesse predominante em relações servis de produção, nas quais uma minoria era beneficiada por meio da produção dos camponeses. A administração da sociedade e as ideias predominantes eram um reflexo dessa organização social, ao mesmo tempo que eram convenientes aos que dela se beneficiavam.

A Idade Média, com essas características, foi uma época em que ocorreu uma interrupção no desenvolvimento dos estudos e da atuação no campo da Saúde. A interrupção desses estudos parece ter tido dois aspectos principais. O primeiro deles relacionou-se ao corpo humano ser considerado algo "inferior", e o segundo foi relativo às camadas mais privilegiadas (a nobreza e o clero) começarem a ter interesse por uma atividade física dirigida para um objetivo determinado (aumento da potência física). O primeiro aspecto surgiu como decorrência da religião e dos conceitos religiosos da época, que valorizavam o culto da alma, do espírito. O corpo era apenas um recipiente daqueles. O que acontecia com ele era "causado" pelo que acontecia com o que estava "dentro ele". "As ordens religiosas eram inimigas do corpo. Os hospitais da Idade Média tinham caráter eclesiástico, estavam junto dos mosteiros mais importantes e suas salas de enfermos encontravam-se ao lado das capelas; havia, inclusive, altares na sala dos enfermos, não havendo local apropriado para a realização de exercícios" (Lindeman et al., 1970, p.178). Do mesmo modo, o interesse pelos estudos ou aplicações dos cuidados com o corpo ficava relegado a um plano secundário. Esse segundo aspecto, de certa forma, parece decorrer do primeiro e caracteriza o início de novas formas de aplicação do exercício físico e de novas concepções relacionadas com a sua utilização.

Estando o exercício físico inibido em sua forma anterior de aplicação, *a curativa*, determinadas classes da sociedade começaram a utilizá-lo para outros fins. A nobreza e o clero começaram a despertar o interesse por uma atividade física dirigida para um objetivo determinado (aumento da potência corporal), enquanto "para os burgueses e lavradores os exercícios serviam, cada vez mais, como diversão; [entre eles] não havia interesse pela aprendizagem e realização de exercícios com o objetivo de aumentar a potência corporal" (Lindeman et al., 1970, p.178). Havia, dessa forma, uma desconsideração com o desenvolvimento de estudos ou aplicações de cuidados com o corpo por meio de atividades e recursos físicos, enquanto, por outro lado, permanecia e se desenvolvia uma valorização não do corpo, mas da atividade física para aumentar a força física ou para se divertir. É óbvia, novamente, a influência das condições existentes e, principalmente, das relações de produção. Para a classe que era responsável pela manutenção do controle da população, dos bens e da guerra (como decorrência) era necessário haver uma força física apropriada a isso. Para os trabalhadores privados dos bens e de conforto pelo próprio sistema, o lazer barato e acessível era a atividade física, que compensava as condições em que viviam e trabalhavam. Essas novas concepções em relação ao uso do exercício físico, embora não tenham sido, na Idade Média, apoiadas por estudos científicos, foram difundidas na época posterior, o Renascimento.

3. No Renascimento volta a aparecer alguma preocupação com o corpo saudável

Do século XV ao XVI (período designado como Renascimento), por meio de um movimento artístico e literário iniciado na Itália e depois difundido pela Europa, aconteceu, em toda parte, um desenvolvimento da arquitetura, da escultura, da pintura, das artes decorativas, da literatura, da música e de um novo enfoque para a política. Os homens, nessa época, começaram a se interessar pelo mundo exterior a eles e a ter mais liberdade para atender a esse novo interesse. A beleza física de homens e mulheres começa a ser mais valorizada, ao mesmo tempo que os rígidos referenciais ou valores morais estabelecidos na Idade Média sofrem alguma decadência. A autonomia e a independência adquirem valor, em contraste com a valorização da dependência e submissão a alguma autoridade ou corporação, típicas da Idade Média. A mistura da lógica com os dogmas religiosos já não era aceita com facilidade, ao mesmo tempo que surgiam as universidades nas quais as pessoas iam buscar compreensão do mundo e conhecimentos para viver nele. Na literatura e na arte sobressaía o naturalismo.

Com a decadência das proibições e restrições estabelecidas pelas condições (ou pelos valores, como metáfora para expressá-las) predominantes na Idade Média, novos conceitos (alguns surgindo no final da própria Idade Média) aceleraram sua construção e divulgação na época do Renascimento. O desenvolvimento do Humanismo e das artes possibilitou, paralelamente, a retomada dos estudos relativos ao cuidado com o corpo e a revitalização do culto ao físico. "Mercurialis apresentou princípios definidos para a ginástica médica que compreendiam: 1) exercícios para *conservar* um estado saudável já existente; 2) *regularidade* no exercício; 3) exercícios para os *indivíduos enfermos* cujo estado pode *exacerbar-se*; 4) exercícios individuais especiais *para convalescentes*; e 5) exercícios para pessoas com *ocupações sedentárias*" (Wheeler, 1971, p.9).

É notável nesse período (Idade Média e Renascimento), após a estagnação dos estudos relativos ao bem-estar físico do homem, a retomada desses mesmos estudos, nos quais a preocupação e a atividade não parecem dirigidas somente ao "tratamento" ou aos cuidados com o "organismo lesado". Evidencia-se também uma preocupação com a "manutenção" das condições "normais" (ou adequadas) já existentes em organismos considerados sãos. Esses novos conceitos, se também comparados com a proposição de Chaves (1980), possibilitam visualizar outros níveis ou graus de abrangência de realização das ações além do âmbito *curativo*. Ao apresentar exercícios para *conservar um estado saudável já existente, regularidade no exercício e exercícios para pessoas com ocupações sedentárias*, o autor aproxima-se do que Chaves denomina "promoção da saúde" e "proteção específica", caracterizando ações de saúde que delimitam uma "medicina preventiva".

Embora apenas inicial, esse surgimento de novas direções de estudo, de reflexão e de trabalho em relação à assistência à saúde, nascidas no movimento renascentista (embora com gestação já iniciada no final da Idade Média), mereceu a atenção dos profissionais e estudiosos das épocas seguintes.

4. Ao final do Renascimento, o interesse com a saúde corporal começa a "especializar-se"

Após 1550, o Renascimento na Itália começou a declinar. Com a descoberta do Novo Mundo, no final do século XV, os centros de comércio na região mediterrânea começaram a ser transferidos para a costa do Atlântico, e a própria instabilidade política da Itália contribuiu para que o movimento renascentista declinasse. Entretanto, em outros países (Alemanha, Países Baixos, França, Inglaterra) nos quais o movimento também se iniciara, o desenvolvimento dos estudos e dos trabalhos com as concepções produzidas pelo movimento inicial continuou. Na fase de transição entre o Renascimento e o estabelecimento da industrialização, diversos autores desenvolveram trabalhos relativos ao exercício físico que influenciaram as formas de "aplicação" desses *instrumentos de especialização* do trabalho com a saúde corporal.

"Don Francisco y Ondeano Amorós (1779-1849), que não era médico, dividiu a ginástica em quatro pontos. O terceiro era a Cinesioterapia. Como finalidade desse terceiro ponto, assinalou: *manutenção* de uma saúde forte, *tratamento* de enfermidades, *reeducação* de convalescentes e *correção de deformidades*" (Lindeman et al., 1970, p.179). "G. Stebbin & B. Mesendiac veem a *prevenção* de lesões corporais e sua *correção* como finalidade de seu sistema" (Lindeman et al., 1970, p.186). Rothstein, um oficial prussiano, já havia tentado, em 1847, ainda que com pouco êxito, incluir na educação física alemã os pensamentos *preventivos* e *corretivos* do cuidado com os já contidos no sistema de Ling.[3] "O físico Newman (1850-1880) também se interessou (em seu livro *Gimnásia dietética para sanas*), com mais êxito, pelas ideias *profiláticas* de Ling (Lindeman et al., 1970, p.186-7). Por outro lado, em 1864, surgiram proposições de uma divisão na aplicação e, consequentemente, nos estudos que tratassem da saúde humana, diferenciando o tratamento de enfermos dos exercícios de ginástica para pessoas sãs. "Um detalhado informe da Sociedade Médica de Berlim, em 1864, apoiando a ginástica para moças, indica que o tratamento de enfermos mediante exercícios é algo distinto da ginástica para pessoas sãs." O texto diz, entre outras coisas: "[...] os enfermos e aqueles cuja coluna vertebral sofre deformidades ou alterações posturais de ombros e cadeiras, correspondem às salas de cura e não às lições de ginástica para sãos" (Lindeman et al., 1970, p.183).

De certa forma, começou a haver (ainda que por via indireta) uma divisão profissional diferenciando as ações profissionais conforme o estado de saúde

---

3 Ling foi um professor sueco de ginástica e massagens corretivas que, embora não tenha publicado obras escritas, foi popularizado por seus discípulos, particularmente em 1847, quando seus princípios foram divulgados.

da população a ser atendida. É importante destacar que essa concepção parece ter contribuído para que o objeto de trabalho da Fisioterapia (que já começava a ser delineada como um tipo de trabalho profissional) ficasse restrito ao atendimento de indivíduos já lesados, já acometidos de algum tipo de doença.

5. Na industrialização volta o interesse pelas "diferenças incômodas", com atividades "especializadas" para seu "tratamento"

A industrialização, período historicamente compreendido entre os séculos XVIII e XIX e iniciado na Inglaterra, caracterizou uma época de transformação social determinada pela produção em grande escala e por uma crescente utilização de máquinas. O novo sistema fabril de produção mecanizada intensificou também o trabalho operário. À medida que novas máquinas iam sendo introduzidas na indústria, o ritmo de trabalho ficava mais acelerado, enquanto muitos operários perdiam seus empregos. A população camponesa, despojada das terras, aglomerava-se crescentemente ao redor das cidades. Os estudos, em sua maioria, voltaram-se, inicialmente, para a elaboração e o aperfeiçoamento de máquinas que otimizassem os sistemas de produção nas atividades industriais e, mais tarde, também para "*consertar*" os problemas de variadas naturezas que a própria industrialização acarretava. Entre eles, os cuidados com os problemas de saúde que a industrialização trazia em uma escala maior do que até então era conhecido. O exemplo mais evidente foi o crescimento dos acidentes de trabalho.

As novas concepções de utilização das diversas formas de cuidado com o corpo que haviam começado a surgir no Renascimento tiveram, em seguida, alterações significativas com o advento da Revolução Industrial. As classes dominantes na sociedade tiveram sua atenção voltada para os sistemas produtivos e para as atividades lucrativas obtidas por meio do trabalho de uma população operária, geralmente submetida a estafantes jornadas de trabalho, em condições sanitárias precárias e submetida a uma alimentação insatisfatória. Tal situação provocou o aparecimento e a proliferação de um conjunto de novas doenças.

Surgiram e ficaram destacadas as epidemias de cólera e tuberculose pulmonar, junto com o alcoolismo e os acidentes do trabalho. A utilização laboral de crianças e jornadas exaustivas com duração até 16 horas por dia exigiram da medicina o desenvolvimento de intervenções e de estudos voltados para as *patologias* que proliferavam. Para tanto, as inovações da metodologia científica, até então empregadas na construção de máquinas e na formação de engenheiros para a indústria, começaram a ser implantadas nas escolas de medicina. Surgiram novos equipamentos médicos, novas formas de observação e de identificação de doenças. "Aos gabinetes de curiosidades do século XVII, tantas vezes atulhados de quinquilharias, sucederão, após um intervalo de investigações puramente clínica, os laboratórios nos quais o saber médico encontrará seu verdadeiro fundamento científico" (Starobinski, 1967, p.61).

O abuso da exploração até os limites das possibilidades de vida dos operários e camponeses fazia "explodir as patologias" que, desconhecidas naquelas dimensões, impressionavam. As explicações e "teorias" que predominavam – e convinham às classes dominantes – não identificavam os determinantes das "patologias" (ou "diferenças incômodas") no ambiente físico ou social (no sistema econômico, nas relações sociais ou no regime político, p. ex.), e sim no próprio "indivíduo doente". Esse tipo de explicação era não apenas conveniente às classes dominantes: vinha com a "solução" de "tratar" essas patologias para não perder ou diminuir sua fonte de riqueza e bem-estar, produzida e mantida pela força de trabalho das classes sociais de poder econômico menor (e socialmente dominadas). Não convinha a morte ou a inutilização dessa fonte, da mesma forma que, produzindo, não interessava como estavam as condições em que vivessem. Bastava "tratá-los" quando suas condições prejudicassem a produção de riquezas ou incomodassem aos que estavam em condições predominantes na sociedade.

Nesse contexto eram convenientes as explicações da doença baseadas na "unicausalidade" das patologias que, embora substituíssem a concepção vigente ou predominante na Idade Média (doenças causadas pelos "demônios" ou "maus espíritos") por explicações baseadas nas descobertas de bactérias ou vírus, não avançaram para a identificação de outras classes de determinantes das patologias. Em relação a elas permaneceram desconsideradas ou desconhecidas as condições de vida dos operários, as características do trabalho e de seu ambiente, habitação, higiene ambiental, alimentação, repouso etc. Condições diversas relacionadas com o regime político e com o sistema econômico e as estruturas sociais vigentes, quando não diretamente decorrentes deles, eram desconhecidas, ignoradas ou meramente desconsideradas.

As atividades profissionais ou as áreas de estudo que, de alguma forma, relacionavam-se com as condições de saúde das pessoas, nessa época, parecem ter concentrado seus esforços na descoberta de novos métodos de "tratamento" das doenças e de suas sequelas. As próprias condições ambientais (sociais) e de trabalho (tecnologia, planejamento, procedimentos...) existentes na época exigiam isso. Dessa forma, a clínica, a cirurgia, a farmacologia, a aplicação de recursos elétricos, térmicos ou hídricos, a utilização de exercícios físicos etc. sofreram uma evolução orientada para o atendimento do *indivíduo doente*. Surgia a ideia do atendimento hospitalar.

Em lugar de serem asilados em presídios (ou sistemas equivalentes de isolamento), juntamente com marginais, os doentes eram mantidos em um local próprio para *tratamento*. Nesses locais de tratamento eram treinados os novos profissionais que iriam atender aos "problemas de saúde" da população. Eram considerados locais ideais para o desenvolvimento dos estudos clínicos e anatômicos da época. Com essa ênfase no *tratamento*, outras possibilidades de intervenção profissional, já indicadas pelo movimento renascentista, como a *manutenção* de uma condição satisfatória de saúde já existente e a prevenção de doenças, sofreram uma inibição de seu desenvolvimento no período da industrialização, pelo menos em suas fases mais iniciais. A predominância de uma assistência "curativa", "recuperativa" e "reabilitadora" é marcante durante esse período.

O surgimento da industrialização não é apenas um período em que são descobertos os sistemas e processos de produção em escala industrial graças ao desenvolvimento da Ciência. Mais do que isso, ele é um período em há profundas e amplas alterações nas relações sociais. Embora a industrialização seja, potencialmente, uma forma de maximizar e otimizar a produção de bens e serviços, tornando-os mais baratos e acessíveis a todos, sua gênese se dá em um contexto social e histórico em que ainda predominava a divisão da sociedade em classes bem definidas de pessoas que a compunham. Os ricos e "nobres" permaneceram donos das terras e das "propriedades". Cada vez mais poderosos graças à existência de conhecimentos mais rigorosos e tecnologias mais eficazes para aumentar sua riqueza, suas posses e seu poder. O "povo" (os trabalhadores) permaneceu apenas "dono" de sua força de trabalho. Uma força agora mais rapidamente gasta – e até aniquilada – em virtude do maior potencial de desgaste pelos processos de produção industrial e pelos processos de organização da sociedade, na qual seu poder e possibilidade de controlar condições essenciais à vida eram muito menores. O lucro fácil e gigantesco (obsessão para os que controlavam a sociedade) e a redução da qualidade de vida dos que produziam esse lucro – a maior parte da população – foi o preço pago por esse crescimento e maior facilidade de produção (no núcleo dela, o lucro).

Com essa orientação nos estudos que produziam conhecimento e no trabalho que produzia as intervenções na sociedade, começaram a surgir, ainda no século XIX, as especializações que, em grau mais "elaborado", ainda permanecem presentes até o século XXI. "As especialidades reconhecidas há mais tempo (cirurgia, obstetrícia, medicina propriamente dita) juntam-se, no século XIX. As disciplinas novas separam-se do tronco comum do trabalho em Saúde. A medicina subdivide-se e o especialista faz sua "aparição" (Starobinski, 1967, p.75). Surgem, de forma organizada e mais definida, a dermatologia e a pediatria, seguidas da psiquiatria, da oftalmologia e da otorrinolaringologia. O corpo de conhecimentos e as formas de trabalho que iriam caracterizar a Fisioterapia parecem ter seguido a mesma orientação das especialidades médicas, no sentido de compartimentalizar áreas de estudo e campos de atuação profissional em unidades estanques e demasiadamente separadas entre si. É outro momento, além do informe da Sociedade Médica de Berlim em 1864 (diferenciando o tratamento de enfermos dos exercícios de ginástica para pessoas sadias), em que é perceptível uma influência de fatores circunstanciais, restringindo o objeto de trabalho de um campo de atuação profissional, limitando seu exercício a essa ou aquela atividade. Usando, como referencial para fazer isso, o prejuízo da saúde da população a ser atendida ou o tipo de morbidade que já ocorreu e atingiu essa população. O exercício físico e as outras maneiras de atuar que caracterizam a Fisioterapia já no século XX, segundo essa orientação, são realizados com uma preocupação voltada para o tratamento de pessoas acometidas de patologias, constituindo novas áreas de estudos e um novo ramo de trabalho profissional no âmbito da Saúde (ou da "doença", conforme a ênfase existente).

Tudo isso pode ser notado na forma como foram orientados esses estudos desde o início do século XX. "[...] Klapp desenvolveu, entre outras coisas, seus exercícios na '*posição de gato*'[4] e Kohlransch (aproximadamente em 1920) situa a Cinesioterapia acima de todos os métodos relaxadores e distensores, desenvolvendo, com Teirich Leube, os fundamentos do *tratamento das enfermidades internas e ginecológicas* [...]. Durante a guerra, em torno da mesma época, formaram-se escolas de cinesioterapia, sempre a partir de clínicas universitárias, ortopédicas, em Heildelberg, Colônia e Munster [...]. Dessa forma, na atualidade, a Fisioterapia só é ensinada em clínicas e, em sua maioria, somente em clínicas universitárias. A passagem de instituições de educação física pura para tratamento de enfermos foi levada a cabo na primeira metade deste século [XX]" (Lindeman et al., 1970, p.188). Além disso, as grandes guerras, com suas consequências (lesões, mutilações, alterações físicas de vários tipos e graus), produziram também um grande contingente de pessoas que precisavam de tratamento para recuperar-se ou reabilitar-se e readquirir um mínimo de condições para voltar a uma atividade social integrada e produtiva.

---

4 Os exercícios na "posição de gato", propostos por Klapp, eram utilizados no tratamento de desvios laterais da coluna vertebral (escolioses).

As especializações de tratamento foram convenientes ao sistema existente na época. Não parecia importar por que surgia a patologia, a relevância de sua remoção ou o controle de seus determinantes, de suas múltiplas "causas". O que mais interessava e era destacado pela cultura profissional da época era que ela não impedisse o indivíduo de produzir ou que não o fizesse ser um incômodo ou prejuízo para a sociedade (entenda-se por "sociedade", predominantemente, sua classe dominante) ou para os processos de produção (de lucro, mais precisamente). As especializações de trabalho surgiram com maior facilidade, rapidez e quantidade porque não interessava a percepção global ou integral dos problemas, incluindo sua rede de determinantes, mas sim apenas as técnicas diretas e mais efetivas de "conserto" ou de "reabilitação" para o indivíduo voltar a uma atividade "social integrada e produtiva". Tudo isso produziu decorrências e desenvolvimento tecnológico para muitos campos de atividades e aumentou as possibilidades de benefícios dessas atividades para as pessoas. Dessa forma, a intensificação da variedade de atividades e especialidades profissionais voltadas para o tratamento de um tipo de lesão, por exemplo, da coluna vertebral (frequente em certos tipos de trabalho), também trouxe maior conhecimento a respeito das características e do funcionamento dessa parte do corpo humano. A tal ponto que um acidente em uma estação de férias pode levar um milionário a procurar o mesmo profissional que trata os operários acidentados em fábricas. A possibilidade de ampliação e a melhor compreensão desses processos e fenômenos aumentaram também graças a essa mais intensa atividade em relação a eles.

6. A Fisioterapia no final do século XX

Os objetos específicos de estudo, de investigação e de trabalho de intervenção profissional que, na transição do século XX para o XXI, são reunidos sob a designação de "área da Saúde" passaram, no decorrer da história, por oscilações significativas. Os tipos de preocupação que orientaram estudos e propiciaram exames, reflexões e formas alternativas de trabalho foram diferentes conforme as épocas em que ocorreram como decorrência das próprias circunstâncias predominantes em cada período da história. Na Antiguidade, a preocupação de conhecer as diversas morbidades que ocorriam com as pessoas e a tentativa de sanar os efeitos e corrigir os distúrbios causados por essas doenças parecem ter sido constantes nas tentativas de entendimento, de explicação e de propostas de solução que surgiram nessa época. A Idade Média, por sua vez, foi uma época de paralisação dos estudos e dos trabalhos relativos à saúde dos organismos humanos. O interesse existente em relação às "ações de saúde" nesse período ficou estagnado. Enquanto isso durou, a realização de novos estudos e as intervenções profissionais com ações derivadas desses estudos foram substituídas pelas concepções predominantemente religiosas da época.

A retomada desses estudos no Renascimento propiciou a descoberta de novas possibilidades e, como decorrência, desse novo direcionamento, surgiu a preocupação em preservar as condições adequadas (normais) de saúde dos indivíduos. Nota-se, então, o aparecimento das palavras *"manutenção"* e *"prevenção"* no trabalho com a saúde das pessoas. Com o surgimento, a evolução e o estabelecimento da industrialização, as precárias condições de vida da população e a decorrente proliferação de doenças fizeram com que o trabalho voltado para as condições de saúde novamente ficasse concentrado nas *patologias*, no *indivíduo já acometido por uma doença*. Nas épocas subsequentes (séculos XIX e XX) apareceram, de forma mais definida, as especializações médicas, ainda sob a influência da época anterior, mantendo, em grau predominante, a preocupação com a doença instalada.

Vale destacar, nesses diferentes períodos da história, a influência das relações de produção existentes na sociedade com a orientação predominante nas ações de saúde em cada época. Na medida em que as relações de produção propiciaram maior acesso das pessoas a melhores condições de vida, os tipos de assistência fornecida aos indivíduos se alteraram significativamente. Para uma parte da sociedade, as relações de produção propiciaram, efetivamente, maior acesso a melhores condições de vida, enquanto para outra parte sobraram alterações nos tipos de assistência para as lesões e prejuízos que as próprias relações de produção provocavam ou produziam.

Na Idade Média, por exemplo, quando vigorava uma relação servil nas relações de produção, que não possibilitava uma distribuição satisfatória dos bens produzidos, a preocupação com as condições de saúde, principalmente dos servos, decresceu a níveis críticos. No Renascimento, quando o sistema de produção foi alterado, ocorrendo o início das relações comerciais de livre-iniciativa, as relações comportamentais e sociais entre os indivíduos produziram outros tipos e formas de atuação em relação à saúde dos organismos humanos, propiciados pelo desenvolvimento do conhecimento e do uso desse conhecimento em ações profissionais e, em decorrência, uma alteração nos serviços de saúde para a população.

Algo semelhante ocorreu durante o processo de industrialização. As relações de produção novamente valorizaram a exploração do trabalho dos que detinham menor quantidade de bens materiais, não possibilitando a eles um acesso satisfatório às melhorias decorrentes do acúmulo de capital. As formas de assistência à Saúde ficaram reduzidas, enfatizando o atendimento de uma população já lesada, já acometida de males que necessitavam ser "controlados", não no sentido de "não ocorrência", mas de "mantê-los" em níveis que não perturbassem o sistema social e a produção do sistema. Partindo do pressuposto da não perturbação do sistema social vigente e predominante, o desenvolvimento das profissões no campo da Saúde parece ter sido orientado sem levar em conta o conhecimento científico já produzido e disponível na época.

Como exemplo do que ocorreu nesse período da história, vale notar que, muito embora as teorias da "unicausalidade das doenças" tenham sido superadas e, na década de 1960, já estivesse bem desenvolvido o conceito de "multicausalidade" desse tipo de fenômenos, os fatores predominantemente considerados foram aqueles que possuíam menor probabilidade de sugerir alterações que comprometessem o sistema social vigente. Independentemente de seu potencial de determinação (de influência) nas condições de saúde da população. Dessa forma, ignorando os próprios conhecimentos produzidos no campo da Epidemiologia Social a respeito das influências dos sistemas de produção nas condições de saúde da população, a atuação profissional em Saúde e a formação de novos profissionais nesse campo de trabalho continuaram – e continuam – baseados nos conceitos biológicos (ou, quando muito, ecológicos) da determinação das doenças e na intervenção profissional voltada para a eliminação de fatores individuais ou de pequenos grupos. Nesse contexto, os problemas de saúde de uma população são considerados como se fossem mera somatória dos problemas individuais dos componentes dessa população sem, com isso, possibilitar uma percepção e uma atuação sistêmicas em relação aos processos de saúde da população.

A Fisioterapia, como parte do que é considerado "área da Saúde", sofreu essas mesmas oscilações no decorrer da história. Teve seus recursos e suas diversas formas de atuação voltados quase que exclusivamente para o atendimento ao indivíduo doente. A assistência à saúde, apesar do conhecimento e da tecnologia já disponíveis desde o início do século XXI, é feita quando algum organismo já está em seus piores níveis de condições de saúde, para reabilitar ou recuperar condições que o organismo perdeu em relação a sua Saúde. A própria designação das formas de atuação da Fisioterapia já evidencia isso tanto quanto a própria composição do nome do campo de atuação profissional (Fisio*terapia*): atuação terapêutica por meio de movimentos (Cinesio*terapia*), de eletricidade (Eletro*terapia*), de calor (Termo*terapia*), de frio (Crio*terapia*), de massagem (Masso*terapia*) etc.

As transformações que ocorreram na história desse campo de atuação, naquilo que é considerado "responsabilidade básica" da Fisioterapia como profissão, remetem a várias questões cujas respostas possibilitam um exame mais detalhado do objeto de trabalho da Fisioterapia no mundo e, principalmente, no Brasil. A determinação, ou pelo menos a orientação, de uma profissão ou de um campo de atuação profissional deveria ocorrer dessa forma? Quais as consequências de um direcionamento desse tipo para a profissão e para o exercício profissional de seus agentes? Quais as decorrências para os tipos de atendimento à saúde fornecidos à população? No País, a Fisioterapia sofreu essas mesmas transformações? O que aconteceu com a profissão em seu surgimento e implantação no País? Como chegou ao que hoje, no País é definido, delimitado e realizado como Fisioterapia?

Parece que, conforme for entendido o que seja o objeto de trabalho da Fisioterapia, como campo de atuação profissional, serão desenvolvidos atenção, atividades, esforços, estudos, estruturas e ensino profissional na direção das patologias (diferenças ou alterações incômodas nos organismos) ou tudo isso na direção de mais do que apenas patologias. O objeto de trabalho da Fisioterapia no Brasil, de certa forma, não se apresenta de maneira diferente do que já pode ser percebido até agora na história de desenvolvimento da concepção de trabalho com a "saúde" das pessoas. Vale examinar melhor o que pode ser caracterizado como objeto de trabalho desse campo de atuação profissional ou de objetos de estudo nas áreas de conhecimento que dão sustentação a esse campo de atuação profissional no País.

3
Objeto de trabalho da Fisioterapia no Brasil: o surgimento e a legislação

O que determinado profissional pode, precisa ou deve fazer como trabalho típico de seu campo de atuação? Quem (ou o que) delimita o campo de atuação ou de intervenção de uma profissão? E as áreas de conhecimento ou de estudo que lhe dão sustentação? No decorrer da história, muitos fatores, de uma ou outra forma, ou em algum grau, contribuíram na definição ou na convenção do que seria considerado o objeto de trabalho da "área da Saúde" em geral e o da Fisioterapia, especificamente. No Brasil, a utilização de recursos físicos na assistência à saúde iniciou por volta de 1879, trazendo as características da "área da Saúde" (particularmente da Medicina) na época da industrialização. Seus objetivos eram, quase que exclusivamente, voltados para a assistência *curativa* e *reabilitadora*. Em 1929, "o médico Dr. Waldo Rolim de Moraes instalou o Serviço de Fisioterapia do Instituto do Radium Arnaldo Vieira de Carvalho para dar *assistência aos pacientes* do Hospital Central da Santa Casa de Misericórdia de São Paulo. Posteriormente, organizou o Serviço de Fisioterapia do Hospital das Clínicas, iniciando, em 1951, o primeiro curso [...] para a formação de técnicos em Fisioterapia, até 1956 [...]. O primeiro curso de Fisioterapia começou, com duração de dois anos, para formar *fisioterapeutas que atuassem em reabilitação*" (Sanchez, 1984, p.31).

No País, essa nova maneira de atuar ou intervir nas condições de saúde do indivíduo ou da população foi, em sua origem, dirigida de tal maneira para a "reabilitação" que, em determinado momento, a forma de atuação "Fisioterapia" parece ter sido entendida como sinônimo de um tipo de assistência à saúde apenas "reabilitadora". Tanto que, em 1959, por meio de entendimentos com órgãos internacionais (Organização Panamericana de Saúde, Organização Mundial de Saúde e a World Confederation for Physical Therapy), alguns médicos brasileiros fundaram o Instituto Nacional de Reabilitação, no qual eram formados fisioterapeutas.

Além desses, outros fatores parecem ter contribuído para fortalecer o exercício e a concepção da Fisioterapia, no País, como atuação reabilitadora. As próprias condições de saúde da população corroboravam essa forma de atuação como algo relevante para a sociedade. A incidência de poliomielite no Brasil, na década de 1950, atingia índices alarmantes. Como decorrência, a quantidade de indivíduos portadores de sequelas motoras que necessitavam de uma "reabilitação para viver em sociedade" era grande. Da mesma forma, a quantidade de pessoas lesadas pelos chamados "acidentes do trabalho" apresentava-se como uma das maiores da América do Sul, o que favorecia a conclusão de que uma expressiva faixa populacional precisava ser "reabilitada para reintegrar-se ao sistema produtivo". Nesse contexto, começaram a surgir as primeiras definições de Fisioterapia, mais como um ramo de trabalho (da medicina) e menos como um campo de atuação profissional autônomo e com áreas de conhecimento que lhe dessem sustentação nessa condição.

Essas definições foram, em sua maioria, criadas a partir de propostas definidoras feitas por profissionais de outros países, de outros campos de atuação ou de áreas de conhecimento que consideravam a realidade brasileira da época a partir de comparações com as "realidades" de outros países. A ênfase dessas definições, dessa forma, apoiava-se na *reabilitação*. Ainda nesse contexto, começaram a ser delineadas leis que regulamentavam a atuação de fisioterapeutas no Brasil. A legislação brasileira relativa a esse assunto parece ter sido um fator que exerceu (e continua exercendo) uma influência marcante na determinação e na manutenção da concepção do que seja o objeto de trabalho da Fisioterapia e um modo típico de atuação desse campo de atuação profissional no País. De um lado, por ter sido iniciada levando em consideração a situação social de determinada época e não ter acompanhado, passo a passo, a evolução social que ocorreu ao longo do tempo. De outro, por ser o instrumento legal que estabelece e delimita o tipo e a forma de atuação de uma classe de profissionais, possibilitando o estabelecimento de definições da profissão a partir de seu núcleo (objeto de intervenção) e limites de atuação profissional e, até de uma forma imprecisa e insuficiente, influindo na própria concepção do trabalho profissional e dificultando a percepção e contribuição das áreas de conhecimento relacionadas a esse campo de atuação profissional.

1. Definições ou delimitações para a profissão de fisioterapeuta na legislação

Os documentos legais publicados oficialmente e que trataram da regulamentação da Fisioterapia no Brasil são: o Parecer n. 388/63, elaborado por uma comissão de peritos do Conselho Federal de Educação; o Decreto-lei n. 938, de 13 de outubro de 1969; a Lei n. 6.316, de 17 de dezembro de 1975, sancionada pelo Presidente da República, e o Código de Ética Profissional de Fisioterapia e Terapia Ocupacional, estabelecido pelo Conselho Federal de Fisioterapia e Terapia Ocupacional (Coffito). Examinar, analisar e avaliar esses documentos para verificar o que eles estabelecem ou determinam a respeito do objeto de trabalho da Fisioterapia e explicitar as relações (diretas ou indiretas) existentes entre esses documentos e a forma como eles delimitam, impedem ou distorcem esse objeto de trabalho é uma tarefa útil, no mínimo, para a compreensão da profissão, de suas possibilidades e do que poderia ou deveria ser feito para aperfeiçoá-la. O que pode ser observado em relação ao objeto de trabalho da Fisioterapia na legislação que regulamenta a profissão?

A. A profissão no Parecer n. 388/63

Um dos primeiros documentos oficiais que definem a ocupação de fisioterapeuta e os limites de sua atividade profissional é o Parecer n. 388/63 do Conselho Federal de Educação (CFE). Tal parecer, até por sua localização na sequência de documentos oficiais, merece um exame cuidadoso.

O Quadro 1 apresenta parte do texto do Parecer n. 388/63 do CFE, no qual podem ser identificados vários aspectos definidores – ou propostos com essa função – da profissão de fisioterapeuta. Nesse quadro pode ser observado que, de início, o profissional é definido como *auxiliar médico*. Em segundo lugar, o parecer explicita que ao fisioterapeuta compete realizar tarefas de *caráter terapêutico*. Em terceiro, ele restringe a execução dessas tarefas a uma condição: que sejam *desempenhadas sob orientação e responsabilidade de um médico* (ver Quadro 1).

Além desses aspectos, no Quadro 1 está apresentada a consideração de que o fisioterapeuta é caracterizado como um membro da equipe de reabilitação em saúde, mas a quem, por outro lado, *não compete o diagnóstico de doenças ou deficiências a serem corrigidas*. Mais adiante, no mesmo parecer, está destacado que ao fisioterapeuta cabe *executar técnicas, aprendizagens e exercícios*. O documento ainda determinam que essas atividades só podem ser realizadas pelo fisioterapeuta *quando recomendadas pelos médicos*.

Os últimos aspectos salientados pelo parecer, apresentados no Quadro 1, explicitam que o profissional é (por definição do parecer) um *técnico* em fisioterapia, mas deve ter uma *formação de nível superior*.

Quadro 1. Considerações de uma comissão de peritos nomeados pelo diretor de ensino superior do MEC em 1962, constantes no Parecer n. 388/63 do Conselho Federal de Educação, aprovado em 10 de dezembro de 1963[1]

1. "[...] A referida Comissão insiste na caracterização desses profissionais como *auxiliares médicos que desempenham tarefas de caráter terapêutico sob a orientação e responsabilidade do médico*. A este cabe dirigir, chefiar e liderar a equipe de reabilitação, dentro da qual são elementos básicos? O médico, o assistente social, o psicólogo, o fisioterapeuta e o terapeuta ocupacional."
2. "Não compete aos dois últimos o diagnóstico *da doença ou da deficiência a ser corrigida*. Cabe-lhes executar, com perfeição, *aquelas técnicas, aprendizagens e exercícios recomentados pelo médico*, que conduzem *à cura ou à recuperação dos parcialmente inválidos para a vida social*. Daí haver a Comissão preferido que os novos profissionais paramédicos se chamassem Técnicos em Fisioterapia e Terapia Ocupacional, para marcar-lhes a competência e as atribuições. O que se pretende é *formar profissionais de nível superior*, tal como acontece a enfermeiros, obstetrizes e nutricionistas. Diante disso, *não há como evitar os nomes de Técnicos em Fisioterapia e Técnicos em Terapia Ocupacional*."

B. A profissão de fisioterapeuta no Decreto-lei n. 938/69

Um segundo documento oficial que apresenta considerações definindo o que deve constituir a atividade do fisioterapeuta é o Decreto-lei n. 938, de 13 de outubro de 1969, que se tornou público seis anos depois do Parecer n. 388/63, dando início ao processo de definição da profissão.

Quadro 2. Arts. 2° e 3° do Decreto-lei n. 938/69, que provê as definições a respeito das profissões de Fisioterapeuta e Terapeuta Ocupacional[2]

1. Art. 2° O fisioterapeuta e o terapeuta ocupacional, diplomados por escolas e cursos reconhecidos são profissionais de *nível superior*.
2. Art. 3° É *atividade privativa* do fisioterapeuta executar *métodos e técnicas* fisioterápicas com a finalidade de *restaurar, desenvolver e conservar* a capacidade física do paciente.

O Quadro 2 apresenta os arts. 2° e 3° desse decreto, possibilitando observar a permanência da caracterização do fisioterapeuta como profissional de *nível superior*. O art. 3° cita como *atividade privativa* do fisioterapeuta a execução de *métodos e técnicas* fisioterápicos. Pode ser observada, ainda nesse mesmo

---
1. Os destaques em itálico não constam do documento original.
2. Os destaques em itálico não constam do documento original.

artigo, a definição da finalidade do trabalho do fisioterapeuta: *restaurar, desenvolver e conservar* a capacidade física do *paciente*.

Por sua vez, o Quadro 3 apresenta o art. 5º do mesmo Decreto-lei, no qual são observadas outras atividades que poderão ser exercidas pelo fisioterapeuta, segundo esse dispositivo legal. O inciso I desse artigo explicita que o fisioterapeuta pode exercer cargos de direção em estabelecimentos públicos ou particulares ou *assessorá-los tecnicamente*.

O inciso II (no Quadro 3) permite ao fisioterapeuta *exercer o magistério* em instituições de ensino do nível médio ou superior. A *supervisão do trabalho de outros profissionais e de alunos* é também permitido ao fisioterapeuta, pelo item III, nos aspectos *técnico e prático*.

Quadro 3. Art. 5º do Decreto-lei n. 938/69, que provê definições a respeito das profissões de fisioterapeuta e de terapeuta ocupacional[3]

Art. 5º Os profissionais de que tratam os arts. 3º e 4º poderão, ainda, *no campo das atividades específicas de cada um:*
I – dirigir serviços em órgãos e estabelecimentos públicos ou particulares, ou *assessorá-los tecnicamente*.
II – *exercer o magistério* nas disciplinas de formação básica ou profissional *de nível superior ou médio*.
III – *supervisionar profissionais e alunos* em *trabalhos técnicos e práticos*.

C. O exercício da profissão na Lei n. 6.316/75

A Lei n. 6.316, de 17 de dezembro de 1975, decretada pelo Congresso Nacional e sancionada pelo presidente da República, criando o Conselho Federal e os Conselhos Regionais de Fisioterapia e Terapia Ocupacional, constitui outro documento que, de certa forma, também se refere às atividades do fisioterapeuta em um de seus artigos. Esse artigo pode ser examinado no Quadro 4, em que estão destacados os locais nos quais o profissional de Fisioterapia pode exercer suas atividades.

---

3. Os destaques em itálico não constam do documento original.

Quadro 4. Art. 13. da Lei n. 6.316/75, que cria o Conselho Federal e os Conselhos Regionais de Fisioterapia e Terapia Ocupacional[4]

Art. 13. Para o *exercício da profissão* na Administração Pública Direta ou Indireta, nos *estabelecimentos hospitalares, nas clínicas, ambulatórios, creches, asilos* ou *exercícios de cargo, função ou empreso de assessoramento, chefia ou direção*, será exigida, *como condição essencial, a apresentação da Carteira Profissional de Fisioterapeuta* ou Terapeuta Ocupacional.

O art. 13 da Lei n. 6.316 explicita que o fisioterapeuta necessariamente deverá ser identificado, por meio da *Carteira Profissional de Fisioterapeuta*, para exercer suas atividades em hospitais, clínicas, ambulatórios, creches e asilos. Essa mesma forma de identificação deverá ser exigida quando o profissional pleitear o *exercício de cargo, função ou emprego de assessoramento, chefia ou direção*.

D. Definição da profissão no Código de Ética

O Código de Ética Profissional de Fisioterapia e Terapia Ocupacional, estabelecido pela Resolução n. 10 do Conselho Federal de Fisioterapia e Terapia Ocupacional refere-se, em alguns de seus artigos, ao objeto de trabalho do fisioterapeuta. No Quadro 5 pode ser examinada a transcrição desses artigos.

Quadro 5. Arts. 1°, 7° e 21 do Código de Ética Profissional de Fisioterapia e Terapia Ocupacional, estabelecido pelo Conselho Federal de Fisioterapia e Terapia Ocupacional[5]

Art. 1° O fisioterapeuta e o terapeuta ocupacional prestam assistência ao homem, participando da *promoção, tratamento e recuperação de sua saúde*.

Art. 7° São deveres do fisioterapeuta e do terapeuta ocupacional, nas respectivas áreas de atuação: [...]

IV – utilizar todos os *conhecimentos técnicos e científicos* a seu alcance para *prevenir ou minorar o sofrimento* do ser humano e *evitar seu extermínio*.

Art. 21. O fisioterapeuta e o terapeuta ocupacional participam de *programas de assistência à comunidade*, em âmbito nacional e internacional.

O art. 1° do Código de Ética explicita ser função do fisioterapeuta assistir o ser humano, participando de atividades que tenham como objetivo *a promoção, o tratamento e a recuperação de sua saúde*. No inciso IV do art. 7°, no

---
4. Os destaques em itálico não constam do documento original.
5. Os destaques em itálico não constam do documento original.

mesmo documento, pode ser observado que o fisioterapeuta "deve" utilizar *conhecimentos técnicos e científicos* e orientar suas atividades para o objetivo de "prevenir ou minorar o sofrimento do ser humano e evitar seu extermínio". O último artigo assinalado no Quadro 5 autoriza ao fisioterapeuta a participação em *programas de assistência à comunidade*, em âmbito nacional e internacional.

2. Características que a legislação delimita (ou impõe) para o trabalho do profissional de fisioterapia

Os documentos oficiais que se destinam a legislar, definir, estabelecer funções e, de certa forma, dirigir as concepções do que seja o profissional de fisioterapia no Brasil deixam transparecer alguns aspectos que merecem um exame cuidadoso. Se, por um lado, essa legislação facilita a orientação para a atuação cotidiana e para a formação desses profissionais e diminui a probabilidade de superposição de ações entre os que atuam no "campo da saúde", por outro lado pode não ser fiel ao que é, ou que deveria ser, a profissão e o profissional aos quais esses documentos são propostos como definição, delimitação ou orientação para regular o exercício da profissão. Vale a pena avaliar:

A. As limitações impostas ao objeto de trabalho.
B. A concepção do nível profissional do fisioterapeuta.
C. A falsificação profissional imposta à profissão pela dicotomia saúde x doença como se fossem dois tipos diversos de fenômenos.

A. Limitações relativas à concepção do objeto de trabalho

Um primeiro aspecto a limitar a atuação do fisioterapeuta como profissional diz respeito à concepção do objeto de trabalho da profissão, de acordo com o que consta na documentação oficial apresentada. O profissional de Fisioterapia é definido como um "conhecedor e executor de tarefas de caráter exclusivamente *terapêutico e reabilitador*". Em 1983, o Parecer n. 388/63 já estabelecia que a função (o papel social) do fisioterapeuta consiste em executar técnicas, aprendizagens e exercícios que conduzam *à cura ou à recuperação dos parcialmente inválidos*. Essa determinação parece ser clara para estabelecer que o referido profissional deve ocupar-se de indivíduos que *já possuem* algum tipo de "mal", "doença", "deficiência" ou "diferença incômoda". "Diferença" que *necessita de tratamento, de cura ou de reabilitação* para que tais indivíduos possam exercer suas atividades de vida diária de maneira "socialmente aceitável".

O Parecer n. 388/63 foi substituído, em 1969, pelo Decreto-lei n. 938/69. Esse "novo" (seis anos depois) instrumento legal descreve (art. 3°) as atividades privativas do profissional de Fisioterapia da seguinte forma: "é atividade privativa do fisioterapeuta *executar métodos e técnica fisioterápicos* com a finalidade de *restaurar, desenvolver e conservar a capacidade* física do *paciente*" (destaques em itálico são nossos). Em primeiro lugar, é preciso considerar a circularidade da expressão "ao fisioterapeuta cabe executar métodos e técnicas fisioterápicos". Em um documento que deve estabelecer e definir as funções sociais de determinado profissional, suas responsabilidades específicas como tal, é necessária uma descrição (e designação) suficiente, clara e precisa do que sejam essas funções. A adjetivação de atividades gerais (métodos e técnicas) com um adjetivo também genérico (fisioterápicas) não propicia qualquer esclarecimento útil a respeito da natureza dessas funções. Nesse caso específico, o adjetivo empregado (fisioterápicas) para definir o papel do profissional é equivalente (quase sinônimo) do termo que está sendo definido (fisioterapêutica), em uma óbvia circularidade, na qual o que é definido é repetido na definição por uma expressão que é o próprio objeto definido (um substantivo) transformado em adjetivo. Se um professor, ao tentar descrever ou explicar as atividades ou a competência de um estudante, dissesse que a ele (estudante) cabe realizar "atividades estudantis", provavelmente não obteria êxito algum em sua tentativa. Tal procedimento cria uma redundância verbal improdutiva e falaciosa na medida em que é apenas uma definição circular: usa, na definição, o mesmo termo que designa o que está sendo definido.

Em segundo lugar, note-se que, embora apareçam as palavras "desenvolver" e "conservar" referindo-se à capacidade física, elas são usadas em relação ao "paciente". Os dois verbos que, aparentemente, poderiam sugerir níveis diversos de assistência à saúde, além de curar, restaurar ou reabilitar, são usados com o complemento "paciente". Com o uso desse termo fica caracterizado o atendimento a indivíduos que, de alguma forma, já estejam acometidos de alguma morbidade, para estarem no papel de "pacientes".

O Decreto-lei n. 938/69 ainda outorga ao fisioterapeuta o direito de exercer funções de direção e assessoria em estabelecimentos públicos e particulares, de exercer o magistério nas disciplinas de formação básica ou profissional de nível médio ou superior e de supervisionar profissionais e alunos em trabalhos técnicos e práticos. Entretanto, todas essas funções só poderão ser exercidas se estiverem "no campo das atividades específicas" do fisioterapeuta. Portanto, se forem entendidas como "atividades específicas" do fisioterapeuta aquelas que a lei indica como suas "atividades privativas", o referido profissional só poderá exercer as funções citadas desde que estejam de alguma forma relacionadas com o atendimento *curativo* ou *reabilitador* de indivíduos que, nesses casos, já estariam lesados e em um papel de "pacientes".

Posteriormente, a Lei n. 6.316/75, ao criar o Conselho Federal e os Conselhos Regionais de Fisioterapia, parece corroborar esse entendimento, pois, pelo seu art. 13, cita os locais nos quais o fisioterapeuta, devidamente identificado como profissional, poderá exercer suas funções. Os locais citados são: estabelecimentos hospitalares, clínicas, ambulatórios, creches e asilos. Esses locais, considerando a "política de assistência à saúde" vigente – e predominante – no país, são, por definição, locais que fornecem um tipo de assistência básica ou predominantemente remediadora, curativa, recuperadora ou reabilitadora.

Em hospitais, clínicas e ambulatórios, esses tipos de assistência são evidentes, enquanto em asilos e creches, embora elas ocorram, são de identificação menos fácil. Estes dois últimos tipos de locais de trabalho para o fisioterapeuta são constituídos, predominantemente, como instituições que visam remediar falhas do próprio sistema social, de maneira que as crianças e os idosos não prejudiquem ou atrapalhem o aproveitamento da força de trabalho dos indivíduos, em idade produtiva, que, sem essas instituições, teriam de dedicar-se a essas pessoas. Além disso, o tipo de assistência fornecida a crianças e idosos nessas instituições, em geral, não se diferencia das formas de assistência à saúde oferecidas aos demais segmentos da população. A organização social existente leva a considerar essas instituições como um lugar "natural" para crianças e idosos. No caso dos asilos, os profissionais de saúde tenderão a tratar os problemas de saúde dos indivíduos idosos e não das condições de vida desse segmento da sociedade, o que aumentaria, se fosse realizado, as possibilidades de atuação profissional da fisioterapia na sociedade. No caso das creches, muitas vezes reduzidas a um (razoável) "depósito" de crianças (frequentemente pobres), há uma tendência ao fisioterapeuta localizar e ter de lidar com crianças que já têm algum problema motor, sensorial etc. Repetem-se, com nova aparência e institucionalização, os procedimentos equivalentes aos que ocorrem em asilos.

Um dos únicos documentos cujas informações (e definições orientadoras) parecem ir além da concepção de uma assistência em nível (ou âmbito) curativo ou reabilitador é o Código de Ética Profissional dos fisioterapeutas. Esse documento, embora contenha os termos *tratamento* e *recuperação*, não se restringe a essas formas, âmbitos ou níveis de assistência à saúde. Apresenta, como dever ou atribuição do fisioterapeuta, também a *promoção da saúde* humana. O termo "saúde", nesse contexto, tem importância fundamental, pois sugere uma orientação para a assistência ao indivíduo não somente após ele ter sido lesado, acometido por algum tipo de patologia ou com sequelas correspondentes. Um tipo de assistência no qual a frequência e a intensidade dos esforços estariam, no mínimo, divididas entre formas alternativas de assistência, tais como *a promoção* e *a manutenção* da saúde, *a prevenção* de doenças e as formas até então enfatizadas (tratamento, cura, reabilitação) por dois documentos: o Parecer n. 388/63 e o Decreto-lei n. 938/69. Apresenta ainda, como atividade do fisioterapeuta, a participação em programas de *assistência à comunidade*.

Há ainda dois tipos de comentários em relação a tais proposições. O primeiro refere-se ao Código de Ética Profissional, elaborado pelo Conselho Federal de Fisioterapia e Terapia Ocupacional, que vai mais longe que as leis e os decretos que criaram e definem a profissão. O segundo diz respeito a essas proposições exigirem e produzirem preocupações e questionamentos, que, formulados, ampliem o grau de "visibilidade" a respeito da profissão de fisioterapeuta e das áreas de conhecimento ou de estudo importantes para a multiplicidade de possibilidades de atuação e de formação ou capacitação desse profissional. Por exemplo: O que é "assistir" uma comunidade? É simplesmente "tratá-la" ou "reabilitá-la"? O que é exatamente um profissional atuante na "área da Saúde"? É aquele que espera a comunidade *ser acometida de doença* para iniciar uma intervenção? Que outros níveis, tipos ou âmbitos de assistência, atuação ou intervenção devem ser de responsabilidade do profissional do campo da Saúde? O fisioterapeuta é um profissional do campo da Saúde? Se for, quais seriam ou precisariam ser suas atividades na "assistência à comunidade"?

Na literatura disponível, alguns autores dedicaram-se a examinar aspectos desses questionamentos. Embora a preocupação desses trabalhos não seja voltada direta ou especificamente para a Fisioterapia, algumas semelhanças, decorrentes de problemas aparentemente comuns, podem ser identificados. Botomé e Santos (1984), ao examinarem o objeto de trabalho da Enfermagem, apontam para uma "obscuridade" do objeto de trabalho no campo da Saúde que, por decorrência, afeta a definição do objeto de trabalho específico da Enfermagem. Laurell (1975), examinando como determinados processos sociais influenciam na ocorrência de doenças nos grupos humanos, procura explicitar que saúde e doença constituem dois momentos (graus ou partes) de um mesmo fenômeno. E indica o fato de haver um enfoque quase exclusivamente curativo na medicina tradicional, acarretando que a "doença" seja considerada como se fosse um fenômeno isolado (ou outro diferente) da saúde.

Tal situação parece ocorrer de maneira semelhante no caso da Fisioterapia. Botomé e Santos (1984) comentam que, "apesar das diferentes teorias existentes [...] no campo da Saúde, uma inadequada separação dos fenômenos *saúde e doença* parece ser constante. A linguagem e o raciocínio utilizados parecem estar baseados em uma concepção dicotômica [...]" desse fenômeno, tratando--o como se fossem dois, com o emprego disseminado de dois termos como se cada um deles excluísse o outro, por referir-se a um fenômeno diferente. Dessa forma, os graus ou valores que representariam a variação do estado das condições orgânicas de um indivíduo ou de uma comunidade estariam reduzidos à *saúde* ou à *doença*. Isso constitui uma falácia lesiva ao entendimento desse tipo de fenômeno na vida humana: o indivíduo saudável é aquele que não está doente, e o doente é aquele que não está saudável ("não tem saúde"). Parece óbvia a circularidade dessas definições com concepção dicotômica do fenômeno que poderia ser designado como "condições – ou graus – de saúde de um organismo". Há uma evidente necessidade de designação e explicação mais adequada em relação ao objeto ao qual se referem tais termos.

A Figura 1 mostra dois painéis designados, respectivamente, por "Dicotomia" e "Continuidade" que ilustram o que pode representar a dicotomia "saúde

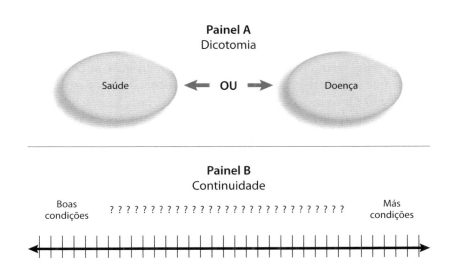

Figura 1. Esquemas representando duas maneiras de entender ou referir-se às condições de saúde de qualquer organismo. No painel A há uma representação dicotômica, de acordo com a nomenclatura tradicional que divide o que pode ser um mesmo fenômeno (as condições de saúde) em dois: saúde e doença. No painel B há uma representação de um contínuo para referir-se às condições de saúde de um organismo: as "boas condições" são, em si, vários graus dessas condições, assim como as "más condições". Há entre esses graus muitos outros que são desconhecidos ou os quais não temos como designar de forma a indicar a continuidade da variação entre os valores mais extremados desse gradiente de variação das condições de saúde.
Fonte: adaptada de Botomé e Santos, 1984.

x doença" e o que pode ilustrar uma continuidade entre os "fenômenos" indicados por essas duas palavras. A separação dicotômica parece inadequada ou, pelo menos, insuficiente para possibilitar lidar com o objeto de trabalho no campo da Saúde, como um âmbito de atuação profissional. Em lugar de separar as condições em duas categorias de variação nos extremos dessa variação, é possível identificar, ainda que grosseiramente, muitos outros graus de variação das condições de saúde de um organismo qualquer. Isso tem diversas implicações para o entendimento e a orientação dos trabalhos no campo da saúde.

A Figura 1 representa no painel superior (A) a dicotomia indicada pelos termos "saúde" e "doença" e, no painel inferior (B), as condições de saúde representadas como um conjunto de variáveis que pode ter muitos graus entre as condições mais extremas de um possível contínuo. Pode ser notada, no painel superior, a inexistência (ou o desconhecimento) de uma gradação tanto em relação ao que pode ser designado como boas condições de saúde, como pelo que pode receber a designação oposta de más condições de saúde. Cada uma dessas categorias já contém vários graus de possíveis condições diferentes entre si, e entre elas há uma ainda maior quantidade de variações que ou são desconhecidas ou sequer há uma linguagem apropriada para referir-se a elas. O que exige, sem dúvida, uma percepção muito mais microscópica de como e no que pode variar cada aspecto das condições de saúde específicas de um organismo. Os termos "saúde" e "doença", nesse caso, resumem as expressões "excelentes condições de saúde" e "péssimas condições de saúde", representam apenas tendências opostas de direção na variação das condições de saúde. Como palavras para designar determinado estágio das condições de saúde, são extremamente imprecisas. Parecem remeter à ideia de "entidades" ou "estados" existentes dentro de um organismo.

Uma explicitação dos diversos graus ou valores provavelmente existentes nesse contínuo é apresentada por Chaves (1980) e pode ser vista na ilustração gráfica apresentada na Figura 2. Botomé e Santos ressaltam ainda que, mesmo com os valores da classe de variáveis denominada "condições de saúde" apresentados por Chaves, "os termos que se referem aos valores da classe de variáveis 'condições de saúde' não passam de expressões em um nível de mensuração meramente ordinal. É necessário ir ainda mais longe, descobrindo (e criando) termos que possibilitem um nível de mensuração (de distinção entre os graus de variação) que contenha intervalos iguais e conhecidos (nível intervalar de mensuração) ou até de razão, em que é possível multiplicar e dividir os diferentes graus encontrados (Botomé e Santos, 1984, p.912). A representação mostra graus como se, fazendo uma analogia, fossem andares de um prédio, enquanto o gradiente necessário poderia, nessa analogia, corresponder

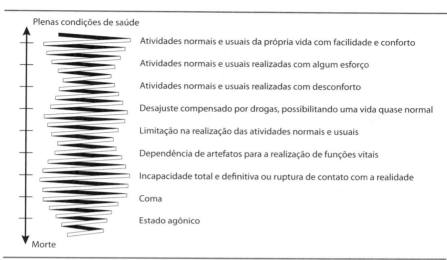

Figura 2. Ilustração gráfica representando alguns dos valores que pode ter a classe de variáveis "condições de saúde" de um organismo, com um nível de mensuração apenas ordinal, podendo variar não apenas linearmente (seta à esquerda), mas também em forma de uma espiral de variação, com graus de intensidade e complexidade que variam em diferentes estados das condições de saúde de um organismo (representados pela espiral à direita da escala linear).

aos múltiplos degraus de uma escadaria que possibilitasse atingir todos os andares de um prédio. Diferentemente da escala à esquerda na Figura 1, a espiral nessa mesma figura representa que os limites entre os graus representados na escala de Chaves não são fixos, havendo uma fase de transição entre um grau e outro da escala, até com variações que integram ou se confundem com os graus dos limites da transição. Em alguns graus, a intensidade e a complexidade (representadas na largura – variada – da espiral) não são as mesmas, podendo haver graus também na intensidade ou na complexidade de cada grau dessas categorias de variação das condições de saúde. Não é tarefa simples conseguir um conhecimento (e uma representação) com um grau equivalente de microscopia a respeito da variação das condições de saúde de qualquer organismo.

Essa explicitação sob a forma de representação gráfica, embora considerada insuficiente pelos próprios autores que as apresentaram originalmente, possibilita um avanço significativo na concepção do trabalho de um profissional do campo da saúde. Há, no mínimo, uma melhoria na percepção da amplitude que deve orientar a atuação de um profissional que esteja sob essa designação. O fenômeno "condições de saúde" visto da forma ilustrada no painel B da Figura 1 possibilita que a atuação desses profissionais seja concebida de forma a abranger *todos os graus* (ou níveis) das condições de saúde de um organismo, seja um indivíduo, seja uma comunidade. E não somente esta ou aquela parte da variação dessas condições que, decorrente da percepção e do exame insuficientes ou inadequados, possa parecer mais relevante para caracterizar (diagnosticar?) a condição de saúde do organismo. Dessa forma, para cada um desses graus (ou valores e até "estados") das condições de saúde é necessário apresentar e aprender formas (ou tipos e modalidades) de intervenção que possibilitem atuações profissionais relativas a todos e a cada um deles. Não bastaria, nesse caso, o trabalho voltado exclusivamente para a eliminação ou limitação do dano produzido (em um organismo ou em uma população) pelas más condições de saúde existentes. É necessário, antes disso e até mais do que isso, garantir a manutenção das boas condições de saúde existentes e impedir a ocorrência de más condições de saúde, em todos os graus possíveis (Botomé e Santos, 1984, p.921).

Os documentos oficiais relativos ao trabalho do profissional de Fisioterapia, com exceção, talvez, do seu Código de Ética Profissional, parecem ter sido elaborados sob a ótica da concepção dicotômica "saúde x doença", pois em nenhum momento cita ou deixa transparecer os diversos níveis, tipos ou âmbitos de atuação que esse profissional poderia ou deveria realizar ao atuar na "assistência" às *condições de saúde* de um indivíduo ou de uma população. Por outro lado, enfatizam a atuação desses profissionais como quase exclusivamente voltada para a "assistência" a indivíduos "doentes". Isso parece criar um significativo grau de limitação para a atuação profissional no campo de atuação em Fisioterapia. Pelo menos na medida em que reduz os objetivos do trabalho da profissão (aqui entendida como o conjunto de ações profissionais de responsabilidade do fisioterapeuta) a um universo limitado de tipos de atividade, destacadamente as que seriam designadas por *recuperação* e *reabilitação*.

Ao mesmo tempo, uma concepção profissional orientada pela ótica enfatizada nos documentos oficiais definidores da profissão impede – ou, pelo menos, diminui a probabilidade de ocorrência de – uma ampliação no grau de "visibilidade" dos diversos aspectos que podem ou devem estar envolvidos em uma atuação profissional voltada para atender às necessidades da população que constitui a sociedade. Diante disso, vale a pena perguntar: o fisioterapeuta, como agente do campo da saúde, só pode exercer atividades nos níveis inferiores (nos piores níveis) das *condições de saúde* dos indivíduos ou de uma população? Não pode, de alguma forma, atuar de maneira a impedir a ocorrência de morbidades em indivíduos ou em uma população? Uma atuação voltada somente para *um tipo* (*nível ou âmbito*) de assistência é o que melhor caracterizaria ou seria mais adequado para constituir o que é de responsabilidade de *um profissional de nível superior*? O fisioterapeuta é, de fato, um profissional de nível superior, conforme está explícito nos documentos reguladores do campo de atuação profissional?

Isso faz com que seja necessário considerar outro aspecto que também parece não estar suficientemente esclarecido na legislação pertinente ao profissional de Fisioterapia: a definição da categoria profissional do fisioterapeuta e as relações dessa definição com suas atividades profissionais.

B. Limitações relativas à concepção do nível profissional dos fisioterapeutas

Inicialmente, os profissionais do campo da Fisioterapia foram definidos pelo Parecer n. 388/63 como "auxiliares médicos". Ainda, nesse mesmo documento, aparece a qualificação desses profissionais como técnicos em Fisioterapia. Por outro lado, o mesmo parecer declara como pretensão do órgão que o emitiu (Conselho Federal de Educação) a "formação de profissionais de nível superior" para os que forem preparados para exercer o trabalho profissional no campo de atuação da Fisioterapia. Tais proposições, efetuadas por esse documento legal, parecem conter aspectos paradoxais que, no mínimo, merecem ser examinados com atenção e cuidado.

Em primeiro lugar, considerando a definição do fisioterapeuta como "auxiliar médico". Quando é possível estabelecer que determinado profissional deve ser definido como auxiliar de outro? Sem um maior e mais cuidadoso exame, de imediato parece haver, nos documentos oficiais, um estabelecimento de que o campo de atuação ou profissão do profissional que está sendo definido não possui um objeto de trabalho próprio. Desse modo, o objeto de trabalho do fisioterapeuta concebido como auxiliar médico não seria outro senão o do próprio médico ou apenas parte dele. E todas as atividades que comporiam a profissão Fisioterapia deveriam ser executadas somente como auxílio do trabalho médico. A própria responsabilidade das ações do fisioterapeuta, ainda segundo os mesmos documentos, seria, em última instância, do médico. Isso acentua a ausência de autonomia da profissão e enfatiza uma concepção de estar sendo proposta a formação de um profissional que será, no exercício de seu trabalho, um auxiliar de outro profissional. Que tipo de profissional seria esse? Técnico? De nível superior? Ambos? Quais suas características em um ou em outro caso? Ou de ambos os casos?

O tipo de profissional que é ou pode ser o fisioterapeuta parece ser um segundo aspecto importante a examinar nos documentos oficiais que definiram e regulamentaram a profissão. A caracterização precisa do profissional é mais do que um requisito para a delimitação do campo de atuação profissional, como também é o que orientará qualquer planejamento, constituição ou realização do ensino que deve preparar tal profissional para o exercício do respectivo campo de atuação na sociedade. Há várias concepções que podem ser avaliadas. Um profissional que conheça e execute com perfeição algumas técnicas que deverão ser "aplicadas" (também sob a orientação de outro profissional) para reabilitar ou reabilitar indivíduos é suficiente para o atendimento das necessidades da população do país? Se a resposta for positiva, qual a necessidade desse profissional possuir formação de nível superior? Um profissional de nível superior, por definição, possui – ou deve possuir – características de atuação que vão além do simples domínio e execução de técnicas, sejam algumas ou muitas.

Um profissional de nível universitário, como produto de um ensino de "nível superior", deve caracterizar-se como um trabalhador capaz de atuar no ensino, na pesquisa profissional, na identificação dos problemas existentes na sociedade no âmbito de seu objeto de trabalho, no exame, na análise e na avaliação desses problemas e na proposição de alternativas de soluções que não apenas aquelas existentes nos livros produzidos em outra época ou alhures. Isso é importante para manter a perspectiva de que a universidade brasileira deve atingir objetivos que atendam às reais necessidades da sociedade e da população que a constitui, esquivando-se (ou evitando) de um desenvolvimento para torná-la mais eficiente no exercício de apenas *suas funções conservadoras*. Geralmente, funções estabelecidas por meio da cópia ou utilização de modelos e conceitos de universidades estrangeiras como referenciais para sua concepção e sua gestão, o que Ribeiro (1978) denominou "modernização reflexa". Uma alternativa mais racional, conforme esse autor, é procurar e realizar um "desenvolvimento e um crescimento autônomos" que capacitem o país para uma efetiva "integração na civilização moderna, como nação autônoma" (Ribeiro, 1978; Duran, 1983). Uma nação capaz de produzir conhecimento, particularmente o científico e o filosófico, que potencialize efetivos aperfeiçoamentos sociais e profissionais que levem o país a um significativo desenvolvimento de sua capacidade de solução de seus problemas e à construção de uma sociedade de valor para todos.

Se esses forem considerados os referenciais a orientar a formação de um profissional de nível superior, por que o fisioterapeuta, como profissional desse nível, deve apenas "executar técnicas"? Por que deve ser um profissional auxiliar de outro profissional? Parece haver também nisso um paradoxo: ao mesmo tempo que é exigida *formação de nível superior*, também é estabelecido que o fisioterapeuta deve ser apenas um *executor de técnicas* ou um *auxiliar médico*.

O Parecer n. 388/63 foi o primeiro documento relativo à criação e à regulamentação da profissão no país. O fato de um documento que origina o trabalho da definição oficial da profissão apresentar tais distorções ou limitações produz uma influência definida nos trabalhos e nos documentos que se seguem com os mesmos objetivos em relação à profissão. Essa influência pode ser notada no exame do Decreto-lei n. 938/69, que substituiu o Parecer n. 388/69, e é um documento legal a respeito do que deve caracterizar a atividade do fisioterapeuta no Brasil. Esse novo instrumento legal reafirma, em seu art. 2°, que o fisioterapeuta é um profissional de nível superior. Ao mesmo tempo, no art. 3°, estabelece como funções do fisioterapeuta a *execução de métodos e técnicas* para restaurar, desenvolver e conservar a capacidade física do paciente.

Essas características do decreto-lei evidenciam a repetição do que é destacado no Parecer n. 388/63, que, embora tenha sido superado, caracterizou um começo com vários comprometimentos para a definição, explicitação, orientação e até determinação do que pode ou deve ser o fisioterapeuta no Brasil. Isso tudo poderá ser um duradouro comprometimento para o exercício da profissão no país e um limitador para os esforços de uma efetiva formação de nível superior para esses profissionais atuarem em um campo de trabalho com tais definições orientadoras, permanecendo como estão nos documentos de sua origem.

C. Tratamento de indivíduos doentes ou cuidado com as condições de saúde de populações?

Ao constituir-se a fisioterapia como profissão de "nível superior", houve a exigência de criação de cursos de graduação e a necessidade de relacionar esses cursos com os departamentos acadêmicos, para delimitar e incluir na formação dos profissionais as áreas de conhecimento importantes para a formação "superior". Até porque tal formação exige uma interação específica das coordenações de cursos de graduação com os departamentos acadêmicos nas instituições. Em relação a isso, usualmente ocorrem equívocos, com a constituição de departamentos homônimos ao curso (Departamento de Fisioterapia), o que pode manter a confusão entre administrar cursos de graduação para formar profissionais de nível superior e departamentos para desenvolver uma área do conhecimento e contribuir com isso para diferentes cursos de graduação, na formação de profissionais de "nível superior".

É preciso ter claro que uma profissão desse nível não se constitui apenas por mais tempo de escolaridade ou por domínio de outro tipo ou quantidade de informações. Há necessidade de criar condições para que, de fato, esse profissional seja alguém apto a corresponder às necessidades sociais cuja responsabilidade de atendimento deve ser garantida pelo ensino de terceiro grau, o "nível superior". E os objetivos do ensino superior são mais do que apenas "domínio de técnicas" ou "capacidade para auxiliar outro profissional". Administrar condições e planejar atuação a partir de necessidades sociais caracterizadas ("diagnosticadas"), utilizar conhecimento científico e filosófico de diferentes áreas do conhecimento e fazer pesquisa (pelo menos bibliográfica, de avaliação do conhecimento, do trabalho realizado ou o que é conhecido como "pesquisa aplicada") são exigências básicas que caracterizam o ensino de graduação, dito de "nível superior".

Isso existe, ou é assim considerado, não porque o profissional de nível universitário deva ter mais "enfeites acadêmicos", mas porque ele precisa ter uma formação com contribuições efetivas das múltiplas áreas de conhecimento (cujo desenvolvimento e divulgação é atribuição dos departamentos acadêmicos). Isso precisa ocorrer em função das responsabilidades sociais complexas dos profissionais de nível superior e da multiplicidade de conhecimentos científicos e filosóficos em desenvolvimento necessários para sua evolução constante. Pelo menos do ponto de vista da complexidade dos processos envolvidos no desenvolvimento de um trabalho relacionado a efetivas e inequívocas "necessidades" da sociedade. No caso da Fisioterapia, até algum conhecimento do campo "das Artes" é necessário para orientar tecnologia de procedimentos de intervenção (dança e movimentos de certo tipo, p. ex.).

Sem dúvida, essas considerações em torno do que seja o "profissional fisioterapeuta de nível superior" (ou um "profissional técnico" – desse nível?) exigem um exame minucioso de exigências que precisam ser atendidas na definição, delimitação ou caracterização do que constituirá, coerentemente, o objeto de trabalho dessa profissão e suas características de complexidade e abrangência. As implicações para o planejamento e a construção de uma formação de nível superior, sem isso, serão mero processo de adestramento, com definições precárias, para a constituição de um funcionário que pode restringir-se a ser um burocrata a cumprir exigências de rotinas protocolares ou deslumbrar-se com teorias, muitas vezes esdrúxulas, supersticiosas ou sem fundamentação científica e filosóficas apropriadas ao objeto de trabalho e à natureza da atuação a ser realizada em relação a ele. Sem esses cuidados a tendência será apenas fortalecer a criação de "cursos superiores" para ensinar "mais técnicas" aos estudantes universitários. Com isso, propiciando o aumento da probabilidade de proliferação de uma formação tecnicista e superficial que não parece suficiente ou adequada para configurar um ensino profissional de "nível superior".

Os problemas de definição e de melhor esclarecimento a respeito do que deve caracterizar uma formação profissional de "nível superior" não se esgotam no que foi até aqui considerado. Primeiro, porque tais dificuldades, e até controvérsias, não parecem ser exclusivas da Fisioterapia e de seus agentes. Segundo, porque formação técnica não se contrapõe a ser de nível superior, embora esta deva ser mais complexa, ir mais longe e abranger mais e outros aspectos do que os considerados naquela. Terceiro, porque é necessário ter mais claro o que é típico ou específico do "ensino superior", especialmente nas profissões do campo da Saúde. Em quarto lugar, porque é necessário também estabelecer condições e exigências relacionadas à existência de "cursos universitários", internas às próprias instituições de ensino superior.

A constituição de departamentos acadêmicos definidos por áreas de conhecimento, por exemplo, não se confunde com a criação de cursos de graduação, definidos por campos de atuação profissional. Esse problema, no entanto, não parece claro nas universidades, aumentando confusões e problemas na definição do que deva caracterizar um campo de atuação profissional – e a respectiva capacitação para trabalhar nele – e de que maneiras podem ser relacionados com as diversas áreas de conhecimento em desenvolvimento pelos departamentos. Áreas das quais cada profissão necessita de contribuições específicas e atualizadas no conhecimento que, pelo menos em tese, os departamentos acadêmicos deveriam desenvolver. Desenvolver um trabalho de nível superior em um campo de atuação profissional não se realiza sem a contribuição das múltiplas áreas de conhecimento relacionadas ao objeto de trabalho próprio de cada campo de atuação profissional (vale destacar) "de nível superior". Essa expressão precisa corresponder a uma capacitação específica e não ser apenas uma espécie de "condecoração" (ou decoração) a ser ostentada como se o mérito estivesse em sua obtenção e não no que corresponde tal expressão no tipo, forma, profundidade e complexidade do trabalho a ser realizado na sociedade. As indefinições ou definições confusas e controvertidas existentes nas universidades e instituições de ensino superior – agências de formação e de multiplicação de fisioterapeutas e de concepções a respeito das atividades desse profissional – somam-se às controvérsias e aos problemas existentes nas definições legais da profissão.

Dominar "algumas" ou "certas técnicas" pode caracterizar um "técnico", mas parece insuficiente para definir um "profissional de nível superior", não que este exclua ou se contraponha ao outro, mas no sentido de que engloba e tem mais exigências e atribuições de maior complexidade e abrangência. Nem sequer a expressão "técnico" pode ser identificada com a expressão "formação técnica", que vai muito além de "dominar técnicas" para auxiliar outro profissional com procedimentos protocolares e, de certa forma, estereotipados. As dificuldades relativas às definições envolvidas com essas distinções, entretanto, estão presentes e, sem dúvida, têm decorrências sérias e um risco grande de comprometer o exercício profissional e o próprio campo de atuação.

3. Decorrências das controvérsias nas definições legais da profissão

Nas definições da profissão de fisioterapeuta e dos próprios profissionais desse campo, há vários problemas que necessitam ser examinados e cuidadosamente avaliados. A concepção de um profissional que domina técnicas para interferir em morbidades individuais definidas e sob as ordens e a supervisão de outro profissional parece ser dominante na legislação que delimita, já na origem, a profissão de fisioterapeuta. É possível, porém, conceber esse mesmo profissional como responsável por estudar, cuidar e interferir em determinados aspectos das condições de saúde de diferentes organismos e não apenas com morbidades específicas de populações em suas situações ambientais (e não somente de indivíduos isolados e fora de seus ambientes naturais). Isso pode ser feito de tal maneira que o profissional possa, ele mesmo, trabalhar multi ou interdisciplinarmente com outros profissionais (e não apenas sob as ordens de quaisquer deles).

A necessidade de redefinir o objeto de trabalho e, como decorrência, a profissão, suas atividades e a formação das pessoas que nela irão atuar exige atenção especial em relação a algumas perguntas: quem pode fazer isso? Onde é possível realizar esse trabalho? De que maneira ele pode ser desenvolvido? As possibilidades são várias. É claro que, fundamentalmente, serão os profissionais que atuam nesse campo que devem desenvolver esse trabalho nas múltiplas instâncias em que se organizam ou reúnem: conselhos regionais e federal da profissão, sindicatos, associações profissionais ou científicas, entre outras. Há sempre o risco de definições e interesses corporativos, que sempre terão a objeção de outras "corporações" que, de alguma forma, sejam atingidas pelas mudanças que os fisioterapeutas venham a propor. O que torna importante lembrar que há outras instâncias que podem e devem participar dessas redefinições de modo que segmentos mais amplos da sociedade participem das modificações que sejam necessárias realizar no campo de atuação profissional.

De maneira especial, é importante salientar que essas mudanças exigem a produção de novos conhecimentos e o uso dos conhecimentos produzidos por outras áreas que não apenas as próximas à Saúde ou à Fisioterapia. Por isso, a universidade deve ser um fórum privilegiado para realizar tais tarefas (produzir conhecimento e torná-lo acessível), pelo menos em suas proposições iniciais ou gerais para orientar um trabalho mais administrativo em relação à profissão. Não só porque nela se encontram os cientistas e pesquisadores, mas porque a definição e a formação de novos profissionais (que desenvolverão o trabalho profissional no futuro) é realizada nela, e isso exige clareza a respeito de tais assuntos – os de natureza acadêmica (conhecimento existente) e os relativos ao campo de atuação profissional (a inserção e realização de um trabalho concreto na sociedade).

A própria organização dos cursos universitários e o exame do que neles é ensinado possibilita elucidar melhor esses problemas. À medida que esse ensino for alterado na direção do que foi considerado até aqui, mais as novas gerações de profissionais de cada campo de atuação realizarão experiências e pressões na direção de outras definições da profissão. Afinal, a universidade é a instituição na qual se desenvolve a formação de vários tipos de profissionais (nos cursos de graduação), incluindo os cientistas do país (nos programas de mestrado e doutorado), abrangendo os professores de nível superior para atuarem na multiplicação de profissionais que dominam o conhecimento científico atualizado. É nas universidades, inclusive, que se reúnem e organizam os cientistas e pesquisadores para desenvolver o conhecimento nas múltiplas áreas (os departamentos acadêmicos das universidades têm, pelo menos em tese, essa responsabilidade em suas respectivas áreas de conhecimento). A proximidade dessas duas exigências – formar pessoas para atuar em diferentes campos profissionais e produzir conhecimento nas múltiplas áreas do "saber" – é algo benéfico e enriquecedor. Isso ocorre por aumentar as possibilidades de desenvolvimento e aprofundamento do conhecimento novo nas áreas que contribuem para o exercício profissional em qualquer campo de atuação na sociedade. As intervenções nos problemas da sociedade dependem de ensino de novas gerações de profissionais. Esse ensino, por sua vez, depende de contribuições de diferentes áreas do conhecimento, que precisam ser continuamente desenvolvidas.

A consequência mais imediata dessas considerações consiste na necessidade de examinar, nas instituições em que estão sendo formados os novos fisioterapeutas, *o que* está sendo ensinado a respeito do que constitui o exercício profissional e *de que forma* está ocorrendo o processo de formação do profissional de Fisioterapia no contexto universitário brasileiro. Também fica obscuro, na legislação inicial regulamentadora da profissão e no trabalho de sua organização como ensino universitário, quais as diferenças entre a formação científica, filosófica, religiosa, artística e de senso comum para considerar o que será decidido e feito no âmbito da capacitação profissional. Tanto para avaliar a modalidade de conhecimento que produziu o que será utilizado pela profissão nos trabalhos de formação e de intervenção realizados pelos profissionais desse campo de atuação. Além disso, as diferenças e categorias de organização das áreas de conhecimento e dos campos de atuação profissional são fundamentais para o entendimento e a construção das relações entre a produção de conhecimento (objetivo da organização de áreas de conhecimento) e o uso dos conhecimentos produzidos em diferentes áreas em campos de atuação profissionais na sociedade (objetivo das profissões), sem esquecer as interrelações entre as diferentes áreas com cada campo de atuação. O que daria a distinção entre interdisciplinaridade (relações entre diferentes áreas ou disciplinas do conhecimento) e interprofissionalidade (relações entre profissionais de diferentes campos de atuação).

Objetivos de uns e de outros são diferentes, embora exista também um trabalho de produção de conhecimento a respeito do uso e das tecnologias de trabalho em qualquer campo de atuação, mais relacionado com os cuidados e procedimentos de avaliação relativos à eficácia e a características da tecnologia de intervenção do que com a produção de conhecimento, integrando os dois objetivos: a) dos campos de atuação (estudos e investigações da eficácia e dos procedimentos de intervenção, usualmente conhecidos como "pesquisa aplicada") e b) das áreas de conhecimento (produção de conhecimento a respeito de um objeto de estudo até independentemente de sua aplicação e que constituirá o que ficou conhecimento como "pesquisa básica").

A classificação do conhecimento difundida diz respeito a categorias próprias para a organização das informações de conhecimento (de todas as modalidades de conhecimento, inclusive oriundos da experiência profissional de diferentes pessoas em diferentes épocas e, mesmo com diferentes finalidades sem distinguir conhecimento religioso de artístico, filosófico, científico ou de senso comum) no âmbito das bibliotecas. Tal categoria serve para organizar as informações a respeito do conhecimento de qualquer assunto ou fenômeno com vistas a facilitar encontrar o conhecimento existente a respeito. Não serve, porém, para orientar a gestão da pesquisa científica (a produção de conhecimento científico) ou a gestão dos processos de transformação do conhecimento científico e filosófico (ou de qualquer outra modalidade) em comportamentos humanos ou profissionais de alto valor para a sociedade. A gestão do trabalho dos cientistas (que trabalham em diferentes áreas do conhecimento) precisam considerar outros aspectos e formas de classificação do conhecimento. Assim como a gestão do trabalho de ensino (planejamento, execução, avaliação etc.) também precisa de outras categorias de classificação para sua organização, realização, avaliação e administração. Ou as categorias de organização dos diversos campos de atuação profissional na sociedade que exigem também categorias específicas para sua gestão, administração, desenvolvimento e avaliação. Essas distinções são indispensáveis para não transformar o trabalho de ensino em mera transposição de critérios, categorias e conceitos, tanto do trabalho de pesquisa quanto do trabalho de intervenção, para o universo do trabalho de capacitação de novos profissionais para atuar em um campo com os fundamentos de conhecimento de melhor qualidade existentes nas diferentes áreas de conhecimento relacionados com seu objeto de trabalho. Este, muitas vezes desconhecido ou mal formulado pelos campos de atuação profissional existentes, e quase sempre reduzidos a um entendimento delimitado pela burocracia e procedimentos usuais de diferentes pessoas que conseguem destacar-se, até por razões inadequadas, em algum campo de trabalho na sociedade.

As controvérsias existentes na gênese da profissão de Fisioterapia não são apenas desse campo de atuação. Elas atingem todas as profissões e áreas de conhecimento formadas ou desenvolvidas pelo trabalho das instituições universitárias (inadequadamente conhecidas apenas pela designação de "instituições de ensino superior", minimizando o trabalho científico e filosófico de produção de conhecimento por elas realizado, além dos estudos também nos diferentes campos de atuação e modalidades de trabalho de conhecimento neles existentes: artístico, religioso e até de senso comum). Principalmente porque tais instituições são multiplicadoras (formam profissionais para diferentes campos de atuação) e potencializadoras (formam cientistas e filósofos que vão produzir conhecimento fundamental e capacitar pessoas para todos os campos de atuação e professores que vão transformar esses conhecimentos fundamentais em capacidade de atuação profissional de agentes dos diferentes campos de atuação na sociedade). A influência mais ampla, poderosa e permanente ou duradoura no exercício profissional e em sua delimitação e configuração social parece ser a do que acontece com a preparação ou formação dos profissionais que vão ser os agentes de qualquer campo de atuação profissional de nível superior na sociedade. Vale a pena examinar (avaliar e considerar) a força dessa influência e de que forma ela pode ser exercida ou dos problemas que podem existir com equívocos com seu exercício na instituição universitária.

4

Formação do profissional de Fisioterapia no contexto universitário brasileiro

O que diferencia um químico de um engenheiro? Mais especificamente, o que diferencia um engenheiro de produção química de um engenheiro? Ou, uma outra pergunta: o que faz indivíduos submetidos a aprendizagens básicas (primeiro e segundo graus) relativamente similares virem a exercer atividades profissionais diferentes após realizarem um curso de graduação em uma universidade? Dentre os diversos fatores que provavelmente influenciam essa diferenciação pós-universidade, podem ser destacados os que parecem ser os mais determinantes: o tipo de informação fornecido a esses indivíduos, a explicitação das formas de utilização dessa informação e o ensino dos diversos aspectos e formas de atuação no contexto social em que os aprendizes irão trabalhar. Tanto os tipos de informação quanto a demonstração de como utilizá-los para o benefício social decorrem, inicialmente, da maneira como é concebida, definida e gerida a universidade na qual cada indivíduo realiza sua formação. Dependendo de como são concebidos a universidade e seus objetivos, no âmbito da instituição, o processo de aprendizagem nela realizado orientará os futuros profissionais – e, como decorrência, seus campos de atuação – em direções provavelmente muito variadas. Isso precisa ou deve ser assim?

1. A universidade brasileira e o profissional de "nível superior"

É uma constante, em países do Terceiro Mundo, a tendência a adotar os procedimentos, as informações, os conceitos e até as estruturas existentes em países considerados "desenvolvidos", elaborados e comuns nesses países, nas diversas áreas de conhecimento e nos variados campos de atuação profissional existentes na organização das universidades. Ao mesmo tempo, a possibilidade de descobrir processos e procedimentos de produzir conhecimento, tecnologia ou fazer Ciência torna-se cada vez menor nesses ditos países do

Terceiro Mundo ou, como ficou mais recente designá-los, países em desenvolvimento. É muito mais fácil adotar procedimentos e conceitos já elaborados e informações produzidas do que criar condições para que procedimentos alternativos e equipamentos, instalações e conhecimentos apropriados possam ser construídos e existir como condição para o desenvolvimento de países considerados "ainda não desenvolvidos". No Brasil isso não parece ocorrer de forma diferente. As universidades são um "termômetro" cuja capacidade para "medir" (ou avaliar) a tendência à "importação" (cópia, adesão, repetição...) de conhecimentos pode ser muito significativa para o que acontece na sociedade com o trabalho dos egressos de seus cursos de formação profissional. Em primeiro lugar, porque nela se encontram pesquisadores e cientistas, em diferentes áreas do conhecimento, responsáveis pela produção e divulgação do conhecimento científico dessas áreas e educadores que formarão as futuras gerações de profissionais que trabalharão nos mais variados campos de atuação na sociedade. Em segundo lugar, porque o resultado do trabalho desses cientistas e desses educadores conformará o corpo de conhecimentos e experiências a que serão submetidos os indivíduos que irão conduzir a realização das diversas profissões em qualquer direção em que o ensino superior os capacitar a atuar por meio do exercício profissional.

Quanto mais o conhecimento for apenas "reproduzido", "mimetizado", copiado e "transmitido", em vez de também ser produzido levando em conta a realidade existente no país, mais distante estarão os futuros profissionais de obter resoluções para os problemas da população que constitui o País. O compromisso de lidar com os problemas reais de uma população, e que deveria orientar a formação de profissionais na transformação do conhecimento existente, disponível e acessível nas diversas áreas, é ainda pouco presente na atuação profissional. Parece que é considerado mais relevante o conhecimento produzido em outros países, em (e para) outros contextos sociais. Como se tal conhecimento fosse um referencial melhor para orientar as decisões e procedimentos na formação de profissionais de nível superior. Parece até uma caricatura, mas não temos suficiente autonomia para superar o tradicional trabalho docente de apresentar e repetir o que está em algum texto que passa a ser adotado como material de ensino, geralmente uma tradução ou adaptação de material considerado científico, produzido por cientistas ou pesquisadores (ou nem tanto) de outros países.

Dessa forma, há um destaque para a concepção de universidade como organização instituída na sociedade com a atribuição de produzir o conhecimento necessário para o desenvolvimento humano (em todas as suas dimensões) na sociedade e de produzir e avaliar as soluções alternativas para os problemas importantes do País. Tal concepção parece ainda perder terreno (*status*, reconhecimento, aceitação, entendimento...) para uma noção acentuadamente (ou pelo menos predominantemente) "reprodutiva" e "transmissora" de informações e de "práticas", em geral sob a designação de "técnicas" (ou "protocolos" facilitadores de procedimentos), como se isso lhes atribuísse um caráter de cientificidade ou de conhecimento "superior".

Em tal contexto, os profissionais formados pelas universidades brasileiras, nos diversos campos de atuação, parecem adquirir características que não aquelas que justificariam o investimento social empregado para sua formação como profissionais universitários ou de "nível superior". A preparação voltada para o processamento crítico dos problemas existentes e a transformação do conhecimento existente em efetivas ações (competências) profissionais capazes de atender às necessidades da população do país por meio do acompanhamento contínuo da dinâmica de alteração dessas necessidades deu lugar a uma preparação profissional que enfatiza a atenção a problemas muitas vezes irreais ou inexistentes, ou a categorias de "enquadramento" desses problemas (de acordo com o tradicional conceito de "diagnóstico"). Problemas que são, em parte pelo menos, decorrentes da reprodução de procedimentos e conhecimentos não necessariamente compatíveis com os problemas da população alvo do trabalho profissional dos egressos do "ensino superior". São raras as instituições que, ainda em parte, trabalham na direção de superar tais limitações no ensino superior.

A educação universitária, com a preocupação voltada para a preparação de recursos humanos para as empresas, para o sistema produtivo já instalado, mediante a reprodução de conhecimentos técnicos desenvolvidos em outros países, é mais visível no campo industrial. Entretanto, na Saúde, o ensino superior não parece ocorrer de forma diferenciada. Particularmente na Fisioterapia, a formação de profissionais é conivente com esse procedimento, e esses referenciais, na medida em que "transmite" aos graduandos informações e formas de atuação elaboradas, em sua maioria, por autores estrangeiros, preocupados ou inseridos em outra realidade social. A própria inserção e a manutenção do fisioterapeuta no elenco dos "profissionais do campo da Saúde" ou dos profissionais de "nível superior" parecem indicar muito mais um valor elitista, de prestígio social, de "casta intelectual", referendado pelas expectativas de um mercado de trabalho financeiramente promissor, do que a necessidade de preparação para lidar com determinados tipos de problemas da sociedade ou da população que a constitui.

A Fisioterapia, como profissão do campo da Saúde, deveria contar com profissionais que fossem capazes de lidar com as condições de saúde da população, muito mais do que com o elenco de doenças que acometeu ou acomete parte – mesmo que significativa – dessa população. Nesse contexto, "lidar" significa ir além de uma atuação que se oriente somente para curar doenças ou auxiliar na recuperação de indivíduos já lesados. Em outras palavras, executar um trabalho cujo objetivo maior consiste em propiciar um "estado" de condições de saúde que assegure um elevado grau de conforto e segurança aos indivíduos ou à população alvo desse trabalho. Para tanto são necessários esforços específicos de atuação para garantir a promoção, a manutenção de boas condições e a prevenção de problemas da saúde, além de assistência curativa e reabilitadora. Tais possibilidades de atuação em relação à saúde mostram que fica insuficiente e inadequado definir o ensino superior – ou a necessidade de um profissional cursar esse ensino – pelo aprendizado de técnicas de terapia de problemas de saúde já instalados.

O ensino superior, como trabalho da universidade, necessita buscar caminhos ou procedimentos específicos e próprios para garantir a efetividade de seus objetivos ou, no mínimo, buscar uma direção de esforços para alcançá-los. Os objetivos desejáveis para os diversos campos de atuação profissional de nível superior precisam ser mais bem explicitados no que diz respeito a sua função social, aos problemas que precisarão ser conhecidos, examinados e avaliados e às ações que necessitarão fazer parte do repertório profissional para a solução desses problemas para cada campo de atuação a que se referem seus cursos de graduação universitária. Uma maneira de contribuir para uma possível mudança na concepção de "profissional de nível superior" consiste em avaliar as próprias regras, objetivos, estruturas e procedimentos utilizados e que orientam a formação desses profissionais.

A formação profissional universitária no Brasil, de certa forma, é dirigida pelos *currículos* estabelecidos pelo Ministério da Educação (MEC), por meio dos órgãos que o constituem. O *currículo*, pelo menos nas concepções atuais predominantes, é um "projeto" de um futuro profissional e, consequentemente, do campo de atuação profissional futuro no qual realizará seu trabalho. Pelo menos na medida em que determina o que precisa ser apresentado a cada tipo de profissional e durante quanto tempo ele precisa ficar "exposto" a determinados tipos de informações ou "aprendizagens" (como uma forma de designação de unidades dessas informações). Dizer que é um "projeto" (desse profissional ou desse campo de atuação) significa dizer que tem uma função semelhante à dos "croquis" ou plantas de uma construção predial que determinam a forma dessa construção e influenciam sua utilização. O *currículo*, ao estabelecer o conjunto de conhecimento que precisará fazer parte do repertório de um futuro profissional, influenciará na determinação do que será esse profissional e de como ele precisará, deverá ou poderá atuar. Mesmo em formatos em que a informação seja organizada como "atividades" a serem realizadas pelos estudantes, ou de "problemas a resolver", ou mesmo sob a forma de "competências ou aptidões" a desenvolver como "capacidade dos estudantes", o currículo é um "projeto" do profissional e do campo de atuação que existirá no futuro. O exame e a avaliação do *currículo*, como meios de verificar *o que* está sendo proposto como "conhecimento necessário" (mesmo que seja um "conhecimento de práticas de trabalho") para determinado tipo de profissional e *como* está sendo efetuada essa proposição, parecem ser essenciais para entender que tipo de profissional poderá resultar de um trabalho de ensino com essas concepções. Pelo menos na medida em que possibilitam maior "visibilidade" do perfil do futuro profissional e das possíveis direções de desenvolvimento (involução ou estagnação) que a profissão poderá ou deverá apresentar futuramente.

2. O currículo de graduação: sua função e elaboração

As estruturas curriculares dos cursos de graduação (formação superior) são os "microrganismos" que compõem a dinâmica organizacional macroscópica da universidade no que diz respeito ao ensino e à formação de profissionais. Assim, como um componente estrutural da universidade, exercem graus de influência na manutenção do tipo e da forma de funcionamento da instituição e são um reflexo – em menor dimensão – da maneira como a universidade está concebida e dos processos de gestão que são nela realizados. "Universidade", nesse caso, entendida como um núcleo de produção e divulgação de conhecimento científico e filosófico, local de formação e capacitação de profissionais, com o ensino e a consequente atuação voltados para os problemas da população. Com esse entendimento da universidade, é pouco provável que uma configuração curricular, cujas principais características sejam o enunciado de "itens de conteúdo" (ou categorias de informação) e a reprodução de informações advindas de uma realidade social alheia (mesmo que sob a forma de "práticas" ou "técnicas"), seja adequada ou satisfatória. Pelo menos para a construção de características de realização de um trabalho profissional significativo no campo de atuação para o qual qualquer curso de graduação seja constituído como recurso de preparação para a atuação social de profissionais. O inverso parece, também, difícil de ocorrer, pois uma configuração curricular com essas características ficaria muito aquém das características que teria uma universidade voltada para o atendimento de necessidades de uma população por meio da produção de conhecimento e do trabalho de transformá-lo em atuação de pessoas dessa população, por meio direto ou indireto. A dependência é recíproca na medida em que o currículo é um prolongamento do sistema educacional na atuação do que nele é aprendido a ser realizado, ao mesmo tempo que, com tal prolongamento, mantém suas características, até por inércia ou por acomodamento às rotinas e aos protocolos de conduta na universidade.

Zan (1979), examinando a estrutura técnico-pedagógica, já no segundo grau de ensino, expõe que "no caso brasileiro pode-se captar nitidamente o processo de elaboração e avaliação curricular, de tal forma que o modelo a seguir deverá ser o mesmo que orienta o processo de ensino [...]. Sabe-se, pelo argumento da prática, que a elaboração e avaliação de um currículo é da competência de técnicos de ensino, de administradores escolares e de professores, cujo trabalho começa após as decisões tomadas no âmbito do sistema escolar" (p.39). Essas considerações parecem fortalecer a afirmação de que o currículo é uma decorrência do sistema educacional vigente, sendo ao mesmo tempo uma base estrutural para sua manutenção. Isso é, no mínimo, comprometedor para o desenvolvimento do ensino no país.

Em relação à concepção e à utilização de um currículo no ensino superior podem ser identificados alguns problemas gerais. Quem, quanto e de que forma pode ou deve contribuir para a definição de um *currículo de um curso de graduação*? Quais os procedimentos que, dos pontos de vista técnico, científico e social, são mais adequados para a elaboração curricular? O procedimento de estruturação curricular, a partir de diretrizes preparadas por "instâncias superiores", seria o único? Ou o adequado? Não está sendo utilizada uma hierarquia vertical de decisões de forma que os interesses das classes mais privilegiadas prevaleçam em relação aos interesses da maioria da população? Como lidar com as hierarquias na burocracia governamental e nas estruturas institucionais ao construir um *currículo*? Como lidar com isso de modo a poder propor, aos cursos de graduação, um currículo elaborado por efetivos agentes interessados e competentes em lidar com uma caracterização dos problemas da sociedade que devem ser objeto de trabalho dos profissionais do campo profissional para o qual o *currículo* vai preparar agentes? Como fazer para que tais *currículos* básicos sejam elaborados com base em um processamento prévio dos problemas da sociedade para os quais o currículo seria um instrumento, pelo menos auxiliar, de solução? Ou basta ser uma proposta "legal" de uma instância burocrática para resolver ou atender a todas essas questões?

Sperb (1972) afirma que "o planejamento do currículo escolar cabe aos especialistas em educação, mas estes já não trabalham em uma torre de marfim. As autoridades em educação, responsáveis pelos currículos escolares, atualmente procuram avaliar os currículos existentes, conhecendo a opinião pública a respeito das escolas. A participação de leigos em assuntos educacionais é obtida por meio do levantamento de opiniões de pais e chefes de empresas [...], autoridades civis e religiosas, guardas de lugares públicos e pessoas em geral, capazes de opinar a respeito da formação e do comportamento de gente nova egressa de instituições escolares" (p.50).

Sem dúvida, esse procedimento já seria um progresso na direção de aproximar os objetivos educacionais das expectativas da população, principalmente se comparados com a elaboração executada simplesmente com base nas determinações dos órgãos legisladores. Mas seria suficiente? O "diagnóstico" (a identificação e caracterização) e o processamento das necessidades da população a ter o comportamento profissional desenvolvido pela execução do currículo não exigem procedimentos científicos mais elaborados do que a simples coleta de opiniões de alguns segmentos de umas ou algumas comunidades, corporações ou agrupamentos de pessoas? Parece óbvia a necessidade de elaboração e execução de procedimentos e de metodologia que garantam a detecção dos problemas sociais, visando à formação de indivíduos que possuam um repertório de competências ou aptidões adequado e suficiente para lidar com tais problemas. Entretanto, isso só não é suficiente.

Já existem estudos e tecnologia apontando o que pode ser um currículo e como é possível desenvolvê-lo. Pedrazzani (1983), ao propor objetivos comportamentais para o ensino da disciplina Anatomia, oferecida a graduandos de Enfermagem, e Seixas (1984), ao examinar a disciplina Parasitologia, também para graduandos de Enfermagem, são dois exemplos desses estudos e de tecnologia para ensino. Eles tentaram desenvolver, nas "disciplinas" que ensinavam, a utilização do conceito elaborado por Botomé (1981) a respeito do que deve ser considerado um "objetivo de ensino" para a composição de um currículo. Pedrazzani (1983) e Seixas (1984) investigaram quais os comportamentos profissionais (técnicos, éticos e sociais) que deveriam constituir as competências ou aptidões do enfermeiro para o trabalho em seu campo de atuação e os organizaram de maneira a desenvolver sua aprendizagem desde os mais simples até os mais complexos em uma gradação progressiva que facilitasse a aprendizagem dos alunos. Seus resultados mostraram alta visibilidade – e maior eficiência com o trabalho de ensino – a respeito do que os alunos precisavam aprender para realizar seu trabalho, no âmbito das duas "disciplinas" que desenvolviam em um curso de graduação em Enfermagem.

Para esse tipo de trabalho, o passo inicial é o processamento dos problemas (ou, no mínimo, sua detecção) que o futuro profissional deve estar apto a resolver em sua atuação após formado (os autores citados desenvolveram isso apenas no âmbito de suas respectivas disciplinas de Anatomia e Parasitologia). A descoberta dos tipos ou classes de comportamentos que constituem as aptidões ou competências que os estudantes devem desenvolver para intervenção nos problemas detectados, as quais deverão fazer parte da formação dos futuros profissionais, constitui um segundo passo. A seguir, precisa ocorrer uma cuidadosa elaboração das maneiras como serão propostas e desenvolvidas as condições e as atividades para o desenvolvimento da aprendizagem dos comportamentos identificados como parte do repertório de competências e habilidades do profissional. Esses passos têm forte impacto no processo de aprendizagem e na maneira como serão formulados os currículos dessas disciplinas, o que também é de fundamental importância para compor o "projeto" de um profissional e de um campo de atuação. De pouco adiantaria, após a detecção dos problemas e da descoberta dos comportamentos que necessitam fazer parte do repertório de atuação do futuro profissional, por exemplo, elaborar um currículo (ou plano das disciplinas) expresso sob a forma de categorias gerais de informação ("conteúdos gerais", temas ou assuntos). Nesses casos, a probabilidade de estar capacitando o futuro profissional a lidar (efetivamente) com os problemas detectados na sociedade será pequena. A aprendizagem de informações está longe do que seria a aprendizagem de comportamentos relativos às aptidões ou competências profissionais relevantes para o exercício de uma profissão.

A influência da concepção do que seja uma universidade, mesmo definindo-a por suas responsabilidades sociais específicas (não as genéricas de qualquer instituição), e do que seja um profissional de "nível superior" no contexto social do País, em relação à formação desse tipo de profissional, apresenta um elevado grau de generalidade à medida que tal concepção tende a ser comum para as diversas áreas de conhecimento e para os diferentes campos de atuação profissional. Por outro lado, a maneira como é elaborado o currículo de formação do profissional de "nível superior", a forma como ele é proposto e suas decorrências tanto para o profissional quanto para o campo de atuação no qual ele está inserido podem ser examinadas e avaliadas para cada profissão especificamente. No caso em análise, interessam o exame e a avaliação desses aspectos para a Fisioterapia. Como é elaborado o currículo para a formação do fisioterapeuta? Como ele é enunciado? O que é nele enunciado? O que é entendido por "currículo"? Quais as influências do currículo dos cursos de graduação na maneira de entender e fazer fisioterapia no País? São perguntas que exigem trabalho árduo para responder, mas que se mostram indispensáveis para orientar respostas necessárias ao desenvolvimento dessa profissão no País.

3. Um exame do currículo oficial para a formação dos profissionais em Fisioterapia

As duas principais propostas curriculares que influenciaram a história da Fisioterapia no Brasil, como profissão de nível superior, obedeceram às leis vigentes do País no que tange à forma de estabelecimento e divulgação a respeito. Ambas foram estabelecidas e divulgadas pelo Conselho Federal de Educação, órgão ligado ao Ministério da Educação, ao qual competia a tarefa de legislar a respeito das questões educacionais para o País. No entanto, os procedimentos adotados para a elaboração de uma e de outra proposta não foram coincidentes.

A primeira delas, tornada pública pela Portaria Ministerial (do MEC) n. 511, de 1964, foi elaborada com base no Parecer n. 388, de 1963, na qual seu relator, considerando a falta de experiência, de professores habilitados, de instalações, de laboratórios e de equipamentos, decidiu que as "capacidades" que deveriam fazer parte do repertório dos futuros fisioterapeutas (então denominados técnicos em Fisioterapia) deveriam basear-se em um esquema modesto e exequível. A partir dessas considerações foi estabelecido o primeiro currículo mínimo para a formação de fisioterapeutas. A Resolução n. 4, de 28 de fevereiro de 1983, emitida pelo Conselho Federal de Educação, determinou alterações no documento anterior, estabelecendo um novo currículo mínimo para os profissionais de Fisioterapia. Na elaboração desse novo documento, além da obediência aos trâmites legais e de praxe, houve a participação de professores ligados ao ensino de Fisioterapia. A Associação Brasileira de Fisioterapia, por meio de sua Comissão de Ensino, colaborou na preparação desse novo instrumento legal que passou a dirigir a formação de fisioterapeutas no País, no que diz respeito ao conjunto de informações que precisa necessariamente, fazer parte do repertório do profissional de Fisioterapia.

A. O currículo de Fisioterapia, segundo a Portaria Ministerial n. 511/64

No Quadro 1 pode ser examinada a transcrição dos artigos dessa portaria, em que foram estabelecidas as "matérias" a serem desenvolvidas nos cursos de Fisioterapia e o período de duração desses cursos. O art. 1° desse documento ministerial assinala que os cursos de Fisioterapia são destinados à formação de técnicos em Fisioterapia. Em seus itens *a* e *b*, o artigo estabelece o corpo de conhecimentos (informações) que deverão ser "ministrados" aos futuros fisioterapeutas, enumerando as seguintes "matérias": Fundamentos de Fisioterapia, Ética e História da Reabilitação, Administração Aplicada, Fisioterapia Geral e

Fisioterapia Aplicada. O art. 2º – e último – dessa portaria explicita que o período de duração dos cursos de Fisioterapia será de três anos letivos.

Ainda no Quadro 1, a portaria apresenta os cursos de Fisioterapia e Terapia Ocupacional de forma confusa em relação a serem dois cursos separados ou um mesmo curso com duas habilitações. A própria estrutura da portaria parece deixar confusa a separação e a especificidade desses cursos de nível superior (ou de cursos técnicos). O aditivo "e" é, aparentemente, usado de maneira inadequada no corpo da portaria.

Quadro 1
Artigos da Portaria Ministerial n. 511/64, que fixam os currículos mínimos dos cursos de Fisioterapia e Terapia Ocupacional[1]

Art. 1º O currículo mínimo dos *cursos de Fisioterapia* e Terapia Ocupacional para a formação de *Técnico em Fisioterapia* e Técnico em Terapia Ocupacional compreende matérias comuns e matérias específicas como segue: a) Matérias comuns: *Fundamentos de Fisioterapia* e Terapia Ocupacional, Ética e *História da Reabilitação* e Administração Aplicada.   b) Matérias específicas do curso de Fisioterapia; *Fisioterapia Geral e Fisioterapia Aplicada.*   c) Matérias específicas do curso de Terapia Ocupacional: Terapêutica Ocupacional Geral e Terapêutica Ocupacional Aplicada.   Art. 2º *A duração dos cursos de Fisioterapia* e Terapia Ocupacional serão de três anos letivos.

B. O currículo segundo a Resolução n. 4/83

A Portaria Ministerial n. 511/64 foi substituída, em 28 de fevereiro de 1983, pela Resolução n. 4, de 28 de fevereiro de 1983, do Conselho Federal de Educação, documento oficial que fixou os mínimos de "conteúdo" e duração dos cursos de Fisioterapia no Brasil. O Quadro 2 apresenta os três primeiros artigos dessa resolução.

O primeiro artigo apresentado estabelece que os cursos de Fisioterapia deverão ter seu currículo subdividido em quatro ciclos. O segundo artigo refere-se ao Ciclo de Matérias Biológicas e explicita, em seus quatro itens, que aos graduandos em Fisioterapia deverão ser "ministrados" conhecimentos de *Biologia, Anatomia Humana, Fisiologia, Histologia, Bioquímica, Biofísica, Patologia Geral e de Órgãos e Sistemas*. O último artigo apresentado trata do Ciclo de

---
1. Os destaques em itálico não constam do documento original.

Matérias de Formação Geral e prevê o desenvolvimento de "matérias" como *Sociologia, Psicologia, Antropologia e Metodologia da Pesquisa Científica*, entre outras.

Quadro 2
Artigos da Resolução n. 4/83 do Conselho Federal de Educação, que fixa os mínimos de conteúdo e duração dos cursos de Fisioterapia e Terapia Ocupacional[2]

Art. 1º O currículo mínimo dos cursos de Fisioterapia e Terapia Ocupacional será dividido em 4 (quatro) ciclos, a saber:

I – Ciclo de Matérias Biológicas;

II – Ciclo de Matérias de Formação Geral;

III – Ciclo de Matérias Pré-profissionalizantes;

IV – Ciclo de Matérias Profissionalizantes.

Parágrafo único. Com pequenas complementações os Ciclos I e II poderão ser usados como tronco para ambas as profissões.

Art. 2º O Ciclo de Matérias Biológicas constará de:

a) *Biologia*.

b) *Ciências Morfológicas*, compreendendo *Anatomia Humana e Histologia*.

c) *Ciências Fisiológicas*, compreendendo *Bioquímica, Fisiologia e Biofísica*.

d) *Patologias*, compreendendo *Patologia Geral e Patologia de órgãos e sistemas*.

Art. 3º O Ciclo de Matérias de Formação Geral constará de:

a) *Ciências do comportamento*, compreendendo *Sociologia, Antropologia, Psicologia, Ética e Deontologia*.

b) *Introdução à Saúde Humana*, compreendendo *Saúde Pública*.

c) *Metodologia de Pesquisa Científica*, incluindo *Estatística*.

As orientações, nesses artigos, além de fazerem referência apenas de forma ainda genérica à formação do profissional em nível superior, também detalham apenas os dois primeiros ciclos do curso de graduação em Fisioterapia. O art. 4º dessa mesma resolução está apresentado no Quadro 3 e delimita o terceiro ciclo: o de matérias pré-profissionalizantes.

O item *a* do art. 4º estabelece como devem ser as disciplinas a respeito dos *fundamentos da profissão*, como *História da Fisioterapia* e *Administração em Fisioterapia*. O item *b* prevê a realização de disciplinas que envolvam o *estudo dos movimentos*, como também as *Bases de Métodos e Técnicas de Avaliação*

---

2. Os destaques em itálico não constam do documento original.

em Fisioterapia. O item *c* refere-se a disciplinas relativas aos diversos recursos terapêuticos da profissão: *a Eletroterapia, a Termoterapia, a Fototerapia, a Hidroterapia e a Mecanoterapia*. Os itens *d* e *e* estabelecem a aprendizagem do desenvolvimento do *Exercício Terapêutico, da Reeducação Funcional, da Massoterapia e da Manipulação*.

Quadro 3
Art. 4º da Resolução n. 4, de 28/83, do Conselho Federal de Educação, que fixa os mínimos de "conteúdo" e duração dos cursos de Fisioterapia e Terapia Ocupacional[3]

Art. 4º O Ciclo de Matérias Pré-profissionalizantes para a formação do Fisioterapeuta constará de:

a) *Fundamentos de Fisioterapia*, compreendendo *História da Fisioterapia e Administração em Fisioterapia*.

b) *Avaliação Funcional*, compreendendo *Cinesiologia, Bases de Métodos e Técnicas de Avaliação em Fisioterapia*.

c) *Fisioterapia Geral*, compreendendo *Eletroterapia, Termoterapia, Fototerapia, Hidroterapia e Mecanoterapia*.

d) *Cinesiologia*, compreendendo *Exercício Terapêutico e Reeducação Funcional*.

e) *Recursos terapêuticos Manuais*, compreendendo *Massoterapia e Manipulação*.

Ainda em relação à Resolução Ministerial n. 4, no Quadro 4 pode ser examinada a transcrição do art. 5º desse documento, que trata do ciclo de matérias profissionalizantes do currículo, na fase final da formação profissional do fisioterapeuta. Em seus três primeiros itens (*a, b e c*) pode ser notado o estabelecimento de disciplinas que se referem à aplicação dos recursos fisioterápicos nas diversas áreas de especialidade médica: *Neurologia, Ortopedia, Cardiologia, Reumatologia, Pneumologia, Pediatria* etc. O item *d* prevê o desenvolvimento de uma disciplina que estude a utilização desses mesmos "recursos" ou "conhecimentos" nas condições sanitárias, indicando a aprendizagem de *Fisioterapia Preventiva*. O artigo finaliza com a indicação da necessidade de haver, durante o curso de formação de fisioterapeutas, um estágio supervisionado que inclua a "Prática" de Fisioterapia sob supervisão. Há, portanto, um conjunto de indicações no qual predominam assuntos ou temas relacionados a diferentes áreas de conhecimento e comuns a muitos campos de atuação em Saúde.

---

3. Os destaques em itálico não constam do documento original.

Quadro 4
Art. 5º da Resolução n. 4/83 do Conselho Federal de Educação, que fixa o mínimo de "conteúdo" e de duração dos cursos de Fisioterapia e Terapia Ocupacional[4]

Art. 5º O Ciclo de Matérias Profissionalizantes para a formação do fisioterapeuta constará de:

a) *Fisioterapia Aplicada às condições Neuromusculoesqueléticas*, compreendendo *Fisioterapia Aplicada à Ortopedia e Traumatologia, à Neurologia e à Reumatologia.*

b) *Fisioterapia Aplicada às Condições Cardiopulmonares*, compreendendo *Fisioterapia Aplicada à Cardiologia e à Pneumologia.*

c) *Fisioterapia Aplicada às Condições Gineco-obstétricas e pediátricas*, compreendendo: *Fisioterapia Aplicada à Ginecologia e Obstetrícia e Fisioterapia Aplicada à Pediatria.*

d) *Fisioterapia Aplicada às Condições Sanitárias*, compreendendo *Fisioterapia Preventiva.*

e) Estágio Supervisionado, constando de *Prática de Fisioterapia Supervisionada.*

---

4. Inadequações do currículo para os cursos de graduação em Fisioterapia como diretriz para a formação de profissionais de nível superior

A forma de construção dos documentos que legislam a respeito do currículo mínimo dos cursos de Fisioterapia no Brasil não foi diferente das tradicionalmente usadas para os demais cursos universitários, pelo menos no País. Um exame e uma avaliação desse meio de construção dos documentos que regulam a formação profissional para a realização de um trabalho nesse campo de atuação podem começar pelos procedimentos utilizados na elaboração dos dois documentos existentes que dispõem a respeito desse assunto.

O documento inicial (Portaria Ministerial n. 511/64) foi elaborado a partir de um parecer que levou em consideração a opinião de uma "comissão de peritos". Os únicos dados apresentados para justificar esse documento são: a falta de experiência, de professores habilitados, de instalações, de laboratórios e de equipamentos. A elaboração do segundo documento (Resolução n. 4, de 28 de fevereiro de 1983) diferenciou-se do primeiro pela participação de fisioterapeutas. No entanto, em ambos, o raciocínio utilizado para realizar o trabalho parece ter sido o mesmo. O ponto de partida para tomar as decisões a respeito do que precisa ser "ensinado" aos futuros profissionais não foi outro senão o

---

4. Os destaques em itálico não constam do documento original.

conhecimento (ou as "informações" ou "conteúdos") existente e divulgado. As próprias justificativas para a elaboração do documento inicial (falta de "experiência", de professores "habilitados", de equipamentos...) sugerem uma ausência de "conteúdos nos quais apoiar a proposição". A colaboração posterior de profissionais da área, sem dúvida, facilitou a elaboração do segundo documento, na medida em que eram pessoas que possuíam maior contato com o conhecimento existente nas áreas relacionadas à Fisioterapia. Mesmo assim, permanece a importância de examinar melhor se essa maneira de raciocinar evidenciada nos textos dos documentos é a única ou a mais adequada para a elaboração de um currículo, particularmente, de um curso de graduação no ensino superior.

Botomé e cols. (1979), em trabalho a respeito da elaboração de um currículo para o curso de graduação em Enfermagem, sugerem um esquema de etapas no raciocínio e no comportamento de quem planeja o ensino, alterando substancialmente o que poderia ser denominado "forma tradicional para propor um currículo profissional" ou até mesmo para propor um "plano de ensino" de uma unidade de um currículo. Segundo a proposição desses autores, o ponto de partida para as decisões a respeito do que precisa ser ensinado aos aprendizes de determinado campo de atuação profissional são as necessidades reais da comunidade ou da sociedade que vai constituir a realidade com a qual o profissional vai ter de lidar. Partir das informações ou do conhecimento existente e divulgado parece ser um início mais burocrático do que técnico no processo de planejar o que deveria ser uma solução (as aprendizagens relevantes para formar um profissional) do que existe como problemas, dificuldades, carências ou limitações nas condições de vida da população que será o alvo da atuação do profissional a ser formado por meio de um "currículo". Nesse caso, partir do "diagnóstico" (identificação, caracterização...) e do processamento das necessidades sociais com as quais o profissional vai ter de contribuir para resolver, parece ser mais seguro ou "sólido" para decidir o que o futuro profissional precisará estar *apto a fazer* e o que é necessário ensinar ao aprendiz para *garantir* a aprendizagem dessas aptidões (competências, comportamentos) que o tornarão, efetivamente, capaz de atuar na sociedade para resolver de modo eficaz os problemas com os quais ela se defronta. Com os quais ele se defrontará ao se formar como profissional de um campo de atuação.

No Quadro 5 pode ser examinado um esquema de raciocínio usualmente ou tradicionalmente utilizado para decidir o que ensinar. Tanto no caso de um currículo de um curso como no de um plano de ensino, há uma tendência a realizar essas etapas de raciocínio (e de decisão) no desenvolvimento de um "plano" (ou proposta ou orientação) de ensino para ser realizado como desenvolvimento de formação de algum aprendiz.

Quadro 5
Um esquema de fases tradicionais ou usuais do raciocínio e das decisões realizadas para decidir o que ensinar ao planejar um processo de ensino (um currículo de um curso ou o plano de uma unidade de um currículo)

Etapas	O que é considerado ou decidido
1. Ponto de partida	"Conteúdo" existente e conhecido
↓	↓
2. Decisão	O que precisa ser ensinado
↓	↓
3. Decisão	Procedimentos para "transmitir o conteúdo"
↓	↓
4. Resultado	Profissional "formado"

O ponto de partida mais comum ou mais considerado é o que "existe de conhecimento" a ser utilizado para "formar" (desenvolver aprendizagens significativas) algum tipo de aprendiz para o exercício de um trabalho, função ou encargo ocasional na sociedade. A decisão seguinte diz respeito a selecionar nesse "conteúdo" existente (e conhecido) aqueles que precisam ser "ensinados". Em seguida, a decisão refere-se aos procedimentos para "transmitir esse conteúdo", alguns incluindo variações nesses procedimentos, outros mantendo apenas os processos de "apresentação de informações e cobrança da apresentação dessas informações pelos aprendizes". O resultado de um processo planejado e realizado de acordo com esse esquema é obter um "profissional" que será considerado "formado" e, com o suposto "domínio" das informações que lhe foram apresentadas, ser alguém apto a realizar determinado tipo de trabalho na sociedade.

Há, porém, outra possibilidade de realizar um processo de planejamento de uma unidade de ensino (seja um currículo, seja o plano de ensino de uma unidade dele). No Quadro 6 estão esquematizadas 10 etapas de um outro tipo de processo envolvendo as principais decisões de construção de um projeto de ensino, seja ele um currículo de um curso (graduação, p. ex., ou qualquer outra modalidade de um curso de curta ou média duração) ou um plano de ensino de uma das unidades de um currículo qualquer. A primeira etapa já não é o conhecimento existente e conhecido, mas *um levantamento e uma caracterização das situações com as quais o aprendiz deverá estar apto a lidar*. Essa etapa, em quase a totalidade dos casos, exige estudos específicos de caracterização dos principais tipos de circunstâncias, problemas ou situações com os quais o profissional deverá estar apto a lidar. Isso pode ser feito em muitos graus de microscopia, desde os mais amplos (p. ex., categorias de problemas) até os mais específicos (p. ex., instrumentos, materiais de trabalho, aspectos e minúcias das situações com que terá de lidar etc.). Com a realização dessa primeira etapa (conferir no Quadro 6), há uma garantia maior de que o ensino não será apenas uma repetição de informações, com a adesão dos alunos. As aprendizagens poderão ser projetadas a partir de exigências específicas detectadas na realidade de inserção dos profissionais.

A segunda etapa indicada no Quadro 6 ainda não se refere ao que o profissional deverá estar apto a fazer, mas ao que deverá resultar de suas ações profissionais quando se defrontar com as situações identificadas no levantamento da etapa 1. Essa etapa é uma decisão – ou muitas decisões – que dependerá em sua precisão do grau de especificação que poderá ser conseguido e, obviamente, depende de conhecimento do que deverá caracterizar os resultados de cada uma das aprendizagens a serem realizadas durante a aplicação do projeto de ensino que orienta a execução do curso (um currículo ou programa) ou de uma parcela ou unidade de um curso (um plano de ensino). Novamente, tais "resultados", a serem previamente calculados por quem projeta o ensino, indicarão com precisão acumulada com a anterior considerada como sendo "os dados" de ponto de partida de um projeto de ensino e possibilitará uma garantia ainda maior para projetar as aptidões do profissional que será "ensinado" de acordo com tal projeto.

A terceira etapa é outra decisão também importante (ver Quadro 6). Ela, acumulada com as duas anteriores, criará o primeiro "mapa" das aprendizagens a desenvolver na realização do projeto de ensino. Trata-se, nessa etapa, de explicitar os comportamentos do profissional que constituirão as aptidões (ou competências) fundamentais para o exercício do trabalho no campo profissional a que se refere o currículo ou projeto ou programa de ensino a ser realizado como objetivos da realização de tal projeto. Essa decisão, para a qual existe já uma poderosa e detalhada tecnologia (Botomé, 1981 e 1983, p. ex.) utilizada em vários campos de atuação profissional, como ilustram os exemplos de Pedrazzani (1983) e Seixas (1984), já citados, também é a decisão que organiza a base de ensino a ser realizada com a listagem organizada de todas as aptidões ou competências a serem desenvolvidas para constituir o quadro de referência dos comportamentos que caracterizariam o processo de atuação no campo profissional em foco. Mas ela ainda precisa ser detalhada em mais alguns aspectos.

Quadro 6
Esquema representativo de fases de raciocínio e de decisões que podem
ser realizadas para decidir o que ensinar ao planejar um processo de ensino
(um currículo de um curso ou o plano de uma unidade de um currículo)
de acordo com o conhecimento e a tecnologia atualmente disponíveis[5]

Etapas	O que é considerado ou decidido
1. Ponto de partida	Com que situações o aprendiz deverá estar apto a lidar após "formado"?
↓	↓
2. Decisão	O que precisará resultar de suas ações quando atuar com o que aprendeu?
↓	↓
3. Decisão	O que precisará estar apto a fazer para lidar com essas situações e produzir tais resultados?
↓	↓
4. Decisão	O que precisará aprender para realizar isso?
	↓
5. Pesquisa	Que recursos de ensino e repertório do aprendiz já existem?
	↓
6. Decisão	Em que sequência e partes é apropriado dividir e organizar o conjunto de aptidões a construir?
	↓
7. Pesquisa e decisão	Que instrumentos, recursos, ambientes e procedimentos são necessário para desenvolver...?
	↓
8. Decisão	Realização dos procedimentos de ensino...
	↓
9. Resultado	Profissional "formado", capacitado a trabalhar no campo de atuação profissional...
	↓
10. Pesquisa e avaliação	Avaliação da eficácia (resultados sociais) do ensino realizado...

A quarta etapa desse processo vai explorar a descrição ainda mais precisa do que precisará ser aprendido para haver uma efetiva possibilidade de execução dos comportamentos relevantes do profissional. Trata-se agora, nessa

---
[5]. Essas etapas de planejamento e realização de um curso representam, como procedimento, uma tecnologia para realizar esse tipo de trabalho no ensino. Ainda é possível um grau muito maior de detalhamento dessas etapas, mas isso escapa à finalidade deste livro.

decisão (ver a quarta etapa indicada no Quadro 6), de decompor em aptidões intermediárias necessárias para a consecução da aprendizagem das aptidões listadas como alvos do projeto ou programa de ensino a ser desenvolvido. Aumenta a microscopia da descrição do que precisa ser ensinado (e aprendido) no decorrer da execução do currículo ou do programa de ensino em relação a cada aptidão ou competência listada como resultado da terceira decisão. Com os resultados dessa quarta etapa de trabalho será possível ter um "mapa" razoavelmente detalhado das aprendizagens que precisarão ser desenvolvidas no decorrer do trabalho de ensino. Isso é um dado (ou uma informação) fundamental para orientar o trabalho de professores e alunos na execução de um projeto de ensino.

Até onde decompor e procurar intermediários aos comportamentos que caracterizaram as aptidões e competências a desenvolver nos aprendizes? Até encontrar o repertório que os aprendizes já desenvolveram antes de começarem o curso em foco. O que eles já sabem realizar é o ponto de apoio para poder iniciar um processo ainda mais complexo ou maior de aprendizagem (ver etapa 5 do Quadro 6). Se houver uma defasagem muito grande entre o que vai ser ensinado e qual seja o repertório inicial dos aprendizes, aumenta a probabilidade de fracasso dos aprendizes (e dos professores) de tentar superar uma lacuna que precisa ser preenchida com outras ou mais aprendizagens para poder desenvolver o repertório profissional descrito nas etapas anteriores de tal projeto de ensino. Além do repertório inicial dos aprendizes, é útil listar os equipamentos, instrumentos, materiais didáticos existentes e disponíveis para a realização do trabalho de ensino que está sendo projetado. Com isso fica mais claro o que ainda precisará ser obtido ou construído para viabilizar a consecução das aprendizagens de interesse para o desenvolvimento do projeto de ensino.

Com o acúmulo de dados e informações das etapas 1 a 5 é possível organizar o "mapa de ensino" (ou das aprendizagens a desenvolver) em um ou mais "caminhos a percorrer" para a realização do ensino e a consecução das aprendizagens. A etapa 6 (no Quadro 6) mostra uma nova tarefa (de decisões), que envolve organizar as sequências e partes em que será mais apropriado desenvolver as aptidões que constituem o "mapa" (ou um perfil do profissional, ou de parte de sua capacidade). Quais sequências e partes precisarão de uma organização que leve em conta o que é mais fácil e deve preceder o que é mais difícil ou mais complexo de aprender e as partes que deverão ser organizadas como pequenos conjuntos a fazer sentido no conjunto de aprendizagens a desenvolver etc. Os critérios são múltiplos e podem ser utilizados de forma a maximizar os custos e a eficiência do trabalho dos professores e dos alunos de um projeto desse tipo.

Com a consecução das decisões dessa etapa (6) já haverá uma organização muito avançada do que precisará ser desenvolvido e já indicando os conjuntos, os subconjuntos e as sequências de realização dos múltiplos processos de aprendizagem que constituem um projeto de ensino. Na sétima etapa é possível, de maneira muito precisa, avaliar e decidir o que precisa ser construído e delimitado como recursos, materiais, instrumentos, ambientes e procedimentos para cada unidade de trabalho a ser desenvolvido. O trabalho do professor fica fortemente orientado e facilitado e aumenta tanto a capacidade de o trabalho efetivamente ser eficaz (produzir o que é importante como resultado para o campo profissional e para a sociedade) quanto ser mais fácil para os aprendizes realizarem os processos de aprendizagem que o constituirão.

A oitava etapa desse processo vai além do planejamento ou do projeto de ensino, já começa a ser o trabalho de realização do que foi projetado. É uma etapa que pode ser viabilizada de diferentes formas. Todas elas dependem das etapas anteriores desenvolvidas por quem "projeta", "planeja" ou "legisla" a respeito do que precisa ser ensinado. No modelo tradicional (ver Quadro 5) ela é simplesmente um trabalho realizado com a predominância de apresentação de informações ("conteúdos") de forma oral ou escrita com possíveis ilustrações e cobrança de adesões e repetições do que foi informado. Em alguns casos pode haver a exigência de alguma demonstração de uso das informações. No que está sendo apresentado no Quadro 6, o processo é mais complexo e exige um processamento das informações relacionadas ao conhecimento existente (e que deveria ser o melhor possível) para transformá-lo em comportamentos que correspondam às aptidões ou competências específicas do profissional a ser formado pelo trabalho de ensino. Neste caso, o trabalho de realização do trabalho de ensinar tem algumas exigências específicas cujo exame não é alvo deste texto.

A etapa 9 indicada no Quadro 6 refere-se ao profissional "formado" (e preparado?) para exercer um trabalho na sociedade que deve ter sido aprendido com a realização do projeto de curso executado conforme indicam as etapas anteriores nesse quadro. O esperado é, com uma nova forma de projetar ou planejar o ensino, que esse profissional seja diferente de alguém formado apenas de acordo com o que é planejado conforme ilustra o Quadro 5. De qualquer modo, na concepção que está sendo comentada de planejamento e realização do ensino, há uma décima etapa de trabalho que se refere a uma avaliação da eficácia do ensino realizado a partir desse planejamento: a avaliação da eficácia do ensino. Tal eficácia verificada pelos resultados do trabalho dos egressos do curso quando estiverem atuando como profissionais diz mais do que apenas a verificação de que o que os alunos aprenderam no curso equivale às informações apresentadas. No referencial apresentado no Quadro 6, o que importa não é se o aluno aprendeu o que lhe foi apresentado – que corresponderia a uma verificação de eficiência do trabalho do professor. A eficácia refere-se à relação do ensinado com os resultados do comportamento profissional dos aprendizes depois de formados, na sociedade em que atuarem. São perspectivas diferentes de avaliação do trabalho de ensino, propiciadas quando o ponto de partida e as etapas do planejamento do que deverá ser ensinado forem mais do que apenas o que está ilustrado no Quadro 5.

Uma análise comportamental dos processos de ensinar e aprender e das relações entre eles evidencia os principais fundamentos para a proposição do que está sendo apresentado no Quadro 6 como meio alternativo de conceber ou projetar o que precisa ser aprendido (e ensinado) em uma proposta (seja um projeto, um programa ou uma legislação) orientadora do que precisa ser ensinado como formação de um profissional (ver Kubo e Botomé, 2001). Tal análise evidencia que o núcleo do conceito de aprendizagem é uma mudança na interação que alguém estabelece com seu ambiente por meio de sua atividade, considerando o "ambiente" de duas perspectivas, aquilo com que o sujeito precisa lidar e aquilo que resulta de sua atividade (sua ação ou sua reação ao ambiente existente). Mudar tal interação implica mudar aquilo no que o sujeito ou o organismo presta atenção ou considera para realizar sua atividade (sua ação), de forma a ir além da mera reação improvisada. Também implica alterar a atividade já conhecida, familiar ou habitual para outra (ou com alteração das propriedades da original) em função do que deve ou precisa resultar da atividade. Com os três aspectos compondo a interação fica mais claro que mudar uma interação – o que significa "aprender" – envolve mais do que a mera alteração na atividade, na maneira de agir ou reagir. A própria função da atividade – o que resulta dela para o sujeito – é algo crucial na delimitação de qual seja a função do que está sendo feito.

Por isso, a mera repetição ou adoção de informações, muitas vezes sob procedimentos de coerção de quem "ensina", é uma "aprendizagem" superficial, geralmente fraca por durar apenas enquanto há alguém controlando os resultados (aprovação social, regulação de regras de protocolo de atuação, fiscalização de fidelidade a alguma prescrição de conduta, notas acadêmicas, aprovação burocrática ou administrativa...) que, aparentemente, decorrem da atividade. Nestes casos há o desenvolvimento de uma interação "supersticiosa", ritualística, na qual o que importa é a cópia, adesão, repetição ou, no mínimo, tolerância com uma maneira de agir que não corresponde ao que seria eficaz do ponto de vista da relevância como solução ou mudança significativa para a vida e para a sociedade, o que indicaria a "eficácia" da atividade. O que parece predominar como critério de importância é a "eficiência", considerada muito mais como fidelidade a algum tipo de "protocolo", "receita", "padrão de atividade" etc. Efetivamente, o que está representado, apesar de ser esquemático e simplificado, é um contraste entre duas maneiras de entender e realizar o ensino e produzir aprendizagem. Qual delas é relevante para propor um plano de ensino, um projeto de curso ou um currículo de como ensinar um profissional de nível superior?

A comparação entre o que está representado nos Quadros 5 e 6 ilustra possíveis diferenças entre uma maneira tradicional de entender e realizar o trabalho de ensino e outra concepção desses processos, utilizando o conhecimento científico como recurso para analisar os dois processos realizados por seres humanos: ensinar e aprender. Sem um cuidado microscópico com a análise desses dois conceitos (e dois processos) será difícil obter um exame e uma renovação efetiva no trabalho profissional com o ensino superior. Mais ainda, será difícil promover a atualização e o desenvolvimento das múltiplas profissões de nível superior que dependem dos processos de ensinar e aprender nesse nível da formação profissional existente no país. Daí a importância de uma legislação que oriente o que deve ser garantido no ensino universitário com cuidados próprios do conhecimento científico desenvolvido pelas próprias universidades (do mundo) em relação aos processos de conhecer, de ensinar e de aprender, não redutíveis a algumas técnicas, truques ou protocolos a serem acolhidos, copiados, adotados e repetidos como se fossem "protocolos sacralizados". Às vezes pela própria repetição de multiplicação de adoções, criando uma "convenção social" inquestionável ao redor das novas gerações de profissionais. Isso pode acontecer principalmente com as profissões que surgem e que ficam em um estágio precário de desenvolvimento profissional durante décadas sem uma perspectiva melhor a ser desenvolvida pelos próprios cursos superiores que preparam e condicionam seu exercício.

No Quadro 6 pode ser examinada uma representação de uma maneira de entender o processo de ensinar que destaca apenas como quarta decisão o recurso ao conhecimento existente como meio para identificar elementos para desenvolver o processo de ensino. Antes dessa decisão, conforme está ilustrado no Quadro 6, a busca de conhecimento refere-se a obter dados a respeito da realidade com a qual o profissional a ser formado deverá estar apto a lidar e produzir e as modalidades mais gerais de atuação que possam já ser conhecidas a respeito de como lidar com as situações que constituirão a realidade com a qual o agente formado deverá estar apto a lidar. Em um quarto momento do processo de concepção do ensinar existe uma busca mais específica do que já é conhecido a respeito dos processos específicos que podem constituir (ou dos quais é possível derivar) aptidões e competências intermediárias para o desenvolvimento de comportamentos mais típicos e finais do trabalho profissional.

Vale destacar, ainda, em uma comparação entre o que está nos Quadros 5 e 6, que o conhecimento existente (o que está nos livros) aparece não como ponto de partida e algo do qual há uma derivação direta do que deve ser ensinado sob a forma de tipos de assuntos ou temas. O conhecimento é um meio do qual devem derivar (identificar, extrair, processar) os comportamentos importantes a constituírem as competências ou aptidões do profissional a formar. Em cada decisão do Quadro 6, o conhecimento é utilizado para diferentes finalidades: o que já se conhece a respeito das situações com as quais o profissional irá lidar, a respeito do que deve resultar do trabalho com essas situações, dos tipos de ações relevantes já conhecidas a respeito de como lidar com elas, de quais as aptidões e competências envolvidas em cada uma delas etc. O conhecimento é um meio ou instrumento para derivação de diferentes tipos de dados que servirão para compor os objetivos (aquilo que deverá resultar de um trabalho de ensino) de um plano de ensino, de um curso ou da realização de um currículo (um conjunto de trabalhos de ensino). Ele não é apenas o ponto de partida e o que deve ser reproduzido ao projetar um trabalho de ensino, nem é algo a ser repetido e adotado como uma classe de informação (assunto, tema ou "conteúdo").

Ao mesmo tempo, o conhecimento dos problemas reais e dos comportamentos necessários e relevantes para resolvê-los (que constituem os objetivos educacionais de interesse de um curso ou do que representa o seu projeto) aumenta a probabilidade de que o curso, efetivamente, desenvolva uma atuação profissional significativa para a sociedade como resultado de um trabalho de ensino do que o "projeto" do curso representa. Se isso acontece, ameniza a preocupação de que "a educação que não tem consciência de sua função, é definitivamente deseducativa" (Demo, 1983, p.39). No caso particular da Fisioterapia, a detecção de quais problemas da população poderiam ou deveriam ser de responsabilidade dos futuros profissionais pode ser um ponto de partida para a formação de indivíduos cuja atuação não se caracteriza exclusivamente pela aplicação de técnicas, muitas vezes não condizentes com os problemas da população alvo e sim com os "protocolos" administrativos de convenções (dificilmente com fundamentação científica), mas com orientação política e corporativa geralmente poderosa ou pelo menos costumeira. Uma orientação como a que é indicada no Quadro 6 para a concepção de um processo de ensino superior e para o que possa ser mais bem entendido pelo papel ou função de um currículo (ou projeto) profissional exige profissionais do ensino superior com uma qualificação específica. Profissionais preparados para adequar o conhecimento existente aos problemas reais e de produzir conhecimentos novos que possibilitem um trabalho profissional mais eficiente em relação a tais problemas e ao ensino dos profissionais que deverão contribuir para sua solução na sociedade.

No levantamento relativo às características do currículo de Fisioterapia (ver Quadros 1 a 4), foi possível observar que ele é apresentado (e concebido) sob a forma de enunciados gerais de classes de informações ou assuntos (ou, usando a metáfora usual, "conteúdos") baseadas no conhecimento já existente e disponível. O que é a concepção apresentada no Quadro 5, conforme avaliação de Botomé e cols. (1979) e Botomé (1983). Ao considerar o conhecimento já produzido como ponto de partida para decidir o que ensinar, aumenta a tendência a enfatizar itens de "conteúdo" (temas, assuntos ou técnicas) já conhecidos em detrimento do exame dos problemas reais que essas técnicas e essas informações deveriam ser "meios" para entender, caracterizar e "solucionar" por meio de uma intervenção profissional precisa e bem orientada. Tal orientação por "conteúdos" pode ser vista tanto no documento original que estabelece o currículo de Fisioterapia (ver Quadro 1) quanto no que o substituiu posteriormente (ver Quadros 2 a 4).

Como decorrência da maneira tradicional de conceber o currículo e de raciocinar a respeito do que deve ser ensinado a partir de categorias de "conteúdo" (temas, assuntos, classes de informações), há uma espécie de padrão (ou protocolo) que orienta a concepção dos currículos de cursos universitários em geral: *a maneira como o currículo é enunciado*. Pode ser notado que, nas várias formulações do currículo para o curso de Fisioterapia (Quadros 1 a 4), as "matérias a serem ministradas" são enunciadas sob a forma de "itens de conteúdo" (p. ex., Fisioterapia Geral, Anatomia, Cinesioterapia, Recursos Terapêuticos, Eletroterapia, Psicologia etc.).

O currículo, enunciado sob a forma "itens de conteúdo" (ou classes gerais de temas ou assuntos), não esclarece o que o aprendiz deverá estar capaz de fazer após ter sido submetido a uma exposição desses "conteúdos" (Mager, 1976; Botomé, 1981). O domínio de informações é um instrumento, condição ou etapa intermediária para auxiliar o futuro fisioterapeuta a executar determinadas atribuições que lhe cabem como profissional ou desenvolver as aptidões específicas para considerá-lo efetivamente apto a realizar tais atribuições de maneira precisa e adequada ao que caracteriza o problema no qual vai realizar uma intervenção. Assim, as informações ou "itens de conteúdo" são meios e não o objetivo principal ou "terminal" que orienta o que deve ser aprendido e desenvolvido como aptidão do profissional. O conhecimento e seu domínio não delimitam as atribuições ou a função social específica do fisioterapeuta como profissional na sociedade. Ele é apenas um meio que auxilia no desenvolvimento de aptidões ou competências que constituirão as atribuições pelas quais o profissional será responsável na sociedade.

Há, porém, uma constante nos currículos de nível superior formulados da forma como ilustram os Quadros 1 a 5: a ausência de esclarecimento a respeito do que o profissional deverá, precisará ou poderá fazer em relação ao elenco de "conteúdos" (ou a partir dele) ou de como deverá ou poderá utilizá-los no futuro, quando tiver de demonstrar aptidões e competências que são muito mais complexas do que "dominar informações". Enfim, o currículo apresentado dessa forma descreve ou lista alguns meios ou instrumentos e não delimita os fins que devem ser atingidos com tais meios. Isso, inclusive, faz com que seja possível ter currículos comuns (p. ex., de Fisioterapia e Terapia Ocupacional) para diferentes campos de atuação profissional. As categorias gerais de informação podem ser comuns, mas as aptidões que devem ser desenvolvidas em cada campo de atuação profissional não são iguais, e suas diferenças são cruciais para configurar cada campo de atuação profissional específico. Tais diferenças podem representar a clareza e a delimitação mais precisa a respeito do que constitui a responsabilidade específica de cada campo de atuação profissional na sociedade, o que deveria ser garantido ou especificado até em uma legislação clara a respeito disso, além das defesas e disputas corporativas de cada profissão. Ou até para delimitá-las no âmbito do que é relevante para a sociedade e para as próprias profissões.

Essa constante ausência de esclarecimento a respeito do que o profissional deverá estar apto a fazer em relação ao que as informações descrevem ou indicam assinala a ênfase com que um currículo pode ser inadequadamente definido pelos meios (informações ou "itens de conteúdo") e não pelos fins do ensino (o que o profissional deveria estar apto a fazer para a sociedade quando concluísse o programa de aprendizagem do curso de sua formação). Os resultados sociais decorrentes de uma falta de definição baseada em efetivos objetivos terminais (capacidades de realização concreta, mais do que domínio de informações) que caracterizariam o profissional podem ser significativos tanto para o profissional quanto para o sucesso e a consolidação da própria profissão na sociedade. No final do século XX e primeira década do século XXI, houve um esforço do próprio Ministério da Educação em aperfeiçoar o entendimento do conceito de currículo escolar ou universitário, divulgando e propondo um ensino focado no desenvolvimento de competências por meio dessas modalidades de ensino.

As diretrizes curriculares estabelecidas pelo governo, porém, parecem ter sido insuficientes para tornar entendido e de fácil execução o trabalho de planejar o ensino superior orientado pelo desenvolvimento de capacidades de atuação relevantes e derivadas do conhecimento e não apenas pelo domínio, cópia, repetição ou adesão a diferentes tipos de informação (ver as diretrizes curriculares – ensino de competências – dessa época para os diferentes cursos de graduação universitários).

Antes dessa época já existiam trabalhos, mesmo na área da Saúde, especificando currículos sob a forma de classes comportamentais de importância para caracterizar uma significativa atuação profissional (o que representa o conceito de ensino por competências). Pedrazzani (1983), Seixas (1984), Miranda (1986), Stédile (1996) e Claus (1997) desenvolveram procedimentos para a definição de quais comportamentos precisam caracterizar a atuação profissional do enfermeiro em Anatomia, Parasitologia, Microbiologia, prevenção e planejamento em Saúde. Esses trabalhos não só utilizam o conceito de comportamento humano relevante (ou competências), como desenvolvem o procedimento proposto por Botomé (1981) para a proposição dos objetivos de ensino de seus cursos. Além de desenvolverem, cada um, uma lista que constitui parte do currículo do curso de graduação em Enfermagem, por exemplo.

"Uma legislação que define o profissional por meio de classes de informações que ele precisa 'dominar' (ou, mais precisamente, que se lhe deve apresentar durante sua formação), deixa de delimitar ou definir esse profissional pelas suas específicas contribuições à sociedade. Define ou delimita, antes disso, apenas os meios (e de maneira inadequada) que serão usados para a sua formação" (Botomé, 1981). Tal maneira de formular o que deve ser ensinado (ou aprendido?) revela uma forma de conceber o ensino mais como adesão a informações e como adoção de práticas e procedimentos (técnicas, p. ex.) conhecidos e difundidos do que como desenvolvimento de uma atuação transformadora da realidade. Ou, pelo menos, permite e encaminha o ensino – e a aprendizagem, em decorrência – mais para uma possibilidade de cópia, adesão, repetição ou adoção do que para uma efetiva capacidade de lidar efetivamente com os problemas e eventos que o profissional irá encontrar em seu exercício profissional, e que sempre exigirão mais do que informações. Atuar em relação a eles exige uma capacidade (ou competência) para transformar informações em formas concretas de ação, de comportamento profissional efetivo, capaz de alterar o que constitui problema para as pessoas que dependem da atuação profissional.

Além dos trabalhos citados, ainda há diversos outros que procuraram especificar classes de comportamentos como forma de delimitar (e definir) o que deveria ser ensinado (um currículo?) em diferentes disciplinas. Miranda e Botomé (1980), Botomé e Franco (1980), Botomé e Seixas (1980), Gonçalves e Botomé (1980), Shimbo e cols. (1981), Silva e cols. (1981a), Tudella e cols. (1981), Castro e cols. (1981), Silva e cols. (1981b), Rebelatto e cols. (1981), Chabaribery e cols. (1981), Naganuma e Botomé (1981), Ogazawara e cols. (1981), Santos e cols. (1981), Oliveira e cols. (1981), Rebelatto e cols. (1983), Silva e cols. (1983), Brentano e cols. (1983), Rizzon e cols. (1983), Stédile (1996), Claus (1997), Vieira (1997) e Catan (1997) são exemplos de estudos em que foi utilizada a definição do que deveria ser ensinado por meio da especificação de comportamentos alvos (classes de comportamentos alvos, aptidões ou competências) e não por meio de categorias de informação (itens de "conteúdo"). Mesmo que esses trabalhos não estejam sistematizados, já existe uma alternativa para a proposição de um currículo escolar. Mesmo no ensino fundamental e médio, as próprias entidades oficiais (MEC) já têm publicado catálogos especificando currículos escolares sob a forma de "ações do aprendiz" (ou competências), embora, nesses casos, haja várias possibilidades de equívocos conceituais acerca do que possa constituir um objetivo de ensino (ver Botomé, 1983, e Vieira, 1997), confundindo-o, por exemplo, com meras atividades do aprendiz, sem relevância funcional específica para caracterizar a atuação do profissional na sociedade.

No caso da Fisioterapia, vários efeitos de uma inadequada concepção do que pode ser um currículo de graduação podem ser notados pela própria dificuldade na inserção e afirmação da profissão no país, acarretando divergências "corporativas" sobre as funções que são e as que não são de responsabilidade dos fisioterapeutas. As divergências, decorrentes das superposições de atuação, existentes entre os profissionais de Fisioterapia e os médicos especializados em Fisiatria são um exemplo ilustrativo dos efeitos negativos da ausência de definição profissional, produzida – pelo menos inicialmente – por uma elaboração curricular insatisfatória. As classes de informações (p. ex., Anatomia, Fisiologia, Bioquímica do movimento, Saúde Pública, Cinesiologia, Fisiologia do Exercício e Reeducação Funcional) são comuns a várias profissões. O que não é comum entre elas – e, portanto, o que as diferencia – *é o que cada profissional precisa ser capaz de* fazer, como sua responsabilidade específica, com elas ou em relação ao que tais informações se referem (o conceito de ensino de competências refere-se a essa diferenciação). As atuações típicas de cada profissão definiriam melhor o "currículo profissional" (ou o perfil de qualquer profissional específico) do que uma lista de assuntos que lhe devem ser oferecidos na suposição, vaga e pouco útil ou orientadora, de que o profissional "chegue a dominar tais assuntos (ou 'conteúdos')". O conceito de "domínio do conhecimento" é muito mais exigente que o de "dominar informações". Principalmente por ser o conhecimento algo que se traduz em maneiras concretas de ação diante do que acontece, sendo muito mais complexo do que desenvolver "maneirismos verbais" ou discursos alheios sem concretização em qualquer maneira de agir apropriada à transformação de situações que o conhecimento revela ou orienta a realizar algo em relação a elas.

Na primeira especificação do currículo dos cursos de Fisioterapia (ver Quadro 1), além de as chamadas "matérias comuns" e "matérias específicas" serem enunciadas de maneira geral (p. ex., Fundamentos de Fisioterapia, História da Reabilitação, Administração Aplicada e Fisioterapia Aplicada), não consta qualquer informação sobre as disciplinas que deveriam precedê-las. Não há esclarecimento sobre qual repertório de aptidões precisaria possuir o indivíduo para que pudesse ser submetido às novas aprendizagens que o "formariam" como profissional.

O documento posterior (Quadros 2 a 4), embora mais completo que o primeiro em relação à discriminação das "matérias" (subdividindo, inclusive, o curso em ciclos), não se diferencia do primeiro no que diz respeito à forma de enunciar o que deverá ser ensinado (ou o que deverá ser aprendido). Desse modo, pode-se notar que as "matérias" ou "disciplinas" continuam sendo enunciadas por meio de classes gerais de informações ou "conteúdos" (p. ex., Biologia, Metodologia da Pesquisa Científica, Fundamentos de Fisioterapia, Recursos Terapêuticos Manuais e Fisioterapia Preventiva).

Quais as possibilidades de definir ou delimitar melhor o currículo e, portanto, o projeto do profissional de Fisioterapia? Em que os estudos e os trabalhos existentes em relação à definição da formação de profissionais de nível superior auxiliam a mudar a forma como a legislação define ou delimita o profissional? É possível e viável apresentar um currículo profissional de acordo com o modelo considerado melhor até aqui? Como fazê-lo? De que maneira ele diferirá e será mais útil que os apresentados na forma usual?

Já há experiências para tentar definir o currículo de alguns profissionais por meio da definição do *que esses profissionais precisam estar aptos a fazer, como tais, ao final do curso*. Alguns autores apresentam propostas de planejamento e programação de disciplinas que utilizam *objetivos comportamentais de ensino*, em substituição à nomeação de "conteúdos" ou classes de informações. O "ensino de competências" orientado pelas diretrizes curriculares dos cursos de graduação do começo do século foi algo desse tipo. A preocupação básica, nesses casos, consiste em garantir ao aprendiz a possibilidade de desenvolver um repertório de aptidões (ou competências) o mais aproximado possível daquele que ele deverá ou necessitará ser capaz de apresentar ou utilizar como profissional, no trabalho concreto de concretização das contribuições típicas do campo profissional para a sociedade. Sempre, sem dúvida, orientados pelo melhor do conhecimento existente para realizar a transformação entre "informações confiáveis" (o conhecimento relevante e bem construído) e os comportamentos específicos que deverão ser realizados no confronto com a realidade com a qual cada profissional vai se defrontar como sua responsabilidade de transformação.

Embora os vários autores citados tenham desenvolvido uma explicitação de comportamentos de interesse em relação a disciplinas, a possibilidade de fazer algo semelhante com todo um curso de graduação é apenas um problema de tamanho da tarefa, volume do produto e de aspectos de procedimento (p. ex., o nível de generalidade em que devem ser descritos os comportamentos, as classes de comportamentos, os objetivos ou as aptidões). O trabalho de Duran (1975) exemplifica quase um extremo de abrangência (por isso são gerais) na descrição de comportamentos como objetivos de ensino quando propõe "comportamentos sociais como objetivos para uma escola". O grau de detalhamento do trabalho de Naganuma e Botomé (1981) talvez seja muito grande para o currículo de um curso, embora pareça apropriado para especificar os objetivos de alguma disciplina de um curso de graduação. Entre esses limites de procedimentos é possível graduar as descrições a ponto de deixar suficientemente claro o que precisa ser aprendido pelos estudantes sob a forma de comportamentos (aptidões) que os caracterizarão como profissionais e não sob a forma de classes de informação que deverão ser de algum modo e em algum grau repetidas ou até "dominadas" (mesmo sem ter claro o que isso quer dizer).

Pedrazzani (1983), examinando a disciplina Anatomia, quando oferecida para graduandos em Enfermagem, sugere objetivos comportamentais, para essa disciplina, a partir da identificação e da descrição dos comportamentos que o enfermeiro precisa estar apto a apresentar (como seu repertório – sua capacidade ou sua competência – comportamental), necessários ao desempenho de suas atividades profissionais e relacionados ao corpo de conhecimentos científicos que tem sido designado dentro da classe de assuntos designada pela expressão "Anatomia". Dessa forma, a partir do levantamento dos comportamentos (competências) do enfermeiro (em suas diversas funções) relacionados com Anatomia, o autor indica os objetivos terminais (de sua unidade de ensino) que precisarão fazer parte do repertório de aptidões dos futuros profissionais ao completarem a unidade de Anatomia no curso de graduação em Enfermagem. Assim, em vez de enunciar classes gerais de informações (de "conteúdos"), o autor indica que os objetivos da sua unidade de ensino sejam apresentados de maneira que caracterize o que o enfermeiro deverá ou precisará ser capaz de fazer (capacidades de agir, aptidões ou competências comportamentais) com relação a essa classe de assuntos indicada como conhecimento na literatura.

Ainda, de acordo com a proposição desse autor, os objetivos podem ser enunciados a partir do conceito de objetivo comportamental descrito por Botomé (1981), implicando especificação de três componentes: "a) as características da resposta (ou classe de respostas ou ações) de um aprendiz, responsáveis pela obtenção de um determinado efeito ou produto no ambiente 'natural' em que vive ou vai viver (fora da situação de aprendizagem ou de escola); b) as características das classes de estímulos antecedentes existentes nas situações nas quais a classe de respostas deve ocorrer e que estejam relacionadas com essa classe de respostas; c) as características das classes de estímulos consequentes que especificam os efeitos ou os produtos (mudanças no ambiente) resultante da classe de respostas, diante da situação caracterizada pelas classes de estímulos antecedentes descritos" (p.231).

No Quadro 7 pode ser observado um exemplo esquemático de objetivo comportamental especificando esses três componentes, apresentado por Pedrazzani (1983), embora, tecnicamente, ainda não atenda suficientemente às especificações apresentadas por Botomé (1981) em relação aos três componentes de uma unidade comportamental. Nesse quadro, pode ser vista uma especificação dos três componentes (aspectos da situação, características da classe de respostas ou ações e aspectos dos resultados) do comportamento (ou aptidão) *identificar ritmo cardíaco de um paciente*. Pedrazzani, em seu exemplo, ainda deixa lacunas e generalidades. Faltou, por exemplo, especificar alguns pontos da situação e descrever melhor os aspectos dos resultados de interesse. O exemplo poderia ser descrito mais precisamente conforme o que está ilustrado no Quadro 8, no qual pode ser observado que há um desempenho importante para a formação do enfermeiro (identificar ritmo cardíaco de um paciente) e a especificação dos três componentes envolvidos na classe de comportamentos que tal designação (desempenho) denomina. A expressão "identificar ritmo cardíaco..." é o nome de uma relação que um enfermeiro estabelece com alguns aspectos de seu ambiente e, por meio de certas características de suas atividades (ou "respostas a situações"), produz determinado tipo de resultado (um novo ambiente ou novos aspectos do ambiente). A expressão (identificar ritmo cardíaco) designa e resume a relação entre os três tipos de componentes explicitados no Quadro 8. Para Pedrazzani (1983), a expressão "identificar ritmo cardíaco de um paciente" funciona como "ponto de partida" para especificar e descrever os três componentes da classe de comportamentos que ela denomina. Para Botomé (1981), ela também serve para nomear a relação existente entre os três componentes sem explicitá-los (uma espécie de "expressão-resumo"). Essa "expressão-resumo" (da relação entre os três componentes) é válida para comunicar e organizar o que precisa ser ensinado. Embora a descrição dos três componentes seja útil para descobrir qual é a relação de interesse (o comportamento-objetivo) ou para definir *como* ensinar essa relação (Botomé, 1981, em seu trabalho, explicita várias utilidades da identificação e da descrição dos três componentes). A "expressão-resumo" torna mais fácil lidar com – e organizar – vários comportamentos de interesse como é o caso de um currículo de um curso de graduação, por exemplo.

Quadro 7
Exemplo de formulação de um objetivo comportamental (transcrito de Pedrazzani, 1983, p.27), aproximando-se dos critérios de descrição propostos por Botomé (1981), e de forma coerente com o conceito de competência profissional

Classes de estímulos antecedentes	Classes de respostas	Classes de estímulos consequentes
Partes específicas do corpo do paciente.	Contar os batimentos cardíacos que ocorrem em determinado intervalo de tempo.	Número de pulsações por intervalo de tempo contados com precisão.

De forma mais precisa e esclarecedora, a expressão que resume essa unidade de competência de um profissional de Enfermagem pode ser entendida como uma "expressão-resumo" das relações que o profissional precisa aprender a estabelecer entre sua atividade (contar batimentos cardíacos), aspectos do ambiente que deve considerar e decorrências de sua atividade nesse ambiente. O Quadro 8 ilustra essas considerações a respeito dos componentes de um comportamento-objetivo (competência a aprender) como algo a ser desenvolvido por meio de um trabalho de ensino e de um processo de aprendizagem indicado por uma expressão-resumo do comportamento alvo no caso (na parte superior do Quadro 8).

No Quadro 8 pode ser vista (no alto) a expressão-resumo do comportamento (ou competência) profissional que constitui o objetivo alvo da aprendizagem a desenvolver e os componentes específicos dessa interação que o aprendiz deve desenvolver como competência profissional. A interação entre esses três aspectos é o que efetivamente constitui o comportamento do profissional, resumido na expressão apresentada no alto do Quadro 8. Para fins

Quadro 8
Componentes de um comportamento-objetivo
a ser ensinado aos aprendizes, a partir de um exemplo apresentado
por Pedrazzani (1983, p.27), em relação a uma aprendizagem de interesse
(uma competência profissional) para a formação do enfermeiro

IDENTIFICAR RITMO CARDÍACO DE UM PACIENTE		
Classes de estímulos antecedentes	Classes de respostas	Classes de estímulos consequentes
• Partes específicas do corpo do paciente nas quais seja possível detectar pulsações. • Cronômetro ou relógio. • Pulsações do sangue [...]	• Contar os batimentos cardíacos que ocorrem em determinado intervalo de tempo.	• Quantidade de pulsações por intervalo de tempo contadas com precisão. • Ritmo cardíaco do paciente identificado.

práticos, é comum os professores trabalharem no planejamento de seus cursos (ou do currículo de um curso) com as expressões-resumo que designam os comportamentos ou as competências de interesse para desenvolver por meio de aprendizagem.

Um currículo proposto e descrito por meio de expressões que caracterizam os comportamentos profissionais que, por sua vez, delimitam a atuação definidora do profissional orienta melhor as aprendizagens (as classes de ações do aprendiz que devem caracterizá-lo, depois de "formado", como alguém que "aprendeu algo" ou que "está capacitado a realizar algo") de interesse para ensinar, deixando de enfatizar o conhecimento ou as técnicas (do campo profissional, p. ex.) em si mesmas. Em lugar de relacionar itens de conhecimento, o currículo, dessa forma, daria lugar à ênfase naquilo que o profissional precisaria ser capaz de fazer mediante a utilização desse conhecimento ou dessas técnicas. Tanto um quanto o outro são designações parciais de aspectos com os quais o aprendiz deve ser capacitado a lidar. Uma técnica disponível, por exemplo, mostra apenas algo com que o aprendiz precisa aprender a lidar. Há múltiplas atividades a realizar em relação a uma técnica que pode ser um instrumento de trabalho sintetizado para facilitar o trabalho de transformação de conhecimento em maneiras de agir perante algum tipo de problema. No entanto, identificar em que situações a técnica pode ser utilizada, caracterizar os cuidados em sua utilização, avaliar as condições do paciente para a utilização da técnica, caracterizar cada aspecto ou etapa da técnica, realizar com precisão cada etapa de utilização da técnica, decidir se, quando, quanto e como utilizar cada aspecto ou etapa de uma técnica de intervenção são alguns exemplos de comportamentos ou competências específicos a desenvolver em relação a um tipo de conhecimento como este que está sendo examinado (uma técnica de intervenção).

Tratando-se do curso de graduação em Fisioterapia, uma disciplina como a Massoterapia, por exemplo, deixaria de ser enunciada pela expressão "Massoterapia" no currículo e passaria a ser caracterizada pelas classes de comportamentos que delineariam a atuação de um profissional nessa especialização. Concebida como "conhecimento" ou "técnica", a *Massoterapia* seria considerada um meio (algo intermediário ou algum instrumento) para a execução dos objetivos (comportamentos, de interesse) propostos pelo currículo (concebido como conjunto de comportamentos alvos que caracterizam a atuação da pessoa que "aprendeu"). Nesse caso, o futuro profissional não deveria aprender "a técnica pela técnica" ou "o conhecimento pelo conhecimento", mas sim as condutas de interesse para a resolução de determinados problemas existentes na comunidade na qual o "formado" vai inserir-se ou para a utilização de alguma "solução" ou "instrumento" existente como uma possível "ferramenta" para utilizar na "solução" de um problema. Há uma complexidade muito maior no processo de transformação do conhecimento existente para o desenvolvimento de uma competência ou comportamento profissional do que a mera "aplicação" de informações ou técnicas como é costume dizer a respeito da transformação de conhecimento em comportamentos profissionais relevantes.

Explorando melhor esse exemplo, é aceitável supor que uma das situações com que o fisioterapeuta deva ser capaz de lidar, quando formado, seja "indivíduos com elevada tensão muscular". Uma forma de deixar clara a responsabilidade fundamental e específica (e, em certo sentido, o perfil) do fisioterapeuta é indicar que, diante desse tipo (ou classe) de situação, ele deveria ser capaz de *reduzir tensão muscular*. Essa expressão deixa mais evidente o que o profissional de Fisioterapia deveria aprender a realizar no curso. "Tensão muscular" é a classe de problemas (uma das situações ou um dos aspectos das situações) com os quais o profissional precisa estar apto a lidar, e "reduzir a tensão muscular" é o tipo de atuação que precisará desenvolver para alterar o "problema". A Massoterapia caracteriza um conjunto de técnicas específicas que são "usadas" ("o que é feito") quando é necessário, por exemplo, "reduzir tensão muscular". Talvez "fazer massagens" só coubesse no currículo como detalhamento e não como definição fundamental do que é responsabilidade caracterizadora do profissional. A redução de tensão muscular pode ser feita de muitas maneiras. As várias possibilidades de fazer isso estão relacionadas a diferentes condições existentes relativas ao paciente e aos recursos disponíveis exigindo atuações também diferenciadas conforme essas situações. Em todas elas o resultado de interesse é "reduzir a tensão muscular", mas há mais aspectos importantes a examinar para decidir como, especificamente, fazer essa atividade considerando os demais aspectos envolvidos com a realização de um comportamento profissional como esse.

Ainda é possível examinar essa mesma situação (tensão muscular) e esse "objetivo" (reduzir tensão muscular) em muitos graus de especificação ou detalhamento (reduzir como? que tipos de tensão? e assim por diante). Entretanto, isso seria um trabalho para explicar detalhes ou pormenores da decisão mais geral. Nesse sentido, Massoterapia (fazer terapia por meio de massagens) é um conjunto de técnicas específicas, e talvez também só coubesse como detalhamento do currículo (do perfil profissional) e não como uma de suas definições fundamentais, apresentada dessa forma geral.

Esses exemplos podem ser examinados e aprofundados de várias maneiras, à moda do trabalho e das propostas de Botomé e cols. (1979) e Pedrazzani (1983). Esse objetivo pode ser enunciado, como no exemplo do Quadro 9, a seguir, por meio da especificação dos três componentes (classes de estímulos ou aspectos antecedentes, de respostas e de estímulos consequentes) de um comportamento-objetivo, mantendo as classes de resposta em um nível geral, de forma que abranjam uma ampla gama de recursos da profissão e de ações do profissional. O Quadro 9 possibilita examinar um exemplo nesse âmbito de generalidade.

Quadro 9
Especificação dos três componentes
do objetivo de ensino, "reduzir tensão muscular", mantendo
a classe de respostas (as atividades) em um nível geral de caracterização

REDUZIR TENSÃO MUSCULAR		
Classes de estímulos antecedentes	Classes de respostas	Classes de estímulos consequentes
Pessoa com elevado grau de tensão muscular.	Utilizar técnicas fisioterápicas que diminuam o grau de tensão muscular, quando este estiver elevado, até graus considerados normais.	Pessoa com grau de tensão muscular em graus considerados normais.

Ou, mais ainda, é possível enunciar classes mais específicas de respostas (ou atividades), explicitando determinados tipos de técnicas a serem utilizadas pelo profissional (p. ex., técnicas massoterápicas). No Quadro 10, pode-se examinar graus mais específicos no enunciado das classes de respostas, o que também poderia ser feito com as situações (classes de estímulo ou aspectos antecedentes às atividades profissionais) e os "resultados" (classes de estímulos ou aspectos consequentes dessas atividades).

Outra maneira de enunciar objetivos de um currículo pode ser feita por meio de expressões que, ainda que não descrevam o comportamento (pela especificação dos três componentes), deixem claro o processo que o comportamento realiza, por exemplo, "reduzir tensão muscular". Embora a expressão possa ser equivalente à "redução da tensão muscular", parece melhor apresentá-la sob aquela forma. Isso evita a confusão entre um "currículo por objetivos" (reduzir tensão muscular) e um "currículo por itens de conteúdo ou de informações" (redução de tensão muscular, massoterapia, entre outras).

Quadro 10
Especificação dos três componentes do objetivo "reduzir tensão muscular", por meio de classes de respostas específicas denominadas "massoterapia"

REDUZIR TENSÃO MUSCULAR POR MEIO DE MASSOTERAPIA		
Classes de estímulos ou aspectos antecedentes	Classes de respostas ou atividades	Classes de estímulos ou aspectos consequentes
• Pessoa com elevado grau de tensão muscular [...] • [...]	Utilizar técnicas fisioterápicas de massagem que diminuam o grau de tensão de determinados grupos musculares	Pessoa com tensão muscular em graus considerados normais, em determinados grupos musculares

Algumas perguntas podem ser feitas em relação a esses exemplos: Qual dessas formas deixa mais claro o que o curso deve garantir como aprendizagem do profissional? Qual delas permite maior comunicação, informação e definição daquilo que o profissional precisará ser capaz de realizar enquanto tal? Qual delas é precisa o suficiente para o aprendiz ser capaz de perceber o que está implicado na realização de uma atividade profissional relacionada a algum tipo de competência específica de seu campo de atuação? Isso pode ainda ser mais detalhado para corresponder ao que ficou conhecido pela expressão "ensino de competências", difundida pelas orientações curriculares governamentais do começo do século XXI no Brasil.

Seixas (1984), examinando a disciplina Parasitologia para o curso de Enfermagem, além do conceito de objetivo comportamental (especificando as classes de estímulos antecedentes, de respostas e de estímulos consequentes) para descrever os objetivos terminais (aquilo que o aprendiz precisaria estar apto a fazer ao concluir a disciplina), propõe também a decomposição dos objetivos terminais em *objetivos intermediários*. A expressão "objetivo intermediário" é utilizada pelo autor com o sentido idêntico ao de "classe de comportamento intermediário", significando "um comportamento que, juntamente com outros, constitui um outro tipo, mais abrangente, designado terminal" (Seixas, 1984, p.24). Dessa maneira, para o objetivo "contar os batimentos cardíacos que ocorrem num determinado intervalo de tempo", há a seguinte sequência de objetivos intermediários: "a) identificar diferentes lugares do corpo adequados a essa verificação; b) selecionar um desses lugares em função dos objetivos da verificação e da maior ou menor dificuldade envolvida no ato; c) colocar-se em posição adequada à verificação dos batimentos; d) dispor sua mão (do examinador) sobre a parte do corpo do paciente envolvida, de forma tecnicamente correta; e) identificar a pulsação no local; f) contar a quantidade de pulsações num certo intervalo de tempo" (Seixas, 1984, p.24). Vale ressaltar que cada um dos objetivos intermediários poderia ou deveria (embora o autor não o faça) ser descrito por meio da especificação dos três componentes (classes de estímulos ou aspectos antecedentes à atividade em foco, de respostas ou atividade e de estímulos ou aspectos decorrentes da atividade).

Essa decomposição em objetivos intermediários, apresentada por Seixas, seria viável ou adequada de realizar em um currículo oficial? A viabilidade parece existir enquanto depender de trabalho e de organização. Por outro lado, a adequação dependerá de determinados cuidados em relação aos graus de generalidade e especificidade que deverá possuir essa decomposição. Será pouco adequado, por exemplo, um currículo oficial que especifique, inclusive, os tipos de técnicas que deveriam ser utilizadas para solucionar um determinado problema. Isso impediria a utilização de outras técnicas, principalmente as que vierem a ser descobertas depois da apresentação desse currículo.

Os objetivos terminais do currículo podem ser decompostos em intermediários até determinados graus de especificidade, cuja descrição mais detalhada é responsabilidade dos professores que irão desenvolver essas aprendizagens do futuro profissional por meio de algum programa de ensino. Essas duas operações no detalhamento de um currículo, "decomposição" e "descrição mais detalhada", recebem nomes mais técnicos que as diferenciam. A operação de detalhar uma classe geral de atividades (objetivos terminais) em atividades mais específicas (objetivos intermediários) pode ser feita com apenas as expressões-resumo dos processos comportamentais envolvidos nesses objetivos (ou competências de diferentes graus de abrangência). Isso corresponde ao que é conhecido como "análise de ocupações" ou, no caso específico, do entendimento do comportamento aqui considerado é designado pela expressão decomposição de classes de comportamentos abrangentes em classes mais específicas. No caso do detalhamento dos componentes de cada unidade de comportamento (cada "expressão-resumo"), em aspectos (ou estímulos) do ambiente que antecede à atividade, as características da atividade específica que deve ser realizada perante esses aspectos e os aspectos (ou estímulos) decorrentes ou resultantes da atividade, a operação é designada pela expressão "análise do comportamento". É algo semelhante ao que é feito na Química ao analisar uma substância: identifica-se os componentes que a constituem.

Os procedimentos desses autores podem constituir uma valiosa colaboração para o aperfeiçoamento de currículos. Um currículo, se enunciado por objetivos comportamentais terminais decompostos em objetivos intermediários (podendo ser descritos de maneira comportamental, conforme a proposição de Botomé, 1981), caracteriza um significativo desenvolvimento em relação à atual formação educacional expressa em currículos descritos sob a forma de temas ou "itens de conteúdo". Os futuros profissionais começariam a ser definidos por aquilo que efetivamente eles precisariam ou deveriam ser capazes de executar, pelos comportamentos que necessariamente necessitariam fazer parte de seu repertório e que seriam típicos de seu exercício profissional. Enfim, começariam a ser definidos pelos objetivos terminais da formação profissional, em contraposição à simples nomeação de classes gerais de informações ou conteúdos que enfatizam os meios utilizados para realizar a formação dos alunos. Esse desenvolvimento foi algo pretendido pelas diretrizes curriculares do ensino de competências profissionais em lugar de "ensino de assuntos".

Os procedimentos utilizados por Pedrazzani e Seixas, se adotados para a elaboração curricular juntamente com a proposição de Botomé e cols. (1979), alterando o procedimento usual de quem planeja ensino e preconizando as necessidades reais da comunidade como ponto de partida para a determinação dos objetivos a serem ensinados, além de resultarem em um profissional que dominará determinados tipos de comportamentos que o definem como profissional, podem aumentar o grau de efetividade do ensino na resolução dos problemas sociais. Pelo menos a relação entre ensino e realidade social é direta e aparece já no currículo escolar. O que parece ser uma das razões da realização de cursos de ensino superior no país: a preparação de agentes de efetivas transformações relevantes na realidade social.

Para os profissionais de Fisioterapia, os efeitos da execução de tais procedimentos na elaboração curricular dos futuros fisioterapeutas podem ser previstos, pelo menos em alguns aspectos. Em primeiro lugar, a necessidade de descobrir quais classes de problemas da comunidade poderiam ou deveriam ser de responsabilidade desses profissionais implicaria a execução de trabalhos, levantamentos e pesquisas cujos resultados poderiam contribuir de maneira determinante na caracterização e na definição da profissão no País, até porque isso é necessário para caracterizar a profissão como um campo de atuação socialmente importante. Em segundo, a especificação precisa das funções dos profissionais de Fisioterapia facilitaria a análise das superposições com outras áreas profissionais, minimizando possíveis "atritos corporativos" e deixando mais claros os limites do campo profissional e suas possibilidades.

Independentemente dos problemas (ou além deles) examinados, o currículo inicial examinado demonstra outras inadequações. Mesmo que o ideal ou o correto fosse definir um currículo (e um profissional) por meio de classes de informações, as classes definidas por lei encaminham o ensino para um trabalho parcial, enfatizando uma formação *técnica* voltada para uma assistência predominantemente *curativa e reabilitadora*.

No Quadro 1, por exemplo, pode-se notar novamente a classificação do fisioterapeuta como um técnico. Vale ressaltar que tal classificação não se encontra, nesse documento, com a função de "legalizar e definir diretamente" a profissão, mas em um texto que estabelece o que precisa ser de conhecimento de "um futuro profissional". Essa "via ou forma de definição", embora não seja tão explícita quanto a contida em um documento cuja função específica seja definir ou delimitar a profissão, parece ter um grau de determinação de grande relevância na concepção do campo de atuação profissional. Pelo menos na medida em que delimita, de uma ou de outra forma, a extensão das atividades do profissional por meio de sua formação. As disciplinas enunciadas no Quadro 1, além de apresentadas em um elevado grau de generalidade (*Fundamentos da Fisioterapia, Fisioterapia Aplicada. Ética profissional e História da Reabilitação*), permitem a ingerência de que tanto os fundamentos quanto as aplicações estarão restritos *à reabilitação* e em um nível *técnico*. A própria duração dos cursos (estabelecida inicialmente em três anos) fortalece essas impressões pelo fato de ser um espaço de tempo suficiente apenas para a formação de um técnico com conhecimentos limitados e gerais.

Embora esse documento inicial (Portaria Ministerial n. 511/64), exposto no Quadro 1, tenha sido substituído posteriormente, parece ter deixado alguns resquícios de sua concepção a respeito do que seja um fisioterapeuta.

O que significa, como decorrência, classificá-lo como um técnico ao mesmo tempo que é preconizado que a profissão seja de nível superior?

Há algumas definições sobre quais características uma profissão deve conter para ser considerada de nível superior. Elas não podem ser ignoradas, principalmente quando se trata da *legislação definidora de um campo de atuação profissional*. O bacharelado deve formar profissionais capazes de lidar: a) com os problemas da população, b) com a administração dos recursos (inclusive os humanos) necessários para a resolução desses problemas, c) com o planejamento da atuação profissional na sociedade, d) com a utilização do conhecimento científico na atuação profissional, entre outros. A licenciatura deveria, além de grande parte do que desenvolve o bacharelado, capacitar o profissional a desenvolver o ensino nos graus mais elementares. De certa forma, pelo menos em várias profissões, desenvolver o ensino também no terceiro grau e no exercício rotineiro da profissão. Isso tudo ainda sem examinar os níveis de mestrado, doutorado, especialização, aperfeiçoamento e atualização, que têm definições bem precisas e responsabilidades sociais específicas.

Se essas são as expectativas para o profissional da área da Saúde e de nível superior, por que sua classificação inicial como *técnico*? Esse paradoxo parece ter contribuído para o surgimento e a permanência das confusões que dificultam a elaboração de uma definição mais precisa e adequada sobre o que seja o fisioterapeuta ou, pelo menos, o que especificamente delimita seu campo de atuação profissional na sociedade.

Obviamente, aplicar técnicas é uma das características da maioria dos profissionais, tanto no campo da saúde quanto nos demais. Entretanto, a concepção de técnico, nesse caso, parece traduzir muito mais uma limitação profissional no sentido de que o fisioterapeuta "só pode (ou deve) aplicar técnicas", ignorando e não sendo responsável pelo estudo e desenvolvimento dos princípios científicos e do conhecimento que as sustentam. Bernal (1975), ao analisar a evolução do processo científico na história, explicita que o homem, ao iniciar o processo de controle dos eventos da natureza, o fez por etapas, e cada uma dessas etapas destacou-se pelo aparecimento de uma nova técnica. Ele indica que "foi dos processos de extrair e trabalhar os materiais de forma a poder utilizá-las para satisfazer as necessidades básicas do homem, que nasceram, primeiro as técnicas, depois a Ciência. Uma técnica é um processo, desenvolvido individualmente e perpetuado socialmente, de fazer alguma coisa; a Ciência é uma maneira de compreender melhor como se faz uma coisa de forma a poder fazê-la melhor" (p.37).

Dessa forma, é preciso ressaltar, mais uma vez, que um profissional de nível superior deveria caracterizar-se por mais competências e atribuições do que por "dominar certas técnicas". Um exemplo muito claro disso são os dados obtidos por Carvalho (1984). Essa autora encontra profissionais de Psicologia que identificam "técnicas psicológicas" e "problemas psicológicos", mas não conseguem identificar "fenômenos psicológicos". As analogias com os exemplos da área da Saúde são evidentes: é preciso conhecer, identificar e analisar o conjunto de fenômenos que constitui o alvo da intervenção e não apenas dominar "meios" que podem ser instrumentos para interferir com algum aspecto desse tipo de fenômeno. Menos ainda interferir apenas quando esses fenômenos já são considerados "problemas".

Vale lembrar ainda que, no contexto do final do século XX, de acordo com as concepções em voga sobre os campos de atuação profissional existentes, a denominação de técnico contém uma conotação de "auxiliar de outro profissional". Isso permanece nas primeiras décadas do século XXI e influi na formação dos profissionais na medida em que os cursos das chamadas profissões "técnicas" no País não se caracterizam como cursos de nível universitário, mas como outra classe de cursos também denominados "técnicos" (técnico em Enfermagem, em Contabilidade, em Agronomia, em Zootecnia, em Agrimensura). Essa denominação, sem dúvida, diferencia esses profissionais do enfermeiro, do contador, do engenheiro agrônomo, do médico veterinário, tanto na formação quanto na limitação de seu campo de atuação. Isso será sempre um problema a complicar o entendimento do que cabe a cada campo de atuação profissional e as interações possíveis e mais adequadas entre esses campos de atuação.

O segundo documento que estabeleceu o currículo mínimo dos cursos de Fisioterapia no Brasil (Resolução n. 4, de 28 de fevereiro de 1983) subdivide o currículo em ciclos. Embora essa subdivisão diminua sensivelmente o grau de generalidade e de vaguidade presentes no documento anterior (Portaria Ministerial n. 511/64), alguns problemas permaneceram.

No Quadro 2, podem ser observados o Ciclo de Matérias Biológicas e o Ciclo de Matérias de Formação Geral. O primeiro contém uma lista de matérias que compõem a formação básica da maioria dos profissionais da área da Saúde no Brasil (médicos, dentistas, enfermeiros, entre outros). Da mesma forma, o segundo inclui um diversificado elenco de disciplinas como Antropologia, Psicologia, Saúde Pública e Metodologia da Pesquisa Científica. Para que toda essa gama de informações? Para o profissional executar técnicas fisioterápicas? Se o profissional deve ser apenas um técnico, por que legislar que precisa aprender tudo isso?

Novamente, parece haver um paradoxo em relação ao nível ou à classificação profissional do fisioterapeuta. E parece que os próprios ciclos posteriores da formação do profissional são coniventes com esse paradoxo. Apesar da extensão da formação básica e geral, nos ciclos subsequentes, o pré-profissionalizante (Quadro 3) e o profissionalizante (Quadro 4), as ênfases maiores são voltadas para aprendizagem e "aplicação" (seja lá o que isso quer dizer) de métodos e técnicas. O problema não é a "aplicação de métodos e técnicas". Isso também pode constituir uma aprendizagem importante na formação do profissional com um profundo esclarecimento do que quer dizer o termo "aplicar". A dificuldade é isso ser definidor desse tipo de profissional. Sem dúvida, o fisioterapeuta precisa ser um profissional apto a fazer intervenções. Entretanto, isso deve ser feito em relação aos fenômenos do movimento e da postura e não apenas às patologias da postura e do movimento já estudadas e conhecidas, a ponto de já se ter métodos e técnicas de tratamento prontos para "resolvê-las". Além disso, o "fazer" é tão importante (principalmente quando ele abrange toda a extensão do fenômeno em foco e não apenas uma parte dele) quanto o exame e o questionamento desse fazer como algo determinado pelas condições sociais, históricas e científicas existentes e que pode ser superado com o avanço do conhecimento das transformações sociais ou, mesmo, pelas interações entre diferentes agentes ou dados e informações existentes na sociedade na qual se realiza a atuação profissional.

O ciclo profissional do curso (as etapas finais) marca e define, para os alunos, o que vai caracterizar sua atuação profissional. Nesse sentido, a concepção do curso parece negar que o fisioterapeuta possa ou deva ser um profissional que, além das patologias do movimento e da postura e das técnicas para seu tratamento, esteja apto a lidar com os fenômenos do movimento e da postura, bem como com seus determinantes e as decorrências das variações dessa postura e desse movimento. Essa perspectiva envolve e exige que a formação profissional, principalmente o ciclo final no curso, seja definida de forma melhor do que aquilo que a legislação existente preconizou, pelo menos nas decisões iniciais que constituíram, aos poucos, uma rotina de entendimento e de realização dos cursos de graduação nesse campo de atuação profissional.

Outro problema, também uma constante nos dois últimos ciclos do curso, é a maioria dos recursos estudados e praticados visar ao atendimento da saúde do homem nos níveis de terapia, cura e reabilitação. Por exemplo, Massoterapia, Termoterapia, Cinesioterapia, Eletroterapia, entre outras. Novamente, apresenta-se o direcionamento do objeto de trabalho da profissão para intervir nas condições de saúde somente após essas encontrarem-se em níveis (ou valores) indesejáveis. O problema já existente nos documentos destinados a definir ou delimitar a profissão é reenfatizado, agora por meio da própria formação profissional.

O profissional de Fisioterapia, embora considerado de *nível superior*, um profissional da *área da Saúde* e possua formação básica similar à da maioria dos demais profissionais da área da Saúde, tem seu campo de trabalho restrito a determinados tipos de atuação pela própria legislação, tanto a que define e delimita a profissão quanto a que regulamenta a formação de futuros profissionais. Isso também se refere a outros campos de atuação do amplo campo de trabalho da Saúde.

É óbvio que qualquer tentativa de definição de um campo profissional tenha como decorrência e função a delimitação desse campo dentro de determinado contexto. Esse não é o problema. O problema são as características da delimitação da responsabilidade do fisioterapeuta, por meio da nomeação dos tipos de atuação que poderá ou deverá exercer. Qual a relevância social de formar profissionais de nível universitário no campo da Saúde, que sejam capazes exclusivamente de agir em relação aos problemas de saúde após terem ocorrido e por meio apenas das técnicas já produzidas e conhecidas? Não seria mais relevante dar condições para que esses profissionais, além de enfrentarem os problemas quando eles já estão presentes, agissem antes que os problemas ocorressem e no sentido de impedi-los de ocorrer? Isso não exige uma formação mais ampla do que as limitadas pelas definições legais? Pelo menos as que implantaram tais cursos de formação para o campo de atuação da Fisioterapia? As próprias limitações impostas pelas leis iniciais, mais do que *localizar* o exercício profissional em relação a sua contribuição social e às interações com outros campos de atuação, *adulteraram* o que precisa caracterizar a profissão e *cortaram* de sua identidade, o que talvez seja o mais importante para uma efetiva e ampla contribuição à comunidade.

Dessa forma, na medida em que permanecem as confusões, os paradoxos e as indefinições relativos ao campo de atuação profissional do fisioterapeuta, as condições para que ele tenha uma atuação característica de um profissional da área da Saúde, sendo capaz de lidar com os diversos níveis de condições de saúde da população, ficam prejudicadas, e, consequentemente, sua atuação se ressente, ficando limitada por critérios inadequados.

Onde está o problema? A tentação é localizá-lo em um ou outro aspecto. Na legislação? Nos paradoxos, nas incoerências ou nas lacunas do conhecimento? Nas características do currículo? A quantidade de perguntas pode ampliar-se: Nas condições sociais? Na cultura? Na "neutralidade" dos profissionais? No acesso à universidade? Parece importante destacar que um currículo é um *projeto* de formação de um profissional, que influirá no exercício da profissão. Não será, sem dúvida, seu único determinante, mas uma forte influência. Principalmente as definições iniciais que marcarão rotinas e, em seguida, tradições que tenderão a ser copiadas e repetidas, obscurecendo os problemas com as concepções utilizadas pelas rotinas de trabalho legalizadas por legislação. O currículo, por outro lado, depende da legislação, da administração dos cursos, do conhecimento disponível, do comportamento dos professores nas universidades e das condições de trabalho e de administração do tipo de instituição em que esses trabalhos serão realizados. Obviamente sofre e acarreta decorrências conforme cada um deles é feito e constituído. Algum grau de desenvolvimento, por menor que seja, em relação a qualquer um desses determinantes (ou dessas "influências") do campo de atuação profissional, auxiliará na superação dos problemas apontados.

Em síntese, o currículo oficial dos cursos de Fisioterapia parece ter sido, em seus primórdios, inadequado ou insuficiente em diversos aspectos: 1) a maneira de raciocinar em sua elaboração, adotando como ponto de partida o conhecimento já produzido e divulgado, em vez de considerar e explicitar fundamentalmente os problemas reais da população que o futuro profissional deverá ser capaz de resolver; 2) a forma como são enunciadas as aprendizagens que precisarão fazer parte do repertório do fisioterapeuta, enfatizando "itens de conteúdo" ou classes gerais de conhecimentos, não explicitando o que efetivamente o aprendiz precisará ser capaz de fazer quando desenvolver essas aprendizagens; e 3) as confusões, as indefinições e os paradoxos existentes entre os próprios "itens de conteúdo", por confundir atividade técnica com atuação profissional de nível superior e direcionar o tipo e a forma de atuação do profissional de Fisioterapia para apenas alguns níveis ou aspectos dos problemas de saúde.

A existência e a permanência dessas inadequações no currículo parecem exercer alto grau de influência, tanto no estado atual da profissão quanto nos caminhos que ela deverá ou poderá seguir futuramente. Se, conforme o que foi considerado, entender-se o currículo como um "projeto" do futuro profissional, o problema torna-se mais concreto no que diz respeito ao tipo e à forma de atuação que constituirão o repertório de indivíduos responsáveis pela assistência à Saúde da população. O currículo oficial, após elaborado, proposto e divulgado pelos órgãos governamentais, constitui a "espinha dorsal" dos currículos desenvolvidos nas universidades. O desenvolvimento das "matérias" ou "disciplinas", no entanto, não é efetuado de maneira idêntica nas diversas instituições de ensino do País. Como serão propostas as aprendizagens do currículo nos diferentes cursos de Fisioterapia? Como e com quais objetivos serão ensinadas as classes de conhecimentos, estabelecidos pelo currículo oficial, aos futuros fisioterapeutas?

Mesmo com as inovações que surgiram depois do início (algumas já existiam antes) da instalação dos primeiros cursos de Fisioterapia (e de Terapia Ocupacional) quanto ao entendimento de currículo, os problemas iniciais parecem ter provocado alguns efeitos de "rotina" ou "tradição" no ensino superior, aumentado pelas confusões e problemas conceituais existentes com a própria instituição de ensino superior no país. Saliente-se que concepções como as de um "currículo por atividades" (dos aprendizes), currículo por "resolução de problemas", "currículo por projetos de trabalho" (ou de "investigação") ainda não esclarecem o que vai ser aprendido como "competência", "aptidão" ou "comportamentos profissionais" por meio de atividades, problemas ou projetos, sejam eles quais forem. A finalidade orientada pelo que será aprendido pelos estudantes leva a conceber o currículo por seus objetivos e não por seus meios como atividades, projetos, problemas a resolver etc. O problema em relação a isso foi parcialmente resolvido quando, já no começo do século XXI, apareceram as diretrizes curriculares sob a forma de delimitação de competências próprias e definidoras do campo de atuação profissional, embora elas tenham sido implantadas também de forma incompleta e confusa, sem esclarecimento suficiente de seus aspectos e fundamentos e sem preparação em larga escala para uma passagem de um ensino (ou currículo) definido pelos meios para outro definido pelos fins, finalidades, funções ou objetivos desses processos.

Mas os problemas com a gênese do ensino superior do campo de atuação da Fisioterapia ainda não terminaram. Um detalhamento ainda maior pode ser útil para entender os próximos anos do trabalho desse campo de atuação no País.

5

Propostas do que deve ser aprendido nos cursos iniciais de graduação em Fisioterapia no Brasil e suas influências sobre a determinação do objeto de trabalho da profissão

A verificação do que está sendo proposto (e provavelmente realizado) para ser aprendido a partir do currículo oficial, nas primeiras escolas que formaram os fisioterapeutas no País, pode fornecer dados para uma avaliação mais precisa das possíveis direções para as quais foram orientadas tanto a atuação desses profissionais como as características de seu próprio campo de atuação na sociedade. Dependendo da maneira como estejam sendo propostas e realizadas as aprendizagens do que é apresentado, os profissionais formados estarão aptos a realizar determinados tipos de assistência à saúde que, consequentemente, irão caracterizar seu campo de atuação no futuro. Principalmente porque as modificações que puderem ser feitas graças ao desenvolvimento do conhecimento, tanto o científico quanto o filosófico, no âmbito do ensino superior, tendem a ser lentas, em função de haver muita influência dos procedimentos adotados (práticas usuais) no meio acadêmico como uma espécie de cultura que se perpetua por cópia, adesão, repetição ou até mesmo tradição, quando não por coerção social, até sutil nesses ambientes, mas forte o bastante para manter conceitos e procedimentos como se fossem os únicos ou os melhores por tempo maior do que seria necessário, de acordo com o próprio aperfeiçoamento possível – e até necessário – desses conceitos e procedimentos.

No Brasil, existiam, até 1984, 22 instituições de ensino que mantinham cursos de graduação em Fisioterapia, localizadas em diversos pontos do País: 7 em São Paulo, 3 no Rio de Janeiro, 1 no Ceará, 1 na Paraíba, 2 em Minas Gerais, 2 na Bahia, 1 em Pernambuco e 3 no Paraná. Em virtude da variedade de procedimentos possíveis para realizar a adaptação do currículo oficial aos currículos plenos de cada instituição, para coletar dados suficientes e fidedignos sobre o que foi proposto como objeto e processo de aprendizagem ao futuro fisioterapeuta no País, foi necessário o contato com todas as instituições que mantinham, até 1984, cursos de graduação em Fisioterapia, solicitando os documentos oficiais dessas instituições, nos quais constavam as informações consideradas relevantes para a realização do estudo dos planos de ensino dos cursos de Fisioterapia.

O objetivo do trabalho que produziu este capítulo consistiu em avaliar a situação em que estava o entendimento do objeto de trabalho em Fisioterapia, identificar as prováveis tendências de orientação desse objeto e as consequências disso para a sociedade e para o próprio campo de atuação profissional. Para tanto, foram coletados, examinados e organizados os dados relativos às disciplinas existentes nos cursos de graduação e dos objetivos propostos por essas disciplinas, e avaliados esses dados à luz do conhecimento existente sobre objetivos de ensino e dos procedimentos para formular objetivos de ensino (ou de aprendizagem).

1. Uma maneira de proceder para a coleta de informações sobre o que desenvolver por meio de aprendizagem nos cursos de Fisioterapia

Para a identificação e o exame do que estava sendo ensinado em relação ao objeto de trabalho da Fisioterapia, e de que materiais ou informações estavam sendo utilizados para promover esse ensino, foram estabelecidos inicialmente, como fonte de informação, todos os cursos de graduação em Fisioterapia existentes no País até 1984. Foram considerados como cursos existentes aqueles cuja abertura ou funcionamento estivessem, até aquele ano, devidamente autorizados pelo Ministério da Educação e Cultura (MEC). Dessa forma, a quantidade de cursos com que foi estabelecido contato, por meio de seus respectivos coordenadores, foi 22. Da totalidade dos cursos contatados foram obtidas informações utilizáveis de quinze desses cursos (68,18%).

Foram obtidas informações dos cursos de Fisioterapia das seguintes instituições de ensino superior:

1. Universidade Metodista de Piracicaba (SP).
2. Universidade de São Paulo (SP).
3. Universidade Federal de São Carlos (SP).
4. Pontifícia Universidade Católica de Campinas (SP).
5. Associação Prudentina de Educação e Cultura (SP).
6. Missão Salesiana de Mato Grosso (SP).
7. Instituto Municipal de Ensino Superior de Presidente Prudente (SP).
8. Universidade de Fortaleza (CE).

9. Universidade Federal da Paraíba (PB).
10. Faculdade de Ciências Médicas de Minas Gerais (MG).
11. Faculdade de Reabilitação da ASCE (RJ).
12. Universidade Católica de Petrópolis (RJ).
13. Universidade Federal de Santa Maria (RS).
14. Instituto Porto Alegre (RS).
15. Universidade Federal de Minas Gerais (MG).

O material solicitado aos cursos de Fisioterapia e utilizado para a coleta das informações necessárias foram os currículos plenos em vigor nos referidos cursos e os planos de ensino das disciplinas que mais provavelmente abordassem a aprendizagem, o estudo, a discussão ou a definição do objeto de trabalho da Fisioterapia.

Para a classificação, o exame e a discussão dos enunciados propostos como objetivos das disciplinas, foi utilizada a bibliografia disponível no mercado, especialmente a que abordava estudos e propostas para a elaboração de objetivos de ensino (ver as referências bibliográficas ao final do livro).

A obtenção dos documentos foi realizada por meio de dois procedimentos: por correspondência e por contato telefônico. Inicialmente, foram enviadas cartas às coordenações de todos os cursos de Fisioterapia do País, solicitando o envio do currículo pleno do curso e dos planos de ensino das disciplinas Fundamentos de Fisioterapia, Fundamentos de Reabilitação e Cinesioterapia ou, no caso da não existência dessas disciplinas, os planos de ensino das disciplinas equivalentes a elas. A solicitação dos planos de ensino dessas disciplinas foi feita, nesse momento, para adiantar o trabalho, com base na consideração de que essas seriam disciplinas comuns a diversos cursos e relacionadas ao objetivo de avaliar as aprendizagens relativas ao exercício da profissão de fisioterapeuta.

O passo seguinte foi a verificação da existência, nos currículos plenos enviados, de disciplinas relacionadas ao objeto desse estudo, cujos planos de ensino não haviam sido solicitados. Após a identificação dessas disciplinas, o mesmo procedimento (contato por meio do correio e de telefone) foi empregado para a aquisição desses novos planos de ensino.

A etapa subsequente à obtenção das informações foi a de coleta e organização dos dados contidos na documentação recebida e a de coleta de novos dados que interessavam para a realização deste trabalho. Para tanto, essa etapa foi dividida em três fases:

A. Caracterização do objeto de trabalho da Fisioterapia por meio do exame das disciplinas dos cursos de graduação na área.
B. Caracterização do objeto de trabalho da Fisioterapia nos objetivos de ensino das disciplinas relativas ao ensino desse objeto nos cursos de graduação.
C. Caracterização dos enunciados sugeridos como objetivos das disciplinas relacionadas ao objeto de trabalho da profissão em relação ao conceito de objetivo de ensino.

2. Objeto de trabalho da Fisioterapia nas disciplinas dos cursos iniciais de graduação das universidades brasileiras

O currículo oficial ou currículo mínimo, determinado pelo Ministério da Educação e Cultura até o final da década de 1980, permitia que cada instituição de ensino dividisse as "matérias" contidas nesse currículo em "disciplinas". Por meio dessa divisão e da adição de novas disciplinas, particulares a cada instituição, cada curso pode ter o chamado "currículo pleno". O objetivo dessa fase do trabalho consistiu em identificar quais disciplinas se relacionavam com o estudo do objeto de trabalho da profissão, mediante o exame e a análise dos currículos plenos dos cursos de graduação em Fisioterapia das instituições que enviaram a documentação solicitada por meio do procedimento descrito. Como decorrência do elevado número de disciplinas encontradas e da diversificação de nomenclatura entre elas, os resultados estão apresentados em quadros nos quais pode ser examinado o conjunto de disciplinas e sua distribuição de ocorrência pelas instituições nas quais são desenvolvidas. Pode-se também observar nesses quadros:

A. A quantidade total de instituições que ensinam cada disciplina e a porcentagem que essas quantidades representam em relação ao conjunto de instituições examinadas.
B. A quantidade total de disciplinas oferecidas em cada instituição e a porcentagem que essas quantidades representam em relação ao total de disciplinas.

A. Características das disciplinas dos primeiros cursos em Fisioterapia

No Quadro 1 pode ser examinada a distribuição de um conjunto de disciplinas básicas, indiretamente relacionadas ao objeto de trabalho da Fisioterapia por escolas nas quais são desenvolvidas essas disciplinas. Tais disciplinas foram consideradas não relacionadas diretamente ao objeto de trabalho da profissão em exame pelo fato de sugerirem o desenvolvimento de conhecimentos que são os requisitos iniciais para a formação da maioria dos profis-

Quadro 1
Distribuição da ocorrência de disciplinas básicas e indiretamente relacionadas com o objeto de trabalho da profissão em 15 cursos de graduação em Fisioterapia

ESCOLAS → DISCIPLINAS ↓	1	2	3	4	5	6	7	8	9	10	11	12	13	14	15	%
Anatomia	X	X	X	X	X	X	X	X	X	X	X	X	X	X	X	100
Fisiologia	X	X	X	X	X	X	X	X	X	X	X	X	X	X	X	100
Psicologia	X		X	X	X	X	X	X		X	X	X	X	X		87
Anat. Patológica		X	X	X	X	X	X			X	X	X	X		X	73
Bioquímica	X	X	X	X	X		X		X	X			X	X	X	73
Hist. E embriologia	X	X	X	X	X		X		X	X			X	X	X	73
Noções/ enfermagem	X	X	X	X			X	X	X	X		X		X	X	73
Neurologia	X	X		X		X	X			X	X	X			X	60
Biofísica	X			X	X	X	X		X				X		X	53
Biologia	X	X		X		X	X	X	X		X					53
Micr. E imunologia	X	X	X	X				X					X	X		47
Sociologia		X	X			X	X	X	X		X					47
Antropologia		X		X			X	X					X	X		40
Estatística	X	X		X			X	X	X							40
Física								X		X	X	X	X			33
Mét. E técn. Pesquisa	X	X		X			X									27
Neuroanatomia								X	X					X		20
Biometria						X	X									13
Filosofia	X				X											13
Ergonomia								X					X			13
Genética			X									X				13
Parasitologia			X										X			13
Psicopatologia				X								X				13
Agressão e defesa							X									7
Cálculo							X									7
Computação							X									7
Nosologia																7
Química				X			X									7
Soma	13	13	12	15	7	9	14	15	14	9	8	9	11	9	9	–
Porcentagem	46	46	43	54	25	32	50	54	50	32	29	32	39	32	32	–

sionais do campo da Saúde, sem avaliar, discutir ou desenvolver o objeto de trabalho de qualquer desses campos, especificamente. Nenhuma das disciplinas assinaladas no Quadro 1 sugere, pelo seu nome, qualquer tipo de exame relativo ao objeto de trabalho da Fisioterapia.

Em relação à ocorrência das disciplinas nos diferentes cursos, podem ser notadas somente duas disciplinas (Anatomia e Fisiologia) que apresentam 100% de ocorrência nos cursos examinados. Acima de 70% de ocorrência existem somente 5 disciplinas: Introdução à Psicologia ou Psicologia (87%), Bioquímica (73%), Anatomia Patológica (73%), Histologia e Embriologia (73%) e Noções de Enfermagem (73%). (Para facilitar a leitura, as porcentagens foram "arredondadas" para números inteiros, pelo critério de proximidade do valor obtido com o limite maior ou menor do número inteiro.)

Algumas disciplinas, embora apresentem um índice de ocorrência baixo, são compensadas pela existência de disciplinas similares ou equivalentes com um índice de ocorrência aumentado. Um exemplo disso são as disciplinas de Química (7%) e de Física (33%), cujos índices de ocorrência baixos são compensados pelos de Bioquímica (73%) e de Biofísica (53%). Algumas outras apresentam baixo índice de ocorrência e não sugerem similaridade com nenhuma das demais disciplinas desse conjunto. Enquadram-se nesse caso, por exemplo, as disciplinas elementares para o desenvolvimento da pesquisa científica como Estatística (40%) e Métodos e Técnicas de Pesquisa (27%).

Em relação ao número de disciplinas desenvolvidas em cada curso, pode-se notar no Quadro 1 que somente dois cursos apresentam mais de 50% das disciplinas assinaladas. A maioria dos cursos desenvolve entre 25 e 50% das disciplinas relacionadas, e os cursos que apresentam o maior índice de disciplinas são o da Pontifícia Universidade Católica de Campinas (4) e o da Universidade de Fortaleza (8), ambas com um índice de 54% das disciplinas listadas para o conjunto de universidades.

O Quadro 2 apresenta as disciplinas de fundamentos da profissão, consideradas indiretamente relacionadas ao objeto de trabalho da Fisioterapia. Pode-se observar que várias disciplinas (com o prefixo "Psi") sugerem o desenvolvimento de conhecimentos relativos a áreas de intervenção (ou de pesquisa) da Psicologia: Psicologia do Desenvolvimento, Psiquiatria, Psicologia do Excepcional, Psicomotricidade, Psicologia do Ajustamento e Psicologia Social e do Trabalho. Outro grupo é composto de disciplinas que sugerem o estudo dos movimentos do corpo humano, dos fenômenos fisiológicos do organismo submetido a um esforço, das técnicas de aplicação do treinamento físico e dos conhecimentos básicos da Medicina Desportiva. Tais disciplinas são Cinesiologia, Fisiologia do Esforço, Treinamento Desportivo e Fundamentos de Medicina Desportiva.

As demais disciplinas tratam do conhecimento relativo às diversas especialidades de utilização dos conhecimentos da medicina. Dessa forma, nenhuma delas permite perceber uma ligação direta com o aprendizado, o estudo ou a discussão do objeto de trabalho da Fisioterapia, o que levou a considerá-las indiretamente relacionadas a ele.

A disciplina comum ao maior número de escolas examinadas é Cinesiologia (15 escolas), seguida das disciplinas de Ortopedia e Traumatologia (8), Fundamentos de Medicina Clínica e Cirúrgica (7) e Radiologia (7). Pode-se também observar, no Quadro 2, que a maioria das disciplinas assinaladas (34 disciplinas) apresenta uma denominação coincidente com a das diversas especialidades médicas existentes (p. ex., Reumatologia, Endocrinologia, Pediatria e Dermatologia) e que, nas escolas que oferecem maior quantidade de disciplinas – 2) Universidade de São Paulo: 65%, 10) Faculdade de Ciências Médicas de Minas Gerais: 41% e 15) Universidade Federal de Minas Gerais: 41% –, predominam essas disciplinas. As disciplinas que sugerem uma perspectiva mais social do que médica, como Introdução à Saúde Pública e Higiene e Saneamento, são desenvolvidas, respectivamente, em 40 e 20% das escolas examinadas. Pode-se notar ainda que 53% das instituições examinadas apresentam pelo menos uma das disciplinas Introdução à Saúde Pública e Higiene e Saneamento. O índice em relação às disciplinas voltadas para as especialidades médicas é de praticamente 100% das escolas.

No Quadro 2 pode ser observada a distribuição das disciplinas profissionalizantes, obrigatórias por lei ou particulares a cada instituição, consideradas indiretamente relacionadas ao objeto de trabalho da Fisioterapia, pelos 15 cursos estudados. As disciplinas contidas nesse quadro, mais voltadas para a formação do fisioterapeuta, sugerem, pela sua denominação, o estudo e o uso de técnicas de tratamento (p. ex., Massoterapia, Métodos e Técnicas Especiais, Fisioterapia Especial e Fisioterapia Aplicada à Medicina Interna), ou de técnicas de administração de serviços de saúde (como Administração Aplicada à Fisioterapia). As demais constituem disciplinas obrigatórias por lei (como Educação Física e Estudos de Problemas Brasileiros), ou complementares àquelas determinadas no currículo mínimo e que variam de acordo com as características de cada instituição (p. ex., Teologia e Cultura e Introdução à Ciência Política).

Em relação à frequência de disciplinas, pode-se notar que as escolas que possuem maior porcentagem de disciplinas são a Universidade Federal da Paraíba (instituição 9), a Universidade de Fortaleza (8), a Universidade Metodista de Piracicaba (1) e a Universidade de São Paulo (2), que mantêm, res-

Quadro 2
Distribuição da ocorrência de disciplinas de fundamentos da Fisioterapia, indiretamente relacionados com o objeto de trabalho da profissão em 15 cursos de graduação em Fisioterapia

ESCOLAS → DISCIPLINAS ↓	1	2	3	4	5	6	7	8	9	10	11	12	13	14	15	%
Cinesiologia	X	X	X	X	X	X	X	X	X	X	X	X	X	X	X	100
Ortopedia e traumat.	X	X		X		X	X			X	X			X		63
Fund. de med. cl. e cir.	X	X		X		X	X	X					X			47
Radiologia	X	X				X		X	X	X		X				47
Intr. à saúde pública		X		X		X	X		X					X		40
Psic. do desenvolv.	X	X	X	X					X	X						40
Psiquiatria	X	X		X					X					X		40
Psic. do excepcional	X	X	X								X	X				33
Pneumologia		X		X			X		X					X		33
Reumatologia		X		X	X				X					X		33
Cardiologia		X		X		X								X		27
Farmacologia			X				X		X		X					27
Pediatria	X	X							X					X		27
Psicomotricidade			X	X			X	X								27
Endocrinologia		X							X					X		20
Gineco-obstetrícia		X				X								X		20
Higiene e saneamento							X	X						X		20
Oftalmologia		X							X					X		20
Otorrinolaringologia		X							X					X		20
Psicologia social e do trab.	X	X		X												20
Angiologia		X							X							13
Cirurgia		X		X												13
Dermatologia		X							X							13
Fisiologia do esforço								X						X		13
Cirurgia plástica		X														7
Deontologia médica												X				7
Fisiatria									X							7
Fonoaudiologia											X					7
Fund. de med. Desport.								X								7
Geriatria														X		7
Hematologia		X														7
Psic. do ajustamento	X															7
Treinam. desportivo								X								7
Urol. e nefrologia									X							7
Soma	10	22	5	11	2	4	10	4	9	14	7	4	3	3	14	–
Percentagem	29	65	15	32	6	12	29	12	26	41	21	12	9	9	41	–

Quadro 3
Distribuição da ocorrência de disciplinas profissionalizantes, obrigatórias
por lei ou particulares de cada instituição, indiretamente relacionadas com
o objeto de trabalho da profissão em 15 cursos de graduação em Fisioterapia

ESCOLAS → DISCIPLINAS ↓	1	2	3	4	5	6	7	8	9	10	11	12	13	14	15	%
Admin. aplic. a fisiot.	X	X	X	X	X	X	X	X	X	X	X	X	X	X	X	100
Educação física	X	X	X	X	X	X	X	X	X	X	X	X	X	X	X	100
Estudos de problemas br.	X	X	X	X	X	X	X	X	X	X	X	X	X	X	X	100
Fisioterapia aplicada	X	X	X	X	X	X	X	X	X	X	X	X	X	X		93
Fisioterapia geral	X	X	X	X	X	X	X	X	X	X	X	X	X	X	X	93
Estágio	X	X	X	X	X	X	X	X	X	X	X		X	X	X	87
Prótese e órtese	X	X	X	X	X	X	X	X	X							60
Ética		X	X					X		X						27
Fisiologia aplic. à prat. Clin.	X	X						X	X							27
Língua portuguesa					X			X	X							20
Socorros urgentes								X	X							20
Fisioterapia aplic. à med. Int.	X			X												13
Fisioterapia especial	X															13
Língua inglesa								X	X							13
Massoterapia		X	X													13
Tecnologia e cultura	X			X												13
Comunicação e expr.	X															7
Introd. à ciência política							X									7
Métodos e técn. especiais		X														7
Relações públicas e humanas									X							7
Serviço social												X				7
Soma	12	11	9	9	7	7	7	12	13	6	8	5	6	6	6	–
Porcentagem	57	52	43	43	33	33	33	57	62	29	38	24	29	29	29	–

Quadro 4
Distribuição de ocorrências de disciplinas diretamente relacionadas
ao objeto de trabalho da profissão em 15 cursos de graduação em Fisioterapia

ESCOLAS → / DISCIPLINAS ↓	1	2	3	4	5	6	7	8	9	10	11	12	13	14	15	%
Cinesioterapia	X	X	X	X	X		X	X				X				63
Ética e história da reabil.	X			X		X	X		X				X	X		47
Fundamentos de fisioterapia			X	X	X	X	X				X			X		33
Fund. de fisiot. e de ter. ocup.	X							X	X							20
História da reabilitação				X				X		X						20
Cinesiologia							X							X		13
Fisioterapia geral						X								X		13
Ética, hist. e fundam. reab.												X				7
Fisioter. preventiva		X														7
Fund. de reabilitação			X													7
História da fisioterapia		X														7
Introdução à fisioterapia		X														7
Soma	3	4	3	3	3	2	3	3	3	1	2	1	1	3	2	–
Porcentagem	20	27	20	20	20	13	20	20	20	7	13	7	7	20	13	–

pectivamente, 62, 57, 57 e 52% das disciplinas assinaladas. Com exceção das disciplinas obrigatórias por lei, as que são comuns a maior número de escolas são Administração Aplicada à Fisioterapia (100%), Fisioterapia Geral (93%), Fisioterapia Aplicada (93%) e Estágio (87%).

No Quadro 4 estão apresentadas as disciplinas que foram consideradas relacionadas ao objeto de trabalho da Fisioterapia pelo fato de sugerirem a probabilidade de estarem examinando, em algum grau, tópicos relativos ao exame ou à discussão dos fatores que caracterizam ou determinam o objeto de trabalho da profissão. Algumas dessas disciplinas parecem sugerir, de maneira mais óbvia, o exame desses assuntos, por exemplo, Fundamentos de Fisioterapia, Fundamentos de Reabilitação e Fundamentos de Fisioterapia e Terapia Ocupacional. Na medida em que elas são propostas para fundamentar uma área de atuação ou de aplicação do conhecimento, pode-se inferir que necessariamente examinarão tópicos relacionados ao que é – e ao que não é – de responsabilidade do campo de atuação da Fisioterapia. A disciplina Introdução à Fisioterapia também pode ser assim considerada pelo fato de ser proposta como substitutiva das disciplinas de fundamentação da profissão. Isso pode ser verificado no Quadro 3 pela observação de que a instituição (2) que ministra essa disciplina não mantém qualquer uma das disciplinas desse conjunto apresentado nesse quadro.

As disciplinas voltadas para o estudo histórico da profissão ou de uma de suas maneiras de atuar, como História da Fisioterapia e História da Reabilitação, foram consideradas relacionadas ao objeto de trabalho da Fisioterapia por sugerirem o exame de fatos ou acontecimentos históricos que poderiam ter determinado o objeto atual desse campo de atuação profissional ou, pelo menos, influenciado na sua caracterização mais atual. A disciplina Ética consta do quadro como a relacionada ao objeto de trabalho da Fisioterapia simplesmente pelo fato de, pela denominação, estar associada a alguma das disciplinas anteriores (p. ex., Ética e História da Reabilitação e Ética, História e Fundamentos de Reabilitação) ou por indicar limites ou cuidados éticos para o trabalho profissional em relação a outros campos de atuação.

Em relação à disciplina Cinesioterapia, foi considerada como tendo algum grau de relação com o objeto de trabalho pelo seu contexto histórico no decorrer do desenvolvimento da profissão. A influência da terapia por meio de movimentos e exercícios físicos durante muito tempo foi importante, no sentido de ser essa maneira de atuar considerada o "eixo principal" da atuação fisioterápica. As disciplinas Fisioterapia Geral e Cinesiologia II são apenas denominações diferentes, adotadas por certas instituições, em substituição ao nome Cinesioterapia, e, por isso, foram assim consideradas.

A única disciplina que se diferencia das encontradas é a Fisioterapia Preventiva. Em primeiro lugar, ela consta no currículo de apenas uma instituição (a Universidade de São Paulo), pelo fato de ser decorrente de uma alteração curricular feita em 1984 e de não ter havido tempo suficiente para a maioria das instituições estudadas no período efetuar sua implantação até a data em que os dados foram coletados. Em segundo lugar, ela foi considerada relacionada ao propósito deste trabalho por sugerir o desenvolvimento de uma forma alternativa de atuação, que se diferencia das maneiras usuais pelas quais a Fisioterapia tem aplicado seus recursos no decorrer da história da profissão. Ao se referir, pelo menos como denominação, a uma atuação preventiva em relação à Fisioterapia, aponta para um tipo de assistência à saúde que, até então, não foi (ou foi insuficientemente) estudado ou exercido pelos fisioterapeutas.

Outros aspectos podem ser notados no Quadro 4. Por exemplo, a disciplina com maior regularidade de frequência nas escolas examinadas é a Cinesioterapia (56%), seguida por Fundamentos de Fisioterapia (44%) e Ética e História da Reabilitação (44%); a instituição com maior número de disciplinas relacionadas ao objeto de trabalho é responsável por 33% dessas disciplinas;

das escolas examinadas, 19% delas ensinam somente uma das disciplinas consideradas relacionadas ao objeto de trabalho da fisioterapia.

B. Decorrências das características das disciplinas na formação do fisioterapeuta

Os dados contidos nos Quadros 1 a 3, referentes às disciplinas consideradas indiretamente relacionadas ao objeto de trabalho, possibilitam o exame de alguns aspectos, relativos às disciplinas dos cursos de graduação em Fisioterapia, que parecem contribuir para enxergar o contexto geral no qual se insere a formação desses profissionais no País. Um aspecto geral que vale a pena destacar é a dispersão existente no oferecimento de disciplinas aos cursos de graduação. No que tange às disciplinas básicas (Quadro 1), pode-se notar a ausência de homogeneidade na oferta dessas disciplinas nas diversas escolas. Se for considerado 70% de frequência como um índice razoável para definir homogeneidade, somente 5 das 28 classificadas como "básicas" estariam enquadradas nesse critério por serem oferecidas em maior número de escolas. As escolas com o maior número das disciplinas assinaladas oferecem apenas 54% dessas disciplinas. Mesmo com a variedade de nomenclatura que pode ter uma mesma disciplina, a dificuldade está em não saber o que está sendo ensinado ao fisioterapeuta para um exercício profissional que, pelo menos nas primeiras décadas de existência de seus cursos de graduação, carece de definição no País.

Essa dispersão de disciplinas pode ser verificada também nos demais quadros. No Quadro 2, relativo às disciplinas classificadas como fundamentos da profissão, os maiores índices na frequência de disciplinas são de 64 e 41%, tendo em vista que somente 3 das escolas examinadas apresentaram esses índices. Ao mesmo tempo, apenas uma disciplina, a Cinesiologia, é comum a mais de 70% das instituições analisadas. No Quadro 3, esses valores são de 62, 57 e 52% das disciplinas relacionadas para as escolas que contêm o maior número de disciplinas e de 6 disciplinas que são oferecidas a mais de 70% das escolas examinadas.

A ausência de homogeneidade de disciplinas na maioria das escolas do País traz algumas decorrências prejudiciais para uma análise do perfil do profissional que está sendo formado e, consequentemente, da própria profissão. Por exemplo, em relação às disciplinas "básicas", essa ausência dificulta a percepção e o exame de qual seja a formação básica que é característica do profissional de Fisioterapia. Na medida em que a formação inicial desses profissionais apresenta graus elevados de heterogeneidade, maior será a dificuldade para examinar para que esse profissional está sendo formado. Sem dúvida, o inverso também é verdadeiro, pois, quanto maior a indefinição sobre o que é – ou deve ser – característica da atuação do futuro profissional, maiores as dificuldades para estabelecer uma formação básica com um relativo grau de homogeneidade.

Esse mesmo exame pode ser estendido às demais disciplinas. Quanto maior a ausência de homogeneidade nas disciplinas relativas à fundamentação dos recursos da profissão e à profissionalização do fisioterapeuta, maiores as dificuldades para caracterizá-lo como profissional e para identificar as possíveis inadequações em seu processo de formação.

No exercício da profissão, a ausência de graus ideais de unificação nas diversas disciplinas de graduação remete a uma procura de identidade profissional pelos fisioterapeutas, sofrendo influências dos mais variados tipos, principalmente as advindas de outros campos profissionais já existentes e mais "consolidados" (Medicina, Educação Física, entre outros), e as decorrentes definições estabelecidas em outras realidades sociais (Europa, EUA e Canadá, p. ex.).

Além da falta de homogeneidade das disciplinas dos cursos de graduação, outros aspectos podem ser notados nos Quadros 1 a 3. No Quadro 1, embora as disciplinas não tratem diretamente do objeto de trabalho da profissão, elas fornecem subsídios para o processo de desenvolvimento profissional subsequente. O índice de frequência de determinados tipos de conhecimento que são apresentados a esses futuros profissionais pode influir na determinação dos tipos e formas de atuação que eles desenvolverão posteriormente. A baixa frequência no oferecimento das disciplinas Estatística e Metodologia da Pesquisa Científica, por exemplo, possivelmente está influindo, em algum grau, no fato de a pesquisa científica em Fisioterapia estar pouco desenvolvida no País e, também, pode estar refletindo uma falta de preocupação com a produção de conhecimento científico e a formação científica do profissional.

Da mesma forma, no Quadro 2, pode-se observar a alta frequência no oferecimento de disciplinas que sugerem um conhecimento voltado para as "especialidades médicas". Se a analogia com a forma de utilização dos conhecimentos, sugerida pela designação das disciplinas, em relação à área médica, for verdadeira e considerar-se que a assistência fornecida por essas especialidades é, na sua maioria, de caráter curativo, uma orientação predominante para esse mesmo tipo de assistência, na Fisioterapia, parece estar presente. O fato de a disciplina Cinesiologia, que estuda os movimentos do corpo humano e que é de importância fundamental para o desenvolvimento profissional do fisioterapeuta (note-se que é a única disciplina do Quadro 2 com 100% de frequência nas escolas examinadas), ser seguida em termos de frequência por Ortopedia e Traumatologia (53%), Fundamentos de Medicina Clínica e Cirúrgica (47%) e Radiologia (47%) parece corroborar essas observações. Por outro lado, as disciplinas que poderiam propiciar o conhecimento das diversas formas de assistência à saúde e sugerir outros tipos de atuação profissional, como Introdução à Saúde Pública e Higiene e Saneamento, são desenvolvidas, cada uma, em apenas 40% das instituições examinadas.

Mesmo tendo sido esses grupos de disciplinas considerados não relacionados diretamente ao objeto de trabalho da profissão, a observação e o exame dos aspectos relativos à distribuição geral das disciplinas e de suas frequências nas escolas examinadas permitem a percepção de certo dimensionamento naquilo que deverá ser de responsabilidade do futuro profissional. E tal direcionamento parece contribuir para que os tipos de assistência fornecidos à população, por pelo menos parte desses profissionais, sejam mais voltados para intervenções realizadas de maneira que eliminem um mal já existente ou minimizem as sequelas decorrentes de uma agressão à saúde. Nesse caso e momento de desenvolvimento da Fisioterapia no País, cabe a pergunta: ensinar um fisioterapeuta em nível universitário pode ser entendido como ensinar técnicas de tratamento fisioterápico? Se assim for, não é correta a pretensão de estar formando profissionais da área de Saúde que, como tais, deveriam ser capazes de atuar nos diversos níveis de assistência à saúde, que não somente os relativos ao tratamento e à reabilitação. Obviamente não se trata de deixar de ensinar a curar, mas sim de saber que é preciso ir muito mais longe do que isso para formar bons profissionais no campo de atuação em Saúde. Pelo menos é o que já se conhece pelas pesquisas disponíveis e propostas de vários autores (ver Illich, 1975; Laurell, 1975; Leavell e Clark, 1977; Breilh e Granda, 1980; Chaves, 1980; Botomé e Rosenburg, 1981; Botomé e Santos, 1984; Stédile, 1996; Stédile e Botomé, 2015).

Em relação às disciplinas consideradas relacionadas ao objeto de trabalho da Fisioterapia (Quadro 4), a exemplo das não relacionadas ao exame do objeto de trabalho do fisioterapeuta, podem ser notados os mesmos aspectos relativos a um alto grau de dispersão e à preconização de técnicas de tratamento e de conceitos previamente estabelecidos (como sugerem os próprios nomes da maioria dessas disciplinas). Tratando-se de disciplinas que examinam o estudo, a discussão, o exame e, talvez, a proposição daquilo que deveria ser de responsabilidade do futuro profissional, a existência desses aspectos potencializa as dificuldades para a caracterização do campo de atuação profissional e para a própria definição daquilo que deveria caracterizar o que é típico do trabalho do fisioterapeuta, no contexto dos problemas que atingem a população a ser atendida por esse profissional.

A falta de uma definição profissional estudada, planejada, suficiente e adequada às circunstâncias existentes para a inserção profissional determina, muito provavelmente, atuações profissionais dos mais variados tipos e formas que, na falta dessa definição, dependem, por certo, da adoção de preconceitos ou de aspectos políticos, econômicos, educacionais e sociais em voga, não necessariamente relacionados com a saúde da população ou com suas necessidades em relação a ela.

O exame das disciplinas existentes nos currículos plenos dos cursos de graduação, embora necessário, caracteriza, ainda, um exame relativamente superficial e insuficiente para o estudo do objeto de trabalho da Fisioterapia. É preciso uma verificação do que, nessas disciplinas, os professores propõem ensinar, principalmente as que tratam do ensino, da discussão, do exame ou da proposição do objeto de trabalho para os fisioterapeutas e das possibilidades de intervenção relativas a esse objeto. Uma das formas para ter uma indicação sobre o que é de responsabilidade dessas disciplinas diz respeito à verificação dos objetivos de ensino que são apresentados para serem desenvolvidos no âmbito de sua execução.

3. O objeto de trabalho da Fisioterapia nos objetivos de ensino das disciplinas relativas ao ensino desse objeto

O plano de ensino de uma disciplina é o documento formal que contém as informações a respeito do que é a disciplina e por quais parcelas do conhecimento ela é responsável, como meio para a formação global do futuro profissional. Nesse documento, além das informações relativas à carga horária, à quantidade de alunos, e a salas de aula, deverá estar especificado aquilo que a disciplina propiciará como resultado de seu desenvolvimento ou realização. Ou, mais precisamente, aquilo (as competências, aptidões e comportamentos profissionais) que o aprendiz deverá ser capaz de fazer após ter sido submetido ao processo de aprendizagem de responsabilidade da disciplina, resultado que é expresso pelos objetivos de ensino da disciplina. A verificação (dos objetivos de ensino propostos pelas disciplinas) relativa ao ensino, à discussão ou ao desenvolvimento do objeto de trabalho da profissão em diversas escolas do País pode, portanto, dar indicações de como está sendo feita a formação dos futuros profissionais e, consequentemente, de como está sendo orientado o campo de atuação pelo ensino desses profissionais.

A. Objetivos de ensino nas disciplinas relacionadas ao trabalho da Fisioterapia

No Quadro 5 podem ser observados os objetivos propostos para a disciplina Fundamentos de Reabilitação – ou equivalentes (a disciplina que, em um plano geral, poderia desenvolver o que é o objeto de trabalho da profissão) –, retirados dos planos de ensino das escolas que enviaram os documentos relativos a essas disciplinas e que continham esses objetivos especificados. Pode ser verificada, nessa lista com 22 enunciados, uma dispersão, no sentido de que nenhum dos enunciados é coincidente entre pelo menos duas das escolas examinadas. Apenas alguns graus de similaridade podem ser observados entre esses objetivos, por exemplo, entre 8, 9 e 10, que sugerem um exame conceitual em relação à reabilitação. Outro tipo de similaridade pode ser notado nos objetivos 12 e 13, que propõem o exame de aspectos da relação terapeuta-paciente. Vale reparar que essas similaridades são relativas a tópicos de assuntos a serem estudados pela disciplina, não caracterizando quem (o aluno ou o professor?) deverá examiná-las e como esse exame será feito.

Em relação ao objeto de trabalho da Fisioterapia que deverá ser de responsabilidade do futuro profissional, podem ser examinadas cinco categorias ou grupos de objetivos (cada grupo está separado dos demais por uma cor diferente como fundo do texto). O primeiro grupo (objetivos 1 a 7) contém objetivos que parecem permitir o exame ou o desenvolvimento de estudos sobre formas alternativas de atuação curativa ou reabilitadora em relação a condições de saúde. Como exemplos, podem ser citados os objetivos "conceituar condições de saúde" (saúde-doença e níveis de prevenção) e "caracterizar o trabalho de cada profissional da área da Saúde e seus níveis de atuação".

O segundo grupo (8 a 11) parece vincular a atuação profissional do fisioterapeuta ao tratamento ou à reabilitação por meio da especificação dessas formas ou tipos de assistência como as principais na atuação fisioterápica, ou por meio da vinculação da conduta do profissional a instrumentos legais que valorizam mais essas formas de assistência.

Os objetivos assinalados no terceiro grupo (12 a 15) não estão diretamente relacionados ao objeto de trabalho, pois enfatizam estudo da relação estabelecida entre o profissional e a população-alvo de seu trabalho, utilizando como referencial o Código de Ética. Pode ser observado também que, ao especificar essa população-alvo, na maioria dos objetivos desse grupo é utilizado o termo "paciente", remetendo, de certa forma, para a concepção de uma atividade profissional voltada para a assistência a indivíduos já acometidos de alguma patologia ou sequela. Essa concepção é coincidente com a percebida na observação dos objetivos do grupo anterior, no sentido de que ambas enfatizaram um tipo de assistência voltada para o tratamento ou a reabilitação.

O quarto e o quinto grupos (objetivos 16 a 22) não permitem qualquer percepção sobre o estudo ou o exame de aspectos relacionados com o objeto de trabalho da profissão. Os objetivos do quarto grupo propõem o desenvolvimento do exame (análise? avaliação? estudo?) das relações interprofissionais

Quadro 5
Distribuição das expressões utilizadas para apresentar
os objetivos da disciplina fundamentos de reabilitação
ou equivalentes, retirados dos planos de ensino dos cursos de fisioterapia

Objetivos / Escolas	3	7	15
1. Analisar o desenvolvimento histórico desses conceitos (saúde, doença e normalidade)			X
2. Conceituar saúde, doença e normalidade			X
3. Conceituar condições de saúde (saúde, doença e níveis de prevenção)	X		
4. Estabelecer distinção entre normal e saudável			X
5. Examinar os programas nacional e internacional de saúde	X		
6. Contatar e caracterizar algumas instituições de saúde na cidade	X		
7. Caracterizar o trabalho de cada profissional da área da Saúde e seus níveis de atuação	X		
8. Possibilitar visão da Fisioter. como forma de tratam., seu campo de atuação e sua cond. na reabil.		X	
9. Incutir nos alunos a reab. como processo que engloba muitas áreas de atend., como parte do proc.		X	
10. Caracterizar a reabilitação	X		
11. Apresentar ao fisioterapeuta sua condição legal e sua conduta como profissional da saúde		X	
12. Analisar a relação terapeuta-paciente explicitada no Código de Ética			X
13. Discutir a relação estabelecida como o paciente dos pontos de vista sociológico, psicol. e ético			X
14. Levantar, no Cód. de Ética, preconceitos [...] implícitos nas relações interprofiss. e c/ o paciente			X
15. Fazer uma primeira interpretação do Código de Ética do COFFITO			X
16. Desenvolver o pensamento científico e reconhecer sua importância para gerar conhecimento			X
17. Explicar as condições que geram o crescimento profissional			X
18. Conceituar preconceito e detectá-lo nas relações interprofissionais, a partir de sua experiência			X
19. Discutir e analisar os fatores que constituem obstáculo à aprendizagem e ao crescimento profis.			X
20. Estabelecer comparação entre os conceitos discutidos e a realidade dos alunos			X
21. Discutir os objetivos dos cursos e da disciplina Ética e História da Reabilitação			X
22. Verificar o trabalho	X		

e dos aspectos que possam influir no "crescimento profissional". Os do quinto grupo sugerem a "comparação de conceitos com a realidade dos alunos", a "discussão dos objetivos da disciplina" e a "verificação do trabalho" (7). Esses últimos possibilitam muito pouco entendimento sobre o que significam ou propõem.

Além das observações relativas à dispersão dos objetivos entre as escolas e ao que propõem esses objetivos com relação ao objeto de trabalho da profissão, vale notar a forma como estão enunciados os objetivos. De modo geral, pode ser observado que os enunciados estão formulados de maneira vaga, não explicitando quem deverá executar as ações neles indicadas (p. ex., "conceituar condições de saúde" será uma atividade do aluno, do professor ou de ambos em sala de aula?), ou de maneira que levem a inferir ações que o professor deverá desempenhar em sala de aula e intenções daquilo que ele espera que aconteça em decorrência das atividades propostas. Os objetivos 20 e 8, respectivamente, exemplificam esses dois últimos casos.

No Quadro 6, podem ser observados 4 conjuntos de objetivos da disciplina Fundamentos de Fisioterapia ou equivalentes, das escolas cujos planos de ensino continham objetivos. Pode-se notar, no que diz respeito a essas disciplinas, uma dispersão dos objetivos assinalados, em relação às escolas que os apresentam. A frequência de enunciados similares ou coincidentes acontece em apenas dois casos (objetivos 8 e 23) e com um índice de frequência pequeno (ambos são comuns a apenas duas escolas).

O "conteúdo" dos objetivos enunciados permite observar alguns aspectos relativos ao objeto de trabalho da profissão. Os objetivos 1 a 6, por exemplo, sugerem o desenvolvimento de atividades nas quais existe a probabilidade de estudo a respeito do que é ou deveria ser de responsabilidade do fisioterapeuta, sem vincular previamente sua atuação a qualquer tipo ou forma de assistência. Do mesmo modo os objetivos 7 e 8, embora descritos de maneira mais geral. Por outro lado, na observação dos objetivos 9 a 16, pode-se notar que existe uma vinculação direta das funções ou formas de atuação do profissional com a assistência curativa, reabilitadora ou terapêutica. Essa vinculação é feita por meio da utilização da própria terminologia, que sempre se refere a essa forma de assistência, ou por meio da proposta de desenvolvimento de conhecimentos técnicos que, historicamente, remetem para a aplicação desses conhecimentos na recuperação, reabilitação ou terapia.

Os demais objetivos, com relação a seu "conteúdo", parecem não indicar relação com aquilo que é ou deve ser característica da atuação profissional em Fisioterapia. Tratam de aspectos gerais relativos à profissão ou à universidade

Quadro 6
Distribuição de expressões utilizadas para apresentar
os objetivos da disciplina fundamentos de fisioterapia
ou equivalentes, retirados dos planos de ensino dos cursos de fisioterapia

OBJETIVOS \ ESCOLAS	1	2	3	4	5	7	8	14	*A
1. Conhecer seu campo de atividade, científica e profissional. Enfatizar papel a desempenhar [...]	X								
2. Fundamentar os conceitos fisioterápicos, os recursos e as formas de atuação				X					
3. Definir o termo "fisioterapia" e diferenciá-los das demais profissões paramédicas	X								
4. Listar membros de uma equipe multiprofissional e dar suas funções e campos de atuação	X								
5. Listar objetivos, locais de atuação, divisão e aplicação da Fisioterapia	X								
6. Discutir globalmente os aspectos da profissão nos sistemas de saúde, socioeconômicos e culturais				X					
7. Diferenciar entre associação de classe e tipos de atendimento	X								
8. Dar ao acadêmico iniciante a visão geral da profissão e de seu curso					X			X	
9. Enfocar a conceituação de Fisiot., sua posição na reabil., as ativid., meios, responsabilidades e deveres									X
10. Destacar noções hist.-evolutivas da Fisiot., de reabilitação, aspectos de Med. reab. e Med. Fisioterápica							X		
11. Situar o aluno como indivíduo relacionado com a natureza		X							
12. Proporcionar a reflexão e exploração das bases da Fisioterapia para realizá-la globalmente						X			
13. Elaborar a avaliação e a programação fisioterápica, evolução e alta de um paciente	X								
14. Mostrar aos alunos diferentes divisões da Fisioterapia e a aparelhagem usada em cada uma							X		
15. Mostrar o funcionamento, efeitos, indicações e contraindicações de cada aparelho							X		
16. Dar condições aos alunos de manipular os aparelhos e aplicá-los corretamente							X		
17. Dissertar sobre o mercado de trabalho e a organização de um serviço	X								
18. Conhecer o organismo do curso e os direitos e deveres quanto à Universidade				X					
19. Dar subsídios para disciplinas profissionalizantes, despertar senso crítico pelo curso e pela profissão								X	
20. Familiarizar o aluno com os recursos fisioterápicos que passará a conhecer profundamente								X	
21. Destacar fundamentos da Fisioterapia Geral, Especial e Fundamentos de Terapia Ocupacional							X		
22. Despertar espírito humanístico da área de profissionais de saúde e de Fisioterapia		X							
23. Propiciar formação básica de natureza teórica			X		X				
24. O estudo e a reflexão sobre as bases filosóficas e científicas da Fisioterapia			X						
25. Fazer reflexão do seu momento dentro do sistema pessoal, social, nacional e mundial					X				

* A escola "A" não enviou toda a documentação e, por isso, não entrou no exame do Quadro com as demais 15 escolas.

(p. ex., os objetivos 17 a 21) ou de aspectos subjetivos relacionados à interação do aprendiz com a profissão (objetivos 22 a 25).

Quanto à forma como estão enunciados os objetivos, pode-se notar novamente o elevado grau de vacuidade, no sentido de não permitir identificar o que o aprendiz seja capaz de fazer como profissional desse campo. Verificam-se, também, objetivos enunciados como ações do professor ou suas intenções, sem indicar o que o aluno deveria desenvolver ou realizar como aptidão ou competência profissional ao final do programa de ensino.

O Quadro 7 mostra os objetivos da disciplina Cinesioterapia ou equivalentes. Nele, pode-se notar, da mesma forma como foi notado que nos Quadros 4 e 5, um elevado grau de dispersão entre os objetivos, tendo em vista que os enunciados coincidentes ou similares são os de números 2, 3 e 23. Os dois primeiros são comuns a duas instituições e o terceiro, a três.

Pode ser observada ainda no Quadro 7 a ênfase na atuação profissional voltada para a cura, a reabilitação e o tratamento de más condições de saúde existentes. Isso pode ser verificado nos objetivos 8 a 16 e 17 a 27. O primeiro conjunto (objetivos 8 a 16) enfatiza essa forma de atuação por meio da conceituação de Cinesioterapia, utilizando como referencial sua história, que é predominantemente voltada à cura ou, então, por meio do desenvolvimento de estudos relacionados às diversas morbidades e ao uso da Cinesioterapia em algumas delas.

O grupo de objetivos 17 a 27 permite perceber o desenvolvimento de conhecimentos que, além de enfatizarem um aspecto "terapêutico" de assistência à Saúde, realçam o aspecto técnico da atuação do fisioterapeuta. Os únicos objetivos desse quadro que possibilitam a discussão ou o estudo de outras direções de conceituação ou utilização da Cinesioterapia são os de números 1 a 7. Nesses objetivos, além de não estar expressa uma forma específica de assistência, parece haver a probabilidade de aprendizagem a respeito de outras possibilidades de atuação. Pode-se notar, ainda no Quadro 7, que novamente o modo como são enunciados os objetivos faz com que apresentem grande vaguidade (ou amplitude), não explicitando de maneira clara o que o professor deseja que o aprendiz seja capaz de fazer ou realizar como algo típico e próprio das responsabilidades ou competência do profissional. Por exemplo: identificar, utilizar, explicar e assim por diante.

Quadro 7
Expressões utilizadas para apresentar os objetivos da disciplina Cinesioterapia ou equivalentes, retirados dos planos de ensino dos cursos de Fisioterapia

Objetivos \ Escolas	1	3	4	5	6	7	8	9	14	*A
1. Reconhecer o processo evolutivo da Cinesioterapia			X							
2. Conceituar dinamicamente a Cinesioterapia			X		X					
3. Identificar e praticar a análise dos movimentos			X				X			
4. Explicar objetivos da Cinesioterapia e descrever princípios e cinesiológicos [...]				X						
5. Citar indicações da Cinesioterapia e explicar princípios a observar na sua prática				X						
6. Enumerar diferentes tipos de estiramento muscular utilizados em Cinesioterapia				X						
7. Enumerar diferentes exercícios usados pela Cinesioterapia para aumentar força				X						
8. Citar o referencial histórico da Cinesioterapia e definir Cinesioterapia				X						
9. Conhecer o fato mecânico e os princípios de tratamento clínico e cirúrgico								X		
10. Correto conhecimento da disfunção motora que baseia o programa terapêutico						X				
11. Conhecimento das bases orgânicas, fisiológicas, psicomotoras e da natureza da Cinesioterapia						X				
12. Indicar, contraindicar, orientar, supervisionar educação e reeducação funcional					X					
13. Aplicar Cinesioterapia em indivíduos com adiantamento ortopédico		X								
14. Aplicar Cinesioterapia nas disfunções sensoriais		X								
15. Aplicar manipulações vertebrais quando forem adequadas ao tratamento		X								
16. Elaborar e executar um programa de tratamento fisioterápico	X									
17. Aprendizagem, aplicação e seleção métodos e técnicas cinesioterapias como recurso					X					
18. Identificar e utilizar a aparelhagem usada em Cinesioterapia		X								
19. Aplicar técnicas de reeducação postural		X								
20. Aplicar técnicas de posicionamento, mobilização e transportes de indivíduos		X								
21. Indicar, contraindicar, orientar, supervisionar e executar técnicas de exerc. passivos, ativos, resist. e estir.					X					
22. Explicar objetivos e descrever técnicas de terapia por trabalho muscular [...]				X						
23. Utilizar os conhecimentos da Cinesioterapia e as técnicas terapêuticas p/ afecções músculo-esqueléticas.							X	X		X
24. Explicar objetivo e citar indicações cinesioterapêuticas para correção ou reeducação de vícios de postura				X						
25. Explicar objetivos, citar indicações e descrever exercícios de Cinesioterapia Especial				X						
26. Explicar objetivos, indicações e descrever a técnica de terapia por tensão isométrica				X						
27. Explicar e descrever técnicas cinesioterapêuticas para pescoço, tronco, membros...				X						
28. Caracterizar Cinesioterapia receptiva e expressiva e enumerar diferentes tipos de movimentos especiais						X				
29. Reconhecer a importância do movimento como aspecto vital para o homem		X								

* A escola "A" não enviou toda a documentação e, por isso, não entrou no exame do Quadro com as demais 15 escolas.

B. Considerações a respeito dos objetivos formulados nas disciplinas dos cursos

Os "objetivos" das disciplinas consideradas relacionadas ao objeto de trabalho da Fisioterapia permitem algumas observações relativas àquilo que é proposto como aprendizagem característica do profissional. Inicialmente, chama a atenção o elevado grau de dispersão (ou ausência de homogeneidade) dos "objetivos" das disciplinas. Parece não existir uma proposta básica, um eixo central, em torno do qual sejam desenvolvidas as competências (por meio de aprendizagens intermediárias) necessárias para a formação do fisioterapeuta como profissional da área da Saúde. Não parece possível desenvolver qualquer processo de aprendizagem sem clareza e precisão quanto ao que é objeto ou objetivo do desenvolvimento de um processo desse tipo. Aquilo que os professores propõem ensinar, por meio de suas disciplinas, nos diversos cursos parece estar mais vinculado às concepções sobre o que é a Fisioterapia, particulares de cada instituição, ou dos profissionais que trabalham nela, do que a uma formação profissional voltada para as necessidades da população em relação ao que o profissional deve estar apto a fazer quando se defrontar com elas, orientado pelo conhecimento e tecnologia reunidos sob o nome de Fisioterapia. A partir disso, é possível afirmar que as decisões sobre o que ensinar para os graduandos de Fisioterapia parecem ser determinadas por interesses, aptidões ou ocupações circunstanciais ou individuais de cada professor. Não há um sistema ou um procedimento que permita decisões coletivas sobre o que é preciso ensinar para formar um profissional preparado para atender às necessidades da população no País. É muito diferente ensinar o que se gosta, sabe ou prefere de ensinar o que é necessário ou importante para a sociedade e os aprendizes no âmbito das atribuições – até definidas em lei – de um campo de atuação profissional específico.

No primeiro caso, a preferência individual é predominante. Mas, quando um professor procura decidir o que é necessário e importante, sua preferência já não serve como critério único ou predominante. Pode ser dito que isso se deve à confusão entre ser pesquisador (quando a escolha quanto ao que estudar ou investigar observa critérios mais "pessoais" – e, mesmo nesse caso, o "aspecto pessoal" tem muitas controvérsias a resolver) e ser professor (as decisões sobre o que ensinar afetam os profissionais, a profissão e a população e podem, inclusive, ser contra a lei ou prejudiciais aos profissionais e ao campo de atuação). A cátedra, eliminada da universidade na década de 1960, tinha essa confusão como fundamento. Os departamentos surgiram, em substituição à cátedra, para tirar o sistema de decisões sobre o ensino do controle individual do "dono de uma disciplina" (subárea do conhecimento) para torná-lo de um coletivo (departamentos, congregações, colegiados, coordenações de curso...). A própria ausência de objetivos comuns entre os diversos cursos do País parece demonstrar que os problemas não foram superados. A cátedra não existe como cargo (ou até como título acadêmico), mas parece permanecer como aspecto dos procedimentos de decisão sobre o que ensinar. Essa observação adquire maior ênfase se for levado em consideração que, nesse caso, trata-se de "objetivos" das disciplinas que teriam maior probabilidade de desenvolver, examinar, estudar ou propor o que é ou deve ser de responsabilidade dos profissionais de Fisioterapia. O que é algo de interesse coletivo, social, do campo de atuação profissional e não meramente preferência ou interesse individual de um ou outro professor. O perigo de confundir conveniência individual ou temporária com relevância social é uma constante no trabalho de definir o que precisa ser aprendido por estudantes de nível superior e que deve estar expresso nos objetivos de ensino de seus cursos ou em cada unidade destes.

Por outro lado, uma observação comum aos Quadros 5 a 7 é a existência de vários "objetivos" voltados para determinado tipo de assistência à saúde: assistência curativa, reabilitadora, terapêutica, reeducadora. Essa forma de assistência seria a que preponderantemente deve ser exercida pelos fisioterapeutas? Seria ela a prioritária para a população, de tal forma que deva ser a mais enfatizada na formação dos futuros profissionais? Embora as respostas a essas questões não estejam suficientemente claras no âmbito dos profissionais de Fisioterapia e do campo da Saúde, o direcionamento no sentido da atuação quase que exclusivamente reabilitadora é evidente no conjunto dos objetivos. Do total dos 76 "objetivos" contidos nos Quadros 5 a 7, ao examinar quais deles propõem mais explicitamente algum grau de atuação alternativa, além de curar e reabilitar, apenas dois (2,63%) têm tais características. Vinte e dois (28,94%) referem-se a fundamentos (do exercício profissional) e, se isso for devida e adequadamente considerado, podem possibilitar abertura para outras formas de atuação. Há 34 (44,73%) objetivos referindo-se a técnicas de reabilitação (em geral, 22,36%, e, especificamente, 22,36%). Sobram 18 (23,68%) indefinidos, no sentido de que não são claros o suficiente para permitir uma avaliação. Se for considerado que os "objetivos" apresentados nesses quadros são apenas uma parte pequena dos objetivos dos cursos, porque já foram retirados todos os que não permitiriam um aprendizado relacionado à definição ou à explicitação do objeto de trabalho, os números acima mostram uma tendência absoluta para ensino de técnicas de terapia, de acordo com o modelo da clínica médica tradicional, restringindo a atuação profissional a realizar técnicas de cura ou reabilitação. Nem sequer consideram o desenvolvimento da medicina tradicional com as contribuições do que ficou conhecido como medicina social, saúde pública ou medicina coletiva.

Essa ênfase tão grande na cura ou na reabilitação não facilitará as condições para que os profissionais de Fisioterapia formados por esses cursos ampliem suas perspectivas de atuação: prevenir problemas de movimento, manter boas condições e promover melhores características de movimento e postura em relação às necessidades de toda a população em complementação ao tratamento clínico individual de pessoas com problemas de saúde, ou, mais especificamente, de movimentação. Talvez não possa ser dito que a formação técnica em terapia seja inadequada. Ela é desproporcional em relação às responsabilidades sociais desse profissional, considerando as necessidades da população em relação ao próprio campo de possibilidades de atuação sob o nome de Fisioterapia.

Além da frequência de "objetivos" comuns a vários cursos e do "conteúdo" dos "objetivos", vale examinar a maneira como os "objetivos" são formulados. A vaguidade, a dubiedade e a generalidade são constantes nas proposições apresentadas nos Quadros 5 a 7. A formulação de um objetivo de ensino pressupõe alguns cuidados e regras para permitir a explicitação daquilo que o aprendiz deverá ser capaz de fazer após ter sido submetido a um processo de aprendizagem. Um enunciado ao qual se pretende denominar "objetivo de ensino" deve garantir uma percepção clara do que se quer conseguir por meio de uma ou mais etapas de aprendizagem. Do contrário, ele não poderá ser considerado um objetivo. A quase totalidade dos enunciados contidos nos Quadros 5 a 7 parece demonstrar graus elevados de incorreções em suas formulações como objetivos de ensino. Dessa forma, pode-se perguntar: O que está apresentado nesses quadros são proposições de objetivos de ensino ou indica uma ausência de objetivos de ensino nos cursos de Fisioterapia? O que os docentes que lidam com o ensino e a formação dos futuros fisioterapeutas consideram objetivo de ensino pode ser considerado como tal? E se esses enunciados corresponderem a "falsos objetivos de ensino", de que maneira isso pode afetar o ensino relativo ao objeto de trabalho da profissão?

4. Ausência de objetivos de ensino nas disciplinas e o problema do objeto de trabalho da Fisioterapia

O que, precisamente, são objetivos de ensino? Vários autores já estudaram e tornaram disponível uma literatura relativamente farta a respeito da conceituação, da definição, da construção, da descrição e das formas de utilização desses objetivos. Botomé (1983), ao examinar as confusões terminológicas em relação a esse assunto, aponta a existência de uma literatura extensa, traduzida no País, que discorre sobre objetivos de ensino: Wheeler e Fox (1973), Vargas

(1974), Goldberg (1975), Mager e Pipe (1976), Popham e Baker (1976), Ribes (1976), Mager (1976 e 1977), Parra (1978) e Short (1978), por exemplo.

Além do exame da quantidade de publicações, do entendimento e da utilização adequada de objetivos no ensino, ainda falta considerar o que eles significam como objetivos de ensino. Em primeiro lugar, pelo fato de a literatura existente possuir características mais classificatórias e caracterizadoras sobre objetivos do que esclarecedoras de seu significado e utilidade para o ensino e a educação. Avaliando, nesse sentido, as características do conhecimento disponível sobre objetivos na literatura disponível, Botomé (1983) aponta que: "muita controvérsia real, e que valeria a pena esclarecer e elucidar, fica encoberta por uma linguagem abundante, confusa e imprecisa. Com isso é enfatizado e produzido mais confusões semânticas, aparentes controvérsias e falsos questionamentos ou críticas, do que aspectos que realmente importam para resolver controvérsias significativas ou relevantes a respeito de objetivos de ensino" (p.100).

Em segundo lugar, as características da formação dos profissionais que se dedicam ao ensino superior no País estão mais voltadas para aspectos específicos do campo no qual se graduaram (Engenharia, Medicina, Fisioterapia, Física, e assim por diante) do que para sua formação como profissionais que trabalham com o ensino de nível superior para profissionais de um campo de atuação na sociedade. Como decorrência, verifica-se um relativo desconhecimento dos assuntos afetos a questões de ensino, em particular o ensino de nível superior, especialmente quanto à noção de objetivos de suas unidades de ensino. A formação específica de professor de ensino superior é incipiente e não contempla o conhecimento tanto básico como tecnológico a respeito dos procedimentos de ensino superior e as competências que precisam existir no repertório profissional de quem exerce esse tipo de trabalho: ensinar em nível de complexidade e abrangência e relacionado ao desenvolvimento científico, filosófico e tecnológico atualizado. Os hábitos pessoais, algum verniz de aprendizagem específica, as tradições e normas burocráticas e os costumes que elas condicionam, relacionadas a esse tipo de ensino, aumentam o critério de interesses e limitações pessoais, orientando o que ensinar mais do que o que seria relevante fazer nessa ocupação profissional.

Embora existam confusões terminológicas e um relativo desconhecimento sobre o assunto, isso não diminui a importância da elaboração e da utilização adequadas de objetivos de ensino para a educação. Eles são – ou deveriam ser – o "horizonte" para o qual é orientado o conhecimento ou a utilização deste em determinado campo de atuação. Mais especificamente, eles definem aquilo que o educador deverá conseguir para que os novos profissionais que está formando sejam capazes de fazer em relação à realidade em que atuarão no futuro, delineando os processos de desenvolvimento a serem realizados pela profissão. Dessa forma, a elaboração e a proposição de objetivos de ensino devem incluir características de correção e adequação técnicas que realmente explicitem aquilo que é necessário conseguir para que o aprendiz seja capaz de fazer ao final de um processo de aprendizagem e em relação às situações com que deve lidar como profissional, desde as mais diretas, em relação aos usuários de seus serviços, até aquelas que dizem respeito a seu próprio desenvolvimento e ao campo de atuação em que atua.

Usualmente, nas proposições de objetivos, pode-se identificar alguns tipos de erros mais comuns, examinados por Botomé (1983) como "falsos objetivos de ensino". Uma maneira comum nos programas de ensino de um professor "tentar" estabelecer objetivos de ensino consiste em listar uma série de "conteúdos" (informações, mais apropriadamente) a serem "transmitidos" aos alunos. Segundo o autor, "tipos de informação que se deseja apresentar aos alunos, seja falando, seja por escrito, não são *fins ou resultados* que se quer ou se precisa alcançar com o ensino. Quando muito as informações ou 'conteúdos' são meios ou instrumentos para auxiliar o aluno a ser capaz de *fazer algo* com esses 'conteúdos' (conceitos, informações, descobertas, teorias etc.) ou a partir deles. Para que se aproximassem de um objetivo de ensino, seria necessário que, pelo menos, fosse especificado o que os alunos deveriam ser capazes de fazer em relação a esses 'itens de conteúdo'" (p.109-10).[1]

Outra maneira, apontada pelo autor, pela qual são apresentados objetivos de ensino em programas e catálogos de cursos é sob a forma de "declarações de intenções dos professores". Esse tipo de formulação de "objetivos" continua a não traduzir o que o aluno vai aprender para ser capaz de interferir na realidade que o cerca. Traduz muito mais as "boas intenções do professor" do que aquilo que efetivamente o aluno *deverá ser capaz de fazer* ao final da disciplina.

É comum, também, encontrar "objetivos de ensino" formulados de maneira que explicitem as ações do professor ao desenvolver suas atividades de ensino. Em vez de especificar (ou pelo menos tentar) o que o aluno será capaz de fazer ao sair do curso, o professor especifica o que fará em suas tentativas de ensinar algo ao aluno. A inversão é óbvia, nesse caso, não sendo apropriado entender esse tipo de proposição de "objetivos" como correta ou adequada.

A descrição das ações do aluno talvez se aproximasse mais do que deveria ser entendido como objetivo de ensino, embora a descrição por si só

---

[1]. O exame dessas categorias consideradas como "falsos objetivos de ensino" foi originado de um trabalho de Célia Maria Gonçalves Lock, não publicado, realizado como parte dos trabalhos de uma disciplina que cursou na graduação de Psicologia da PUC/SP, na década de 1970.

ainda seja insuficiente. Ao descrever essas ações, é necessário esclarecer também diante de quais situações (ou circunstâncias) o aluno deverá apresentar as ações e quais decorrências deverão advir de sua execução. Caso contrário, as expressões verbais terão um grau de vacuidade ou generalidade que impediria a identificação de quando determinadas ações são necessárias e para quê, comprometendo o próprio "objetivo de ensino". Da mesma forma, não basta "transformar itens de conteúdo" em ações observáveis dos alunos. Ribes (1976) denuncia a mera transformação de "conteúdos" tradicionais em ações observáveis dos alunos como um engano. Apenas fazer uma "comportamentalização" de "conteúdos" (assuntos) conhecidos não deve ser confundido com proposição de comportamentos humanos (significativos) como objetivos de ensino. Transformar nomes de assuntos em verbos é apenas um truque verbal e não um processo de elucidação do que deverá ser desenvolvido como aprendizagem por um aluno, visando a sua capacitação para atuar como profissional. Fazer isso equivale a "mascarar velhos e ineficazes procedimentos de ensino com uma aparência de que se têm objetivos de ensino. O que se faz com isso é vestir meios com roupas de fins e achar que são fins porque se vestem ou aparentam como tais" (Botomé, 1983, p.126).

Outro equívoco comum nos programas de ensino é a apresentação de atividades de aprendizagem como "objetivos de ensino". As atividades desenvolvidas em sala de aula são, mais provavelmente, atividades-meio necessárias para alcançar (treinar para...) um propósito do que o objetivo em si. Uma disciplina que tivesse como finalidade ensinar crianças a jogar futebol provavelmente não teria que "chutar a bola 20 vezes em direção ao gol, com o pé esquerdo", como seu objetivo. Quando muito, essa seria uma atividade por meio da qual o aluno aprenderia aptidões (ações ou competências) intermediárias, necessárias para apresentar comportamentos apropriados a uma situação de jogo, mais complexos e que exigem chutar com o pé esquerdo com relativa competência em muitas situações mais complexas do que apenas considerar apenas a bola e o pé esquerdo. Como está formulada é simplesmente uma atividade que o aluno deve realizar para aprender algo (coordenar movimentos? lançar a bola em direção apropriada? Chutar com determinada força?) que, ainda ou também, pode não ser necessariamente um objetivo. Talvez pudesse ser mais uma aprendizagem intermediária em relação a algum objetivo mais complexo.

A proposição de objetivos de ensino, segundo esse mesmo autor, deve ter sua gênese no exame das necessidades da população ou da comunidade humana na qual vai ser utilizado o que foi aprendido no ensino. Por meio da identificação das necessidades dessa comunidade, é possível estabelecer o que é necessário ser ensinado aos aprendizes ou aos futuros profissionais para que sejam capazes de interferir (nos aspectos pertinentes ou relacionados ao seu campo de atuação) de maneira significativa nos problemas da comunidade. Não basta, portanto, utilizar o conhecimento já produzido e disponível para a definição de objetivos de ensino. É necessária a descoberta de comportamentos humanos significativos para eleger os que devem constituir objetivos de ensino. Com relação à forma de proposição desses objetivos, o autor considera importante a descrição de cada um dos componentes desses comportamentos, de maneira que explicitem quais ações o aprendiz deverá realizar, em quais situações deverá apresentar as ações especificadas e o que deverá ser o produto da execução dessas ações.

Considerados possíveis enganos e o que melhor pode caracterizar objetivos de ensino, podem ser feitas várias perguntas. Que características apresentam os "objetivos de ensino" propostos para ensinar o fisioterapeuta a lidar com o objeto de trabalho de sua profissão? Eles são, de fato, objetivos? Ensinam e definem o que o profissional deve ser capaz de fazer em relação a aspectos definidos da realidade? Apontam o que o profissional deve produzir com sua atuação?

O que pode ser depreendido sobre o objeto de trabalho da Fisioterapia a partir da forma como são apresentados os "objetivos de ensino" das disciplinas que se relacionam ao ensino relativo a esse objeto de trabalho? Para o desenvolvimento de possíveis respostas para essa pergunta, foi analisado o que as disciplinas Fundamentos de Reabilitação, Fundamentos de Fisioterapia, Cinesioterapia ou afins a elas (que já foram identificadas como relacionadas ao objeto de trabalho da Fisioterapia) propõem como objetivos a serem alcançados em cada uma delas.

No Quadro 8, pode ser examinada a classificação dos "objetivos" propostos para as disciplinas Fundamentos de Reabilitação ou equivalentes (consideradas disciplinas relacionadas ao objeto de trabalho da Fisioterapia), de acordo com as categorias estabelecidas (colunas à direita do Quadro 8) para classificação daquilo que está sendo considerado "objetivo" nos planos de ensino elaborados pelos professores. Pode ser observado que nenhuma das proposições contidas no quadro, da forma como estão elaboradas, foi considerada um objetivo de ensino. A maioria (16 em 22) dos enunciados refere-se a atividades de aprendizagem que o aprendiz deverá executar como meio para obter determinado tipo de habilidade. O enunciado 6 ("contatar e caracterizar algumas instituições de saúde..."), por exemplo, provavelmente não está propondo uma atividade-fim do futuro profissional. Os verbos "contatar" e "caracterizar" talvez sejam passos necessários para que o futuro profissional aprenda a interferir de alguma forma (dentro de seu campo de atuação) nessas institui-

Quadro 8
Classificação dos objetivos da disciplina fundamentos de reabilitação ou equivalentes, das escolas examinadas, de acordo com as categorias descritivas examinadas por Botomé (1983)

Objetivos / Categorias*	1	2	3	4	5	6	7
1. Analisar o desenvolvimento histórico dos conceitos saúde, doenças e normalidade					X		
2. Conceituar saúde, doença e normalidade				X	X		
3. Conceituar condições de saúde (saúde-doença e níveis de prevenção)					X		
4. Estabelecer distinção entre normal e saudável					X		
5. Examinar os programas nacional e internacional de saúde					X		
6. Contatar e caracterizar algumas instituições de saúde na cidade					X		
7. Caracterizar o trabalho de cada profissional da área de saúde e seus níveis de atuação					X		
8. Possibilitar visão de Fisioterapia: tratamento, campo de atuação e condição na reabilitação			X				
9. Incluir nos alunos a reabilitação como processo que engloba muitas áreas de atendimento			X				
10. Caracterizar a reabilitação				X			
11. Apresentar ao fisioterapeuta sua condição legal e conduta como profissional da saúde	X						
12. Analisar a relação terapeuta-paciente explicitada no Código de Ética				X			
13. Discutir relação estabelecida do fisioterapeuta com paciente, sociológica, psicológica e éticamente				X			
14. Levantar, a partir do Cód. Ética, preconceitos na aprendizagem e relações entre profissionais e com paciente				X			
15. Fazer uma primeira interpretação do Código de Ética do COFFITO				X			
16. Desenvolver pensamento reflexivo e reconhecer import. como gerador de crescimento			X				
17. Explicar as condições que geram o crescimento profissional				X			
18. Conceituar preconceito e detectá-lo nas relações interprofissionais, a partir da própria experiência				X			
19. Discutir e analisar fatores que constituem obstáculo à aprendizagem e ao crescimento profissional				X			
20. Estabelecer comparação entre os conceitos discutidos e a realidade dos alunos		X					
21. Discutir os objetivos do curso e da disciplina Ética e História da Reabilitação					X		
22. Verificar o trabalho				X			

* I. "Itens de conteúdo" – 2. Ações do professor – 3. Intenções do professor – 4. "Conteúdo" sob a forma de ações – 5. Atividades de aprendizagem – 6. Expressões ambíguas – 7. Possíveis objetivos de ensino.

ções. Nesse sentido, pode-se notar que os verbos empregados nos enunciados classificados como "atividades de aprendizagem" mostram categorias de ações que se referem a atividades que o aluno desenvolve para aprender algo e não o que ele vai aprender ao fazê-las: (1) analisar..., (2) conceituar..., (3) discutir..., (4) estabelecer distinção..., (5) examinar programas..., (6) contatar..., (7) caracterizar..., e assim por diante. Para deixar isso mais claro, basta examinar se são verbos que vão caracterizar a atuação do profissional como tal ou se são atividades típicas de exercícios em sala de aula e que talvez nunca sejam apresentados como exercício profissional. Ou, se o forem, a profissão corre o risco de ficar perdida em atividades irrelevantes para efetivamente resolver os problemas com os quais os profissionais vão se defrontar no exercício do trabalho em seu campo de atuação.

Dentre os demais enunciados, três deles (8, 9 e 16) mais traduzem aquilo que o professor espera que aconteça (desenvolver o pensamento reflexivo, p. ex.) do que propõem objetivos de ensino, e dois (11 e 20) referem-se a ações do professor ao desenvolver atividades em sala de aula. O enunciado 2 (conceituar saúde, doença e normalidade) permite uma dupla interpretação entre as categorias "atividades de aprendizagem" e "conteúdos sob a forma de ações do aprendiz". Ou talvez três, se o sujeito do verbo for o professor e não o aluno. Mudar "conceitos de saúde, doença e normalidade" por "conceituar saúde, doença e normalidade" é apenas "comportamentalizar" (apresentar sob a forma de verbos de ação) o que era uma informação acadêmica. Fazer isso ainda não necessariamente indica um objetivo, podendo ser várias outras coisas, conforme foi considerado anteriormente.

O Quadro 9 apresenta a classificação dos "objetivos" propostos pela disciplina Fundamentos de Fisioterapia ou equivalentes a ela (também consideradas relacionadas ao objeto de trabalho da profissão de acordo com as categorias de exame estabelecidas no procedimento). Nesse quadro, pode-se notar que, dos 25 enunciados, 11 foram classificados como "intenções do professor", 8 como "atividades de aprendizagem", 4 como "conteúdos sob a forma de ação do aprendiz", 2 como "ações do professor' e 1 como "item de conteúdo".

Somente um dos enunciados (13) constantes no quadro foi considerado "objetivo" por se aproximar (ainda que de maneira insuficiente) daquilo que foi considerado objetivo de ensino, de acordo com o conceito apresentado: uma efetiva competência (ou comportamento) a ser apresentada como (ou necessária para realizar o) trabalho profissional próprio ou típico de um fisioterapeuta no exercício de sua atuação. Mesmo assim, "o objetivo" apresentado refere-se a "possíveis competências do profissional no exercício de seu trabalho": elaborar a programação de um tratamento fisioterapêutico, avaliar (con-

Propostas do que deve ser aprendido nos cursos iniciais de graduação em Fisioterapia 125

Quadro 9
Classificação dos objetivos da disciplina Fundamentos de Fisioterapia ou equivalentes das diversas escolas examinadas, de acordo com as categorias examinadas por Botomé (1983)

Objetivos / Categorias	1	2	3	4	5	6	7
1. Conhecer o campo de trabalho científico e profissional. Enfatizar o papel do futuro profissional em Fisioterapia			X				
2. Fundamentar os conceitos fisioterápicos, os recursos e as formas de atuação				X			
3. Definir o termo "Fisioterapia" e diferenciá-lo das demais profissões paramédicas					X		
4. Listar membros de uma equipe multiprofissional e dar as funções e campos de atuação					X		
5. Listar: objetivos, locais de atuação, divisão e aplicação da Fisioterapia				X	X		
6. Discutir globalmente diversos aspectos da profissão nos sistemas de saúde, social, econômico e cultural					X		
7. Diferenciar: associações de classe e tipos de atendimento				X			
8. Dar ao acadêmico iniciante a visão geral da profissão e de seu curso			X				
9. Enfocar conceituação de Fisioterapia, posição na reabilitação, atividade e meios que usa [...]		X					
10. Destacar noções histórico-evolutivas [...] aspectos da medicina, reabilitação, fundamentos e princípios					X		
11. Situar o aluno como indivíduo terapêutico, relacionado com a natureza (agentes físicos e meio)				X			
12. Proporcionar reflexão e exploração das ciências básicas que fundamentam Fisioterapia para desenvolv. global				X			
13. Elaborar a avaliação e a programação fisioterápica, a evolução e a alta de um paciente							X
14. Mostrar aos alunos diferentes divisões da Fisioterapia e aparelhagem usada em cada uma		X					
15. Mostrar o funcionamento, os efeitos, as indicações e as contraindicações de cada aparelho					X		
16. Dar condições aos alunos de manipular os aparelhos e aplicá-los corretamente			X				
17. Dissertar sobre o mercado de trabalho e a organização de um serviço				X	X		
18. Conhecer o organismo do curso e os direitos e deveres quanto à universidade			X				
19. Dar subsídios para disciplinas subsequentes e despertar senso crítico do curso e da profissão			X				
20. Familiarizar o aluno, de modo geral, com os cursos fisioterápicos que vai conhecer [...]			X				
21. Destacar os fundamentos da Fisioterapia Geral, Fisioterapia Especial e fundamentos de Terapia Ocupacional					X		
22. Despertar o espírito humanístico da área de profissionais da Saúde e [...] da Fisioterapia		X					
23. Proporcionar formação básica de natureza teórica		X					
24. O estudo e a reflexão sobre as bases filosóficas e científicas da Fisioterapia	X						
25. Fazer reflexão do seu momento dentro do sistema pessoal, familiar, social, nacional e mundial				X			

* 1. "Itens de conteúdo" – 2. Ações do professor – 3. Intenções do professor – 4. "Conteúdo" sob a forma de ações – 5. Atividades de aprendizagem – 6. Expressões ambíguas – 7. Possíveis objetivos de ensino.

tinuamente?) a evolução de um tratamento fisioterapêutico, avaliar as condições para "alta" no tratamento de um paciente e avaliar o próprio trabalho de intervenção (?) ... O que está apresentado fica confuso e não indica unidades de objetivos diversos (competências diferenciadas) a atingir com o trabalho de ensino (a ser realizado pelo professor) e com o processo de aprendizagem (dos alunos).

Da mesma forma que no quadro anterior, vale observar os verbos utilizados nos enunciados propostos. Nos enunciados classificados como "atividades de aprendizagem", novamente os verbos referem-se a ações intermediárias (em relação à aprendizagem de interesse dos alunos): (3) definir o termo..., (4) listar..., (10) destacar noções..., (17) dissertar sobre... e assim por diante. Como "intenções do professor", os verbos, por sua vez, não se referem a nenhuma ação específica, enfatizando mais alguma coisa que deverá acontecer (na expectativa do professor) do que uma ou mais ações que serão executadas por alguém. Por exemplo, (1) conhecer corretamente..., (8) dar visão geral..., (11) situar o aluno..., (12) proporcionar a reflexão..., (20) familiarizar o aluno..., (22) despertar o espírito... e outras expressões equivalentes. As "intenções dos professores" precisam, no caso do ensino, configurar aquilo que o aprendiz precisa ser capaz de realizar como profissional (no papel de profissional em exercício de sua função). As "intenções" podem ser até relevantes para orientar seu próprio trabalho, mas, se não configurarem os objetivos de ensino, como algo que os alunos precisam ser capazes de realizar para evidenciar sua capacidade de trabalho profissional, a possibilidade até de saber (avaliar) se conseguiu sucesso com seu trabalho é muito remota.

No Quadro 10 pode ser examinada a classificação das proposições de "objetivos" para a disciplina Cinesioterapia ou afins também consideradas relacionadas ao objeto de trabalho, de acordo com as diversas categorias estabelecidas. Nota-se que, da mesma forma que nos Quadros 8 e 9, as grandes concentrações de enunciados estão nas categorias, "atividades de aprendizagem" (19 enunciados) e "intenções do professor" (5). Dois outros enunciados foram classificados como "itens de conteúdo" por traduzirem tópicos de conhecimentos a serem desenvolvidos com os alunos, não permitindo a identificação de qualquer tipo de ação (ou competência a ser desenvolvida) referente a esses assuntos. Somente os "objetivos" 12, 16 e 21 foram considerados como tais, pois parecem aproximar-se mais da especificação daquilo que o aprendiz deverá ser capaz de fazer ao final (ou depois) da disciplina, como exercício profissional, embora possam ser melhorados para chegar a um bom enunciado de "objetivo de ensino".

Quadro 10
Classificação dos objetivos da disciplina Cinesioterapia ou equivalentes, das diversas escolas examinadas, de acordo com as categorias examinadas por Botomé (1983)

Objetivos \ Categorias	1	2	3	4	5	6	7
1. Reconhecer o processo evolutivo da Cinesioterapia			X				
2. Conceituar dinamicamente o movimento e a Cinesioterapia				X			
3. Identificar e praticar a análise dos movimentos				X			
4. Aplicar objetivos da Cinesioterapia e descrever os princípios cinesiológicos da mesma				X			
5. Citar indicadores da Cinesioterapia e explicar os princípios a observar na Cinesioterapia				X			
6. Enumerar os diferentes estiramentos musculares utilizados em Cinesioterapia [...]				X			
7. Enumerar diferentes exercícios utilizados em Cinesioterapia para aumento de força muscular				X			
8. Citar o referencial histórico de Cinesioterapia e defini-la				X			
9. Conhecer o fato mecânico e os princípios do tratamento clínico e cirúrgico			X				
10. Correto conhecimento da disfunção motora que baseia o programa terapêutico	X						
11. Conhecimentos das bases orgânicas, fisiológicas, psicoemocionais e natureza da Cinesioterapia	X						X
12. Indicar, contraindicar, orientar, supervisionar e executar educação e reeducação funcional				X			
13. Aplicar Cinesioterapia em indivíduos com aditamento ortopédico				X			
14. Aplicar Cinesioterapia nas disfunções sensoriais				X			
15. Aplicar manipulações vertebrais quando forem adequadas ao tratamento							X
16. Elaborar e executar um programa de tratamento fisioterápico			X				
17. Aprendizagem da aplicação e seleção dos métodos e técnicas cinesioterápicas [...]				X			
18. Identificar e utilizar a aparelhagem usada em Cinesioterapia				X			
19. Aplicar técnicas de reeducação				X			
20. Aplicar técnicas de posicionamento, mobilização e transporte de indivíduos							X
21. Indicar, contraindicar, orientar, supervisionar e executar exerc. passivos, ativos, resistidos [...]				X			
22. Explicar os objetivos, as indicações e descrever técnica de terapia por trabalho muscular [...]			X				
23. Utilizar conhecimentos de Cinesiologia e técnicas existente para tratamento de afecções músculo-esqueléticas				X			
24. Explicar objetivos e descrever técnicas cinesioterapêuticas para correção ou reeducação de vícios de postura				X			
25. Explicar objetivos, citar indicações e descrever técnicas seguintes exercícios de cinesioterapia [...]				X			
26. Explicar objetivos, indicações e descrever técnica de terapia por tensão isométrica [...]				X			
27. Explicar objetivos e descrever técnicas cinesioterapêuticas de reeducação muscular [...]				X			
28. Caracterizar Cinesioterapia receptiva e expressiva e enumerar os tipos de movimentos [...]			X				

* 1. "Itens de conteúdo" – 2. Ações do professor – 3. Intenções do professor – 4. "Conteúdo" sob a forma de ações – 5. Atividades de aprendizagem – 6. Expressões ambíguas – 7. Possíveis objetivos de ensino.

Em relação aos verbos utilizados nos enunciados, pode ser observado que a maioria (19 em 29) refere-se a ações que o aluno executará como meio para aprender algo: (8) citar o referencial..., (7) enumerar..., (22) explicar os objetivos... etc., não ficando explicitado (talvez não se saiba) o que será esse "algo" que ele vai aprender como resultado do trabalho de cada uma das atividades de aprendizagem que realizará em relação a esses assuntos. Ou, ainda, caracterizando meras atividades sem esclarecimento de sua função ou papel no desenvolvimento de competências significativas ou relevantes para um efetivo exercício profissional em um "mundo" com situações muito diferentes daquelas existentes em sala de aula: com solicitações diversas daquelas de um professor para que ele verbalize o que leu ou ouviu, com problemas mais complicados do que a mera repetição, memorização ou repetição de um modelo ou "receita de procedimento", e com circunstâncias mais obscuras, exigentes, complexas e até difíceis de controlar do que aquilo que lhe é apresentado em sala de aula, em "circunstâncias de aprendizagem".

A. Objetivos propostos nas disciplinas são "falsos objetivos de ensino"

O exame e a análise do que é sugerido como objetivo nas disciplinas dos primeiros cursos de graduação em Fisioterapia, que provavelmente tratam do objeto de trabalho da Fisioterapia (Quadros 8 a 10), revelam a existência de inadequações na "forma" como são enunciados ou propostos esses "objetivos". Essas inadequações mais indicam uma ausência de objetivos de ensino do que uma explicitação clara daquilo que é necessário conseguir para que o futuro fisioterapeuta seja capaz de fazer, ou de como ele deverá intervir na realidade em relação a qualquer modalidade de atuação como profissional. A grande maioria (94,73%) dos objetivos examinados nos Quadros 8 a 10 foi considerada como "falsos objetivos", tendo em vista que as categorias de "falsos objetivos" com maiores concentrações são relativas a "atividades de aprendizagem" – aquilo que o aprendiz vai fazer apenas em sala de aula para demonstrar reconhecimento ou adesão àquilo que o professor lhe apresenta ou manda estudar – (56,57%) e "intenções do professor" – aquilo que o professor deseja ou espera que o aluno "seja capaz" – (25%).

Considerando o exame feito por Botomé (1983) sobre o que deve ser observado na elaboração e na proposição de um objetivo de ensino, as intenções do professor, mesmo que sejam "boas", são insuficientes e inadequadas como proposta (ou enunciado) de objetivos de ensino. A declaração dessas intenções não toma mais nítido o perfil do profissional que é necessário formar ou mais claras as situações com as quais ele deverá estar apto a lidar. Servem, quando muito, para tranquilizar o professor e a comunidade que o cerca, pelo fato de estar "bem-intencionado". Da mesma forma, a explicitação de atividades de aprendizagem não contribui de maneira significativa para o esclarecimento do que o futuro profissional deverá ser capaz de fazer. Como atividades intermediárias, necessárias para atingir um objetivo mais "terminal", elas só teriam sentido a partir da definição e da proposição desses "objetivos terminais" a serem alcançados por meio da aprendizagem delas. Parece óbvio o caráter ilusório de propor "atividades-meio" sem ter claro que elas são apenas "meio": elas são atividades nas quais, ao "fazer certas atividades", os alunos vão aprender a fazer algo (uma relação com a realidade) que não se confunde com a atividade e que vai além dela. O que eles vão aprender como resultado dessas atividades é que precisa ser explicitado para que se tenham os "objetivos de ensino" de fato e explicitamente. Discutir, resumir, conceituar, por exemplo, podem ser aptidões ou competências intermediárias para verificar, avaliar, identificar um fenômeno, estas últimas, sim, expressões mais próximas a serem competências próprias do exercício profissional ou aptidões que se referem a trabalhos realizados no âmbito de uma atuação profissional.

Dos 76 enunciados contidos nos Quadros 8 a 10, somente 4 foram considerados objetivos. Mesmo em relação a esses enunciados, são necessários alguns comentários sobre sua adequação, de acordo com o critério utilizado para considerar um enunciado uma boa especificação de um "objetivo de ensino". Embora esses enunciados, da maneira como estão formulados, se aproximem de uma proposição mais adequada de objetivos de ensino, por deixarem mais claro aquilo que é necessário para que o aprendiz seja capaz de fazer ao final de um processo de aprendizagem, nenhum deles é completo para esclarecer: a) diante de quais situações o aprendiz e futuro profissional deverá emitir as ações enunciadas (propostas) no "objetivo" e b) quais os produtos que necessariamente deverão decorrer dessas ações quando apresentadas diante dessas (ou nessas) situações.

Quanto às comparações entre o conceito tradicional de objetivo de ensino e o proposto por Botomé (1981), algumas diferenças básicas podem ser notadas no Quadro 11, elaborado por esse mesmo autor, no qual explicita as características de um e de outro conceito de objetivo. De acordo com essas comparações, pode-se notar, por exemplo, que o enunciado 13 do Quadro 9 ("elaborar a avaliação e a programação fisioterapêutica, a evolução e a alta de um paciente"), considerado inicialmente como "objetivo", apresenta apenas uma das características do que está sendo proposto como objetivo de ensino: a designação da competência ou do comportamento profissional realizada pelo aprendiz em relação a situações com as quais ele terá de lidar como profissional. Apesar de essas características estarem descritas ainda de maneira geral,

Quadro 11
Características básicas do "conceito de objetivo de ensino" como aparece na literatura (de 1962 a 1980) e do "conceito de comportamento-objetivo" como foi proposto por Botomé (1981)

Conceito "usual" de "objetivo de ensino"	Conceito proposto para noção de "objetivo de ensino"
Um objetivo de ensino explicita: 1. Desempenho; o que o aluno deve ser capaz de fazer; 2. Condições: condições importantes em que se espera que o desempenho ocorra; 3. Critério: a qualidade ou o nível de desempenho que será considerado satisfatório.	Um objetivo de ensino especifica: 1. As características (ou dimensões) das ações (atividades ou classes de respostas) de um organismo, responsáveis pela obtenção de um determinado efeito (produto ou resultado) no ambiente "natural" em que esse organismo vive ou vai viver (fora da situação de aprendizagem ou escolar); 2. As características dos tipos de aspectos (aspectos do ambiente) existentes nas situações nas quais as ações devem ocorrer e que estejam (ou devam estar) relacionadas a essas ações ou classe de ações do profissional; 3. As características dos aspectos das consequências (decorrências, resultados) que especificam os efeitos ou os produtos (mudanças no meio) resultantes das ações apresentadas diante da situação caracterizada pelos aspectos antecedentes (ou aspectos da situação) descritas como sendo o que deve ser considerado pelo profissional em cada atuação.

sua existência no enunciado faz com que este se aproxime mais que os outros de um "objetivo de ensino" (por isso foi considerado, mesmo que precariamente, um "objetivo"). As demais características (classes de estímulos antecedentes e de estímulos consequentes), necessárias para que se tivesse um enunciado que traduzisse um objetivo de ensino, ainda não existem nesse exemplo.

O enunciado 12 do Quadro 10 ("indicar, contraindicar, orientar, supervisionar e executar educação e reeducação funcional"), também considerado inicialmente como objetivo, permite as mesmas observações. Para ser aceito como um objetivo de ensino, além de uma descrição mais específica das classes de respostas envolvidas, seria necessária a explicitação das características das classes de estímulos antecedentes em que as ações profissionais devem ocorrer (em quais situações o aprendiz deverá ser capaz de indicar, contraindicar, executar e supervisionar educação e reeducação funcional?).

Essas observações em relação aos objetivos propostos pelas disciplinas consideradas pertinentes ao objeto de trabalho da Fisioterapia reforçam, portanto, a afirmação de que o que foi encontrado, nos cursos de graduação examinados, aproxima-se mais de uma ausência de objetivos de ensino do que de uma proposição ou enunciação deles. Pelo menos no caso do conceito de objetivo que está sendo considerado em contraste com o conceito tradicionalmente presente na literatura educacional. O conceito tradicional não possibilita distinção entre qualquer atividade descrita como ele prescreve e atividades pertinentes, relevantes e profissionalmente significativas como resultados dos processos de aprendizagem. Mera atividade que tem sentido e se esgota na sala de aula ou quando está sendo realizado um processo de aprendizagem, mesmo descrita com acuidade e precisão, não se torna um objetivo somente pela maneira como está descrita. Sua relação com o exercício profissional – com as circunstâncias reais do campo de atuação – é de outra ordem, como pode ser visto no conceito à direita no Quadro 11. Os comportamentos profissionais se referem a atividades que configuram relações concretas com a realidade em que elas são realizadas (ou, no caso de terem sido aprendidas pelo profissional, são apresentadas com a orientação de obtenção de determinado resultado ou produto). A própria distinção em meramente "realizar" e "apresentar" já indica uma diferença de referencial que ajuda a delimitar o sentido do que pode significar a diferença entre atividade de aprendizagem e objetivo de aprendizagem.

B. Significado da ausência de objetivos de ensino para a definição das características profissionais do fisioterapeuta

Considerando o exame dos enunciados propostos como objetivos das disciplinas com maior probabilidade de explicitar, de alguma forma, o objeto de trabalho da profissão ou de relacionar-se diretamente a ele e às observações e exames desses enunciados, em relação ao que é ou deveria ser entendido como objetivo de ensino, pode-se verificar mais uma ausência de objetivos de ensino do que a existência deles nas disciplinas propostas como meios de desenvolver a capacitação profissional de fisioterapeutas. Como consequência dessa afirmação, uma pergunta se impõe: Quais as decorrências dessa situação em relação ao estabelecimento e à explicitação do objeto de trabalho da Fisioterapia? Ao examinar a questão educacional de maneira mais geral, Botomé (1983) afirma que, "quando se considera a importância social da Educação, não parece pequena a importância dos objetivos de ensino. Essa importância se deve ao fato de ser a Educação um potencialmente poderoso 'instrumento' para o ensino [da capacidade de lidar com seus ambientes ou com o 'mundo'] de novas gerações e, com esse 'ensino', influir e participar nas mudanças sociais ou na sua consolidação e manutenção. São os objetivos de ensino que indicam a direção do que será feito com os aprendizes e são tais objetivos, de certa forma, uma grande parte do projeto de sociedade que existirá depois de alguns anos. Projetar o que a população deverá ser capaz de fazer daqui a alguns anos corresponde a definir *hoje* o que vamos capacitar nossos alunos a fazer ao realizarmos o que chamamos de educação" (p.220).

No caso específico da Fisioterapia, esse raciocínio adquire uma importância significativa na medida em que é necessário dar à profissão determinadas características que a situem definitivamente como uma profissão do campo da saúde. Um trabalho com essa finalidade requer como ponto de partida, pelo menos, uma clareza quanto a seu objeto de trabalho, a fim de que seja possível orientar a formação do profissional no sentido de se aproximar daquilo que caracterizaria uma atuação profissional específica e bem definida, além de diferenciada da atuação dos distintos campos de atuação profissional que atuam nesse amplo campo de trabalho.

A inexistência de objetivos de ensino nas disciplinas que poderiam (ou deveriam) examinar o objeto de trabalho da profissão demonstra uma falta de clareza sobre qual é ou deveria ser esse objeto, na medida em que não fica claro para que estão sendo formados os futuros profissionais. Esse "para quê?" não pode ser respondido com apenas racionalizações verbais ou declarações de intenções ou de ideais (sejam técnicos, teóricos, sociais ou políticos). É necessário deixar claro quais transformações o indivíduo deve estar apto a produzir como profissional na realidade social e humana na qual ele vai se inserir como profissional. Essa explicitação, sem dúvida, envolve opções políticas, ideológicas, sociais, técnicas e pessoais que, ao serem enunciadas (ou serem apresentadas) como propostas de objetivos de ensino, acarretam a necessidade de debater, fundamentar, testar e avaliar esses objetivos de forma pública e ampla. As decorrências são óbvias tanto para o desenvolvimento da profissão, para o professor e para o fisioterapeuta quanto para o ensino de nível superior (currículo, planos de ensino, procedimentos de ensino...) e para a sociedade.

Pode-se dizer que, ao se ter objetivos de ensino adequadamente formulados, no mínimo, ocorre uma delimitação do objeto de trabalho da profissão, permitindo o trabalho com as lacunas de conhecimento, com as controvérsias existentes e com as várias possibilidades de atuação profissional disponíveis. Essa delimitação pode não ser adequada ou consensual, mas, ao ser feita ou apresentada, permite até a percepção de sua inadequação e a busca de maior concordância ou melhor formulação em relação a ela. Os dados até aqui apresentados mostram, entretanto, que nem sequer parece existir, nas proposições iniciais de objetivos de ensino feitas pelos professores dos futuros fisioterapeutas, alguma delimitação do que possa vir a ser o objeto de trabalho da profissão ou daquilo que deve ser a ocupação desses profissionais em relação a ele. Tal objeto aparece de forma difusa e "parece" brotar de uma bruma de entendimento lastreada nas informações técnicas ou nos instrumentos e procedimentos de trabalho, muitos deles improvisados por diferentes pessoas em diferentes épocas sem, necessariamente, uma devida fundamentação ou avaliação e validação por meio científicos e de forma inequívoca. A mera tradição, costume ou imposição burocrática caracterizam um conhecimento de senso comum e não um conhecimento científico. Os conceitos e técnicas tratados apenas como "parte das soluções" e não parte "dos problemas" existentes nas atividades humanas são uma armadilha a iludir com resultados muitas vezes circunstanciais ou supersticiosos (não devidos a elas, mas a outras variáveis presentes em sua utilização). Vale examinar as possibilidades e problemas envolvidos na formulação de objetivos de ensino e as decorrências de sua utilização no entendimento e no planejamento do que constitui o ensino de graduação como a instância de capacitação de novos profissionais de nível superior na sociedade.

5. O que foi concebido como sendo o alvo do ensino de graduação na implantação do campo de atuação em Fisioterapia no Brasil e a constituição do objeto de trabalho da profissão

Retomando o problema do ensino nos cursos iniciais de Fisioterapia como fonte fundamental para aprendizagem da formação dos futuros fisioterapeutas e suas influências sobre a determinação do objeto de trabalho da profissão, é possível verificar, pelos dados apresentados, a existência de vários problemas relativos à formação desses profissionais. Problemas que, de alguma forma, influem (e influirão durante muito tempo) na constituição daquilo que é ou deveria ser característica da profissão, particularmente no que será considerado o objeto de trabalho e o âmbito de atuação das atividades dos profissionais desse campo de atuação no Brasil.

Desde a formação inicial dos fisioterapeutas, pelo menos nos primeiros cursos de graduação, nota-se uma ausência de homogeneidade de disciplinas. Não há um consenso nacional sobre qual a formação básica desses profissionais, de maneira que caracterize o que realmente deve ser necessário, como conhecimento fundamental ou inicial, para preparar o futuro profissional em Fisioterapia para lidar com as necessidades de saúde da população. Parece, também, não haver acordo sobre as aptidões que devem caracterizar esse profissional como identidade mínima para o exercício de uma bem definida responsabilidade na sociedade, embora possa ser uma atuação com certa amplitude de variação de tempos em tempos e até de uma região para outra no País. Amplitude, no entanto, desconhecida ou não delimitada na época da constituição das disciplinas que, durante muito tempo, poderão ser influenciadas mais pelas tradições de sua origem (um trabalho paramédico de orientação tradicional) do que por uma decisão a respeito de uma bem concebida delimitação a respeito de seu objeto de trabalho e da amplitude da atuação em relação ao exercício dessa profissão na sociedade. Ou, de outra forma, também delimitada pelas aprendizagens de origem determinada mais pelos interesses e ocupações individuais dos professores do que por algum planejamento coletivo para o desenvolvimento da profissão que oriente a dedicação dos professores para a construção de um perfil profissional básico bem constituído em relação ao que compete ao fisioterapeuta realizar na sociedade.

Essa mesma falta de consenso sobre o que é necessário ensinar aos futuros fisioterapeutas para que se caracterizem como profissionais da área da Saúde também é uma constante nas disciplinas que fundamentam o conhecimento dos recursos da profissão e, inclusive, nas que sugerem o estudo, o exame, a discussão e a proposição do objeto de trabalho da profissão ou os diversos meios, instrumentos e procedimentos para trabalhar com tal objeto. Pode-se também considerar que mesmo a falta (inicial) de consenso não é o problema mais importante, mesmo que suas implicações e decorrências sejam mantidas e sentidas durante muito tempo. A ausência de clareza sobre o que deve caracterizar o profissional formado foi o que mais ficou evidenciado pelos dados apresentados. Sem essa clareza não é possível acordo ou comunicação sobre o que é importante capacitar alguém a fazer para poder denominá-lo fisioterapeuta e autorizá-lo ao exercício da profissão. A profissão não deve (ou não pode, sob pena de prejudicar a si própria) reduzir-se a um conjunto de "truques" ou "técnicas de trabalho" a serem utilizadas pelos profissionais, diante de "sintomas" ou "categorias de patologias convencionadas por sistemas burocráticos" (como as classificações das doenças).

Essa falta de clareza nas propostas iniciais pode ser um problema para a configuração da profissão, uma vez que a tradição e o consenso desenvolvido pelos entendimentos e procedimentos usuais de colegas e superiores podem ser os critérios predominantes para o prosseguimento ou alteração de conceitos, entendimentos e procedimentos relacionados ao trabalho de ensino em uma instituição, mesmo em uma considerada de "ensino superior". De qualquer forma, um consenso adequado e bem estabelecido precisa ser feito em bases que permitam, pelo menos, evidenciar as controvérsias e discordâncias com possibilidades de demonstrações inequívocas do que pode ser melhor e não apenas disputas retóricas ou de predomínio de crenças e preferências de quem tem maior poder ou adesão ao que está sendo avaliado no âmbito do que seja relevante capacitar o profissional a ser formado.

Mesmo o consenso, em um primeiro momento pelo menos, pode não ser necessário. Pontos de vista divergentes, quando apresentados com clareza e precisão, podem constituir um excelente ponto de partida para um debate profícuo e para o desenvolvimento das definições do que deve caracterizar a atuação profissional, criando condições para a superação de equívocos e controvérsias genuínas desde a formação dos agentes desse campo de atuação profissional. A busca de melhor definição, mesmo que geral, inclui uma etapa indispensável: propostas suficientemente claras sobre o que deve ser típico como atuação profissional do fisioterapeuta. Os dados até aqui examinados deixam claro que isso não existiu nas propostas iniciais na primeira década de ensino superior de profissionais de Fisioterapia no País. Parece necessário criar essas condições para ser possível definir a profissão, dar-lhe uma identidade e construir um currículo constituído pelas aptidões que caracterizam a atuação profissional e que sejam relevantes para delimitar a Fisioterapia como um ofício socialmente bem definido e constituído, capaz de ter um valor significativo para o desenvolvimento da saúde e do bem-estar das pessoas, muito além da mera atuação com problemas de saúde já instalados.

Ainda em relação ao contexto geral das disciplinas oferecidas aos futuros profissionais nos cursos de graduação do País, existe uma deficiência relativa à formação desses profissionais no tocante ao desenvolvimento de disciplinas que propiciem conhecimentos básicos para a iniciação dos fisioterapeutas na pesquisa científica. A baixa frequência de disciplinas que poderiam fornecer alguns desses subsídios foi pouco considerada ou enfatizada no País, pelo menos na gênese do curso de graduação em Fisioterapia. Aprendizagens como Metodologia da Pesquisa Científica (incluindo Observação, Análise de Variáveis, Raciocínio Lógico, Análise Estatística etc.) são um exemplo de como a preocupação em formar indivíduos aptos a desenvolver (ou pelo menos iniciar o desenvolvimento de) pesquisas relacionadas ao campo de atuação profissional ou às áreas de conhecimento, ou a objetos de estudo conexos à profissão, não aparece como algo importante na formação desse profissional. Ao mesmo tempo, a quantidade de disciplinas cujas nomenclaturas, composição e, provavelmente, conceitos de formas de atuação são análogos ao campo de atuação da medicina tradicional é muito significativa na maioria das escolas do País, na primeira década de existência formal da profissão de fisioterapeuta. Tal analogia pode ser uma limitação que dificultará o estabelecimento dos fundamentos da profissão com maior independência e abrangência do que seu surgimento, início e origem marcadamente paramédicos.

Somente com esses dados relativos à nomenclatura e à distribuição de ocorrência das disciplinas nos diversos cursos de graduação do País é possível identificar vários problemas, cujas influências na delimitação do objeto de trabalho e do campo de atuação profissional da Fisioterapia são óbvias. Na medida em que não existe um consenso, um "eixo" mais ou menos comum ou maior clareza sobre as disciplinas ou classes de aptidões que deverão compor a formação profissional do fisioterapeuta, menor será a probabilidade de haver definições claras e precisas a respeito das características (em torno de um objeto de trabalho delimitado) desses profissionais como tais. Da mesma maneira, a ausência de uma formação científica do profissional que permita a elaboração de pesquisas (inclusive sobre o próprio objeto de trabalho e dos procedimentos da profissão) diminui a possibilidade de um desenvolvimento da profissão que seja pensado, estudado, adequado e suficiente para atender às necessidades do País. Principalmente em torno de áreas de conhecimento importantes para o desenvolvimento da Fisioterapia e no próprio estudo científico do que acontece ou é realizado no âmbito do campo de atuação desses profissionais. Não se trata de considerar a formação pós-graduada a qual tem outra função, a formação nos cursos de graduação precisa também garantir que o profissional seja capaz de avaliar, estudar, coletar dados e interpretá-los em relação ao que acontece em seu próprio cotidiano de trabalho, desde os problemas dos que atende até a eficácia dos próprios procedimentos de intervenção profissional (o que constitui um problema dos profissionais).

A própria avaliação do trabalho e das realizações da profissão, sem uma adequada formação científica, corre o risco de limitar-se a medir (quantificar ou qualificar) a eficiência de rotinas, sem clareza a respeito da eficácia em relação às alterações significativas promovidas pelo exercício profissional no âmbito da sociedade. Medir rotinas e expansões de quantidade de serviços é uma superficialidade em relação às transformações sociais importantes que a profissão pode (ou deve) contribuir para realizar. Superar falsos modelos de "cientificidade" (meras quantificações e medidas estatísticas, p. ex., ou adesões a conceitos e teorias da moda) é indispensável para o desenvolvimento da profissão e depende de uma profunda formação científica a ser parte fundamental da capacitação a ser desenvolvida já nos cursos de graduação, nos quais há os primeiros passos de uma formação e de um entendimento científico do conhecimento existente em torno de um objeto de ocupação do trabalho dos profissionais do campo de atuação.

Quanto à analogia da composição da nomenclatura de disciplinas com o campo médico, ela parece demonstrar uma procura de identidade da profissão, decorrente da própria indefinição de um objeto de trabalho próprio. Em relação a isso, vale a pena examinar algumas questões: Que tipo de profissional se está pretendendo formar? Outro tipo de médico? Um auxiliar do médico? Um profissional das patologias? Um profissional do campo da Saúde? Se a opção for pela última pergunta, essa formação (ou tentativa de formação), análoga à do médico, é inadequada pelas próprias características da atuação predominante da medicina no País (enfatizando uma assistência predominantemente curativa). É inadequada, ainda, por acontecer em detrimento de uma formação voltada para o estudo e a descoberta de formas alternativas e complementares de atuação (promoção, manutenção e prevenção) em relação aos problemas e às condições de saúde da população, mesmo quando tais condições ainda não são consideradas incômodos ou problemas.

Entretanto, os problemas existentes no ensino de graduação não se resumem aos referentes à quantidade, à nomenclatura, à ocorrência ou à composição das disciplinas. As proposições de objetivos das disciplinas também revelam uma gama considerável de inadequações. O que é proposto como meta de ensino nas disciplinas que tratam do objeto de trabalho da área indica também a ausência de um "eixo central" (um referencial) em torno do qual se desenvolvam as aprendizagens necessárias para a formação do fisioterapeuta, profissional do campo da Saúde. Os "objetivos" de ensino propostos nos enunciados encontrados parecem estar muito mais na dependência das características particulares de cada instituição de ensino e pessoais dos diferentes profissionais que trabalham nela do que baseados em estudos que reflitam as possibilidades do campo profissional ou sejam orientados pelas necessidades da população em relação ao objeto de trabalho do campo de atuação.

O único aspecto que parece ser uma constante no "conteúdo" dos "objetivos" de ensino das disciplinas que tratam do objeto de trabalho é a ênfase em assistência à saúde caracterizada por uma atuação curativa, reabilitadora e recuperadora, por meio da aplicação de técnicas existentes para tal fim. Essa característica (mais ou menos constante entre os cursos examinados), se não for inadequada, é, no mínimo, insuficiente para a formação de um profissional do campo da Saúde. Talvez em relação a isso haja um relativo consenso entre os cursos de Fisioterapia examinados: a Fisioterapia deve ocupar-se dos tratamentos das patologias do movimento e da postura ou utilizar o movimento como terapia... Fica vago, porém, se ela deve só ocupar-se disso e trabalhar "sob instrução do médico" ou se isso é apenas uma parte do que cabe aos fisioterapeutas resolver como lidar. Muito provavelmente a maioria dos profissionais negará que o fisioterapeuta se ocupe apenas das patologias, mas não está presente nos planos de ensino dos cursos de Fisioterapia iniciais o que mais deve ele fazer como sua responsabilidade. Somente a partir de 1986 a proposição de que exista a disciplina Fisioterapia Preventiva nos cursos de graduação parece evidenciar preocupação em lidar com algo mais do que com apenas a "patologia", mas não está claro, ainda, o que é, quanto é e até mesmo no que se estenderá esse "algo mais".

Além das inadequações do "conteúdo" dos "objetivos de ensino" ou "objetivos" das disciplinas voltadas para o objeto de trabalho da profissão, a própria "forma" e o procedimento por meio dos quais esses objetivos são formulados são (ou estão) inadequados e incorretos. Tanto que o exame dos enunciados propostos como "objetivos" revela mais uma ausência de objetivos de ensino do que a existência deles. Se for considerado que objetivos de ensino bem formulados constituem o "projeto" futuro da profissão, constata-se que este não existe, que a profissão não tem um projeto em relação ao qual constituir e desenvolver seu campo de atuação, alicerçado em objetivos de ensino para capacitação e formação dos profissionais que vão "concretizar" essas atuações em um campo definido de necessidades da sociedade.

Tal constatação adquire significativa importância se for levado em conta que a educação e a formação dos futuros profissionais são um instrumento de mudança social potencialmente poderoso. Do mesmo modo, é uma das formas de alterar a orientação da profissão para encaminhá-la ao encontro das próprias possibilidades do campo de atuação profissional na sociedade, entendendo o próprio campo de atuação como uma maneira de resolver alguns tipos dos problemas de saúde que atingem a população e ampliar essa atuação para além dos problemas usuais e enfrentar as exigências para a prevenção desses problemas, a manutenção de condições adequadas de saúde e o desenvolvimento ou a promoção de melhores condições de saúde do que as existentes por melhores, que pareçam ser. O que também não significa deixar de atuar em um âmbito curativo ou, quando nem este for possível, no âmbito de reabilitar organismos, compensar danos ou, no mínimo, atenuar sofrimento.

As possibilidades de atuação do campo da Fisioterapia precisam ser explicitadas e construídas. Atuar nos âmbitos de prevenção de problemas, manutenção, aperfeiçoamento ou desenvolvimento relacionados a condições de saúde exigem capacidades de trabalho de maior complexidade e abrangência de responsabilidade que vão muito além daquelas necessárias para atenuar sofrimento, compensar danos, reabilitar ou curar organismos com problemas de saúde. O modelo médico tradicional nem sequer considera essas possibilidades de trabalho destacadas principalmente pelos avanços em saúde pública e medicina social. Outras profissões talvez menos ainda consideram isso do que a Medicina o faz pela maior parte da atuação de seus profissionais (ver Capítulo 3).

A partir de 1986, a proposição de que exista uma disciplina designada por "Fisioterapia Preventiva" nos cursos de graduação parece evidenciar preocupação em lidar com algo mais do que com apenas a "patologia", mas não está claro, ainda, o que é, quanto é e até no que se estenderá esse "algo mais". Fisioterapia Preventiva não é uma técnica de intervenção profissional. Mais do que isso, é uma orientação para o trabalho nesse campo de atuação que vai além da percepção e ocupação com as patologias. Ela exige uma capacidade de trabalhar com as variáveis que influenciam e determinam a ocorrência de patologias (em qualquer grau ou de qualquer tipo) com o objeto de trabalho e de forma que elas não exerçam sua influência ou determinação e antes que possam exercer essa influência. Isso significa colocar essas variáveis sob controle para que não exerçam influências prejudiciais em relação ao objeto da Fisioterapia. Tal entendimento, porém, leva a ter que trabalhar com variáveis múltiplas e com maior amplitude de forma a abarcar todas as variáveis que possam exercer influência no objeto de trabalho do campo de atuação. Tal cenário implica, de imediato, a exigência de ter que, pelo menos, entender como atuarão essas variáveis se não for possível interferir diretamente nelas. A interferência para ir além da prevenção, como nos casos de aperfeiçoamento ou desenvolvimento de melhores condições de saúde, é ainda mais complexa e tem exigência também peculiares. A pesquisa científica constante e complexa é uma das exigências inerentes a essas formas de intervenção profissional. Até porque esse trabalho exige uma capacidade de atuar em consonância com outros campos de atuação também relacionados à saúde, além de considerar conhecimentos de múltiplas áreas que estudam as diferentes variáveis que interferem com a saúde.

A própria intervenção profissional, mesmo que indireta, muitas vezes só pode ser exercida em colaboração com outros campos de atuação ou nos limites com esses campos. Isso, sem dúvida, exige cuidados especiais com os objetivos de capacitação (ou de ensino) desses profissionais. As noções de interdisciplinaridade e interprofissionalidade, por exemplo, são dois conceitos com múltiplas disfunções no ensino universitário (Paviani e Botomé, 1993) e que precisariam ser corrigidas, aperfeiçoadas e aprofundadas o suficiente para viabilizar sua inclusão no currículo como parte da formação profissional graduada.

Além das inadequações do "conteúdo" dos "objetivos de ensino" ou "objetivos" das disciplinas voltadas para o objeto de trabalho da profissão, a própria "forma" como esses objetivos são formulados é (ou está) inadequada e incorreta. Tanto que o exame dos enunciados propostos como "objetivos" revela mais uma ausência de objetivos de ensino do que a existência deles. Se for considerado que objetivos de ensino bem formulados constituem o "projeto" (e o futuro) da profissão, constata-se que este não existe, que a profissão não tem um projeto para constituir seu campo de atuação. Falta mais do que coerência ou congruência de objetivos para o trabalho de ensino de graduação (o que constituiria um perfil do profissional e da própria profissão): faltam os próprios objetivos. O que aparece nos planos de ensino dos cursos existentes na primeira década da profissão no País são meramente concepções de senso comum a respeito do que sejam objetivos de ensino, constituindo muitos equívocos a respeito do que precisa ser ensinado em um curso de graduação universitário.

Relembrando, essa constatação adquire uma significativa importância se for levado em conta que a educação e a formação dos futuros profissionais são um instrumento de mudança social potencialmente poderoso. Do mesmo modo, é uma das formas de alterar a orientação da profissão para encaminhá-la ao encontro das próprias possibilidades do campo de atuação profissional, entendendo este como uma maneira de resolver mais do que alguns tipos dos problemas de saúde que atingem a população e seja capaz de um projeto de maior amplitude e relevância social do que apenas corrigir problemas instalados, muitas vezes depois de já terem determinado destruições significativas. As possibilidades de atuação precisam ser construídas a partir de um sólido e abrangente conhecimento a respeito das necessidades da população e das possibilidades de atuação e não apenas a partir de problemas existentes, das técnicas e rotinas da profissão ou das ofertas de emprego usualmente oferecidas pela sociedade (mercado de trabalho). Não são as ofertas de emprego que delimitam as possibilidades de atuação de um campo de atuação profissional. Talvez ele delimite apenas a viabilidade de emprego imediato ou de curto prazo, mas isso não é suficiente ou adequado como orientação da formação em um campo de atuação profissional em relação a necessidades sociais e possibilidades de atuação (o que define um campo de trabalho, muito mais do que o mercado, são as ofertas de emprego existentes).

Um modo de começar a encaminhar a profissão ou a fazer existir o seu "projeto" (e um futuro orientado ou concebido de forma melhor), pode ser, ou pelo menos iniciar, com a elaboração adequada daquilo que o futuro profissional deve ser capaz de fazer ao final de sua formação (o que está sendo chamado de objetivos de ensino) e que, no conjunto, compõe o currículo dos cursos de graduação em Fisioterapia. A literatura existente já fornece informações e procedimentos que permitem um significativo desenvolvimento na realização da tarefa de elaboração de objetivos de ensino, e isso já constitui uma definição do que deve caracterizar a atuação profissional do fisioterapeuta, orientando o futuro do exercício profissional e o desenvolvimento desse campo de atuação na sociedade. Sem isso, qual seria a alternativa para a construção e o desenvolvimento do campo de atuação? Uma atuação política? A criação de novas normas? Novas técnicas? Aperfeiçoar a burocracia do ensino superior? Ou a gestão das profissões? Sem um investimento em conhecimento científico em todas as frentes de atuação e de organização da profissão (incluindo o ensino e a produção de conhecimento científico), tudo isso pode ser inútil para uma transformação efetiva do exercício profissional na direção de uma relevância social, científica e histórica.

Além da diferença entre área de conhecimento e campo de atuação profissional examinada em capítulo anterior, vale a pena examinar mais microscopicamente os aspectos relacionados aos conceitos de currículo, objetivos de ensino, atividades de ensino e o que é objeto do trabalho de ensino de profissionais para os variados campos de atuação profissional de nível superior na sociedade.

Em relação ao conceito de currículo, Kubo e cols. (2001) fizeram um exame das relações entre os processos de ensinar (o comportamento explicitado sob essa designação) e de aprender (o que acontece com os processos comportamentais dos alunos como decorrência do ensinar), e a partir dele foi possível derivar uma comparação de múltiplas concepções a respeito de currículo. Botomé e Kubo (2015) explicitaram tal comparação na Reunião Anual da Associação Brasileira de Medicina e Psicologia Comportamentais de 2015, diferenciando currículos propostos por enumeração de "meios" que orientem o trabalho de ensino e por enumeração de "fins" para a orientação desse tipo de trabalho. O Quadro 11 ilustra esquematicamente o exame desses autores a respeito dessas diferentes formas de conceber ou descrever o currículo ou os "objetivos" de qualquer unidade do trabalho de ensino que já existem no entendimento das possibilidades de formular um currículo ou um plano de ensino.

O esquema da Figura 1 apresenta dois grandes conjuntos de concepções a respeito de como descrever um currículo ou um plano de ensino: pelos "meios" que serão utilizados pelo trabalho de ensinar ou pelos "fins" (ou "funções") desse tipo de trabalho.

No primeiro tipo, os autores indicam as "informações" (assuntos ou temas) que serão apresentados aos aprendizes como se eles fossem a "finalidade" ou o produto a ser obtido pelo trabalho de ensino. Nesse tipo ou entendimento de

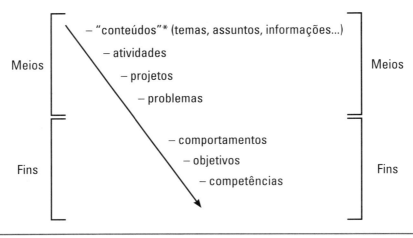

Figura 1 Tipos de concepções a respeito de com que informações descrever um currículo de um curso ou um plano de ensino em relação a diferentes concepções que surgiram ao longo do tempo (adaptado de Botomé e Kubo, 2001).

* O termo "conteúdo" já foi criticado por Paulo Freire (1976), quando esclareceu que ele aparece como uma analogia (ou metáfora) do ensino com o princípio dos vasos comunicantes: o professor equivale a um continente cheio de conteúdo e o aluno a um continente vazio. O discurso do professor é a comunicação que passa o conteúdo do "vaso cheio" (o professor) para o "vaso sem conteúdo" (o aluno). Uma metáfora imprecisa e inadequada para ilustrar o que acontece com as relações entre ensino e aprendizagem, representadas sem metáforas pela descrição e análise dos comportamentos do professor e do aprendiz, conforme exame de Kubo e Botomé (2001), apresentado nas Figuras 8, 9 e 10 do capítulo 8.

currículo, o que predomina como importante é quanto o aprendiz repete, copia, adere, usa ou parafraseia essas informações. Em alguns casos, pode haver uma preocupação em ver como ou no que o aprendiz "utiliza" essas informações. Mas o currículo não é descrito por essas "utilizações", e sim pelas informações que podem ser consideradas em sua "utilização", sem explicitar quais seriam estas últimas. As informações não deveriam ser objetivo do ensino, mas sim sua utilização em interações das atividades da pessoa com aspectos específicos de seu ambiente (aspectos do mundo com o qual se defronta a cada momento). Circunstancialmente – ou intermediariamente –, o domínio de informações poderia ser considerado "objetivo" (intermediário?), mas o que se pretende com o ensino, pelo menos em um contexto de formação profissional, é que o aluno seja capaz de transformar conhecimento de valor em comportamentos concretos orientados pelo que esse conhecimento revela a respeito dos aspectos do ambiente com que tem que lidar ou considerar e as maneiras mais adequadas para realizar isso. Por isso "conteúdos" (na gíria tradicional), referindo-se a informações, assuntos ou temas, são considerados meios e não fins do ensino. Propor um currículo dessa forma é encobrir para que serão examinados os assuntos ou temas, escamoteando o aspecto mais importante para definir um currículo ou os objetivos de um plano de ensino em qualquer grau de amplitude que se apresente.

Um segundo tipo de entendimento do que seja a forma adequada de apresentá-lo e realizá-lo, é listar atividades que o aprendiz vai (ou pode) realizar para cumprir seu currículo. É o que ficou conhecido pela designação "currículo por atividades" e enfatiza o que o aluno vai fazer como cumprimento das atividades. O que ficou conhecido por "jogos de empresa", simulando sob a forma de jogos lúdicos processos empresariais que precisam ser aprendidos, notados, observados e até mesmo superados, enfatizou e deu fama a essa maneira de entender e apresentar um currículo ou um plano de ensino (na verdade, uma condição de aprendizagem). O que vai ser aprendido por meio dessas atividades (dessa condição), porém, não fica claro, e a ênfase, também nesse caso, recai na designação do meio de ensino como indicação do currículo. A submissão de alguém a essas atividades, porém, não necessariamente indica o que aprenderá sob essas condições. A aprendizagem que é o alvo (a finalidade ou a função) da atividade fica, mais uma vez, escamoteada. Embora o aprendiz ser ativo e realizar (seja o que for) tenha um potencial de desenvolver alguma aprendizagem e, mais ainda, funcionar como um incentivo pelas gratificações que a participação ativa produz naturalmente. Sem dúvida o aprendiz ser ativo é importante, mas, no caso do ensino, em atividades efetivamente relacionadas com a aprendizagem relevante a obter com tais processos ou atividades. Sem essa "conexão", a atividade é apenas um meio ou condição para ocorrer alguma coisa, que raramente está evidente ou claramente especificada: a função da atividade como condição de aprender essa função.

Um terceiro tipo de entendimento e apresentação de um currículo ou plano de ensino ocorre por meio de "projetos de trabalho". Projetos que exigem e orientam uma organização das atividades do aprendiz, também fortemente orientadas pela descrição do projeto em que ele deve engajar-se. As exigências de ter que elaborar, estudar, avaliar alternativas e testá-las podem ser aprendizagem muito importantes, mas são, embora mais do que meios ou instrumentos, ainda intermediárias. A construção de um projeto e seu desenvolvimento envolvem muitas aprendizagens. Os objetivos ou fins do ensino por meio desse tipo de recurso é que são as aprendizagens-alvo, e elas ficam "embutidas" no projeto, muitas vezes de forma ignorada até mesmo por quem propõe o projeto. Tal tipo de atividade, porém, também é gratificante e, sem dúvida, possibilita maior desenvolvimento dos aprendizes do que o "o ensino de conteúdos", principalmente considerando uma possível origem desse termo na metáfora criticada por Paulo Freire (1976).

Um quarto tipo de entendimento do conceito de currículo refere-se a um "currículo delimitado por problemas" (ver Figura 1) que os aprendizes deverão dedicar-se a resolver com auxílio dos recursos e orientações que lhes são oferecidos. Novamente a atividade do aluno será o centro desse tipo de trabalho de ensino orientado pela busca de solução para problemas indicados pelo professor e que orientará várias atividades intermediárias para obter a solução do problema apresentado. Uma maneira de ensinar com alto potencial de motivação e envolvimento e, principalmente, mais adequada do que as anteriores por pelo menos um aspecto: além do envolvimento da atividade do aluno (intensa e problematizadora), ele também tem que descobrir muitas soluções (pequenas) intermediárias à solução final. De qualquer forma, além de "solucionar problemas" de modo geral, o aluno precisará aprender a estudar, avaliar alternativas, equacionar problemas parciais e testar soluções até encontrar a combinação de aspectos que possibilite uma solução. A maneira de ensinar já tem uma equivalência maior, embora não total, com o que o aluno precisará aprender por meio desse tipo de atividade, também considerada um meio, um instrumento para desenvolver as aptidões que são de interesse para a atuação profissional. Ainda é uma condição que não é orientada especificamente por objetivos a não ser a expressão genérica "resolver problemas". As aptidões a serem desenvolvidas com a "construção da solução de problemas" são o que se poderia considerar "objetivos de ensino".

As aprendizagens intermediárias e os problemas específicos que constituem a vida profissional para a qual o aluno vai ser preparado ainda não são a orientação que comanda toda a atividade. As soluções dos problemas escolhidos ficam em evidência, mas os comportamentos que constituem o processo de produzir essas soluções ficam em segundo plano e nem sempre são a orientação dessas atividades, sem dúvida intensamente lúdicas, motivacionais, atraentes e sedutoras, tanto para alunos quanto para professores. Resta ainda questionar sua pertinência a um processo de ensino eficaz. Vale lembrar que a eficácia está sempre relacionada e dependente de uma clareza e precisão a respeito do objeto de trabalho (e de intervenção) do campo de atuação profissional, o que orientaria todos os objetivos (verdadeiros e adequados) das diferentes unidades de ensino dos cursos de graduação. De qualquer forma, a ênfase nesse tipo de entendimento ainda são os meios de ensino e não os fins. Uma lista de jogos como currículo ainda não deixaria claro o que seria aprendido com sua realização. Uma avaliação da participação dos alunos não evidenciaria o que aprenderam especificamente e sim a eficiência dos jogos na animação dos alunos, na satisfação dos envolvidos e até em algum resultado que se aproximasse da formação profissional. Pelo menos seria provavelmente mais do que o que usualmente é obtido pelos entendimentos anteriores a respeito do que seja um currículo ou um plano de ensino.

Um conjunto de entendimentos a respeito do que seja um currículo já diz respeito ao que poderia ser considerado finalidade (ou função) de um currículo: o que efetivamente vai ser aprendido pelos que se submetem a sua execução (ver Figura 1). O primeiro entendimento – até pelo tempo de surgimento – diz respeito ao currículo por objetivos. A designação, porém, tem um problema: o que é entendido por objetivo por quem o propõe. Já foram examinados, no capítulo anterior, vários entendimentos do que sejam objetivos de ensino, e a variedade de entendimentos vistos nas proposições de "objetivos" não leva em conta o que deve resultar especificamente do trabalho de ensinar. De qualquer forma, o entendimento que ele deveria referir-se ao que o aluno deve estar apto a realizar ao final de um processo de aprendizagem levou ao entendimento de "objetivo comportamental" que já se refere aos quinto e sexto tipos de entendimento apresentados na Figura 1.

O termo "objetivo", no caso do trabalho (ou atividade) de ensino, refere-se ao que o aprendiz deve estar apto a realizar ao final de uma unidade (uma aula, um exercício, uma disciplina...) de ensino qualquer. Não se trata dos meios ou das atividades em que ele vai aprender a desenvolver essa aptidão. É a própria aptidão que caracteriza o objetivo, e não as "atividades de treino" (simulações, exercícios, jogos, projetos, leituras ou quaisquer outros meios) ou eventuais "objetivos intermediários" (como aprender a interpretar textos para chegar a identificar qual a aptidão que deverá desenvolver com a leitura de um texto). O conceito de objetivo, nesse sentido, refere-se ao comportamento que o aprendiz desenvolverá como finalidade de seus trabalhos de aprendizagem. Na literatura, isso apareceu com a designação de "objetivos comportamentais" (literatura traduzida e divulgada no Brasil por volta dos anos de 1968 a 1980) que, muitas das vezes, referia-se apenas a usar verbos de ação para indicar objetivos em lugar de substantivos ou outras expressões que pudessem explicitar os "temas" de estudo. Era como se, para haver um objetivo, fosse necessário apenas transformar substantivos ou adjetivos em verbos. Ou como se bastasse considerar as designações dos conteúdos das disciplinas e apresentá-los sob a forma de ações, apenas "comportamentalizando conteúdos". Isso ficou superado com um esclarecimento a respeito do conceito de comportamento (mais do que as atividades de um organismo, as relações entre as ações de um organismo e a realidade ou os aspectos do ambiente em que essas ações são realizadas e aqueles que constituem o ambiente que pretendem construir ou alterar) – ver Botomé, 1981.

Um aspecto importante do conceito de comportamento é ele superar o que fica indicado pela mera designação de atividades de um organismo. Um comportamento (pelo menos no entendimento da expressão "comportamento-objetivo", como examinada por Botomé, 1981) é delimitado pela função de uma atividade, e não pela designação de um verbo que indica a atividade. É o que resulta de uma atividade que delimita sua função (ou seu "sentido" ou "significado"). E a indicação do que alguém (ou qualquer organismo) está fazendo pode ser feita pela designação da atividade ou pela relação que ela estabelece com o que resulta dela, sua função, seu papel naquela relação. Para esclarecer, um exemplo pode auxiliar: se alguém quiser definir "acariciar uma pessoa", não basta descrever os movimentos, atividades, técnicas... É necessário incluir o resultado dos movimentos, atividades, técnicas. O resultado é importante para delimitar o que está sendo feito é a sensação de conforto ou bem-estar da outra pessoa, de quem está sendo "acariciado". Sem isso, seja o que for que alguém faça em relação à outra pessoa pode ser qualquer coisa. O que define os gestos, movimentos, contatos ou atividades como "carinho" é o papel ou a função que está ocorrendo, e isso é delimitado por um dos tipos de resultados do que essas atividades podem produzir.

Essa distinção é fundamental para entender a diferença entre mero movimento, atividade ou ocupação e comportamento. Essa distinção é importante inclusive para diferenciar os próprios objetos de estudo e trabalho de áreas de conhecimento e de campos de atuação profissional dos quais se ocupam e com que trabalham os campos profissionais da Fisioterapia (análise e intervenção entre o movimento ou a atividade e a fisiologia), a Terapia Ocupacional (análise e intervenção entre a atividade ou a ocupação e os processos que ocorrem nas interações do organismo com as condições de realização dessas atividades ou ocupações) e a Psicoterapia (análise do comportamento e intervenção nesse comportamento, entendidos como interações entre atividade, ambiente existente e ambiente decorrente das atividades). Nos três casos, temos três campos de atuação (visto no sufixo "-terapia" que acompanha as três expressões), mas sua designação encobre as três áreas de conhecimento e de investigação subjacentes a eles (Análise de Movimentos Sadios ou promotores de saúde, Análise de Ocupações Sadias ou promotoras de saúde e Análise de comportamentos, configurando as áreas de conhecimento designadas por Cinesiologia, Análise Ocupacional e Psicologia). Além disso, a Psicologia é uma área básica de conhecimento para as demais, assim como a Fisiologia é uma área básica de conhecimento para os três campos de atuação e as áreas de conhecimento relacionadas a eles, particularmente a seu objeto de trabalho ou de intervenção (movimento, ocupação ou comportamento). Assim como a biofísica e a bioquímica também são. Esses problemas de exame e comparação entre os conceitos de área de conhecimento, campo de atuação e suas respectivas designações trazem de volta o exame de âmbitos de atuação. Por exemplo, delimitando um âmbito meramente curativo com a expressão "terapia", como se fossem restritos a "tratar ou curar doenças", talvez até por origem em trabalhos médicos (p. ex., o de Freud questionando a medicina tradicional, que considerava as doenças meramente como resultado de alterações no funcionamento dos organismos) ou em técnicas utilizadas em "psicoterapia", ou em "psiquiatria", recuando ainda mais no tempo, como as "atividades" e as "ocupações" utilizadas para tratar "alguns tipos de doenças". Restringir um campo profissional a "terapia" é reduzir as possibilidades de atuação a uma parcela muito pequena do que representam as necessidades da população em relação ao movimento, às ocupações humanas ou ao comportamento dos seres humanos.

O termo "objetivo" refere-se a qualificações dos comportamentos relevantes eleitos para serem objetivos de ensino (por isso comportamentos-objetivo – aqueles comportamentos que devem resultar de um processo de ensino). O termo "competência", por sua vez, refere-se a duas propriedades ou qualificações dos comportamentos eleitos como objetivos de ensino: eles devem ser de responsabilidade (definir um papel ou função social) do sujeito de aprendizagem ao final desse processo e ser realizados (aprendidos) em um grau de perfeição suficiente para produzir o resultado que os define de maneira satisfatória para realizar seu papel social (ou relevância como objetivo de aprendizagem). Na literatura difundida nas últimas três décadas (a última do século XX e as duas primeiras do século XXI) isso não ficou claro em relação ao conceito de competência, um dos conceitos largamente utilizados no âmbito da educação e da literatura a ela relacionadas, como crítica ou como exame das proposições de ensino que se referiam a esse conceito.

No final dos anos de 1990 e começo dos anos 2000, o governo implantou o que ficou entendido por "currículo por competências" (o sétimo tipo de entendimento de maneiras de apresentar currículos, e o terceiro tipo de entendimento de "fins ou objetivos" na Figura 1). O conceito de "competência" tem dois referenciais (ou propriedades) importantes. Um deles, certo grau de perfeição de um comportamento, maior do que apenas estar informado ou apto a realizar algo, mas fazer algo com certo grau de perfeição a ponto de produzir resultados de valor ou socialmente relevantes. O outro referencial é o de que deve ser um comportamento que, além de apresentar certo grau de perfeição (facilidade de apresentação, correção e precisão), também se refere a algo que cabe (compete) ao profissional realizar como sua responsabilidade específica. Competência como capacidade de agir e competência como responsabilidade específica pela ação que realiza por designação ou atribuição social são dois aspectos complementares e essenciais do conceito de "competência" ou de comportamento competente. Esses são os dois referenciais para entendimento do conceito de competência no âmbito do que pode ser designado por "ensino de competências", com o entendimento dos demais conceitos conforme foram apresentados na Figura 1.

O "currículo por competências" foi uma das mais significativas propostas dos governos para orientar o ensino, mas talvez tenha ficado perdido em meio a interpretações equivocadas, entendimentos parciais, distorcidos e pouca clareza a respeito do conceito e dos procedimentos para transformar velhos entendimentos, processos, rotinas, burocracias etc. em algo coerente com o novo conceito. Um novo conceito que pode ser um instrumento capaz de aproximar a aprendizagem escolar da vida real que as pessoas teriam depois de concluir suas aprendizagens escolares. Principalmente o entendimento superficial e fugaz de que o ensino de competências veio para corrigir: a compartimentalização da separação estanque das "disciplinas". Isso, é claro, na compreensão tradicional do significado do termo "currículo": uma organização de temas distribuídos no tempo.

Entender o próprio conceito de "competência" em relação às concepções tradicionais da representação do que seja um "currículo" escolar, na concepção do que seja uma escola contemporânea para as primeiras décadas do século XXI, é uma exigência básica para lidar com um "ensino de competências". O que, mesmo 30 anos depois dos primeiros tempos de existência dos cursos de Fisioterapia, continua a ser um enorme desafio para os profissionais do ensino superior no País.

Mas tal conceito veio mais tarde do que as décadas iniciais do ensino de Fisioterapia em nível superior no País. Vale ressaltar que o exame da literatura utilizada nos primeiros cursos de Fisioterapia também foi parte de uma tradição, deixado também como herança para o ensino dos profissionais desse campo de atuação profissional. Examinar isso como sendo ainda uma parte da herança inicial dos cursos de Fisioterapia no País pode ser útil para, posteriormente, debater o que pode ser feito ou considerado no ensino desse campo profissional no País. Ainda examinaremos o conceito de competência nos capítulos seguintes.

6
Bibliografia utilizada para o desenvolvimento das disciplinas que tratam do objeto de trabalho nos cursos iniciais de Fisioterapia

Uma disciplina ou um programa de aprendizagem, ao serem propostos, como parte responsável pelo estudo e pelo desenvolvimento (ou transformação) de determinados assuntos relativos a uma área de conhecimento ou a um campo de atuação profissional e como recurso para o desenvolvimento das aprendizagens necessárias para que o futuro profissional seja capaz de lidar de maneira adequada e suficiente em relação ao que se referem esses assuntos, utiliza (ou deveria utilizar), quase que necessariamente, uma gama de informações já produzidas e disponíveis, por meio das quais, como recursos de visibilidade dos fenômenos, torna-se possível a concretização dos objetivos propostos para o campo de atuação profissional ou para uma área de conhecimento.

Essas informações, dependendo do assunto e dos pontos de vista a serem utilizados no processo de seu uso como recurso de aprendizagem, podem estar contidas em diversos tipos de fontes. No caso da formação profissional universitária, as fontes mais usualmente empregadas são livros, periódicos, revistas científicas, separatas, relatórios científicos, teses de doutorado e dissertações de mestrado. Obviamente, algumas áreas do conhecimento, ou outras formas de organização do conhecimento, por estarem sendo desenvolvidas há mais tempo ou por terem sido objeto (por qualquer motivo) de uma ênfase maior em seu processo de desenvolvimento, possuem quantidade e variedade de informações disponíveis ou, pelo menos, suficientes para auxiliar no desenvolvimento de uma formação profissional satisfatória. Outras, por motivos contrários, encontram-se limitadas em relação às informações que é possível utilizar para a formação de profissionais.

A influência, tanto da quantidade e da diversificação das informações disponíveis quanto da qualidade e do tipo dessas informações sobre a formação do futuro profissional, pode atingir graus significativos, na medida em que existam perspectivas de evolução e de crescimento de uma área (ou profissão) específica. No caso da Fisioterapia, que no País é considerada uma profissão de nível superior, com a perspectiva de formar profissionais atuantes na área da Saúde, as informações disponíveis a serem utilizadas na formação do fisioterapeuta parecem ser por demais limitadas, influindo negativamente na preparação desses profissionais, pelo menos nos anos iniciais da profissão no País. Os motivos alegados para justificar essa situação são os mais variados: o pouco tempo de existência da profissão no País, a situação precária das condições financeiras nacionais, a pouca ênfase nas questões relativas à saúde da população por parte da sociedade, do governo, dos diferentes tipos de administradores, o viés de trabalho com a doença mais do que com a saúde entre os profissionais e assim por diante.

O problema que permanece é o de que, decorrente da ausência ou da insuficiência de informações disponíveis, a formação dos futuros profissionais em Fisioterapia pode, em algum grau, estar sendo prejudicada. Um dos problemas fundamentais da profissão é a indefinição, imprecisa ou insuficiente delimitação do objeto de trabalho da Fisioterapia em âmbito nacional e a orientação inadequada do trabalho em relação a esse objeto, tendo em vista as necessárias perspectivas da profissão em relação à saúde da população. De qualquer forma, o conhecimento sobre o objeto de trabalho da Fisioterapia pode ser examinado de diferentes maneiras. É possível fazer um levantamento mais ou menos abrangente do conhecimento disponível (produzido) sobre o assunto. Ou se pode analisar o conhecimento que *está sendo usado* pelos profissionais. Ou, ainda, pode ser examinado o conhecimento que está sendo utilizado pelos professores dos cursos que formam esse profissional no País. Mesmo com múltiplas alternativas para examinar o conhecimento existente sobre o objeto de trabalho da profissão, o que importa destacar é ser o que constitui fonte de informação utilizada na formação de novos profissionais, algo marcante na constituição do exercício da profissão e uma herança que atinge várias gerações.

A última alternativa mencionada foi considerada a mais adequada para contribuir de maneira mais imediata para o aperfeiçoamento do exercício dessa profissão porque delimita a literatura a ser investigada pelo critério "aquilo que está sendo utilizado" (e muito provavelmente conhecido) pelos professores dos cursos de graduação em Fisioterapia. Nesse sentido, é um critério útil porque permite localizar as informações mais acessíveis e mais difundidas na profissão, principalmente nos locais onde se examina e se aprende o que é e como se exerce essa profissão. Também porque a literatura usada nos cursos de graduação não só é a que define muito do que vai ser entendido e feito como profissão pelos novos fisioterapeutas, mas também a que provavelmente será mais divulgada, repetida e consultada por esses profissionais no exercício da profissão após concluírem seus cursos de graduação.

Dessa forma, parece útil, por meio do levantamento dos dados sobre quais informações (e de que tipo) estão sendo utilizadas na formação do profissional em Fisioterapia relativas ao objeto de trabalho da profissão, verificar as influências que essas informações provavelmente exercem ou exercerão na concepção do campo de atuação denominado Fisioterapia.

1. A coleta de informações relativas à bibliografia utilizada nas disciplinas de interesse, nos diversos cursos do País

O material empregado para o exame das informações a respeito do que foi utilizado, como fonte de informação, para os fisioterapeutas nos anos iniciais da profissão foi a literatura adotada nos cursos de graduação, pelos professores, nas disciplinas consideradas relacionadas ao estudo, à discussão ou à proposição do objeto de trabalho em Fisioterapia. O tipo de influência que tende a durar mais tempo como influência, pelo menos em relação a que enfatiza técnicas e procedimentos de trabalho. Para tanto, foram examinados:

A. Os planos de ensino das disciplinas relacionadas ao objeto de trabalho da profissão.

B. O material bibliográfico (livros, periódicos, revistas, apostilas, entre outros) relacionado nos planos de ensino como bibliografia utilizada para o desenvolvimento das aprendizagens sob a responsabilidade dessas disciplinas.

A. A obtenção de informações

As informações utilizadas foram as contidas nos planos de ensino fornecidos pelos coordenadores ou secretarias dos cursos de graduação em Fisioterapia (Universidade Metodista de Piracicaba, Universidade de São Paulo, Universidade Federal de São Carlos, Pontifícia Universidade Católica de Campinas, Missão Salesiana de Mato Grosso, Instituto Porto Alegre, Instituto Municipal de Ensino Superior de Presidente Prudente, Universidade Federal da Paraíba e Universidade Federal de Minas Gerais). Foram examinadas as disciplinas consideradas relacionadas ao objeto de trabalho da profissão: Fundamentos de Fisioterapia ou equivalentes, Fundamentos de Reabilitação ou equivalentes e Cinesioterapia ou equivalentes. Nove outras instituições, embora tenham enviado os planos de ensino, não possuíam, em seu currículo pleno, as disciplinas que poderiam estar relacionadas ao objeto de trabalho da profissão ou não especificavam a bibliografia utilizada pelas disciplinas.

Dos planos de ensino das disciplinas consideradas relacionadas ao objeto de trabalho, foram retiradas as referências da bibliografia utilizada por essas disciplinas. Elas foram classificadas em três categorias:

1. Obras comuns a mais de uma escola, indiferentemente de serem utilizadas na mesma disciplina.
2. Obras cujos títulos sugeriam maior probabilidade de abordar o objeto de trabalho da profissão.
3. Obras cujos títulos sugeriam pouca probabilidade de abordagem do objeto de trabalho da profissão.

As obras examinadas pertencentes à primeira categoria foram as seguintes:

- *Tratado de rehabilitación médica* (Mas).
- *Tratado de rehabilitación* (Lindeman).
- *Tratado de rehabilitación* (Cotta).
- *Fisiatria clínica* (Leitão).
- *Fisioterapia actual* (Gutman).
- *Fisioterapia prática* (Shestack).
- *Terapéutica por el ejercicio* (Licht).
- *Marcha normal y patológica* (Ducroquet).
- *A reeducação física* (Lapierre).
- *Fisiologia articular* (Kapandji).
- *Facilitación neuromuscular propioceptiva* (Voss).
- *Manual de ejercicios de rehabilitación* (Gardiner).
- *Terapêutica por exercícios* (Basmajian).
- *Provas de função muscular* (Daniels).
- *Tratado de medicina física e reabilitação* (Krusen).
- *Músculos: provas e funções* (Kendall).
- *Consciência pelo movimento* (Feldenkrais).
- *Cinesiologia e anatomia aplicada* (Rasch).
- *Medicina de rehabilitación* (Rusk).

As obras pertencentes à segunda categoria (cujos títulos sugeriam maior probabilidade de abordar o objeto de trabalho da profissão) foram: *Rehabilitación: enfoque integral* (Moragas), Revistas e Jornais das Associações e dos Sindicatos de Fisioterapia, *Terapêutica ocupacional* (Willard), *Medicina preventiva* (Leavell), *Fisioterapia e o atual modelo médico* (Castro), Resoluções ns. 9 e 10 do Conselho Federal de Fisioterapia e Terapia Ocupacional (Coffito), *Medicina física y rehabilitación* (Zamudio), *Fisioterapia: tratamento, procedimentos e avaliação* (O'Sullivan) e *Fisiatría* (Forcade). Destas, todas foram examinadas, com exceção do livro *Medicina física e rehabilitación* (Zamudio), que não foi localizado por meio dos procedimentos adotados para a obtenção das demais obras.

Na terceira categoria (cujos títulos sugeriam pouca probabilidade de abordagem do objeto de trabalho da profissão) foram incluídas as obras:

- *O médico, seu paciente e a doença* (Balini).
- *Masaje: principios y técnicas* (Beard).
- *Clayton's eletroterapia e actinoterapia* (Scott).
- *Manual de hidroterapia e massagem* (Moor).
- *O homem e a medicina: mil anos de trevas* (Calder).
- *Mecanoterapia e hidroterapia* (Fraikin).
- *Fisioterapia* (Cash).
- *Manual de fisioterapia* (Nagler).
- *The nature of pedigree* (Allport).
- *O ser da compreensão* (Augraz).
- *O corpo e as classes sociais* (Boltanski).
- *Democracia e educação* (Dewey).
- *Expropriação da saúde* (Illich).
- *O tabu do corpo* (Rodrigues).
- *Tornar-se pessoa* (Rogers).
- *Ética* (Vasquez).
- *Dolor de espalda: desde el occipucio al cóccix* (Burke).
- *Ortopedia clínica* (Cyriax).
- *Sindromes dolorosos* (Caillet).
- *Exercicios terapêuticos* (Daniels).
- *O corpo sob ação das mãos* (Dolto).
- *O corpo tem suas razões* (Bertherat).

Das obras contidas nessa categoria, apesar de terem sido consideradas pouco prováveis de abordarem o objeto de trabalho da Fisioterapia, foram examinadas as que, pelo título, sugerissem uma relação (mesmo que puramente técnica) com a Fisioterapia. Dessa forma, foram analisadas as obras: *Clayton's eletroterapia e actinoterapia* (Scott), *Fisioterapia* (Cash), *Manual de fisioterapia* (Nagler), *Dolor de espalda: desde el occipucio al cóccix* (Burke), *Ortopedia clínica* (Cyriax), *Síndromes dolorosos* (Caillet), *Exercicios terapéuticos* (Daniels) e *O corpo sob ação das mãos* (Dolto).

A obtenção das obras para exame foi feita por meio de consulta às bibliotecas da Universidade Federal de São Carlos, da Universidade de São Paulo, da Pontifícia Universidade Católica de Campinas e da Universidade Metodista de Piracicaba. Além destas, foram consultadas as bibliotecas individuais dos docentes com os quais foi possível um contato direto. Outra forma de aquisição das obras foi a solicitação de exemplares de apostilas aos professores que as utilizavam, nas respectivas disciplinas.

B. A seleção das informações de interesse

Após a obtenção do material que constava da bibliografia relacionada nos planos de ensino das disciplinas, foi realizada a leitura desse material para retirar as informações relativas às concepções sobre o objeto de trabalho da Fisioterapia. Essa leitura foi realizada da seguinte forma:

A. Foram localizados, pelo índice de cada obra, os capítulos ou os subtítulos cujos conteúdos se aproximassem, de alguma forma, das concepções sobre o objeto de trabalho da Fisioterapia.
B. Foi examinado cada um desses capítulos ou subtítulos, transcrevendo integralmente as citações dos autores, com relação ao objeto de trabalho em Fisioterapia.

Para a organização dessas informações, as citações foram categorizadas em "definições diretas de Fisioterapia", "definições indiretas de Fisioterapia", "formação do fisioterapeuta" e "objetivos da Fisioterapia".

Foram consideradas "definições diretas de Fisioterapia", citações que apontassem para o que é entendido como objeto de trabalho da profissão, mediante a descrição específica das responsabilidades da profissão. Como "definições indiretas de Fisioterapia", foram consideradas as citações que descrevessem as atividades gerais da Fisioterapia ou do fisioterapeuta. Na categoria "formação do fisioterapeuta", foram incluídas as citações relativas ao processo de formação profissional ou às características específicas que o fisioterapeuta possui ou deveria possuir. E, finalmente, em "objetivos da Fisioterapia", foram incluídas as citações que se referissem às finalidades ou metas (finalidade ou objetivos quantificados em relação ao tempo) que a profissão (ou o profissional) deve procurar atingir como tal.

2. Características da bibliografia utilizada no desenvolvimento das disciplinas que abordam o objeto de trabalho

Os dados apresentados a seguir são relativos ao exame da bibliografia contida nos planos de ensino das disciplinas Fundamentos de Fisioterapia, Fundamentos de Reabilitação e Cinesioterapia (ou disciplinas equivalentes a elas), das escolas que enviaram os planos de ensino, nos quais constava a bibliografia utilizada pelas disciplinas.

No Quadro 1 podem ser observados os títulos da bibliografia utilizada no desenvolvimento da disciplina Fundamentos de Fisioterapia ou equivalentes a ela. A quantidade de títulos comuns às escolas analisadas não chegou a ser significativa, tendo em vista que, dos 21 assinalados, o que apresenta maior quantidade é o de número 5 (42,85% das escolas). Em segundo lugar vêm os títulos indicados (números 2, 4, 15, 17 e 18), todos comuns a 28,57% das escolas (duas das sete instituições examinadas). Os demais títulos são indicados por apenas uma das sete escolas.

A escola que apresenta o maior número de títulos, relativos à disciplina Fundamentos de Fisioterapia é a Universidade de São Paulo, com 38% dos títulos indicados nos planos de ensino. As demais exibem índices inferiores a 25% do total.

Quanto à categorização dos títulos apresentados (últimas três colunas à direita), pode-se observar que, dos 21 existentes, oito sugerem, por sua denominação, um enfoque voltado para a reabilitação ou para a terapia, 10 parecem ser relacionados à aprendizagem de técnicas de tratamento ou de medidas e um refere-se ao funcionamento do corpo ou estudo das doenças. Os únicos não pertencentes a essas categorias são os de números 8, 12 e 13. Os dois primeiros sugerem a análise do relacionamento médico-paciente e do desenvolvimento da medicina, enquanto o terceiro é relativo a publicações periódicas das associações e dos sindicatos de fisioterapeutas.

Pode-se notar ainda que, dos títulos comuns a um maior número de escolas, um pertence à categoria "funcionamento do corpo ou estudo das doenças", três à categoria "reabilitação ou terapia" e três a "técnicas e medidas". Outro aspecto que pode ser observado é que, dos 21 títulos apresentados, somente três (números 5, 7 e 13) não pertencem a autores estrangeiros.

Quadro 1
Distribuição da bibliografia utilizada no desenvolvimento
da disciplina Fundamentos de Fisioterapia ou equivalentes,
retirada dos planos de ensino dos diversos cursos de Fisioterapia do País

Bibliografia	Escolas								Total		Ênfase		
	1	2	3	4	6	7	14	S	%	A	B	C
1. RUSK, *Medicina de rehabilitación*.	X							1	14	O		
2. MAS, *Tratado de rehabilitaciín médica*.	X					X		2	29	O		
3. MORAGAS, *Rehabilitac.: enfoque integral*	X							1	14	O		
4. LINDEMAN, *Tratado de rehabilitación*	X	X						2	29	O		
5. LEITÃO, *Fisiatria clínica*	X					X	X	3	43			O
6. GARDINER, *Manual de ejercicios de rehab.*		X						1	14	O	O	
7. LEITÃO, *Elementos de Fisioterapia*		X						1	14	O		
8. BALINI, *O médico, seu paciente e a doença*		X						1	14			
9. BEARD e col., *Masaje, princip. e técnicas*		X						1	14	O		
10. SCOTT, *Clayton's Eletrot. e Actinoterapia*		X						1	14	O		
11. MOOR e col., *Man. de hidroter. e mass.*		X						1	14	O		
12. CALDER, *O homem e a med. – mil anos de...*		X						1	14			
13. Periódicos das assoc. e sindicatos de Fisioterap.			X					1	14			
14. LAPIERRE, *La rééducation physique*				X				1	14	O		
15. COTTA, *Tratado de rehabilitación*				X	X			2	29	O		
16. KRUSEN, *Medicina física y rehabilitación*					X			1	14	O		
17. GUTMAN, *Fisioterapia atual*					X	X		2	29	O		
18. SHESTACK, *Fisioterapia prática*						X	X	2	29	O		
19. FRAIKIN e col., *Mecanoterapia e hidrot.*							X	1	14	O		
20. CASH, *Manual de Fisioterapia*							X	1	14	O		
21. NAGLER, *Manual de Fisioterapia*							X	1	14	O		
Somatório	5	8	1	2	3	3	6	–	–	8	10	1
Porcentagem	23	38	5	10	14	14	29	–	–	45	53	5

No Quadro 2 é apresentada a distribuição dos títulos relativos à bibliografia utilizada para o desenvolvimento da disciplina Fundamentos de Reabilitação ou equivalentes a ela, nas escolas que desenvolviam essas disciplinas e cujos planos de ensino especificaram a bibliografia empregada. Pode-se notar que nenhum dos 18 títulos assinalados é comum a mais de uma escola, e a que apresentou maior número de títulos (nove) foi a Universidade Federal de Minas Gerais (Escola 15).

Em relação à classificação dos títulos, quatro pertencem à categoria de ênfase em "reabilitação ou terapia" (A), dois a "técnicas e medidas" (C) e dois a "funcionamento do corpo e estudo das doenças" (B). Os demais (10), pelo nome, não permitem a inclusão em qualquer dessas categorias. Destes, o único que parece abordar uma forma alternativa de assistência à saúde é o de número 5 (medicina preventiva).

Quadro 2
Distribuição das indicações bibliográficas utilizadas no desenvolvimento da disciplina Fundamentos de Reabilitação ou equivalentes, retiradas dos planos de ensino de diferentes cursos de Fisioterapia do País

Bibliografia	Escolas			Ênfase		
	3	7	15	A	B	C
1. I. WILLARD e col., *Terapia ocupacional*	X			O		
2. COTTA e col., *Tratado de rehabilitación*	X			O		
3. MAS, *Tratado de rehabilitación médica*	X			O		
4. SHESTACK, *Fisioterapia prática*	X				O	
5. LEAVELL e col., *Medicina preventiva*	X					
6. LINDEMAN, *Tratado de reabilitação*		X		O		
7. LEITÃO, *Fisiatria clínica*		X				O
8. RASCH e col., *Cinesiologia e anatomia aplicada*		X				O
9. CASTRO, *Fisioterapia e o atual modelo médico*		X		O		
10. ALLPORT, *The nature of pedigree*			X			
11. AUGRAZ, *O ser da compreensão*			X			
12. BOLTANSKI, *O corpo e as classes sociais*			X			
13. COFFITO, *Resoluções ns. 9 e 10*			X			
14. DEWEY, *Democracia e educação*			X			
15. ILLICH, *Expropriação da saúde*			X			
16. RODRIGUES, *Tabu do corpo*			X			
17. ROGERS, *Tornar-se pessoa*			X			
18. VASQUEZ, *Ética*			X			
Somatório	5	4	9	4	2	2
Porcentagem	28	22	50	50	25	25

Coffito: Conselho Federal de Fisioterapia e Terapia Ocupacional.

Dos 18 títulos apresentados no Quadro 2, 14 são obras escritas por autores estrangeiros, traduzidas para o português ou utilizadas sem tradução. Apenas quatro são de autores brasileiros (7, 9, 13 e 16), das quais uma é apostila (9) e as outras são resoluções oficiais do Conselho Federal de Fisioterapia e Terapia Ocupacional (13).

A distribuição das obras utilizadas na disciplina Cinesioterapia ou equivalentes e relacionadas nos planos de ensino examinados são mostradas no Quadro 3. Pode-se notar que, em relação à quantidade das obras nas escolas examinadas, os maiores índices são dos títulos 6 (comum a 71,42% das escolas), 3 e 12 (ambos comuns a 57,14%) e 4, 7, 13 e 19 (comuns a 42,85%).

Quadro 3
Distribuição dos títulos da bibliografia utilizada
no desenvolvimento da disciplina Cinesioterapia ou equivalentes,
retirados dos planos de ensino dos diversos cursos do País

Bibliografia	\multicolumn{7}{c}{Escolas}	\multicolumn{2}{c}{Total}	\multicolumn{3}{c}{Ênfase}
	1	3	6	7	9	14	15	S	%	A	B	C
1. LICHT, Terapéutica por el ejercicio	X						X	2	29	O		
2. DUCROQUET, Marcha norm. y patológica	X						X	2	29			O
3. LAPIERRE, Reeducação física	X	X	X				X	4	57	O		
4. KAPANDJI, Fisiologia articular	X	X			X			3	43			O
5. VOSS et al., Facilit. neuromusc. propr.	X						X	2	29		O	
6. GARDINER, Ejercícios de rehabilitación	X	X	X	X	X			5	71	O		
7. LINDEMAN et al., Tr. de rehabilitación			X	X			X	3	43	O		
8. ZAMUDIO, Medicina física y rehabilitación			X					1	14	O		
9. BURKE, Dolor de espalda: desde el oc. al cóccix			X					1	14			O
10. CYRAX, Ortopedia clínica			X					1	14			O
11. CAILLIET, Síndromes dolorosas				X				1	14			O
12. BASMAJIAN, Terapêutica por exercícios			X	X	X	X		4	57	O		
13. DANIELS, Provas de função muscular					X	X	X	3	43		O	
14. KRUSEN et al., Trat. de med. fis. e reab.					X		X	2	29	O		
15. DANIELS et al., Exercícios terapêuticos					X			1	14	O		
16. O'SULLIVAN, Fisioterapia					X			1	14	O		
17. WALE, Massaje y exerc. de recuper. en afec. médi. y cirúrg.					X			1	14	O		
18. DOLTO, O corpo sob ação das mãos					X			1	14		O	
19. KENDALL, Músculos: provas e funções					X	X	X	3	43		O	
20. FELDENKRAIS, Consc. pelo movimento					X		X	2	29			
21. RASIL, Kinesiology on applied anatomy						X	X	2	29			O
22. BERTHERAT, O corpo tem suas razões							X	1	14			O
23. COTTA, Tratado de rehabilitación							X	1	14	O		
24. FORCADE et al., Fisiatría							X	1	14	O		
25. MAS, Tratado de rehabilitación médica							X	1	14	O		
26. RUSK, Medicina de rehabilitación							X	1	14	O		
Somatório	6	8	5	2	13	3	13	–	–	12	6	8
Porcentagem	23	31	19	8	50	12	50	–	–	46	23	31

Dos 26 livros relacionados, 12 contêm em seus títulos termos que sugerem uma assistência terapêutica ou reabilitadora, estando incluídos, por esse motivo, na categoria "reabilitação ou terapia", sete outros propõem o estudo de conhecimentos básicos sobre o funcionamento dinâmico do corpo humano ou das doenças que o afetam e estão categorizados em "funcionamento do corpo e estudo das doenças" e seis, o desenvolvimento de técnicas relativas ao exame do corpo humano e ao tratamento das patologias que o acometem, estando categorizados em "técnicas e medidas". O único título que não permite classificação em qualquer um dos aspectos anteriores é o 20.

Em relação à quantidade de títulos por escola, as instituições que apresentam maiores índices são a Universidade Federal da Paraíba e a Universidade Federal de Minas Gerais (ambas com 50% dos títulos relacionados). Todas as demais apresentam índices inferiores a 40%. Pode-se notar ainda, no Quadro 3, dois outros aspectos. O primeiro é que, das sete obras que mostram os maiores índices de ocorrência nas escolas, quatro delas (as de números 3, 6, 7 e 12) pertencem à categoria "reabilitação ou terapia", duas (13 e 19) a "técnicas e medidas" e uma (4) a "funcionamento do corpo e estudo das doenças". Um segundo aspecto a ser ressaltado é que todos os 26 livros relacionados são de autores estrangeiros.

Quanto ao "conteúdo" das obras examinadas por meio do procedimento descrito, os resultados podem ser verificados nos Quadros 4 a 6. No Quadro 4 encontram-se as sete citações localizadas na bibliografia que procuram definir o que é a Fisioterapia. Elas foram classificadas como "definições diretas de Fisioterapia". É possível observar nesse quadro que, na primeira das citações relacionadas, o termo "Fisiatria" é utilizado como sinônimo de Fisioterapia. Isso ocorre por não existirem, em alguns países, as duas profissões com as características particulares que elas possuem no Brasil, onde contêm superposições ainda não claramente identificadas.

Outro fator que pode ser notado é que, nas concepções de Fisioterapia contidas nas citações, cinco das sete assinaladas (números 1 a 5) concebem a profissão como exclusivamente relacionada à reabilitação ou ao tratamento. As citações 1, 2, 3 e 5, por exemplo, são unânimes em afirmar que a Fisioterapia tem seu campo de atuação voltado para a *reabilitação,* sem apontar qualquer outro tipo ou forma de atuação que se diferencie desta. A citação 4, embora questione o qualificativo de "ginástica terapêutica" e afirme que a Fisioterapia tem evoluído de maneira progressiva e autônoma, explicita que sua missão essencial é para com o *enfermo.*

As citações 6 e 7 (de um mesmo autor) diferenciam-se dos demais por dois motivos. O primeiro, porque concebe a Fisioterapia como uma ciência,

Quadro 4
Citações retiradas da literatura constante da bibliografia
examinada e classificadas como "definições diretas de Fisioterapia"

1. "A designação *fisiatra* (fisioterapeuta) que se aplica na atualidade ao especialista em medicina física e reabilitação, deriva das palavras gregas *fisikos* (física) e *iatros* (médico); a palavra significa que o especialista é um médico que emprega os agentes físicos na avaliação e na reabilitação de seus pacientes" (Krusen, 1974, p. 1 e 2).

2. "A Fisioterapia é uma atividade profissional em expansão pelas enormes necessidades que planteiam os clientes nos centros de reabilitação. Os profissionais trabalham intimamente com o médico reabilitador (tanto na avaliação como durante o processo) e informam-no diretamente dos progressos ou problemas que ocorrem com o cliente" (Moragas, 1972, p. 63).

3. "Fisioterapeuta: essa é uma das profissões que imediatamente se associa com a reabilitação por sua conexão com a medicina física e a fisiatria. Suas missões principais são a ajuda na avaliação da capacidade funcional do paciente, a administração de tratamentos para evitar a dor, corrigir ou minimizar as deformidades e melhorar a saúde geral do cliente" (Moragas, 1972, p. 63).

4. "[...] A denominação usual de *Krankeingymnastik*, estipulada por lei na Alemanha, corresponde a de Fisioterapia ou Cinesioterapia, utilizada em outros países. O qualitativo de ginástica terapêutica já não está em consonância com a fundamentação atual da Cinesioterapia. Pode-se dizer que, a partir do final do século passado, a Fisioterapia junto com a ginástica higiênica, em geral, tem evoluído de forma progressiva e autônoma em sua missão transcendental para com o enfermo" (Lindeman, 1975, p. 1).

5. "A mão direita do médico reabilitador na fase terapêutica ou cinesioterapeuta. Na realidade, Fisioterapia quer dizer tratamento por meios físicos, embora esse conceito induza ao erro, pois não é o que nós entendemos hoje por Fisioterapia. Para nós, a Fisioterapia é a terapia por meio do movimento, ou seja, o tratamento destinado à recuperação das funções do sistema motor" (Caviedes, em Lindeman, 1975, p. 413).

6. "Consideramos, neste momento, que um conceito de Fisioterapia deva contemplar, pelo menos, três aspectos fundamentais e que não podem ser confundidos entre si: Fisioterapia é uma ciência, é um processo terapêutico e é uma profissão" (Castro, 1982).

7. "[...] Fisioterapia é uma ciência aplicada cujo principal objeto de estudo é o movimento humano. Usa de recursos próprios, com os quais – considerando as capacidades iniciais do indivíduo, tanto as físicas, as psíquicas, como as sociais – busca promover, aperfeiçoar ou adaptar essas capacidades, estabelecendo, assim, um processo terapêutico que envolve terapeuta, paciente e recursos físicos e/ou naturais racionalmente empregados. Com esses recursos, o profissional fisioterapeuta pode atuar nas três fases de atenção à saúde: prevenção, cura e reabilitação" (Castro, 1982).

um processo terapêutico e uma profissão. E o segundo porque, ao especificar o "objeto de estudo da área", não se atém a uma única forma de assistência, mas coloca como objeto de estudo o movimento humano. Esse autor usa as expressões "profissão" e "ciência" como coisas diferentes e afirma ser o objeto de estudo (da "ciência") o movimento, sem referir-se diretamente ao objeto de trabalho da profissão. Embora o autor use as duas expressões com um aditivo, não as diferencia. Quando se refere a objeto de estudo da "área", também não o diferencia de objeto de intervenção do campo de atuação profissional.

No Quadro 5 estão apresentadas as 12 citações retiradas da bibliografia examinada que foram classificadas como "definições indiretas de Fisioterapia". Pode-se notar inicialmente que, também nesse quadro, é empregado na primeira citação o termo *fisioterapeuta* como sinônimo de *fisiatra*. Isso ocorre

Quadro 5
Citações retiradas da bibliografia e classificadas
como "definições indiretas de Fisioterapia"

1. "O fisioterapeuta (ou fisiatra) é um membro importante da equipe de recuperação" (Nagler, 1976, p. 1).

2. "A reabilitação é uma demonstração do que os homens são capazes de realizar quando se decidem por trabalhar em equipe. Mas essa tarefa não é fácil, porque nesse trabalho conjunto, tão complexo e tão variado no qual intervêm, junto aos profissionais médicos, outros profissionais não médicos, como os fisioterapeutas, ergoterapeutas, ergonomistas, educadores, sociólogos, psicólogos, técnicos do meio ambiental etc., corre-se o risco de que cada um perca a perspectiva do trabalho em conjunto, ou seja, em uma equipe, cuja finalidade é a recuperação do deficiente para uma vida digna, eficaz e produtiva" (Moragas, 1972, p. VII).

3. "O principal impedimento para o desenvolvimento mais rápido dos serviços de reabilitação é a falta de médicos adestrados em reabilitação, fisioterapeutas, especialistas em tratamento ocupacional, assistentes sociais, enfermeiras, técnicos em próteses, especialistas em tratamento da fala, do ouvido, e outros profissionais" (Rusk, 1966, p. 5).

4. "Obrigações do fisioterapeuta – Uma profissão dedicada a cuidar de enfermos, exige dos que a praticam uma série de condições especiais, higiênicas e sociais: O fisioterapeuta não deve nunca tomar a liberdade de estabelecer indicações próprias. Ao ser uma das peças fundamentais da vasta equipe de reabilitação, deve restringir-se às indicações médicas recebidas. Mas, por outro lado, como o seu contato mais constante com o enfermo o leva a conhecê-lo e observá-lo muito mais que o médico, deve indicar as possíveis anomalias que tenham passado inadvertidas na exploração médica" (Caviedes, em Lindeman, 1975).

(continua)

Quadro 5
Citações retiradas da bibliografia e classificadas
como "definições indiretas de Fisioterapia" (*continuação*)

5. Legislação trabalhista dos fisioterapeutas (na Espanha) "Os fisioterapeutas podem iniciar sua atividade profissional como empregados de clínicas, sanatórios e hospitais, atividade que está regulamentada pela legislação trabalhista comum [...]" (Caviedes em Lindeman, 1975, p. 423 e 424).

6. "Os fisioterapeutas exercem sua profissão em hospitais gerais, militares e de saúde pública, em hospitais para crianças inválidas, em consultórios, clínicas particulares, departamentos ambulatoriais, hospitais para doentes mentais, sanatórios, escolas, fábricas, indústrias, estações de cura, universidades e departamentos atléticos da Associação Cristã de Moços" (Shestack, 1979, p. 4).

7. "O fisioterapeuta é o profissional que, a partir do diagnóstico clínico feito pelo médico, avalia o paciente, planeja e estabelece as etapas do tratamento, seleciona, quantifica e qualifica os recursos, métodos e técnicas apropriadas a cada caso, trata o paciente e reavalia sistematicamente o seu trabalho durante todo o processo terapêutico. Utiliza na sua prática diversos recursos físicos e naturais (água, eletricidade, calor, luz, frio), a massoterapia, a cinesiologia e a manipulação terapêutica" (COFFITO, 1982, p. 103).

8. "Considerando que o programa de exercícios terapêuticos é empreendido conjuntamente pelo médico, pelo fisioterapeuta e pelo paciente, os elos da cadeia devem ser sólidos e as forças devem levar para a mesma direção" (Rusk, 1966, p. 10).

9. "É necessário ter centros especializados de reabilitação, onde possa aplicar-se o enfoque de equipe, para aproveitar os conhecimentos especializados de médico, fisioterapeuta, ergoterapeuta, assistente social, fonoaudiólogo, enfermeira, conselheiro vocacional, psicólogo e especialista em prótese, com o fim de satisfazer as necessidades dos casos mais difíceis" (Rusk, 1966, p. 8).

10. "A reabilitação do paciente representa a responsabilidade de todo o pessoal médico: o próprio médico, a enfermeira, o assistente social, o fisioterapeuta, o terapeuta ocupacional, assim como todas as pessoas que estejam relacionadas com essa disciplina, tais como a família, o mestre, o psicólogo, o conselheiro vocacional e o sacerdote" (Willard e Spackman, 1973, p. 3).

11. "O fisioterapeuta que trabalha dentro da medicina esportiva deve endereçar suas habilidades para a prevenção e restauração da função. A diferença, nesse caso, é que o fisioterapeuta cuidará de indivíduos que são, na essência, pessoas saudáveis" (O'Sullivarn, 1983, p. 559).

12. "[...] a função social do fisioterapeuta é buscar um modelo próprio de profissão, partindo da realidade social e entendendo a saúde como um direito da população e, portanto, exercendo essa profissão não como um sacerdócio, mas como uma obrigação social" (Castro, 1982).

pelo mesmo motivo que foi apontado em relação a esse tipo de sinonímia ocorrido no Quadro 4, pois, apesar de os autores das citações não serem os mesmos, ambos pertencem a outra realidade social, na qual o desenvolvimento dessas profissões se deu de maneira diferente da que ocorreu no Brasil. Outro aspecto visível no Quadro 5 é que, das 12 citações apresentadas, oito (números 1 a 4 e 7 a 10), ao se referirem ao objeto de trabalho da profissão, explicitando as atividades do fisioterapeuta, as descrevem como diretamente relacionadas à reabilitação e à terapia. Isso pode ser observado pela própria terminologia utilizada, na qual os termos "reabilitação", "terapia" ou "paciente" são uma constante nessas citações. E o fisioterapeuta, juntamente com outros profissionais, é caracterizado como elemento essencial a uma *equipe de reabilitação*. Nas citações 5 e 6, os autores referem-se a alguns locais onde a Fisioterapia deve ou pode ser exercida. Pode-se notar que, dentre os diversos tipos de instituições citadas, os que são comuns a ambas as citações (transparecendo uma concordância entre os dois autores) são: *clínicas, hospitais e sanatórios*. As únicas citações que se referem ao fisioterapeuta como um profissional que deve ter como preocupação a *saúde* são a 6 e a 12. A primeira estabelece que o fisioterapeuta deve exercer suas atividades em "hospitais de saúde pública" e a segunda, examinando a função social do fisioterapeuta, explicita que há necessidade de buscar um modelo próprio da profissão no contexto da própria realidade social, entendendo a *saúde* como um direito comum a todos.

Pode-se observar ainda, no Quadro 5, que, em relação ao procedimento do fisioterapeuta, em sua interação com outros profissionais (particularmente o médico), as citações 4 e 7 não são concordantes. Na citação 4 consta que o fisioterapeuta nunca deve estabelecer indicações próprias relativas ao atendimento que oferece. Por outro lado, na 7 está explícito que ele deve avaliar, planejar e estabelecer as etapas do tratamento fisioterápico após o diagnóstico médico.

O Quadro 6 apresenta as citações relativas à "formação do fisioterapeuta". Ao se referir às características das classes ou ao tipo de aprendizagem que é necessário ao futuro profissional, há alguns aspectos que são enfatizados nessas citações. As citações 1 e 2, por exemplo, acentuam que o fisioterapeuta, ao estar formado, deve "adquirir" conhecimentos básicos sobre o corpo humano (anatomia, fisiologia, neuroanatomia, cinesiologia, entre outros) e, em seguida, submeter-se à aprendizagem ou ao treinamento de *técnicas específicas* de aplicação dos recursos da profissão (eletroterapia, hidroterapia, exercício terapêutico, massagem, radioterapia, entre outros). A citação 3, ao apresentar a formação do fisioterapeuta estabelecido pela World Confederation of Physical Therapy (WCPT), explicita a exigência prévia de uma atividade de três meses *como ajudante de enfermagem,* uma formação teórica de dois anos e

Quadro 6
Citações retiradas da bibliografia examinada
e classificadas como "formação do fisioterapeuta"

1. "O fisioterapeuta deve ser graduado por uma escola de fisioterapia e possuir conhecimentos especializados em cinesiologia, exercícios terapêuticos, treinamento com membros artificiais e recursos que ajudam o paciente a andar e na aplicação de outros agentes físicos tais como: calor, frio e corrente elétrica" (Wlager, 1976, p. 1 e 2).

2. "Quarenta e quatro programas universitários de Fisioterapia [...] são aprovados pela American Physical Therapy Association e pelo Council on Education of the American Medical Association [...]. Os currículos desses diplomas incluem cursos de ciências aplicadas, anatomia, fisiologia, neuroanatomia, cinesiologia, patologia, psicologia, física, neurologia, ortopedia, pediatria, cirurgia, eletroterapia, hidroterapia, massagem, radioterapia, exercício terapêutica, reabilitação física e fisioterapia aplicada à medicina" (Shestack, 1979, p. 4).

3. Formação de fisioterapeutas segundo a W.C.P.T. – "Por outro lado, a W.C.P.T. rege-se por normas para a formação de fisioterapeutas, aceitas por todos os países-membros. Segundo essas normas, após os 18 anos e de posse do título de bacharel para o ingresso nas Escolas, exige-se uma atividade de três meses como ajudante de enfermagem, período necessário para comprovar sua vocação a serviço do enfermo. A formação teórica e prática se adquire após isso, em dois anos, depois dos quais deverá ser aprovado em um exame de aptidão profissional. Para a aquisição definitiva do título de fisioterapeuta devem realizar prática durante um ano em clínicas universitárias ou hospitais previamente autorizados para a capacitação de fisioterapeutas" (Caviedes, em Lindeman, 1985, p. 417).

4. "Para triunfar na carreira de Fisioterapia, é imprescindível ter uma personalidade adequada. Devem ainda possuir outras qualidades, principalmente para as tarefas especializadas. Em todo momento se espera do fisioterapeuta uma postura desportiva, mas com mais motivação nos casos em que se pretende o aumento de rendimento em traumatizados como ocorre com os amputados ou com os doentes paraplégicos" (Lindeman, 1975, p. 5).

5. "A prática da Fisioterapia requer a habilidade de se dar um julgamento clínico exato, baseado em uma avaliação e um planejamento cuidadosos. O terapeuta sempre deverá possuir um sólido conhecimento de suas habilidades técnicas, de modo a obter o resultado desejado" (O'Sullivan, 1983, p. XVII).

6. "Médicos, fisioterapeutas, terapeutas ocupacionais, enfermeiros e seu pessoal auxiliar têm necessitado de graus variáveis de conhecimento e de capacidade em provas musculares em seus esforços para evitar a invalidez, habilitando indivíduos que nunca conheceram para a função normal através do restabelecimento dos inválidos até conseguir um melhor desenvolvimento funcional [...]" (Daniels, 1973, p. XII).

WCPT: World Confederation of Physical Therapy.

um ano de prática profissional em *clínicas universitárias e hospitais*. A citação 4, por sua vez, preconiza uma "postura com mais motivação" na preparação do profissional para lidar com os *traumatizados* (amputados, paraplégicos). As citações 5 e 6, respectivamente, apontam a necessidade de um sólido conhecimento de *habilidades técnicas* e de capacidade na realização de provas musculares para *habilitar indivíduos que nunca conheceram* a função normal.

Quanto aos objetivos da Fisioterapia, ou às metas que devem ser almejadas pela profissão, foram retiradas cinco citações da bibliografia examinada, as quais podem ser observadas no Quadro 7. Nota-se que as quatro primeiras são unânimes em afirmar que os propósitos da Fisioterapia são – ou devem ser – voltados para a utilização de seus recursos para *tratar* patologias ou deficiências decorrentes de processos patológicos, de maneira que *recuperem ou reabilitem* indivíduos acometidos desses processos. A citação 1, por exemplo, enumera as diversas formas pelas quais o profissional pode atuar para tratar problemas específicos ou reabilitar indivíduos. Embora em seu item 9 exista o termo "prevenção", pode-se observar que se refere *à prevenção de contraturas*, ou seja, prevenção de um problema que se caracteriza como uma sequela de uma patologia já instalada (já existente). A citação 2 apresenta o objetivo da Fisioterapia na dependência da *patologia* a ser *tratada*, e as citações 3 e 4 especificam os objetivos de *recuperar um organismo enfermo e de recuperar a função corporal perdida*.

A única citação que orienta para um tipo de atuação adicional, além do tratamento e da reabilitação, é a 5, que indica como uma das "missões" da Fisioterapia a prevenção. Mas sem localizar qual o grau desse papel no conjunto das várias "missões".

3. Decorrências das características das disciplinas dos cursos de graduação em relação à concepção do objeto de trabalho em Fisioterapia

Os dados obtidos por meio do exame da bibliografia utilizada pelos docentes na formação do profissional em Fisioterapia e relativos ao estudo, à discussão ou à proposição do objeto de trabalho da profissão apresentam aspectos que não se diferenciam dos já examinados anteriormente. Para exame e avaliação desses dados à luz do que já foi apresentado e para permitir maior clareza no entendimento dos diversos aspectos envolvidos, esta parte do texto estará dividida nos seguintes subitens:

A. A distinção entre as noções de campo de atuação profissional e de área de conhecimento.

B. A dispersão da bibliografia utilizada nos cursos de graduação.
C. As abordagens sobre os tipos de assistência à saúde.
D. O tipo de literatura empregada nos cursos.
E. A bibliografia utilizada e a dependência profissional, científica, social e tecnológica da profissão.

Quadro 7
Citações retiradas da bibliografia examinada
e classificadas como "objetivos da Fisioterapia"

1. "Especialmente os objetivos da fisioterapia incluem: 1) aumento e manutenção da força e da resistência; 2) aumento da amplitude dos movimentos das articulações; 3) aumento da coordenação; 4) diminuição da dor; 5) redução do espasmo muscular e espasticidade; 6) redução do edema; 7) diminuição da congestão torácica; 8) promover a cura das lesões dos tecidos moles; 9) prevenção de contraturas e deformidades; 10) diminuição do *feedback* sensorial anormal; 11) correção de desvios posturais; 12) diminuição dos desvios da marcha; 13) promover a independência na deambulação; 14) promover a independência nas atividades de elevação; 15) promover a independência nas atividades de transferência; 16) ensinar aos pacientes *elou* suas famílias como praticar corretamente a fisioterapia em casa" (Shestack, 1979, p. 4).

2. "Naturalmente, os objetivos da Fisioterapia dependem da patologia a ser tratada, apesar da intervenção de muitos fatores nas decisões sobre o tipo de terapia a ser empregada" (Shestack, 1979, p. 3).

3. "No curso do desenvolvimento histórico da Educação Física, em geral a Fisioterapia tem-se diferenciado [...]. A ginástica em geral tende a formar, por meio de exercícios, um corpo são. Em troca, a Fisioterapia tem como fim lograr por meio de exercícios a recuperação de um organismo enfermo a sua capacidade funcional primitiva ou, nos casos que isso não seja possível pela intensidade da afecção, lograr ao menos uma capacidade funcional diferenciada [...]. A diferença é clara. Significa, portanto, que os exercícios de fisioterapia devem ser apropriados para um efeito curativo" (Marff, em Lindeman, 1975, p. 189).

4. "A perda da função corporal traz consigo um sentimento de frustração e inadequação [...]. Minimizar esse defeito e planejar um modo de vida adequado para o paciente e sua recuperação, é o trabalho de uma equipe de reabilitação, um fisioterapeuta, um terapeuta ocupacional e um assistente social" (Nagler, 1976, p. 2).

5. "A Cinesioterapia ou Fisioterapia tem uma missão de cooperar, mediante a prática de movimentos metódicos e a aplicação de meios terapêuticas físicos, na prevenção, eliminação ou melhora de estados patológicos do homem; tem uma aplicação eficaz não só nas disciplinas fundamentais da terapêutica, da medicina interna e cirurgia, mas também em outras especialidades, como pediatria, ginecologia, neurologia, ortopedia, psiquiatria e traumatologia" (Lindeman, 1975, p. I).

A. Distinção entre as noções de campo de atuação profissional e de área de conhecimento

Várias vezes foram utilizados os termos "campo de atuação profissional" e "área de conhecimento" como coisas diferentes. Dessa forma, maior explicitação do que significa um e outro parece ser necessária para que seja possível identificar não só sua diferença como também sua interdependência. O termo "área de conhecimento" deve ser entendido como uma forma de atuação em torno de um *objeto de estudo* no sentido de produzir e organizar os diferentes tipos de conhecimento existente em relação a ele. Essa maneira de atuar em relação a um possível objeto de estudo, no caso da Fisioterapia, teria como decorrência necessária a organização do conhecimento existente ou a produção de novos conhecimentos que poderiam ser utilizados para a formação de diferentes profissionais. Por outro lado, o termo "campo de atuação profissional" deve ser concebido como um modo de atuar que se caracteriza por uma *intervenção* direta em relação aos problemas da população para assisti-la (no caso da Fisioterapia, em relação a determinados tipos de problemas de saúde) da melhor forma possível, por meio do "consumo" (com perdão da metáfora) ou da "aplicação" (ainda outra metáfora) do conhecimento, de diferentes áreas e tipos, já existente e disponível.

Obviamente, *objeto de estudo (de uma ou mais áreas de conhecimento)* e *objeto de intervenção (de um campo de atuação profissional)* mantêm uma relação de dependência mútua na medida em que, quanto maior a visibilidade relativa a um objeto de estudo (mais e melhor conhecimento), maior a probabilidade de orientação de esforços para produzir conhecimento em relação a ele, tornando tal conhecimento disponível aos profissionais que atuam diretamente com a população maior gama de informações para orientar a realização de seus trabalhos de intervenção em relação a tipos de problemas existentes na sociedade. Da mesma maneira, a explicitação e a especificação do que caracteriza um campo de atuação e seu objeto de intervenção profissional facilitam a distinção entre esse campo e as diferentes áreas de conhecimento e seus respectivos objetos de estudo que podem contribuir para auxiliar na orientação do trabalho de intervenção. O que também tem como resultado maior probabilidade de relações claras e adequadas entre qualquer campo de atuação profissional e as diferentes áreas de conhecimento que podem contribuir para maior visibilidade e manejo das variáveis envolvidas com a ocorrência de determinado fenômeno ou processo que possa ser alvo de intervenção desse campo de atuação.

Nesse contexto, a utilização da expressão "*um possível objeto de estudo* da Fisioterapia" é proposital. Em primeiro lugar, porque a Fisioterapia não se caracteriza como uma *área de conhecimento* e sim como um *campo de atuação profissional* que utiliza o conhecimento de diversas áreas (Fisiologia, Biomecânica, Química, Física, Psicologia, Sociologia, entre outras) para atuar em relação a determinados tipos de problemas relativos às condições de saúde da população. Em segundo, porque é necessário ter claro o objeto central (ou fundamental) sobre o qual deve se produzir o *conhecimento necessário para o desenvolvimento desse campo de atuação profissional* em todos os seus aspectos e em suas relações com os demais objetos de estudo existentes. No caso da Fisioterapia, o objeto de intervenção que parece ser crucial e sobre o qual é necessário produzir um conhecimento fundamental para seu desenvolvimento, o aprimoramento e a continuidade da profissão, são o movimento, a postura e a atividade do homem *e as variáveis relacionadas a esses fenômenos ou processos*.

Complementarmente, à medida que é necessária uma definição precisa (com as consequentes exigências) do *objeto de intervenção* da profissão, é preciso aumentar a clareza sobre *quais áreas de conhecimento* têm relação (e quais seus *objetos de estudo*) com esse campo profissional. A *intervenção* sobre a postura, o movimento ou a atividade do homem exige *conhecimento* de boa qualidade sobre esses três fenômenos ou processos. Esse conhecimento deriva de áreas de conhecimento básico (como Psicologia, Química, Fisiologia, Física, Sociologia, entre outras), como também de áreas de integração ou interdisciplinares (ergonomia, fisiologia do exercício...) ou áreas que podem ser constituídas (p. ex., análise do movimento, cinesiologia, entendida, literalmente, como "estudo do movimento").

A bibliografia examinada permite explicitar melhor como estão essas considerações no próprio ensino nos cursos de Fisioterapia. Os dados obtidos na bibliografia parecem demonstrar, entre outros aspectos, a predominância de uma concepção de Fisioterapia exclusivamente como um *campo de atuação profissional*. No que tange ao objeto de estudo que caracterizaria uma área de conhecimento *ligada* ao campo de atuação profissional, existem somente algumas alusões, em sua maioria incompletas ou inadequadas. Para ter mais nitidez sobre o que é específico da profissão, parece fundamental esclarecer essas distribuições e identificar os vários níveis em que se pode apresentar ou definir uma área de conhecimento ou um campo de atuação profissional.

B. Dispersão da bibliografia utilizada nos cursos de graduação

Em relação à homogeneidade das obras utilizadas para o desenvolvimento das aprendizagens relacionadas ao objeto de trabalho da Fisioterapia, apesar de existir um número significativo (19) de obras em comum a várias escolas, nem todas são utilizadas nas mesmas disciplinas. Isso pode ser notado nas diversas disciplinas examinadas. Para o desenvolvimento da disciplina Fundamentos de Fisioterapia ou equivalentes, por exemplo, a obra mais utilizada é comum a 42,85% das escolas (três das sete examinadas). O mesmo fato pode ser observado também nas duas outras disciplinas examinadas: em Fundamentos de Reabilitação ou equivalentes, nenhuma das obras é comum a mais de uma das escolas examinadas, e, em Cinesioterapia ou equivalentes, somente 3 obras, das 26 relacionadas, são comuns a mais de 50% das instituições que desenvolvem essa disciplina.

Esse aspecto parece demonstrar a existência de uma significativa dispersão na escolha e na utilização das obras que contenham as informações consideradas necessárias para o desenvolvimento da concepção sobre o objeto de estudo da área ou de trabalho da profissão. Tal fato poderia ser considerado vantajoso para o desenvolvimento da área, se as obras utilizadas contivessem informações de natureza variada e abordassem diversos aspectos sobre o que é definido como objeto de trabalho e quais as alternativas possíveis de evolução desse objeto em relação às realidades das condições de saúde com as quais o profissional deverá lidar. Entretanto, pelo próprio exame dos títulos das obras, isso parece não ocorrer. Em Fundamentos de Fisioterapia ou disciplinas equivalentes, por exemplo, dos 21 títulos assinalados, 10 sugerem o desenvolvimento de *técnicas de tratamento ou de medidas*, oito, um enfoque voltado para a *reabilitação ou terapia*, e um, para o *funcionamento do corpo e o estudo das doenças*. Em Fundamentos de Reabilitação, dos 18 títulos, oito seguem uma ênfase voltada para, pelo menos, uma das categorias "reabilitação ou terapia", "técnicas de tratamento ou de medidas" e "funcionamento do corpo e estudo das doenças". Esses números relativos à Cinesioterapia ou equivalentes são: dos 26 títulos, 12 pertencem à categoria "reabilitação ou terapia", seis a "técnicas e medidas" e sete a "funcionamento do corpo e estudo das doenças".

O fato de a grande maioria (80%) dos títulos apresentados sugerir sua ênfase em três tipos de intervenção específicos, todos dentro da categoria "de procedimentos curativos", demonstra, pelo menos inicialmente, que a diversificação de informações provavelmente existente nessas obras não é suficiente para justificar uma dispersão de obras, como a verificada nos dados. E ainda vale ressaltar que os tipos de conhecimento sugeridos pela maioria das obras analisadas são referentes a determinada maneira de atuar (ou âmbito de atuação) como intervenção direta na população: a intervenção curativa. Ou seja, as obras parecem sugerir uma perspectiva da Fisioterapia como um campo de atuação profissional independente de áreas de conhecimento não diretamente relacionadas a patologias do organismo. Isso pode ser grave ou comprometedor como um impulso inicial no desenvolvimento da profissão no País. Formar uma tradição, como exemplo ou iniciação, leva a prosseguir na tradição com muita facilidade.

C. Enfoques sobre os tipos de assistência à saúde

Além da dispersão, outro aspecto que parece estar influindo na concepção do objeto de trabalho da profissão é o tipo de informação contida nas obras utilizadas. Os títulos das obras examinadas sugerem enfoques com ênfase em determinada forma ou tipo de assistência à saúde (a terapia ou a reabilitação), em detrimento do desenvolvimento ou da proposição de formas alternativas ou adicionais de assistência, de possível execução pelo fisioterapeuta. Mais do que propõem os títulos das obras, ao examinar seu "conteúdo", pode-se notar que os dados confirmam essa percepção. Isso pode ser visto nos dados contidos nos Quadros 4 a 7.

No Quadro 4, por exemplo, no qual estão transcritas as citações que procuram definir mais diretamente o que é a Fisioterapia, observa-se que, das sete apresentadas, quatro são unânimes em estabelecer a vinculação da Fisioterapia com determinada forma de assistência à saúde: a reabilitação. Outra (4), embora não utilize o termo "reabilitação", afirma que a razão do trabalho profissional do fisioterapeuta é o "enfermo", deixando claro que sua ação é – ou deve ser – voltada para o indivíduo *já lesado,* já acometido de um processo patológico e, portanto, limitando a atuação profissional à recuperação ou à reabilitação.

No Quadro 5, o mesmo aspecto pode ser verificado. Das 12 citações transcritas, oito, ao se referirem às atividades do fisioterapeuta, apresentam como uma constante a atuação exclusivamente *terapêutica ou reabilitadora.* Nos Quadros 4 e 5, os dados parecem não demonstrar uma perspectiva diferente. No primeiro, relativo a considerações de como deve ser a formação do futuro profissional em Fisioterapia, as citações especificam que a ele deve ser dada uma formação voltada para a aprendizagem de treinamento de *técnicas de terapia* e para a prática profissional em locais cuja característica básica é o atendimento terapêutico, reabilitador ou curativo (clínicas e hospitais). No segundo, no qual as citações transcritas procuram explicitar os objetivos da Fisioterapia, das cinco apresentadas, quatro são unânimes em afirmar que eles se traduzem por tipos ou formas de assistência cuja execução só é possível ser realizada em indivíduos já doentes, já lesados (recuperar, tratar e reabilitar). Somente uma citação do Quadro 7 (a 5) refere-se, além dessas formas de assistência, a outra (a prevenção) como objetivo da Fisioterapia. Não há, sequer, alusões a outros níveis, âmbitos ou formas de atuação profissional do fisioterapeuta que apontem para uma ampliação de possibilidades ou alternativas dessa atuação além desses âmbitos ou níveis de trabalho (recuperar ou reabilitar).

D. Tipo de literatura utilizada nos cursos

Além da dispersão e do tipo de informação (o "conteúdo"?), a bibliografia examinada contém outro problema: a grande maioria (89,23%) das obras utilizadas é de autores estrangeiros, as quais são "adotadas" sem uma avaliação crítica em relação às diferenças dos contextos sociais. Uma decorrência imediata desse fato pode ser notada nas citações 1 dos Quadros 4 e 5 nas quais está presente a confusão terminológica (e de definição) entre Fisioterapia e Fisiatria. Em outros países, essas profissões não existem diferenciadamente como no Brasil. Dessa forma, ao utilizar obras cujas informações possuem essa falta de distinções esclarecedoras, é grande a probabilidade de confundir mais do que esclarecer e explicitar o que é relevante para delimitar o campo de atuação profissional e suas relações com as demais profissões. Outra decorrência é a indefinição do objeto de estudo de qualquer área relacionada com o campo de atuação profissional e o objeto de intervenção próprio dessa profissão e de acordo com a realidade social na qual se localiza ou insere o profissional e em que serão desenvolvidas as atividades características da profissão. Muito provavelmente a realidade brasileira, em relação às condições de saúde da população, é diferente daquela na qual esses autores realizaram os estudos que fundamentam suas obras (Espanha, Inglaterra, EUA, Canadá, entre outros). A simples "assimilação" dos conceitos e das proposições produzidos por esses autores sobre o que seria a Fisioterapia pode causar (e parece já estar causando) confusões tanto conceituais como também na própria prática profissional, no sentido de não ficar delimitada um objeto de trabalho (tanto no âmbito do estudo quanto no da intervenção) claramente definida ou tê-lo definida inadequadamente.

E. Bibliografia utilizada e dependência profissional, científica e social

Dessa forma, considerando os aspectos da dispersão das obras utilizadas nas disciplinas provavelmente responsáveis pelo ensino e desenvolvimento do objeto de trabalho da profissão e do "conteúdo" (as informações) dessas obras, pode-se verificar que:

A. A dispersão não parece ser um fator de contribuição para a diversificação e a variedade das concepções sobre o que seja esse objeto, pelas próprias características e "conteúdo" dessas obras.

B. O "conteúdo", mais ou menos comum à maioria das obras, orienta (ou restringe?) a concepção do campo de atuação profissional para a assistência *técnica, terapêutica e reabilitadora*.

Além disso, as informações das obras, de acordo com o que sugerem seus títulos, mantêm majoritariamente a ênfase no *campo de atuação profissional*, sem examinar a possibilidade de *possíveis objetos de estudo relacionados a áreas de conhecimento fundamentais para o exercício da profissão*. Algumas citações apenas parecem aproximar-se da abordagem de um possível *objeto de estudo* relacionado ao exercício da profissão, mantendo uma influência marcante da caracterização atual do campo de atuação e do objeto de intervenção tradicional.

A citação 7 do Quadro 4, por exemplo, ao dizer que "Fisioterapia é uma ciência", parece ter a intenção de referir-se à existência de um possível objeto de estudo igual ao do campo de atuação. Dois aspectos, no entanto, tornam essa afirmação inadequada e insuficiente. O primeiro é relativo à utilização do termo "ciência". Ciência caracteriza-se por uma maneira de trabalhar na produção de conhecimento sobre determinado objeto (fenômeno, processo). Dessa forma, pode-se fazer Ciência em relação a diversas disciplinas e, obviamente, aos processos fisiológicos e ao movimento (à Fisiologia e à Cinesiologia). Os próprios processos de trabalho no campo de atuação podem ser objeto de estudo como tais, o que constituiria uma área de estudo que, apropriadamente, poderia denominar-se "Fisioterapialogia" (o estudo dos processos terapêuticos utilizados em terapia do movimento e suas relações com a Fisiologia). Como também se pode fazer em relação a outras áreas e campos de atuação, por exemplo, psicologia (estudo dos processos comportamentais) ou psicoterapia ("terapia" do comportamento inadequado, insuficiente, "patológico" etc.), política (estudo das relações de poder), governo (estudo dos processos de governança), Saúde (com múltiplas áreas de conhecimento e outros tantos campos de atuação) e assim por diante. A afirmação de que a Fisioterapia é *uma* Ciência, portanto, é, no mínimo, inadequada.[1]

O segundo aspecto é que, se o autor quiser dizer que a "Fisioterapia é um assunto em relação ao qual se faz Ciência", não fica explícito o objeto de estu-

---

1. O termo "ciência", na Antiguidade, significava "domínio de certas artes e técnicas e certa habilidade para lidar com determinados assuntos ou aspectos da realidade. Nesse sentido, a Arte era "ciência", a Filosofia era "ciência", a sabedoria popular era "ciência". No final do século XX, a palavra "ciência" passou a ser usada somente para designar uma forma de conhecer: aquela que emprega o método científico, distinguindo-se da Arte (na qual predominam a intuição e a expressão), da Filosofia (na qual predominam a reflexão e a linguagem) etc. Na Ciência contemporânea, o método que define a Ciência pode ser descrito pelo controle das variáveis que interferem no processo de conhecer (Botomé, 1993) e para cuja realização os processos de observação empírica, mesmo que indiretos, e de testagem controlada são indispensáveis.

do sobre o qual deveria ser produzido o conhecimento científico necessário à Fisioterapia, o que torna a afirmação insuficiente ou imprecisa para deixar isso claro. Principalmente porque a Fisioterapia como campo de atuação profissional necessita da contribuição do conhecimento científico (além de outros também) de várias áreas do conhecimento (Fisiologia, Biofísica, Bioquímica, Sociologia, Psicologia etc., além de suas subáreas – disciplinas – de estudo). O mesmo pode ser dito a respeito do conhecimento e da tecnologia produzida no âmbito de outros campos de atuação como Psicoterapia, Mecânica, Comunicação, Informática, como também possíveis contribuições úteis para o desenvolvimento de tecnologia úteis para o trabalho de Fisioterapia.

Ainda no Quadro 4, a citação 7 diz que "Fisioterapia é uma ciência aplicada cujo objeto principal de estudo é o movimento humano". Novamente, verifica-se uma inadequação na utilização do termo "ciência" ("disciplina ou área de estudo cujo objeto..." talvez fosse uma expressão mais adequada), mas, ao mesmo tempo, pode-se notar uma referência ao objeto de estudo da área. A questão que se apresenta é: o objeto de estudo (fundamental?) relativo ao campo de atuação denominado Fisioterapia seria só o movimento humano? Parece que, para o aprimoramento e o desenvolvimento do campo de atuação profissional, interessa, e é essencialmente necessário, o conhecimento sobre o movimento, a postura e as variáveis relacionadas a esses eventos. E tais variáveis são objeto de estudo de diferentes áreas de conhecimento científico (além de filosófico, artístico, religioso e até de senso comum). As áreas do conhecimento são o acúmulo de conhecimento e os processos de conhecer relativos a determinados objetos que constituem a organização do conhecimento humano em relação a eles. Elas são próprias para designar a organização das bibliotecas que constituem um "almoxarifado do conhecimento" e sistematizam o conhecimento para facilitar encontrar o que pode ser eventualmente procurado no *conhecimento organizado nesse almoxarifado*. Uma área de conhecimento científico, porém, é mais específica e se refere ao conhecimento científico acumulado a respeito de um objeto de estudo, somente ao científico. O conhecimento produzido em outras formas ou modalidades de conhecimento (Arte, Filosofia, Religião, Senso Comum e suas subdivisões ou variações) não faz parte do mesmo acervo (o científico), pelo menos na acepção contemporânea do termo e como está sendo considerado neste texto.

Em relação ao aspecto do tipo de literatura utilizada pelos professores, o que se nota é a predominância maciça de obras de autores estrangeiros e relativas a outra realidade social, em vez de obras que contenham conhecimentos relativos à realidade social brasileira. Muito provavelmente a pouca produção, no País, de conhecimentos sobre o objeto de estudo (Postura e Movimento, a Fisiologia do Exercício, a Fisiologia do Movimento Humano... seriam exemplos de áreas de conhecimento úteis para o campo de atuação da Fisioterapia) estivesse, nesse período, influindo no fato de a maior parte da literatura empregada nos cursos de graduação ser estrangeira. Uma área de pesquisa científica em relação ao movimento humano (ou movimento dos organismos vivos – Cinesiologia) poderia ser uma área de conhecimento de interesse direto para a Fisioterapia. Assim como seria útil para outros campos de atuação como Terapia Ocupacional, Psicologia, Medicina em vários de seus subcampos de atuação (geriatria, ortopedia etc.). Em outros exemplos de áreas de conhecimento úteis para diferentes campos de atuação estão a Fisiologia do Exercício, a Fisiologia do Movimento Humano, a Ergonomia (uma área de conhecimento também útil para múltiplos campos de atuação desde a fabricação de móveis até a confecção de calçados, vestuário, utensílios domésticos etc.) e outras possibilidades.

O que decorre disso é que, ao "adotar" os conceitos e as proposições sobre o objeto de intervenção do campo de atuação (a Fisioterapia) como se fosse um objeto de estudo de uma área de conhecimento, há um forte risco de reduzir a profissão a uma "área de conhecimento" e perder de vista qualquer campo de atuação multidisciplinar (ou multiáreas). O que significa que é "alimentado" pelo conhecimento de múltiplas áreas de estudo e investigação a respeito de variados aspectos do objeto de trabalho do campo de atuação, assim como muitos dos determinantes da ocorrência de seu objeto de intervenção (o movimento e a fisiologia relacionada a ele). Influências do objeto de trabalho da profissão também são estudados por múltiplas áreas de conhecimento. As próprias interações com outros campos de atuação (Psicoterapia, Terapia Ocupacional, Medicina e suas múltiplas subdivisões, p. ex.) ficam confusas e sem definição de limites ou integrações necessárias para todos os campos de atuação e suas interações profissionais.

Isso tudo, inclusive, fica acentuado ou mais complexo com uma literatura, como mostram os dados, com informações produzidas e oriundas de outras realidades sociais. Há o risco de definir e propor formas de atuação irreais ou inadequadas, ao mesmo tempo que diminui a probabilidade de identificação e proposição de um objeto de trabalho próprio para a Fisioterapia e da identificação – e talvez criação – de áreas de estudo (de conhecimento) que permitam o desenvolvimento desse campo de atuação profissional de maneira mais relevante do que cópia, repetição ou adaptação de outras modalidades de entendimento e de construção da profissão, de seu ensino e dos estudos que fundamentam os processos de atuação do campo da Fisioterapia no País. Isso se acentua, porque alguns desses equívocos (entre área de conhecimento e seus objetos de estudo e campo de atuação e seu objeto de intervenção) são internacionais e existem em todas as universidades do mundo que formam ou capacitam profissionais para trabalhar com a amplitude, como é o caso da Saúde Humana, nesse âmbito de abrangência uma designação tanto de múltiplos campos de atuação como de várias áreas de conhecimento.

As consequências dessas observações relativas à bibliografia utilizada por essas disciplinas dos cursos de graduação, para a profissão, parecem ser óbvias. Em primeiro lugar, o futuro profissional, tomando contato com uma bibliografia com tais características, tenderá a ter uma formação e, consequentemente, uma atuação profissional, que caracteriza um *técnico em reabilitação* e não *um profissional de nível superior ou do campo da Saúde*. Em segundo, na medida em que se mantenham confusões entre área de conhecimento e campo de atuação profissional e não se explicitem os objetos de estudo em relação aos quais devem ser produzidos os conhecimentos necessários para garantir o que é fundamental para dar sustentação aos processos de intervenção profissional, as perspectivas de avanço na profissão, por meio da produção desses conhecimentos (em contraposição à simples "adesão a conhecimentos" ou sua "adoção", repetição, adaptação etc.) e da formação dos novos fisioterapeutas, com base nos conhecimentos produzidos, inexistirão de forma suficiente ou adequada. Ou, no mínimo, terão pouca probabilidade de ocorrer. A dependência social e tecnológica, principalmente de uma literatura genérica ou não apropriada à realidade do país, parece ser a consequência mais óbvia e imediata com um reflexo na profissão mais do que explícito em relação a uma dependência profissional. A definição do fisioterapeuta como um "técnico" e "auxiliar" está até consagrada por lei, e a literatura mostra que, nas atuais condições, isso parece ser adequado. Isso é a negação da própria profissão, se for considerado um "conhecimento da área" e não apenas o resultado de uma tradição de trabalho em um campo de atuação. Tal exemplo é uma sutileza da confusão entre conhecimento científico, conhecimento oriundo de qualquer forma de conhecer, entre elas a "prática profissional", sem o rigor exigido pelos processos de conhecer científico ou filosófico.

Os desafios das primeiras décadas de existência da profissão e de constituição de uma tradição do que seja e possa fazer a Fisioterapia podem ser cruciais para o desenvolvimento da profissão e de seu exercício no País. O caminho que as distinções que estamos indicando com o exame dos dados a respeito do ensino da profissão pode ser uma alternativa para um desenvolvimento autônomo, sustentável e socialmente relevante para o campo de atuação que, pelo menos por enquanto, recebe o nome (ainda limitado?) de Fisio*terapia*, apesar de os profissionais já se preocuparem e realizarem múltiplos trabalhos de intervenção que vão mais longe da mera "terapia" (tratamento de patologias já instaladas).

7

Fisioterapia como campo de atuação profissional e como ensino superior no Brasil: desenvolvimento, possibilidades e equívocos que permanecem no começo da terceira década do século XXI

Desde a década de 1980 até o início de 2021, houve muitos eventos relacionados com o desenvolvimento da Fisioterapia no Brasil. Tanto no campo de atuação dessa profissão como no projeto do profissional fisioterapeuta no País, consubstanciado nos cursos de graduação. Também no estudo e no desenvolvimento de profissionais para o ensino superior e para a produção de conhecimento de interesse para a Fisioterapia houve transformações significativas, com a implantação de programas de pós-graduação *stricto sensu*. Na organização da produção de conhecimento, porém, os profissionais desse campo de atuação repetiram os modelos preexistentes na sociedade brasileira, na burocracia governamental e na estrutura das universidades desde os anos anteriores a 1960, mantendo "arrumações cosméticas" implantadas nos anos de 1960, como também outras estruturas e conceitos ainda existentes no ensino superior no País. Isso ocorreu apesar de tais conceitos e estruturas já serem considerados inadequados para um efetivo desenvolvimento da formação de cientistas e professores de nível superior capacitados a realizar estudos e trabalhos relacionados ao campo da Fisioterapia, nas áreas de conhecimento de interesse para sua evolução. Pelo menos em função das exigências para irem além do aumento da quantidade de cursos de graduação em Fisioterapia e de programas de pós-graduação em áreas de conhecimento relacionadas a esse campo de atuação.

Alguns incidentes que auxiliaram, ou provocaram tentativas, no desenvolvimento do ensino e da profissão de Fisioterapia foram a criação e a implantação de diferentes programas de pós-graduação no País e a implantação das diretrizes curriculares que atingiram vários aspectos do ensino superior nas universidades. Mesmo com tais incidentes, houve a manutenção de várias distorções conceituais já existentes e sem as correções que já eram objeto de questionamentos e debates desde antes da década de 1960. Alguns desses questionamentos foram objeto de reações de governos brasileiros, mas com respostas meramente cosméticas, "arrumando" a aparência de algumas estruturas e processos na concepção de aspectos do ensino superior, das universidades e das estruturas de administração e coordenação dos trabalhos relativos ao desenvolvimento e aperfeiçoamento do trabalho de produção de conhecimento e tecnologia no País.

As reformas universitárias, a implantação do Ministério da Ciência e Tecnologia e as várias mudanças nos ministérios de diferentes governos provocaram modificações, nem sempre benéficas ou adequadas para o ensino superior e para a organização das universidades no País. A própria constituição dos Ministérios da Ciência e Tecnologia e da Educação (anteriormente também reunindo Cultura e Esportes) foi feita sem haver coerência com as estruturas dessas atividades (Ciência, Ensino, Ensino Superior) e suas funções específicas na sociedade. Além disso, o próprio papel dos ministérios não foi além de arrumações burocráticas ou, quando muito, administrativas de acordo com a conveniência dos governantes da ocasião e não pelos papéis, funções ou responsabilidades sociais específicos dessas instâncias de organização das atividades humanas na sociedade brasileira.

No âmbito da Fisioterapia, como campo de atuação na sociedade, também houve mudanças e oportunidades ao longo das poucas décadas de sua existência no País. Um exemplo foi o aumento dos cursos de graduação que coexistiram com programas de pós-graduação e departamentos, recém-criados, em áreas de conhecimento relacionadas ao campo de atuação formado pelos cursos de graduação em Fisioterapia disseminados pelo País.

Ao final da segunda década do século XXI, o campo profissional no País comemora a complementação de seus 50 anos de existência (desde o Decreto-lei n. 938, de 13 de outubro de 1969), contando com mais de cinco dezenas de cursos de graduação e com mais de duas dezenas de programas de pós-graduação vinculados, até pelas distorções existentes no sistema universitário, ao campo de atuação profissional. A profissão está instalada, configurada e reconhecida como relevante no País. Seus cursos de graduação já formam pessoas para dar conta de uma quantidade enorme de problemas existentes no País. E os programas de pós-graduação já aumentaram significativamente para, pelo menos em tese, dar conta da produção de conhecimento científico e filosófico de interesse para o desenvolvimento de várias áreas de conhecimento que contribuem diretamente para a capacitação de pessoal que vai atuar no campo de atuação que constitui a profissão de fisioterapeuta.

A tarefa que se impõe no final da segunda década do século XXI parece ser a de investir no aperfeiçoamento da profissão, do projeto dessa profissão e da respectiva formação de novos fisioterapeutas, nas condições e estruturas para o trabalho nesse campo de atuação. Além de investir no aperfeiçoamento e na capacitação continuada de profissionais e na consolidação de uma rede de programas de pós-graduação em áreas de conhecimento de interesse para o desenvolvimento não só da Fisioterapia como também dos vários campos de trabalho em Saúde que são próximos ou correlatos ao trabalho desse campo de atuação. Isso tudo, porém, terá que ser construído, até mesmo à revelia da organização do ensino superior e da pesquisa que existe no País e sua coordenação e articulação no âmbito da burocracia governamental. Ainda precisamos muito de melhores definições de papéis específicos das múltiplas instâncias de contribuição para o desenvolvimento da Ciência, da Filosofia, do conhecimento em geral, e da formação de pessoal de nível superior para o trabalho dos múltiplos campos de atuação do nível de complexidade considerado ensino superior.

O perigo para a profissão e para o conhecimento de interesse dela é uma evolução por improvisos, pessoais ou organizacionais, sem avaliação sistemática sem um planejamento aperfeiçoado pela história e pelo conhecimento acumulado, inclusive a respeito dos papéis ou funções dessas próprias estruturas que dão sustentação ao trabalho dos profissionais de nível superior por meio de sua formação em cursos de graduação dos vários campos de atuação. Além de também ser sustentados pelos programas de pós-graduação responsáveis pelo desenvolvimento do conhecimento em conjunto com a formação de dois outros campos de atuação vinculados a um serviço para vários outros campos comuns na sociedade: o campo de atuação de cientistas e de professores de nível superior. Duas profissões que não se organizam por campos de atuação, mas por áreas de conhecimento que darão sustentação a muitos e diversos campos na sociedade. São, de certa forma, duas profissões indiretas que atuam por meio de outras que constituem os demais campos de atuação profissional na sociedade. Duas profissões responsáveis pela multiplicação dos serviços necessários à sociedade que serão realizados por meio da capacitação de pessoas que vão realizar diretamente tais serviços. Aquelas, ciência e ensino superior, consideradas indiretas são responsáveis pela potencialização desses serviços pela produção de conhecimentos de alto nível de complexidade que vão "alimentar" (dar sustentação a) os processos de transformação desse conhecimento em capacidade de trabalho das pessoas que exercerão as diferentes profissões na sociedade.

As "novas" profissões, ou aquelas que se propõem transformações para aperfeiçoar-se ou "desenvolver-se", sofrem as influências das estruturas existentes. Estruturas que, repetidas ou desconhecidas em suas funções, vão direcionar discursos, percepções, raciocínios e decisões de muitos tipos, nem sempre adequadas às interações entre as múltiplas instâncias responsáveis por tais serviços. Aquelas interações que irão construir as profissões, seus projetos configurados nos cursos que prepararam os profissionais, e os próprios processos de produção de conhecimento que irão "alimentar" tais serviços importantes para a sociedade. Além de darem sustentação aos próprios projetos de capacitação daqueles que serão responsáveis por tal produção de "alimentos" (insumos) para a necessária transformação de conhecimento de alto nível de complexidade e importância em ações sociais (e profissionais) também de alta relevância para a sociedade. O perigo não são os processos de construção disso tudo, apesar de complexos e muito exigentes. O perigo são os processos de adaptação e de cópia ao que existe ou é controlado pelas estruturas burocráticas, administrativas e sociais já existentes e que nem sempre estão atentas às necessárias transformações que o desenvolvimento do conhecimento e as exigências históricas indicam.

No caso da Fisioterapia, nas duas primeiras décadas do século XXI, a configuração do campo de atuação profissional ainda mantém misturas conceituais e estruturais inadequadas em função da pouca distinção entre os papéis (ou funções na sociedade) das múltiplas agências relacionadas ao ensino superior ou universitário. As distinções entre campo de atuação profissional, área de conhecimento, formas ou processos de conhecer e tipos de conhecimento, por exemplo, parecem ser um primeiro conjunto de distinções necessárias como sustentação de outras distinções secundárias também importantes para a concepção, coordenação e gerenciamento de cursos de graduação, programas de pós-graduação e departamentos universitários, no âmbito das instituições de ensino. Assim como campos de atuação profissional, conselhos profissionais, associações científicas, associações de ensino superior (graduação) e de pós-graduação, além até de sindicatos profissionais. São, no conjunto, várias instâncias de administração, coordenação, articulação e mesmo de liderança do sistema de agências que interferem na existência dos campos de atuação profissionais na sociedade e até na produção de conhecimento e de formação de novas gerações em cursos de graduação e em programas de pós-graduação.

1. Bases da constituição de uma organização das profissões e da formação de profissionais no País: conceitos de área de conhecimento, campo de atuação profissional, mercado de trabalho e âmbitos de atuação das profissões de nível superior

Começando o exame de conceitos e estruturas, vale relembrar as diferenças entre área de conhecimento e campo de atuação profissional (já examinados inicialmente no Capítulo 6 para localizar algumas considerações a respeito da literatura usada para a formação de profissionais nos cursos de graduação), além de destacar a distinção entre eles e o conceito de "mercado de trabalho". Esses conceitos serão necessários para a fundamentação de outros conceitos básicos relacionados ao exame do desenvolvimento da profissão de fisioterapeuta e dos processos de produção de conhecimento relacionados a ela.

Uma primeira distinção pode ser feita entre mercado de trabalho e campo de atuação profissional em Fisioterapia. Por mercado de trabalho entendem-se as demandas existentes na sociedade e as ofertas de emprego em relação a elas. "Demandas" refere-se ao que é solicitado, pedido, comprado, requisitado ou até ao que já é conhecido e familiar como algo ao qual já se está acostumado e é conhecido até o ponto de parecer "familiar". Um convite ou uma solicitação é tão "demanda" quanto aquilo que as pessoas estão dispostas a comprar ou pagar para obter. A organização e a coordenação de serviços para atender a demandas é o que vai constituir as agências que produzirão "ofertas de emprego" para pessoas capazes de oferecer serviços ou produtos para atender às demandas existentes na sociedade, que, geralmente, correspondem a pessoas ou agências que podem e estão dispostas a pagar por esses produtos ou serviços. Com tais condições configura-se o que ficou designado por "mercado de trabalho", um conceito em cujo núcleo estão "demandas sociais" e "ofertas de emprego". É muito comum que instituições de ensino enfatizem a preparação de pessoas para atender a essas demandas e ofertas de emprego, mas isso é só uma parte do que importa como capacitação pessoal e profissional para a sociedade ter agentes (e profissionais) aptos a garantir seu desenvolvimento.

Em geral, o mercado de trabalho, pelo menos o mais próximo no tempo e no espaço, orienta-se por demandas existentes e ofertas de emprego disponíveis na sociedade próxima. A formação profissional, porém, precisa orientar-se por algo mais amplo, mais sólido e mais duradouro do que as demandas tradicionais e ofertas de emprego em voga. Demandas sociais e ofertas de emprego têm certo grau de variação que caracteriza, do ponto de vista de sua importância para as pessoas, algo que pode ser considerado "volátil", transforma-se com muita rapidez e deixa muitas pessoas sem suas ofertas de emprego ou sem "mercados para seus produtos e serviços". As oscilações de demandas e de ofertas de emprego vão ser um dos aspectos responsáveis por oscilações também nas condições de vida da população e na capacidade das instituições, particularmente as públicas, darem atendimento ao que a população necessita.

Tais condições também dizem respeito a outro conceito. O de "campo de atuação profissional", um conceito relacionado não mais ao que define "mercado de trabalho", mas a algo mais amplo e mais complexo: necessidades sociais e possibilidades de intervenção nelas. O que, por sua vez, constitui o núcleo do conceito de "campo de atuação profissional". Um conceito socialmente mais relevante e mais duradouro como orientação para os trabalhos de constituição de instituições sociais, particularmente as públicas e as de educação ou de formação de pessoas para viverem na sociedade de forma útil e integrada com outras pessoas. No caso dos campos de atuação profissional do campo da Saúde, algo muito abrangente, as demandas de saúde relacionadas a queixas, problemas de saúde instalados, lesões, degradação física, funcional ou comportamental não são o único "alvo" ou objeto que constituem a preocupação fundamental desses campos de atuação profissional.

Já foi salientado (ver Capítulos 2 e 3) que as condições de saúde de organismos humanos não podem ser vistas por meio de uma dicotomia simplista, como a conhecida separação entre "saúde" e "doença". As condições de saúde de um organismo podem variar desde uma condição próxima à agonia e à morte até condições excelentes para realizar atividades de interação com o mundo em graus muito altos de satisfação, facilidade e conforto (Chaves, 1980). As distinções entre mercado de trabalho e campo de atuação profissional (cujos aspectos nucleares estão resumidos na Figura 1) têm decorrências para entender também os múltiplos graus e variações de amplitude na concepção do que podem ser os vários graus de possibilidades de atuação profissional na sociedade e da respectiva preparação para o exercício de uma atuação social relevante.

O conceito de orientação da capacitação profissional pelo conceito de mercado de trabalho impõe limitações que o conceito de campo de atuação profissional não tem. Este último auxilia a ter uma orientação mais abrangente e mais fecunda para a profissão na sociedade.

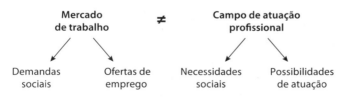

Figura 1. Aspectos básicos e nucleares dos conceitos de "mercado de trabalho" e "campo de atuação profissional" que possibilitam a distinção entre os dois conceitos como orientações para o desenvolvimento de profissões na sociedade e seu respectivo desenvolvimento por meio de ensino.

O próprio conceito de "diagnóstico" no exercício dos trabalhos profissionais em diferentes campos de atuação, particularmente, mas não apenas, daqueles no âmbito do campo da Saúde tem sido usado de forma limitada e limitante desse exercício. Geralmente seu significado é identificar "sintomas e sinais" de algum problema, muitas vezes apenas parte de queixas, solicitações ou qualquer outra modalidade de demanda de alguém (pessoa ou instituição) e, em seguida, incluí-los em alguma categoria de "doença" ou "categoria de classificação de problemas". O alvo da intervenção passa a ser a categoria de inclusão do que foi "detectado" e raramente observado diretamente pelo profissional ou, mesmo indiretamente, com os devidos e exigentes cuidados da observação por meio de entrevistas, questionamento ou exame de documentos e registros a respeito dos fatos que ocorrem e que são considerados "problema". Seria necessário substituir o conceito de "diagnóstico" ou o que é considerado como tal por um procedimento de caracterização e avaliação do que pode, efetivamente, ser considerado "o problema" a ser alvo de intervenção profissional.

Um "problema" a ser alvo de intervenção profissional inclui mais do que suas características de descrição ou inclusão em alguma categoria. É necessário descrever com precisão e base empírica as caraterísticas do evento central na configuração do "problema a ser resolvido" (ou mais de um, como é frequente ocorrer) como uma possível primeira etapa, mas é fundamental identificar com clareza e precisão também os prováveis eventos (variáveis circunstâncias, acontecimentos, processos...) que "causam a ocorrência" ou "causaram o início de ocorrência" desse "problema inicialmente caracterizado". A intervenção profissional sempre exige mais do que eliminar ou atenuar sintomas e sinais (ou disfarçá-los a ponto de desaparecerem do âmbito da queixa ou solicitação dos pacientes ou clientes) existentes no contexto dos acontecimentos. Caracterizar um problema a ser alvo de intervenção profissional, considerando esse exame, significa mais do que simplesmente "diagnosticar" a categoria de inclusão (administrativa ou burocrática) dos sinais e sintomas.

Uma orientação de trabalhos profissionais como sendo "aplicação de técnicas" de intervenção pode contentar-se com o procedimento usual de "diagnosticar" como inclusão de sinais e sintomas em uma categoria, com as técnicas indicadas ou prescritas como "tratamento" de tais "categorias de problema" (de doença, de dificuldade, de limitação, de lesão...). Um dos aspectos que levam isso a ser feito com muita frequência é haver, com esses conceitos, certa "proteção" para quem faz o trabalho profissional de "acordo com os protocolos" recomendados, outra modalidade de demanda que interfere em um possível trabalho profissional orientado para uma efetiva solução ou alteração de problemas. A distinção entre mercado de trabalho e campo de atuação profissional ainda exige também a distinção entre demandas externas e demandas internas ao exercício da profissão. Elas também impõem limitações e cuidados a serem realizados (e que devem ser aprendidos como parte da formação profissional) ao trabalhar para efetivamente caracterizar o que constitui um problema alvo de uma intervenção profissional.

Tais concepções (mercado de trabalho e campo de atuação profissional) e as distinções entre elas ainda ficam mais evidentes quando são examinadas as possibilidades de atuação em relação às necessidades sociais. Stédile et al. (2015) examinaram os múltiplos âmbitos (ou níveis de complexidade) de atuação nos quais podem ser realizadas as atuações profissionais, principalmente dos campos relacionados à saúde humana, embora o mesmo exame pareça ser pertinente a múltiplos campos de atuação profissional na sociedade. Na Figura 2 estão apresentados os vários âmbitos de atuação em que podem ser realizadas intervenções na sociedade por meio de diferentes campos profissionais. Tais âmbitos de atuação são coerentes com os vários graus de complexidade com que se apresentam os problemas como exigência orientadora para um trabalho de intervenção profissional.

O trabalho em um campo de atuação profissional pode ser feito em muitos âmbitos de correspondência com as características dos processos e fenômenos (às vezes objetos ou situações) com os quais se defrontam os profissionais de qualquer campo de atuação. Desde o mais precário tipo de atuação como "atenuar sofrimento" (ver o primeiro âmbito de atuação na Figura 2), quando os problemas já se instalaram e se desenvolveram e não há mais como alterá-los ou não há mais o que fazer (ou pelo menos não se conhece o que fazer) a não ser atenuar o sofrimento das pessoas envolvidas ou atingidas pelo problema. Esse é um tipo de atuação que cabe a qualquer tipo de profissional em relação ao que ele pode fazer diante de problemas cujos estragos já se tornaram definitivos ou abrangentes e para os quais não há solução imediata. Isso pode acontecer em qualquer campo de atuação diante de catástrofes que já ocorreram, de doenças terminais, diante de aprendizagens irreversíveis pelas condições existentes etc. Obviamente tal âmbito de atuação deve ser cuidadosamente avaliado, uma vez que ele sempre depende dos recursos de aprendizagem do profissional que atua e do conhecimento disponível no universo do que é conhecido e atualizado.

Em um segundo âmbito de atuação, um pouco mais abrangente (o segundo na Figura 2), já é possível compensar danos ou perdas em função da existência ou ocorrência de um problema. O problema não é reversível, nem os danos e perdas, mas é possível, pelo menos, compensar danos e perdas que ele causou.

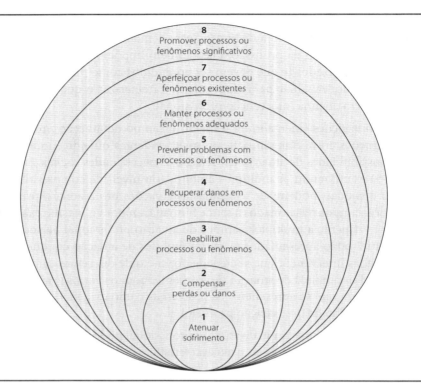

Figura 2. Representação gráfica de âmbitos (ou níveis) de atuação de um profissional em função da abrangência de resultados que podem ser obtidos com diferentes modalidades de atuação, caracterizadas como classes amplas de comportamentos constituintes de um campo de atuação profissional. O conceito de campo de atuação profissional ajuda a entender a amplitude das possibilidades de trabalho.
Fonte: adaptada de Stédile et al. (2015)

Os exemplos são vários, desde a reconstrução de um ambiente destruído por um acidente até a implantação de órgãos ou membros artificiais quando um organismo perdeu algum ou parte de um deles. Ou de um comportamento novo a ser instalado como compensação por uma limitação ou dificuldade de apresentar um comportamento específico. A perda de um órgão ou membro pode também ser um problema de fisioterapia e de psicoterapia para capacitar a pessoa a utilizar ou otimizar o funcionamento de outro órgão ou membro diferente do que ficou impossível de ser utilizado para a realização de determinados comportamentos. Certos comportamentos também podem funcionar como compensação por outros que um organismo não pode mais apresentar, e, nesse sentido, tal tipo de atuação se torna preponderante como modalidade de intervenção profissional.

O terceiro âmbito de atuação (recuperar danos ou processos) constitui um nível mais elaborado de intervenção profissional. Não apenas por ser mais complexo ou mais difícil e demorado, mas também por ser mais relevante como intervenção profissional, do ponto de vista de conseguir *recuperar* o que foi perdido, prejudicado ou lesado. Trata-se da possibilidade de uma intervenção que pode minorar ainda mais os prejuízos provocados pela ocorrência de um problema na sociedade. Seja ele em um indivíduo, em uma organização, em um ambiente ou circunstância ou em algum processo de algum organismo. A possibilidade de recuperar o que foi perdido não se confunde com compensar algo perdido, e isso exige uma preparação profissional elaborada e cuidadosa que garanta a distinção e o investimento adequado em uma modalidade de intervenção que construa uma efetiva recuperação do que foi perdido ou prejudicado. Em algumas profissões essa modalidade de intervenção é crucial até para justificar a existência do campo de atuação profissional.

Recuperar algo perdido não significa voltar no tempo e alterar o que aconteceu. Trata-se de atuar para recuperar condições relevantes preexistentes à ocorrência de um evento considerado prejudicial. Recuperar também quer dizer corrigir a atuação das variáveis que produziram, produzem ou mantêm o problema existindo. Obviamente não se trata de atender a demandas, mas, a partir de um exame cuidadoso das características do problema e dos principais determinantes de tais características (pode haver diferentes determinantes para as diferentes características), interferir para alterar tanto as condições que constituem as características do problema quanto aquelas que constituem qualquer uma das variáveis (ou conjuntos delas) que determinam a (ou influem na) ocorrência dessas características. A eliminação do problema implica alterar a ocorrência de seus determinantes ou colocá-los sob controle para que não ocorram e provoquem a manutenção ou o retorno do problema alvo da intervenção profissional. O resultado precisa ser, no mínimo, uma recuperação das condições que existiam antes da ocorrência do problema no sistema de relações entre eventos caracterizado como algo inadequado, ruim, prejudicial ou até desconfortável para o organismo, instituição ou grupo humano. Os exemplos são muito variados em função da própria variabilidade do que possa ser um problema típico da esfera de responsabilidade ou competência de cada campo de atuação profissional. Vale relembrar que não se trata de demandas, mas de identificar e relacionar-se profissionalmente com efetivas necessidades do organismo (ou qualquer extensão dele) que sofre o problema.

O quinto âmbito de atuação já se refere a uma nova e mais complexa modalidade de atuação diferente das quatro anteriores ilustradas no gráfico da Figura 2. Até esse quinto âmbito de atuação costuma haver demandas das pessoas e das instituições e costuma haver ofertas de emprego até bem remunerados em função da intensidade, frequência, produção de sofrimento ou prejuízo e complexidade dos problemas instalados. A formação profissional, em geral, é repleta de técnicas de intervenção prevista para esses âmbitos de atuação, e, com muita frequência, eles tomam a quase totalidade dos esforços de formação ou preparo dos profissionais nas instituições de ensino. Do quinto âmbito de atuação em diante, muda o referencial de atuação para os profissionais de um campo de atuação qualquer: trata-se de impedir que algum problema aconteça e antes que aconteça em qualquer grau.

Esse quinto tipo de atuação recebe a designação de prevenção (ou comportamento de prevenir) e se caracteriza por uma atuação em relação aos possíveis fatores, circunstâncias ou variáveis que interferem na ocorrência de um fenômeno com o intuito de impedir a ocorrência do problema ou, no mínimo, controlar sua ocorrência. Isso, quase sempre, exige um trabalho de monitoramento ou acompanhamento constante dos aspectos que podem indicar que há probabilidade de haver a ocorrência de algum grau de um problema com a observação da ocorrência de qualquer variável relacionada com os determinantes da ocorrência de um problema, seja do tipo que for. A formação profissional para esse tipo ou modalidade de atuação exige maior profundidade e treinamento em função da multiplicidade de variáveis em jogo e da complexidade e delicadeza do sistema de relações que precisa ser continuamente observado. O foco de intervenção não é o problema instalado, mas a probabilidade de ocorrência de um problema, seja ele qual for.

O conhecimento necessário para realizar tal tipo de intervenção é mais amplo e mais complexo por relacionar-se com uma quantidade e variedade de processos muito grandes como potenciais determinantes da ocorrência de um fenômeno indesejável. Geralmente esse é um tipo de intervenção a ser realizado com uma equipe de profissionais de diferentes campos de atuação e com formação em múltiplas áreas de conhecimento. O raciocínio conceitual, abstrato, matemático e lógico é muito importante, e inclui uma precisão e clareza de linguagem também muito grandes por parte dos que são responsáveis por intervenções desse tipo. As relações e a integração entre conhecimentos de diferentes áreas e experiência em variados campos de atuação são condições importantes para uma atuação que, fundamentalmente, será baseada em cálculo de probabilidades da ocorrência de um problema em função da possível atuação das variáveis que, em algum grau, são responsáveis pela ocorrência de um problema.

O mérito desse quinto âmbito de intervenção é proporcional a sua complexidade e exigências de atuação. A intervenção desse tipo é sempre uma realização não esplendorosa, não espetacular ou atrativa. Ela geralmente não atrai atenção ou "holofotes" de atenção. Sua discrição está relacionada à própria antecipação da ocorrência de um problema e seus custos. Tais custos, embora pareçam caros pela exigência de exame, cálculos, observações e antecipação de acontecimentos com a decorrente complexidade de manejo de variáveis que nem sequer são usualmente consideradas responsáveis pelos problemas, são muito baixos comparados com o que se obtém e com os prejuízos que evitam. Prejuízos que seriam de custos muito maiores do que aqueles necessários para o desenvolvimento de trabalhos de prevenção como modalidade de intervenção profissional. Ou seja, prevenir problemas, de forma geral, é muito mais em conta e exige uma quantidade de recursos muito menor do que agir depois que esse problema (seja ele qual for) se instale e na direção de "consertar" suas decorrências.

A diferença entre preço e custo, nesse caso, é importante esclarecer como sendo o primeiro aquele que se refere ao desembolso imediato de dinheiro para desenvolver o trabalho de estudo e planejamento do que fazer para evitar um problema e o outro o montante que irá custar não realizar o trabalho de prevenção e deixar (ou esperar) o problema ocorrer para "justificar" uma intervenção. Se examinar, analisar e planejar uma intervenção desse tipo custa caro, imagine-se quanto custa o improviso e a espera de que um problema ocorra ou se instale para só então começar o trabalho de intervenção profissional em relação a ele. Por mais caro e demorado que seja um planejamento, o improviso e o desconhecimento sempre têm um preço mais alto em função do poder multiplicativo de prejuízos e sofrimento que um problema, depois de ocorrer ou instalar-se, produz em seu entorno. Parece que uma pergunta quase popular pode ajudar a lembrar isso: se não há tempo ou recursos para fazer algo bem-feito, quando haverá um ou outro para fazer de novo? A pergunta pode valer para o trabalho de prevenção. Se ele custar caro ou demorar mais para ser concebido e realizado, provavelmente será mais barato e, por outro lado, o trabalho demorará muito mais para ser corrigido depois de o problema ocorrer. As empresas que se defrontaram com acidentes por terem economizado recursos no controle de processos podem testemunhar isso. Assim como pessoas que vivem descuidadamente e, de repente, se defrontam com problemas que sua própria maneira de viver produziu sabem também quanto custa uma intervenção para corrigir problemas já instalados e cuja ocorrência tem decorrências muito maiores do que as que correspondem a um momento ou prazo pequeno. Os consertos, geralmente, são mais demorados do que o pouco que precisaria ser gasto a mais com os processos de construção para evitá-los.

O sexto âmbito de atuação (ainda na Figura 2) está ainda mais afastado das cinco modalidades de intervenção que se referem aos problemas que já ocorrem ou ocorreram. O foco de intervenção, inclusive, não se refere mais a um problema, dificuldade, doença, limitação, sofrimento ou desconforto. O trabalho de intervenção nesse novo âmbito de atuação agora é a manutenção de condições adequadas para a não ocorrência de um problema. A atenção já se altera e, mais do que até a própria prevenção, orienta-se para as condições que podem manter um problema afastado ou sem ocorrer. Trata-se de cuidar da ocorrência de variáveis que correspondam à realização do que é desejável e de tal forma que os problemas se tornem muito pouco prováveis de ocorrer. O trabalho que, nos âmbitos de atuação anteriormente considerados, era exigente (raciocínio correto, linguagem precisa e clara, análise de variáveis, planejamento de intervenções que antecedem a ocorrência ou gênese de um problema...), agora, no âmbito de intervenção de manutenção de condições adequadas, é ainda maior. A intervenção profissional nem sequer está voltada para as características do problema, mas está orientada para a manutenção de condições ideais, o mais possível, para a não ocorrência de um problema. São exemplos desse tipo de trabalho de intervenção profissional os trabalhos de supervisão, fiscalização, avaliação, manutenção etc., com os devidos cuidados e exigências de acompanhamento regular, observação constante, avaliação permanente, correções e ajustes executados logo que avaliados como pertinentes.

Um sétimo âmbito de atuação refere-se a trabalhar em doses de aperfeiçoamento do que já existe ou está sendo feito de forma a garantir que o que já está tendo resultados positivos possa ser aperfeiçoado e desenvolvido com o próprio uso ou exercício. Isso é uma condição de permanente investimento e ganho constante pelo próprio aperfeiçoamento do que já está dando certo, como um investimento seguro. É particularmente importante, no caso da saúde, por ser mais do que manter e trabalhar para acumular ganhos constantes de aperfeiçoamento da própria condição que já está boa.

Mas ainda há um oitavo âmbito de atuação profissional que precisa ser considerado, e se refere ao trabalho de promover processos ou fenômenos significativos que nem sequer acontecem no ambiente, na sociedade ou na vida das pessoas. São formas de intervenção que raramente constituem demandas na sociedade. No entanto, são intervenções que exigem mais estudos e pesquisas do que se imagina pelo caráter de ter que desenvolver o que nem sequer existe ou acontece. Esse é um tipo de trabalho que constitui um precioso insumo a ser produzido para orientar o trabalho de profissionais e a formação deles no âmbito de seus cursos de preparação para o desempenho em um campo de atuação de sua responsabilidade na sociedade e para o qual precisam estar adequadamente aptos (competentes) a realizar. Esse âmbito de atuação de resultados mais abrangentes, mais duradouros e mais relevantes do ponto de vista da sociedade é não só o mais exigente mas também o que menos investimento recebe por parte dos profissionais que não estão preparados para trabalhar além das demandas (queixas, solicitações, rotinas, burocracia e pedidos ou das ofertas de emprego) existentes na sociedade. O "lucro" desse âmbito de intervenção, porém, para a sociedade é mais alto em função do que aumenta a qualidade de vida das pessoas como indivíduos e na sociedade em geral e diminui os custos para a manutenção dessa qualidade de vida.

Esse âmbito de atuação talvez seja o mais diretamente dependente do trabalho de produção de conhecimento, particularmente o conhecimento científico, em processos básicos que constituem os fenômenos. Nos demais âmbitos até há demanda por conhecimento e tecnologia de intervenção. Mas, no âmbito do aperfeiçoamento dos processos humanos, sociais ou ambientais, mesmo quando há estudos e proposições para desenvolver melhores qualidades de vida, eles são desprezados em função das demandas existentes na sociedade, particularmente as demandas relacionadas aos processos de troca que envolvem acúmulo de riqueza. Isso pode ser destrutivo não só para as possibilidades de qualidade de vida na sociedade como para a própria possibilidade de vida e para os instrumentos (conhecimento e educação) necessários para garantir as condições de um potencial melhoramento progressivo da vida para todos.

Uma comparação entre os quatro primeiros e os quatro últimos âmbitos de atuação esquematizados na Figura 2 possibilita identificar ou indicar que há uma quase desconsideração com os últimos em função de, em geral, não estarem vinculados a sofrimento ou problemas já instalados. Isso, porém, é uma falsa concepção, uma vez que os prejuízos sociais e o sofrimento são muito maiores, com muito mais estragos e lesões na vida das pessoas com apenas a atuação nos quatro primeiros âmbitos ilustrados na representação gráfica da Figura 2. Essa comparação e essa percepção, por sua vez, dependem de uma formação profissional elaborada e organizada considerando vários outros conceitos importantes para o desenvolvimento de profissionais que possam ser efetivos agentes desses vários âmbitos de atuação no trabalho na sociedade. Tal desenvolvimento é o papel da educação, e, no caso dos profissionais do campo da Saúde, particularmente em Fisioterapia, é o que pode acontecer com o adequado planejamento e realização dos cursos de graduação e do trabalho de pesquisa em áreas relacionadas ao desenvolvimento desse campo de atuação profissional que não se esgotam em torno de "terapia" ou de "Fisiologia". A abrangência do que precisa ser considerado para o desenvolvimento de cursos de graduação adequados às necessidades sociais é maior do que o mero agrupamento de informações a serem repassadas para os alunos, mesmo que com algum treino para que executem atividades relacionadas a essas informações.

É útil reiterar o que já foi destacado em capítulos anteriores. Os vários âmbitos de atuação profissional ilustrados no esquema da Figura 2 devem fazer parte da formação dos profissionais de qualquer campo de atuação, e isso é um papel que as universidades e os cursos superiores são responsáveis por exercer. O mercado de trabalho com suas demandas e ofertas de emprego está voltado para os âmbitos de atuação de maior "lucro imediato". E, no caso dos demais âmbitos (os mais abrangentes no esquema da Figura 2), o "lucro" (as vantagens), embora possa ser muito maior para a sociedade (e até para empresas), só ocorre em um prazo maior (às vezes até de difícil percepção ou previsão). Por isso, o esquema indica um aspecto importante para se contrapor às demandas e ofertas de emprego como determinantes quase absolutos do que vai ser ensinado nos cursos de graduação (e seus complementos) no ensino superior. As necessidades sociais (aquelas que dizem respeito à sociedade em um tempo de vida maior do que aquele dos indivíduos) são mais adequadamente orientadas pela atenção a todos esses oito âmbitos de atuação e seus referenciais no trabalho profissional.

O próprio conceito de "diagnóstico", como já foi ressaltado, exige uma consideração mais demorada e cuidadosa em relação ao que pode orientar um trabalho profissional. Mais do que o enquadramento de sinais e sintomas (presentes em uma queixa, incômodo, pedido, solicitação, técnica, regra burocrática, categorização de "problemas" ou "patologias") em uma categoria orientadora de intervenções profissionais, é importante uma cuidadosa verificação e organização das variáveis constituintes e determinantes de determinado evento que possa ser considerado o "núcleo" (ou o evento que chama a atenção ou dá início aos sinais ou sintomas) do problema. Constituintes como "caracterização do evento" e determinantes como "caracterização das variáveis responsáveis" por sua ocorrência, agravamento ou manutenção. O próprio entendimento do papel de algum sinal, qualquer sintoma, da queixa, da solicitação ou das regras de trabalho em um emprego é apenas uma pequena parcela do que pode constituir um efetivo problema de intervenção como parte das necessidades sociais e não apenas parte de demandas ou solicitações individuais ou de grupos (e até de empresas ou aquelas consideradas "técnicas de trabalho"). A formação profissional nos cursos de graduação será a primeira etapa para ampliar as possibilidades de atuação profissional em todos os possíveis âmbitos de atuação e otimizar a responsabilidade do papel social de qualquer campo profissional, dos quais a Fisioterapia é um dos representantes na sociedade.

2. Noção e conceito de campo de atuação profissional especificamente no campo da Saúde e na Fisioterapia como profissão de nível superior: possibilidades de redefinição e reorientação para os profissionais desse campo de trabalho

A Fisioterapia não existe no vácuo. Ela é constituída por um conjunto de comportamentos organizados em tipos de atividades de pessoas que dependem do ensino, o qual, por sua vez, depende de conhecimentos de diferentes tipos e de boa qualidade. Nessas relações de interdependência há uma razoável quantidade de concepções que precisam ser examinadas e esclarecidas ou mais apropriadamente constituídas do que aquilo que se encontra disponível. Foi por essa razão que examinamos os conceitos de campo de atuação profissional e de mercado de trabalho e, por enquanto, fizemos alusão ao conceito de área de conhecimento, juntamente com os possíveis (e necessários) vários âmbitos de atuação profissional em um campo de atuação. As implicações desses conceitos para o trabalho no campo da Saúde e especificamente no da Fisioterapia, como condições cruciais para seu desenvolvimento, precisam ser diretamente consideradas.

A. Noção e conceito de campo de atuação profissional em Fisioterapia

Ao conceber o campo de atuação profissional em Fisioterapia, há vários cuidados a tomar para evitar consequências prejudiciais à profissão. Um deles, como já salientamos, diz respeito à necessária distinção entre campo de atuação, mercado profissional e área de conhecimento. Outro consiste em ter uma percepção clara sobre os determinantes históricos, legais, sociais e institucionais dos conceitos predominantes e, acentuadamente, de suas implicações ou existência no contexto de ensino do exercício para o trabalho no campo de atuação dessa profissão. Ainda há outros – como a utilização do método científico e de dados significativos – para examinar cuidadosamente o que está envolvido na definição da profissão em etapa posterior. Finalmente, não é bom perder de vista as perguntas centrais que precisam ser respondidas em relação a esse campo de atuação: O que *deve* definir a profissão? Que propriedades deve ter tal definição? Qual o procedimento que possibilita obter desenvolvimento em relação às definições existentes?

As características predominantes na gênese histórica da Fisioterapia, mesmo com avanços e recuos, foram mantidas até o final do século XX. Uma perene ênfase no tratamento da patologia do movimento e da postura ou na utilização do movimento como técnica para o tratamento de patologias de um organismo tem sido a tendência predominante na caracterização dessa profissão. Seu surgimento e sua implantação no País mantiveram essa direção. A própria legislação que regulamenta seu exercício fortalece a tendência historicamente predominante, impondo aos profissionais e à população a inércia de uma definição que parece útil a um modelo de trabalho em Saúde muito pouco eficaz para realizar um efetivo serviço de melhoria e desenvolvimento das condições de saúde da população no País.

Esse modelo talvez seja muito conveniente a interesses econômicos e ao modelo de "profissional liberal" (apoiado na clínica particular) que tem predominado nas últimas décadas. As influências das definições na origem da profissão, sancionadas por uma legislação que aumenta a força de inércia já existente, trazem sérias limitações à profissão, com evidentes prejuízos sociais, principalmente ao limitar seu objeto de trabalho e ao restringir a atuação desse profissional predominantemente a atividades relacionadas ao tratamento de patologias e à reabilitação de organismos lesados, apesar de haver inclusões como a de "Fisioterapia Preventiva" como disciplina do currículo de graduação e, aparentemente, quase como uma técnica de trabalho e não um âmbito de atuação de qualquer profissional. Isso quase corresponde a uma maquiagem da formação de um profissional, como se uma disciplina orientasse uma concepção que atinge todos os tipos de intervenção dos profissionais.

Acrescentam-se à inércia das definições iniciais e à legislação existente as características da formação proposta nas universidades para os que buscam os cursos de graduação em Fisioterapia. O ensino superior não parece dedicar-se a corrigir a tendência predominante no exercício profissional, mesmo porque o currículo parece mais voltado ao ensino de técnicas e modelos de atuação profissional existentes do que ao desenvolvimento de alternativas de atuação profissional socialmente significativas. Nem ao menos se dedica ao desenvolvimento de conhecimento sobre outras possibilidades de realização do exercício da profissão. Os cursos – pelo menos no que aparece nos planos e programas de ensino iniciais – não parecem sequer levar em conta uma bibliografia mais atualizada (até mesmo em quase 20 anos antes do começo do século XXI) a respeito do trabalho em Saúde (p. ex., a literatura sobre epidemiologia social: Breilh e Granda, 1980; Laurell, 1985; Nunes, 1985; Stédile et al., 2015) ou a literatura sobre ensino de graduação no campo da Saúde (ver as referências ao final do livro). Dessa forma as possibilidades de alterações nas concepções do que deve ser a profissão não são, no ensino de graduação, aumentadas por conhecimento novo, nem por proposições de alternativas, nem por um currículo que exponha o aluno a oportunidades para desenvolver outras formas de atuação, mesmo que apenas como aprendizagem durante a formação (caso elas não se confirmem como possibilidades viáveis em curto prazo para o exercício profissional). De qualquer modo, não é possível a universidade eximir-se diante dos problemas existentes com o exercício profissional (ver Oliveira e Botomé, 1984) e da necessidade, cada vez maior, de descobrir e propor alternativas de atuação profissional socialmente relevantes (ver Botomé et al., 1986). No mínimo porque é incompatível com uma definição razoável do que deve ser uma universidade (Ribeiro, 1973 e 1978; Demo, 1983), ou o conhecimento científico que ela desenvolve e usa (Bernal, 1975; Varsavsky, 1976) ou o que deva ser o papel da tecnologia científica na atuação profissional na sociedade (Varsavsky, 1974). A herança dos primeiros currículos e primeiras experiências de ensino de graduação da Fisioterapia no País tende a repetir-se por inércia até mesmo das instituições e da gestão de ensino superior. E isso pode durar muitos anos sem questionamento ou aperfeiçoamentos significativos para a profissão.

Os dados obtidos e os exames feitos a respeito das concepções e dos conceitos relacionados com o que caracteriza a Fisioterapia como profissão indicam algumas direções de estudo e aprofundamento que parecem permitir um razoável aumento na visibilidade do que deva definir e orientar o exercício profissional. Em primeiro lugar, parece importante a Fisioterapia ter seu objeto de trabalho claramente definido e cuidadosamente avaliado. Em segundo, isso exige o esclarecimento de vários conceitos envolvidos na noção de exercício profissional, conforme foi examinado anteriormente: campo de atuação profissional, mercado profissional e modalidades ou âmbitos de atuação profissional, além de outros como objeto de estudo, área de conhecimento objeto de trabalho e assim por diante. Pelo menos até esclarecer como se dão as relações entre o exercício profissional, o ensino de pessoas para realizar esse exercício e a produção do conhecimento necessário para a realização e o desenvolvimento dessa profissão e desse ensino, com implicações para a organização das estruturas funcionais da universidade no que diz respeito a esses conceitos.

Os dados obtidos sobre o ensino de fisioterapeutas no País mostram uma "estagnação profissional" que não é coerente com o conhecimento disponível em várias áreas de conhecimento: saúde coletiva (especialmente em epidemiologia social), psicologia e comportamento humano, processos de educação, processos administrativos, entre outras. Uma condição básica para que seja possível romper a inércia profissional existente é a atualização dos conceitos e das aprendizagens que deverão compor o repertório dos futuros profissionais, de maneira que possam iniciar as alterações necessárias para que a atuação desses novos profissionais caracterize um desenvolvimento em relação ao que usualmente é feito pelo exercício profissional em Fisioterapia.

É muito difundida a noção de que as "possibilidades de exercício de uma profissão" são definidas pelo mercado profissional (ver Mello, 1975; Veja, 1976; Botomé, 1979; Bucher, 1980; Carvalho, 1982; Carvalho e Kavano, 1982; Botomé, 1983; Carvalho, 1984; Oliveira e Botomé, 1984; Botomé et al., 1986). Essa noção precisa, no mínimo, ser mais examinada, conforme já consideramos. Em primeiro lugar, vale relembrar, porque "mercado profissional" define-se, fundamentalmente, pelas "ofertas de emprego existentes" para determinado tipo de profissional. Em segundo, e por contraste, porque a expressão "possibilidades de atuação profissional" designa, mais apropriadamente, um campo de atuação profissional. Nessa concepção, o que interessa são *as possibilidades* de atuação e não apenas os "empregos oferecidos". Essas duas concepções precisam ser bem esclarecidas em relação a sua importância para a orientação da formação de profissionais do ensino superior, particularmente na Fisioterapia. Possibilidades de atuação, em princípio, dependem da qualidade do conhecimento do objeto da profissão, das modalidades de trabalho ou âmbitos de atuação (ver Figura 2) que podem ou devem ser realizados em relação a ele e a pertinência e qualidade do ensino superior em suas várias e complementares possibilidades de formação que ele pode realizar.

Esclarecer a noção de *campo* de atuação profissional e avaliar suas implicações para o ensino de uma profissão exige, porém, maior clareza sobre o que quer dizer a expressão "possibilidades de atuação profissional", pelo menos como contraste à noção de "mercado" para a profissão. Os que atuam em um campo profissional possuem como responsabilidade a intervenção direta na sociedade para lidar com certas categorias de problemas (Botomé, 1986). Mais especificamente, um campo de atuação profissional caracteriza-se por um conjunto de comportamentos humanos organizados em atividades, em realização ou potenciais, cujo objetivo consiste em conseguir uma intervenção imediata (ou, pelo menos, o mais rápido possível) e abrangente na realidade, de maneira que resolva problemas existentes ou impeça a ocorrência desses problemas. Há, ainda, outros tipos de possibilidades de atuação profissional que também precisam ser avaliados e examinados, junto com outros aspectos e conceitos envolvidos na noção de campo profissional, conforme já foi examinado a respeito dos vários âmbitos de atuação profissional (ver Figura 2 e os oito âmbitos fundamentais de atuação nela representados).

É importante esclarecer que há algumas dificuldades para lidar com a noção de "campo profissional" no sentido de "possibilidades de atuação". Uma diz respeito ao problema de "pagamento" do trabalho profissional: para várias das "possibilidades de atuação", não há oferta de salário a quem se dispuser a desenvolvê-las. Uma segunda dificuldade a lembrar refere-se a ao fato de que as profissões são definidas e limitadas por leis: em geral, há legislação específica (desde decretos até código de ética profissional), regulamentando o exercício profissional. Como superar essas duas condições ou, conforme o caso, dificuldades?

Em relação ao problema da não existência de pagamento para várias das possibilidades de atuação profissional, é preciso insistir no fato de que uma dificuldade não pode ser tomada como insuperável ou como "camisa de força" para a atuação profissional. Tem sido constante a "abertura" de novas formas de trabalho e de novos tipos de atuação que, no seu próprio surgimento e proposição, já contêm a forma de sua sustentação econômica. Aliás, as empresas particulares ou privadas sempre fazem isso: estudam sua sustentação (incluindo o lucro necessário a seu desenvolvimento) como parte do problema que precisam resolver com a atuação profissional. E, mesmo assim, nem sempre oferecem serviços de valor real, mas apoiados por maciça propaganda ilusória, sedutora e, às vezes, mentirosa. A universidade, retirados os aspectos de excesso de lucro e de propaganda mentirosa, pode desenvolver, entre as habilidades de seus alunos, a capacidade de fazer projetos de intervenção com a definição de como os projetos vão sustentar-se economicamente. Também é possível incluir nessas aptidões – e no corpo do próprio projeto de trabalho profissional – a aprendizagem de como divulgar o trabalho que oferecem e desenvolver um processo de envolvimento de uma população na sustentação de um serviço de seu interesse.

O conhecimento existente sobre comportamento, administração, economia, finanças e planejamento institucional já permite desenvolver esse tipo de atividade (e aprendizagem) nos cursos de graduação (Botomé et al., 1986). Aliás, parece ser uma necessidade urgente dos alunos e recém-formados de que a universidade desenvolva essas aprendizagens (Ribeiro, 1973; Varsavsky, 1974; Duran, 1975; Mello, 1975; Veja, 1976; Ribeiro, 1978; Botomé, 1979; Tyler, 1979; Botomé, 1981; Castro, 1982; Botomé, 1983; Demo, 1983; Duran, 1983; Botomé e Santos, 1984). Mais ainda, é uma reivindicação e já uma possibilidade em experiência na área da Saúde (Laurell, 1975; Botomé et al., 1979; Breilh e Granda, 1980; Botomé e Rosenburg, 1981; Pedrazzani, 1983; Oliveira e Botomé, 1984; Seixas, 1984; Botomé et al., 1986; Miranda, 1986, entre outros). Há hoje, inclusive, uma razoável proliferação de cursos particulares que ensinam a fazer um projeto de trabalho economicamente sustentável (entre eles, p. ex., a organização de cooperativas de serviços). Não parece justificável a universidade ignorar esses conhecimentos, esforços, incômodos e experiências já existentes e permanecer na inércia de uma prática cientificamente insustentável e socialmente prejudicial ou insuficiente.

Quanto à legislação sobre o exercício profissional, as leis e as normas dominantes existem também para serem aperfeiçoadas. Mesmo com algum tempo de inércia, elas devem ser alteradas sempre que há conhecimento novo e um razoável grau de concordância na sociedade sobre as modificações que devam sofrer. Cabe aos cientistas e aos profissionais tornarem o conhecimento acessível a tal ponto que a visibilidade sobre os problemas seja grande e ampla o suficiente para gerar acordos sobre as mudanças necessárias. As leis devem refletir o que é melhor para a sociedade e não apenas uma "camisa de força" a impedir o desenvolvimento. Mesmo porque até quando a legislação é ruim e limitadora é possível desenvolver atuações e experiências enriquecedoras e alternativas, dentro de suas restrições.

Talvez seja necessário, também, aos profissionais do ensino universitário melhor conhecimento sobre como lidar com a legislação e sobre suas relações com o ensino. Principalmente se for considerado que a legislação é uma espécie de contrato estabelecido entre todos os que constituem uma sociedade de forma a equilibrar, no âmbito da sociedade, as relações de poder entre as pessoas e delas com o ambiente existente. O que é algo que os diferentes poderes da República devem garantir ora como aperfeiçoamento e desenvolvimento (Legislativo), ora como administração dos recursos existentes para garantir e efetivar esse equilíbrio entre as relações de poder na sociedade (Executivo), ora como vigilância, avaliação e fiscalização (Judiciário). A Constituição do País é o contrato maior, que, inclusive, regula as demais leis. Esse entendimento mostra um pouco do que são as possibilidades de mudanças em leis que regulam o exercício profissional: contratos de relacionamento elaborados até mesmo por iniciativa dos próprios profissionais e seus órgãos de representação em várias instâncias (conselhos profissionais, instituições científicas, universidades, associações de ensino, sindicatos...).

Como uma contribuição na direção do entendimento do que influencia a existência dos conceitos, Varsavsky (1974), ao comparar as perspectivas "empresocêntrica" e "*pueblo-céntrica*" no planejamento e no desenvolvimento de atividades na sociedade, permite uma analogia com o problema da diferença entre "mercado de trabalho" e "campo de atuação profissional". No primeiro caso, o critério predominante para a decisão do que precisa ser feito é o de "lucro a ser obtido". No segundo, é o de "necessidades sociais a atender ou minimizar". Quais dos dois critérios orientam, de fato, a aprendizagem desenvolvida nos cursos de graduação? Talvez seja uma antidefinição de universidade se os que buscam nela instrumentos para atuação profissional os recebam com instrumentos para enriquecimento e não para um serviço social. Talvez os problemas de "pagamento" e "legislação" que se impõem sobre a definição do campo de atuação profissional (as possibilidades de trabalho) precisem ser examinados com mais estudo e profundidade à luz do conhecimento existente em várias áreas.

Nesse aspecto, a insistência de Darci Ribeiro (1978) sobre a diferença entre uma universidade orientada pela perspectiva da "modernização reflexa" (o que se faz no ensino é reflexo de outras sociedades e "conhecimentos", inclusive do passado) e outra pelas possibilidades de "desenvolvimento autônomo" aponta para uma possível orientação do ensino superior. Possibilidades elucidativas principalmente quanto ao que é feito no ensino quando se orienta pelas necessidades da população do País onde a universidade está inserida e pelo conhecimento sobre essa realidade social, com vistas ao futuro desde o que é próximo até o mais distante. Ribeiro esclarece direções ideológicas que orientam os "pseudoproblemas" de pagamento e de legislação a respeito da noção de campo de atuação profissional em oposição à de "mercado profissional" como orientações para o que precisa ser ensinado nos cursos de graduação. Varsavsky e Ribeiro são congruentes também com as noções que apontam para a "universidade nova" (Ribeiro, 1973) de que a América Latina necessita: um constante processo de transformação do conhecimento de melhor qualidade em comportamentos socialmente relevantes e que representam as responsabilidades específicas dos diferentes campos de atuação profissional a serem desenvolvidas de maneira eficaz na sociedade.

Em 9 de outubro de 1998, a Organização das Nações Unidas para a Educação, Ciência e Cultura (Unesco) tornou pública a Declaração Mundial sobre a Educação Superior no Século XXI, na qual há uma insistência de que a formação de nível superior deve capacitar as novas gerações a se tornarem agentes sociais capazes de gerar empregos (empreendedores) e não apenas de "obter melhores empregos para si". Isso, como um referencial orientador, exige que os cursos de nível superior incluam em seus currículos o desenvolvimento de aptidões específicas para alguém ser capaz de projetar a própria vida profissional como um empreendimento de importância para a sociedade. E, para fazer isso, já há tecnologia disponível e conhecimento desenvolvido que possibilitam uma nova maneira de conceber e realizar o ensino de nível superior. Parece faltar apenas aprender a transformar tais conhecimentos e tecnologias em ações concretas de professores e administradores das universidades e dos cursos de nível superior.

Além de todas as considerações feitas, ainda é necessário salientar que uma profissão, com os procedimentos usuais para seu estabelecimento, é uma delimitação artificial convencionada, cujos limites devem ser conhecidos com precisão, em alguns casos, e ignorados em outros. Os problemas da sociedade, em geral, transcendem os limites e as definições existentes de uma profissão e exigem conhecimentos além daqueles que domina o agente de determinada profissão. Os conceitos de inter ou multidisciplinaridade (que ainda examinaremos) em relação ao conhecimento envolvido têm uma correspondência bem definida na atuação para interferir nos problemas na sociedade: a inter ou multiprofissionalidade. Quando um profissional (ou o próprio campo profissional) não domina (ou não pode dominar) todo o conhecimento e toda a tecnologia relevantes para intervir em relação a algum tipo de problema, é preciso trabalhar em equipe, com diferentes tipos de profissionais, solicitar as contribuições de outros ou criar condições para que o profissional de determinado campo domine outras áreas de conhecimento úteis ao tipo de intervenção que realiza. Esse é o caso e o papel dos cursos de especialização, aperfeiçoamento, complementação cujas concepções se misturam com outras como a de departamentos e seu papel em relação aos cursos de graduação e aos programas de pós-graduação nas universidades. Essa complexidade das exigências e limitação das definições profissionais são, também elas, parte do que o ensino superior precisa levar em conta na preparação dos profissionais que pretende formar para a sociedade. Em alguns casos, levar em conta para reformular e aperfeiçoar sua própria organização e as concepções relacionadas a ela.

Falar em interdisciplinaridade e interprofissionalidade traz a necessidade de retomar a noção de área de conhecimento em relação à de campo de atuação profissional (Rebelatto, 1994). Uma se define por ter como objetivo o estudo de determinado tema, assunto, problema, fenômeno ou objeto (conforme o grau de abrangência), e outra se orienta pelo interesse em *intervir* em relação a problemas, processos e situações na vida concreta das pessoas e na realidade (física, social...) na qual elas vivem. Ambas podem ter, inclusive, o mesmo objeto de interesse, mas são diferentes pelos seus objetivos: *produzir* o *saber*, no caso da área de conhecimento, e *utilizar* o *conhecimento produzido*, no caso do campo profissional. É necessário também ter claro que qualquer campo de atuação profissional necessita de conhecimento de várias áreas, até a respeito de seus próprios processos de trabalho. É o que faz com que um campo de atuação profissional seja *sempre multidisciplinar* (*pode* ser interdisciplinar) embora possa não ser multi ou interprofissional (para distinções entre esses termos, ver Paviani e Botomé, 1993). Além disso, o campo de atuação profissional em relação a suas características e aos procedimentos de trabalho utilizados pelos profissionais, tal como a Fisioterapia, podem ser objeto de estudo de diferentes áreas, desde o questionamento de seus conceitos básicos até os limites e características de seu papel em relação à sociedade, a outros campos de atuação profissional e a seus próprios procedimentos de trabalho. Há, inclusive, alguns órgãos da sociedade que se incumbem de parte desses tipos de trabalho em relação ao objeto de intervenção ou aos procedimentos e organização dos serviços desse campo.

Examinando o que é difundido e realizado no campo da Saúde, parece que o objeto central, ou a preocupação básica ou predominante, tanto dos campos de atuação profissional quanto das áreas de conhecimento ligadas à "saúde" é a patologia de indivíduos, quando não de maneira enfática, pelo menos como aspecto dominante nas orientações de estudo, investigação e de trabalho. Às vezes isso se amplia para incluir o estudo e a intervenção em relação a grupos de indivíduos doentes, em variadas extensões dos grupos e da intensidade ou complexidade das "doenças". No caso da Fisioterapia, as definições do campo profissional orientam-se, fundamentalmente, para a patologia do movimento ou o tratamento de patologias por meio do movimento. É necessário, nesse sentido, examinar melhor as *possibilidades* de definição do que caracteriza esse campo profissional (em relação a um objeto de intervenção) e uma possível área de conhecimento (ou mais de uma) que tenha, em algum grau, ou de maneira até indireta, o movimento humano como objeto de estudo.

B. Ensino de graduação como uma condição de desenvolvimento do campo de atuação profissional da Fisioterapia e suas relações com as diferentes áreas de conhecimento existentes

O extraordinário desenvolvimento da quantidade de cursos de graduação em Fisioterapia, desde o início desse campo de atuação profissional no Brasil, chama a atenção. De alguns poucos cursos no final da década de 1980 houve um crescimento para várias dezenas de cursos espalhados pelos múltiplos Estados do País até o final da segunda década do século XXI. Uma expansão em parte devida à possibilidade de exploração mercantil de cursos pela iniciativa privada em cursos particulares oferecidos para a população. Mesmo de forma desequilibrada pelas quantidades e pelas limitações existentes, também houve um aumento muito grande de cursos de Fisioterapia em universidades públicas, tanto em instituições federais como estaduais ou municipais. Isso tudo, sem dúvida, contribuiu para a disseminação dos serviços dessa profissão pelo País, embora tenhamos que examinar melhor o que exatamente foi e está sendo ensinado nesses cursos e que caracteriza, ainda no começo da terceira década do século XXI, o exercício profissional desse campo de atuação.

a) O conceito de comportamento como uma base para entender
e desenvolver o trabalho em um campo de atuação profissional

Até as primeiras décadas do século XX o conceito de comportamento era reduzido a um sinônimo de "atividade" ou de "ação" de um indivíduo. Com as investigações de Pavlov (1979), foi descoberto e caracterizado não só o conceito de "reflexo natural" como também as reações fisiológicas provocadas pelas características dos eventos (acontecimentos) que atingiam o organismo e, ainda, a identificação de como o conceito foi enriquecido por aspectos e relações até então desconhecidos. Pavlov descobriu, caracterizou e demonstrou que aspectos de um ambiente, mesmo que artificiais, associados a aspectos naturais e provocadores de reações fisiológicas do organismo adquiriam as mesmas propriedades (ou capacidades) de provocar as reações do organismo. Ou seja, aspectos do ambiente, mesmo que artificiais, passavam a provocar as mesmas reações fisiológicas desse organismo.

Isso foi um salto qualitativo no conhecimento da fisiologia relacionada a interações do organismo com seu ambiente. Um aspecto inicialmente "inócuo", que passava a afetar uma reação fisiológica da mesma forma que o aspecto físico, que inicial e "naturalmente" a provocava, era uma percepção e caracterização de um fenômeno novo no conhecimento existente a respeito das interações entre ambiente e fisiologia. Dessa forma, verificou-se que um aspecto do ambiente (um som) que não provocava reação no organismo, associado a um aspecto físico (o alimento) que "naturalmente" provocava uma reação (salivação), passou, por associação com o alimento, a também provocar salivação, nos experimentos de laboratório. A descoberta de Pavlov e as demonstrações que produziu salientavam que as reações de um organismo não são apenas as "naturalmente" fisiológicas, mas podem ser construídas e alteradas por associações com outros eventos. É o que acontece quando algo aversivo é associado com outros eventos não naturalmente aversivos e estes passam também a ser evitados ou a provocar fugas de diferentes tipos por parte do organismo. As reações fisiológicas e motoras diante de condições aversivas, descobriu-se, também podem passar a ocorrer diante de aspectos não aversivos enquanto tais aspectos estiverem associados a essas condições.

O que era uma reação fisiológica (no caso a salivação) simples a algum aspecto do ambiente (alimento) ficou mais complicado com a associação desse aspecto do ambiente com outro aspecto (um som), que, por sua vez, nessas condições, passou a ser também um provocador da reação fisiológica, mesmo na ausência do alimento. A relação inicial entre um aspecto do ambiente (um estímulo, nos termos de Pavlov) com a reação (resposta, ainda nos termos de Pavlov) fisiológica (salivar) e todo o complexo de sua produção pelo organismo ficou mais complexa com outra relação: entre um aspecto do ambiente que já provocava a reação fisiológica e outro aspecto (constituindo uma segunda relação), que, por sua vez, também passava a ser capaz de provocar (uma terceira relação) também a reação fisiológica. Com isso ficou descoberto um sistema de relações que eram provenientes de condições específicas (por isso eram condicionais) resultantes de manejos realizados pelo pesquisador para mapear como ocorriam essas relações condicionais (dependiam de condições específicas para ocorrer) e não "condicionadas" como ficou divulgado posteriormente, para insatisfação do próprio Pavlov.[1] Os efeitos do conhecimento inadequado ou impreciso do papel dessas descobertas, investigações e demonstrações cuidadosas foram, durante muito tempo, envolvidos em preconceitos e falácias que impediram que tal conhecimento fosse adequadamente avaliado em seu papel de ruptura com velhas crenças e de potencial base para novas descobertas.

Alguns dos problemas e equívocos que ocorreram com tais descobertas foram potencializados pelo excesso de destaque de outro pesquisador, no âmbito da Psicologia, que tentou utilizar as descobertas de Pavlov em processos terapêuticos, absolutizando, até precocemente, as primeiras relações que Pavlov mapeara a respeito das relações entre atividade de um organismo, principalmente as fisiológicas, e aspectos do ambiente em que tais atividades eram realizadas. Watson, como um dos pioneiros dos trabalhos relacionados ao que foi considerado "comportamento reflexo", considerou tais tipos de relações como sendo o que definia o comportamento dos organismos. Seu ativismo político e seus trabalhos com propaganda auxiliaram a difundir algumas dessas concepções aparentemente inovadoras de Pavlov em relação ao comportamento humano, particularmente com o envolvimento de "respostas fisiológicas" ao ambiente construído, e não apenas o que era "natural", por arranjos de condições específicas.

Um filósofo inglês (Bertrand Russell) questionou fortemente esse começo de história do conhecimento a respeito do comportamento e levantou problemas quanto a serem as descobertas de Pavlov apenas uma parte das múltiplas relações que um organismo estabelecia com aspectos de seu ambiente. Bertrand Russell (1969) publicou (em 1927) um questionamento demolidor a respeito da insuficiência das relações consideradas por Watson (1919), um americano adepto radical das descobertas de Pavlov, para entender o fenômeno (ou o processo) do comportamento humano. O filósofo inglês, Russell, questionava que, além da relação entre ambiente e atividade de um organismo, também havia outras relações que eram parte da interação de um organismo com seu

---

1. O termo "condicional" (e não o termo "condicionado"), como qualificação de um aspecto do ambiente (estímulo) ou atividade de um organismo, indica que "em certas condições vai ocorrer o desenvolvimento de uma propriedade" para o aspecto do ambiente (estímulo, nos termos utilizados por Pavlov) ou para o comportamento (resposta também nos termos utilizados por Pavlov). O termo indica algo que depende de circunstâncias ou contingências específicas e não é uma propriedade permanente ou fixa de algum aspecto do ambiente (ou da atividade do organismo) como o termo "condicionado" pode provocar um entendimento equivocado a respeito da funcionalidade do conceito.

ambiente: o organismo também alterava o ambiente por meio de sua atividade, e esse ambiente modificado também afetaria, agora de maneira diferenciada, a atividade humana em suas características. Com isso ele salientava a necessidade de entender múltiplas interações entre atividade de um organismo, o ambiente em que essa atividade era realizada, o ambiente que resultava dessa atividade e as influências do novo ambiente resultante nas atividades do organismo. Para Bertrand Russell o conhecimento nascente era apenas uma primeira identificação de duas novas relações entre várias outras ainda por identificar e mapear as características e seus efeitos no organismo e em sua atividade.

B. F. Skinner, na segunda e terceira décadas do século XX, um recém--formado estudante americano, fazendo doutorado em Psicologia na Universidade de Harvard, ficou entusiasmado com os questionamentos de Bertrand Russell e, além de considerar outros autores (Pavlov, Watson, Darwin, Thorndyke...) que também o influenciaram, levou adiante tais questionamentos como possibilidades de estudo e investigação. E, ao longo de alguns anos, suas investigações prosperaram e mostraram múltiplas relações constituindo qualquer unidade de comportamento de um organismo. Com demonstrações cuidadosas, como as de Pavlov, ele mapeou várias relações que constituíam o comportamento de um organismo, aumentando a complexidade que aparecia apenas minimamente nas descobertas de Pavlov a respeito desse fenômeno (Skinner, 1931, 1935, 1938).

As novas relações apareceram aos poucos e, com múltiplas investigações, foram delineando um sistema de relações que passariam a ser a base para entender como ocorre, como se altera, desaparece ou se fortalece qualquer atividade humana em sua interação com aspectos específicos do ambiente com o qual se defronta e lida. Quase um século depois desses questionamentos de Bertrand Russell e das iniciativas de B. F. Skinner e de vários colaboradores, há um extenso conhecimento produzido a respeito dessas interações, com múltiplas verificações e demonstrações cuidadosas e com um elaborado trabalho científico de investigação, com observações diretas desses processos (ver, p. ex., Keller e Schoenfeld, 1968; Skinner, 1974; Millenson, 1975; Ferster et al., 1977). O resultado pode ser sintetizado em uma tabela de relações[2] entre aspectos do ambiente que antecede as atividades de qualquer tipo de algum organismo, as próprias características dessas atividades e aspecto do ambiente que se segue e que resulta dessas mesmas atividades de um organismo (ver

---

2. A *Revista Brasileira de Análise do Comportamento* publicou dois números especiais da revista em 2016 a respeito do conceito de comportamento com artigos e debates de vários autores destacando aspectos e controvérsias a respeito do conceito de comportamento. O exame desses artigos pode mostrar vários problemas envolvidos no trabalho a respeito do conceito de comportamento na Psicologia contemporânea, particularmente do que ficou conhecido como "comportamento operante".

Figura 3), conforme foi examinado por Botomé (2015) em relação ao conceito de comportamento operante.

	Eventos constituintes do ambiente antecedente	Atividades do organismo	Eventos constituintes do ambiente subsequente	Características da relação estabelecida
1.	? →	?	?	Evento antecedente provoca ou induz ou facilita a atividade do organismo
2.	?	? →	?	Evento subsequente é produzido (ou apenas se segue) à atividade do organismo
3.	?	?	? ←	Evento subsequente influi na frequência (probabilidade) de ocorrência da atividade
4.	? ←	?	?	Evento subsequente influi no papel do evento antecedente em relação à atividade
5.	? →	?	?	Evento antecedente sinaliza a ocorrência do subsequente com a apresentação da atividade
6.	? ←	?	?	A ocorrência da atividade começa a ser determinada pelo evento antecedente em episódios anteriores
7.	? → ←	? → ←	? ←	O comportamento se torna um sistema de relações entre ambientes antecedente e subsequente e atividade do organismo

Figura 3. Mapeamento de relações básicas que se desenvolvem na configuração de um comportamento. Considerado principalmente como algo que opera no ambiente e não apenas como uma reação a esse ambiente. As interações são o que define apropriadamente o processo comportamental que está ocorrendo quando o organismo apresenta uma atividade. Os pontos de interrogação representam aspectos de qualquer um dos constituintes de um processo comportamental que precisam ser identificados e descritos para orientar a interpretação dos possíveis comportamentos que estão constituindo.
Fonte: adaptada de Botomé, 2015.

Na Figura 3 pode ser visto um esquema representativo das seis relações básicas estabelecidas na constituição de um comportamento, depois das contribuições de B. F. Skinner, que chegaram a ser uma resposta às críticas de Bertrand Russell ao conceito inicial de comportamento considerado mais como um reflexo ao ambiente do que um complexo sistema de relações estabelecidas entre cada tipo de atividades de um organismo, aspectos do ambiente antecedente em que são realizadas e aspectos do ambiente que se segue à sua realização. Seis tipos de relações que ocorrem entre as características das atividades de um organismo, aspectos do ambiente em que elas são realizadas e aspectos do ambiente que se seguem a tais atividades ou que resultam delas.

Na primeira linha da Figura 3 podem ser vistos (ainda de maneira genérica) os tipos de influência de algum aspecto do ambiente em relação à atividade de um organismo (induzir, provocar, incentivar, forçar a ocorrência, só acontecer simultaneamente, facilitar, impedir, dificultar, atrapalhar etc.). A seta pode indicar qualquer uma dessas relações, e qual delas ocorre ou predomina será sempre algo a investigar, descobrir, caracterizar e avaliar para garantir que a relação indicada seja inequivocamente a que acontece. Os aspectos do ambiente que podem fazer isso podem ser desde acontecimentos físicos, como acontecimentos fisiológicos no próprio corpo do organismo, relações entre eventos de qualquer tipo ou até mesmo comportamentos (de qualquer tipo) de outros organismos. O que está produzindo qualquer uma das relações já indicadas também é algo a ser examinado, verificado e caracterizado para poder entender essa parte das relações que constituem um processo comportamental.

O que está caracterizando a atividade ou o movimento (ou a linguagem, ou as percepções, ou os sentimentos, ou as ideias ou os raciocínios...) do organismo também é um problema a ser identificado e caracterizado. Que aspectos da atividade ou do movimento ou o que exatamente constitui a atividade ou o movimento do organismo também é algo a ser avaliado, uma vez que qualquer uma das "reações" de um organismo ao ambiente é um complexo de aspectos (ou variáveis) em interação, e isso precisa ser considerado para qualquer identificação do que está acontecendo precisamente com o organismo, seja como um problema, seja como um resultado de intervenção do profissional.

E isso tudo só em relação à primeira das várias relações que constituem um processo comportamental. Os mesmos aspectos ou questionamentos se repetem para a segunda relação (a segunda seta na Figura 3). Que aspectos ou propriedades da atividade são responsáveis pela produção de determinada alteração no ambiente (incluindo o próprio corpo do organismo e seus processos, dor ou relaxamento, p. ex.) após a ocorrência da atividade, seja como resultado, seja até como mera coincidência. Que aspectos constituem a mudança do ambiente após a realização da atividade do organismo? Que possíveis propriedades tais aspectos têm para o organismo? (são aversivas, gratificantes, sem valor algum? ...). Conforme, novamente, o que acontecer, a relação indicada por essa segunda seta será uma ou outra, exigindo respostas a algumas perguntas: a atividade produz algum dos aspectos do ambiente que se segue a ela? Algum desses aspectos apenas ocorre junto, mas não é produzido pela atividade? O organismo nota esses aspectos do ambiente? Como ele os avalia? Quanto nota de cada um? etc. Também nesse caso, as respostas a essas perguntas precisam de avaliação e de investigação cuidadosa para haver pelo menos algum grau de segurança de que o que está sendo considerado de fato acontece.

A terceira seta no esquema apresentado na Figura 3 diz respeito ao que acontece com a atividade de um organismo após ocorrer determinado evento subsequente a essa atividade. A ocorrência desse evento será uma espécie de "retroinformação" para o organismo a respeito de sua atividade. Ele poderá considerar que a ocorrência de um evento ambiental subsequente a sua atividade é "resultante" dela, ou é apenas coincidência, poderá notar ou destacar um ou outro aspecto desse evento ambiental subsequente e, nem sequer imaginar o que esse efeito produz, mesmo que pouco ou mal percebido, em sua ocorrência. Conforme as propriedades desses eventos subsequentes (e muitas vezes decorrências em médio ou longo prazos) à atividade, haverá diferentes possibilidades de realização de novas atividades do mesmo tipo. Tais atividades poderão aumentar a frequência de ocorrência ou poderão deixar de ocorrer. Se os eventos subsequentes (de quaisquer tipos) forem gratificantes para o organismo (fisicamente, fisiologicamente, bioquimicamente ou até mesmo imaginativamente...), ele tenderá a fazer a mesma atividade novamente. Se forem aversivos, porém, ele tenderá a deixar de fazer a atividade ou diminuir muito sua frequência de ocorrência, passando a evitar realizá-la.

Mas os eventos subsequentes a um tipo de atividade de um organismo também produzem outros resultados (ver a seta da quarta linha na Figura 3). Um deles é associar-se aos eventos antecedentes à ocorrência de atividades do mesmo tipo, criando uma propriedade para esses eventos: indicar a provável ocorrência de determinado tipo de subsequência (ou resultado) das atividades do tipo que foi realizada com tal tipo de "resultado" (ou subsequência). Com isso, o ambiente antecedente terá propriedades fortemente vinculadas e associadas aos eventos que constituem o ambiente subsequente a essas atividades. Mesmo que a atividade seja realizada apenas uma vez, essa relação começará a existir. Se a atividade se repetir com as mesmas características ambientais, a relação ficará mais forte e as reações ao ambiente tenderão a ficar mais fortes ou intensas, tanto em uma direção positiva (de procurar repetir a atividade) quanto em uma direção negativa (evitar ou eliminar a situação que indica a possível ocorrência de determinado aspecto do ambiente subsequente, no caso de ele ser aversivo para o organismo).

Essas últimas considerações também dizem respeito à relação indicada pela quinta seta apresentada no esquema representativo das relações que podem constituir um processo comportamental de um organismo (ver Figura 3). Agora, porém, em uma direção contrária: a influência dos aspectos subsequentes deixa o ambiente antecedente ficar uma espécie de anunciador do que acontecerá se a atividade for realizada. Esse novo "papel" (ou função) do ambiente antecedente é construído pelas relações anteriores, fortemente influenciadas pelas características do ambiente subsequente à atividade. O que era uma característica inicial, conforme indicado na primeira seta da Figura 3, transforma-se em outra geralmente muito diferente do original, criando uma dimensão das relações que é construída pelas circunstâncias (contingências) que ocorrem junto com a atividade. Isso é algo crucial para entender como alguns aspectos do ambiente, aparentemente inócuos ou inofensivos para um observador, adquirem propriedades muito fortes como provocação ou eliminação de uma atividade, quando é apropriada para a vida de um organismo tanto quando é prejudicial para a vida desse mesmo organismo.

A sexta seta no esquema da Figura 3 destaca que as atividades do organismo começam a ocorrer sob a influência das relações construídas pelas circunstâncias existentes quando uma atividade é realizada. E isso chega a ser tão forte e tão sem o controle intencional do organismo que para alguns as atividades parecem ser "reações reflexas", pela simples aparência de o organismo reagir pronta, intensa e frequentemente a essas situações ambientais pelas atividades específicas que elas passam a provocar. As reações iniciais indicadas pela primeira seta na Figura 3 são outras muito diferentes agora, marcadamente antecipadas pelo organismo submetido a tais circunstâncias e com tais relações construídas por essas circunstâncias.

A sétima linha na Figura 3 mostra uma ilustração diferente das linhas anteriores. Nela há uma representação do sistema de relações que pode se estabelecer entre os três aspectos indicados no alto da figura. Esse sistema de relações é o que configura o que ficou conhecido como comportamento operante. O "operante" colocado nessa expressão diz respeito a distingui-lo do que era considerado como comportamento anteriormente, ainda na tradição pavloviana, às descobertas das caracterizações das várias relações que podem ocorrer entre atividades de um organismo e aspectos dos ambientes antecedente e subsequente a elas. A descoberta e o mapeamento de como ocorrem essas relações foram um longo trabalho de identificação, observações, testes, verificações e avaliações cuidadosas com procedimentos que garantam o máximo de cuidados para não formular conceitos equivocados em relação ao que acontecia com os processos reais constituintes dessas relações. Mais de meio século depois das descobertas de Pavlov, essas relações começaram a substituir um mero entendimento da atividade humana como "reflexo" a estímulos, para sistemas muito mais complexos de relações que envolviam não apenas um "ambiente que provocava" reações do organismo, mas também o ambiente que ele "produzia" ou "operava" (por isso comportamento operante) com suas atividades. As complexas relações entre esses aspectos foram o que constituiu o novo conceito de comportamento, até como uma espécie de resposta ao questionamento de Bertrand Russell em relação aos primeiros entendimentos do conceito de comportamento ainda em torno das descobertas de Pavlov. Uma resposta construída por B. F. Skinner e milhares de colaboradores pelo mundo, ao longo de quase um século de investigações e descobertas, cuidadosamente avaliadas por procedimentos de verificação.

Voltando ao exame do campo de estudo e de intervenção da Fisioterapia, o movimento é apenas um dos tipos de atividades que um organismo realiza, e participa de uma infinidade de comportamentos realizados pelo organismo. Isso obriga, pelo menos, a distinguir os conceitos de movimento, atividade, desempenho, ocupação e comportamento. Quatro conceitos que não são sinônimos e chegam a marcar distinções profissionais importantes para orientar o trabalho profissional de, no mínimo, três ou quatro campos de atuação e muitas áreas de conhecimento que estudam esses fenômenos de diferentes pontos de vista ou em alguns dos aspectos de sua ocorrência na vida dos organismos.

A Fisioterapia enfatiza o movimento como objeto de intervenção para interferir nas condições fisiológicas de um organismo. E isso pode ser feito em qualquer um dos âmbitos de atuação ilustrados na Figura 3. Mas, ao mesmo tempo, o movimento está presente em todos os tipos de atividades que um organismo realiza em seu cotidiano. Dormir, comer, deslocar-se, cuidar do próprio organismo, interagir com outras pessoas, praticar esportes, dirigir veículos, operar máquinas, escrever, utilizar mobiliário e equipamentos de diferentes tipos etc. Em cada uma dessas atividades, o movimento pode ser prejudicial ou benéfico para o organismo. E qualquer dessas atividades envolve aspectos do ambiente que interferem, para benefício ou para prejuízo, no movimento dos organismos. A interação entre determinados aspectos presentes nas atividades em que os movimentos de um organismo ocorrem e as características desses movimentos são cruciais para poder haver algum manejo desses aspectos e das características desses movimentos. E tais movimentos, de uma forma ou de outra, interferem nas condições fisiológicas, de funcionamento, desses organismos.

Conhecer as características dos movimentos e suas interações com a fisiologia de um organismo é algo crucial para lidar com qualquer intervenção que envolva essa relação entre fisiologia e movimento. Mas também o conhecimento do que acontece com o movimento e as características das atividades e os aspectos do ambiente em que elas ocorrem também é crucial para que possa haver algum manejo dessas características e aspectos na direção de maximizar os benefícios para o organismo envolvido. Até aqui já há a necessidade de produzir conhecimento (e estudá-lo em profundidade) a respeito de muitos aspectos da fisiologia de um organismo (fisiologia do movimento, mecânica e mecânica do movimento, biofísica, bioquímica, fisiologia básica, ergonomia, psicologia, análise do movimento, avaliação de interações entre fisiologia e movimento, metodologia de pesquisa e de intervenção, avaliação de intervenções etc.), que, por sua vez, exigem metodologia própria de investigação, pesquisa e estudo constantes para desenvolver possibilidades de manejos tecnológicos no campo de atuação da Fisioterapia e seus âmbitos de atuação específicos.

Mas as atividades e seus movimentos também ocorrem em um contexto de ocupações, atividades regulares, repetitivas, com longos tempos de duração no cotidiano dos organismos, principalmente as atividades de trabalho, particularmente o profissional, das pessoas. E as ocupações acrescentam alguns aspectos que levam a um campo de atuação diferente da Fisioterapia: a Terapia Ocupacional. O que está em jogo, nesse novo âmbito de abrangência de fenômenos, é o que acontece com a interação humana entre ocupações e bem-estar dos organismos. O uso das ocupações para melhorar as condições de vida dos organismos exige outro mundo de relações entre mais tipos de acontecimentos e eventos com outros sistemas de complexidade diferentes daqueles considerados apenas no âmbito do movimento, da atividade e da fisiologia dos organismos. As ocupações têm aspectos importantes a considerar no desenvolvimento de um organismo. Elas são constantes e duradouras na vida dos organismos, além de, com frequência, serem compulsórias e poderem, para benefício ou prejuízo dos próprios organismos, serem realizadas e mantidas em condições diversificadas, algumas até intensamente lesivas (ou benéficas) para os organismos. Além de representarem parcelas muito grande da vida dos organismos e sofrerem interferências sociais, políticas e administrativas mais constantes e poderosas em relação a meras atividades cotidianas das pessoas.

As ocupações, diferentemente do movimento ou das atividades, envolvem mais aspectos sociais e comportamentais dos organismos. Elas dependem de legislação reguladora, muitas vezes são impostas socialmente, são aversivas até física (provocam exaustão, p. ex.) ou psicologicamente (são aversivas ou desagradáveis, p. ex.), são insalubres e provocam alterações de diferentes tipos nos organismos. Ou, ao contrário disso tudo, elas produzem benefícios para o organismo quando são realizadas de maneira adequada. Alguns aspectos das ocupações são cruciais para que essas ocupações não produzam malefícios: aspectos do ambiente em que são desenvolvidas, características dos instrumentos e equipamentos utilizadas em sua realização, tempo de duração dos episódios de ocupação, atividades de compensação que podem ser realizadas em relação ao que a ocupação provoca, relações entre as características da ocupação e a fisiologia do organismo, exigências comportamentais que a ocupação apresenta e condições para a realização dos comportamentos envolvidos na ocupação. Até a própria legislação reguladora de qualquer ocupação interfere naquilo que acontece com o organismo na realização constante de uma ocupação.

O próprio conceito de ocupação (p. ex., a inclusão do ócio e do lazer como ocupações, ou das tarefas domésticas e de organização em uma moradia ou na rotina de uma pessoa) ainda precisa ser objeto de estudo e configuração tanto como um objeto específico de estudo e de pesquisa quanto como um objeto de trabalho de intervenção profissional. As relações que poderiam ser consideradas entre movimentos e atividades de uma ocupação com o bem-estar ou o desenvolvimento de um organismo também envolvem variáveis sociais, jurídicas, culturais, educacionais, de engenharia ambiental, ergonômica, de biofísica, bioquímica, de fisiologia de um organismo e, sem dúvida, seus movimentos e atividades, além de psicologia (comportamento) e suas decorrências para a percepção, raciocínio, sensibilidade, disposição e saúde do organismo. Assim como quaisquer dessas características do organismo ou do ambiente, interferindo na realização das ocupações. As múltiplas relações – e reciprocidade de influência entre as que constituem uma ocupação – são um complexo que, embora contenha e se apoie no movimento e na atividade, envolvem aspectos mais intrincados, complexos, diversos e abrangentes em relação aos que estão presentes no movimento e na atividade de um organismo.

Movimentos, atividades e ocupações também são abrangidos por uma esfera ainda maior de conhecimento e de possibilidades de intervenção. O comportamento humano, em toda a sua complexidade, ainda é um objeto mais abrangente e complexo do que aqueles envolvidos nos movimentos, nas atividades e nas ocupações. O comportamento, conforme foi caracterizado neste texto, ainda envolve uma gama muito maior de relações do que apenas aquelas contidas ou determinadas nos e pelos movimentos, atividades e ocupações. Elas não se confundem com o conceito de comportamento, ao menos pelo que ficou conhecido como comportamento operante, que acrescentou relações entre atividades (ou movimentos) de um organismo e os vários aspectos do ambiente com os quais esses movimentos ou atividades se relacionam, incluindo sua influência na história de desenvolvimento dos organismos expostos a tais aspectos, quando apresentaram ou apresentam movimentos, realizam atividades ou desenvolvem ocupações. A complexidade maior vai ser um objeto de estudo e de intervenção da Psicologia e da Psicoterapia, respectivamente, nos vários âmbitos de intervenção profissional possíveis.

Não há independência entre esses objetos de estudo ou de intervenção no que diz respeito a variáveis fisiológicas, químicas, físicas, biológicas, sociais ou de quaisquer outros tipos presentes no organismo ou no ambiente em que ele realiza seus movimentos, atividades, ocupações ou comportamentos. Em qualquer desses casos há múltiplas relações, e a separação entre os vários objetos de estudo ou de intervenção precisa ser realizada com cuidados pertinentes a um claro entendimento do que constitui uma área de conhecimento (com seu respectivo objeto de estudo) e um campo de atuação profissional (também com seu respectivo objeto de intervenção até com regulamentação em leis disciplinadoras do trabalho de cada campo de atuação profissional). O nome dos campos de atuação nem sempre são apropriados para auxiliar no melhor entendimento da abrangência do objeto de estudo ou de intervenção. Por exemplo, Fisioterapia, Terapia Ocupacional e Psicoterapia não são boas designações para os respectivos campos de atuação profissional, uma vez que esses campos de atuação trabalham com mais do que apenas "patologias do movimento", "das atividades", das "ocupações" ou do "comportamento". Assim como Psicoterapia não abrange todos os campos de atuação relacionados ao comportamento como objeto de estudo (da área de conhecimento designada por psicologia), de forma semelhante a fisiologia, a bioquímica, a biofísica e a ergonomia devem fazer parte da formação de quem quer trabalhar com o comportamento. Ou, de outro ponto de vista, a Psicologia deve fazer parte da formação de quem quer trabalhar com a Fisioterapia e a Terapia Ocupacional. Novamente, sem confundir psicologia com psicoterapia: a primeira uma área de conhecimento com um objeto de estudo amplo e a segunda um campo de atuação profissional específico, com um objeto de trabalho também específico (as inadequações do comportamento aos ambientes em que um organismo vive).

Ainda há outros complicadores se acrescentarmos mais objetos de estudo ou de intervenção além daqueles próprios desses campos de atuação. A educação física, por exemplo, é um campo de atuação em que o objeto de estudo e o objeto de intervenção são o desempenho. Ou seja, a capacidade de o organismo realizar movimentos, atividades e ocupações com certo grau de competência ou eficácia. O desenvolvimento desse grau ou tipo de desempenho é o objeto de um trabalho de "educação". Não há, porém, como escapar do risco de sobreposições com os outros três tipos de campos de atuação profissional ilustrados anteriormente. A dificuldade entre essas distinções está alicerçada em um cuidadoso estudo e diferenciação dos conceitos de área de conhecimento e campo de atuação profissional e as respectivas configurações de cada área de conhecimento e de cada campo de trabalho específicos. O que ainda não foi feito com tais exigências em relação aos campos de atuação em exame e às áreas de conhecimento que necessitam estar nas bases da formação de profissionais para atuarem nesses campos de atuação. Todos eles dependem de conhecimento de múltiplas áreas de conhecimento em comum. Os detalhes e contribuições dessas áreas de conhecimento é que vão variar em função dos objetos de intervenção a que os estudos de graduação devem capacitar os profissionais a lidar como alvos de trabalho. E isso tudo é um problema nada pequeno para os diferentes campos de atuação profissional, para as múltiplas áreas de conhecimento e para as instâncias de gestão das profissões e da pesquisa científica e filosófica, assim também é para o ensino superior, particularmente para os cursos de graduação, os departamentos acadêmicos e os programas de pós-graduação nas universidades.

Todas essas instâncias estão envolvidas com as várias abrangências desses conceitos designadores, até confusamente, de objetos de intervenção (e objetos de estudo) com diferentes graus de abrangência em seus significados. O termo "desempenho", por exemplo, pode referir-se ao grau de perfeição de qualquer um dos processos envolvidos nos vários graus de abrangência ilustrados na Figura 4. Cada um dos conceitos ilustrados nessa figura abrange amplitudes diversas, uns envolvendo a abrangência de outros e tendo uma perspectiva diversa de trabalho dos demais. Em cada um o grau de aprofundamento (ou de microscopia) dos estudos e variáveis relacionados à intervenção refere-se a aspectos e combinações de aspectos diferentes dos demais. As complexidades das intervenções serão proporcionais à complexidade e abrangência desses objetos de intervenção, assim como os objetivos dessas intervenções. A Figura 4 ilustra parcialmente essas superposições em um esquema de abrangência desses conceitos que se referem a diferentes objetos de intervenção de vários campos de atuação profissional, assim como a objetos de estudo de diferentes áreas de conhecimento. Ignorar ou fazer simplificações de qualquer tipo a respeito desses conceitos e dos fenômenos a que se referem não ajuda o desenvolvimento das profissões relacionadas a eles nem aos cursos e programas de ensino superior que preparam profissionais para o exercício dos trabalhos em diferentes campos de atuação na sociedade.

Esses exames e considerações são fundamentais para esclarecer como as universidades ou o ensino de nível superior desenvolvem as profissões por

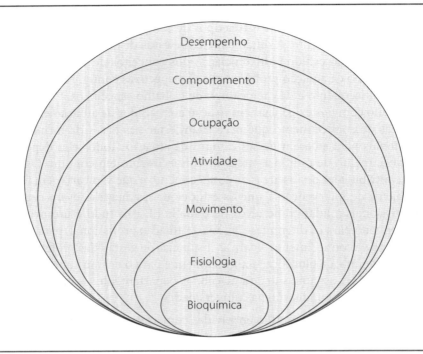

Figura 4. Representação gráfica, simplificada, da abrangência dos termos que designam possíveis objetos de intervenção de vários campos de atuação profissional que se incluem mutuamente em diferentes tipos de interação entre si. Mais do que uma separação nítida ou fixa, há fronteiras com superposição e interação entre os diferentes objetos de intervenção ou integração de outros objetos de intervenção, conforme a abrangência dos conceitos. Os termos apresentados referem-se a conceitos com graus variados de abrangência, impedindo a simplificação ou a absolutização de qualquer deles como se dispensasse a consideração dos demais graus de abrangência designados pelos conceitos.

meio da formação dos profissionais que irão exercê-las na sociedade. Cabem às universidades, fundamentalmente, dois trabalhos que constituem papéis ou responsabilidades sociais: produzir o conhecimento relevante para a sociedade (e, por extensão, para a humanidade) e tornar esse conhecimento acessível, principalmente por sua transformação em comportamentos humanos de agentes capazes de multiplicar os benefícios desse conhecimento para todos, em qualquer campo de atuação profissional e em relação a qualquer objeto de intervenção desses campos de atuação, na esfera das múltiplas áreas de conhecimento que interferem ou constituem os objetos de intervenção desses campos de atuação. Este último papel ou função social (transformar conhecimento em comportamentos humanos) é o que integra a produção do conhecimento em diferentes áreas e o exercício profissional em múltiplas profissões, integrando, em cada uma, os conhecimentos necessários para a realização dos comportamentos humanos que irão concretizar, para além de discursos e de representações de qualquer tipo, a construção de benefícios, serviços e bens na sociedade de maneira a garantir uma maximização não só da vida, mas de sua qualidade para todos. Alguns podem considerar isso algo como "uma quimera", mas talvez seja melhor considerá-lo um objetivo a atingir continuamente, um horizonte a orientar, permanentemente, os trabalhos de construção necessários para uma sociedade com vidas dignas o mais possível. O quanto será possível realizar isso tudo dependerá, como já foi indicado, de dois processos: produção de conhecimento (pesquisa e investigação científicas e filosóficas) e transformação desse conhecimento em comportamentos humanos (educação, formação e preparação de pessoas para o trabalho na sociedade). Tais "horizontes" ou "objetivos" mais orientam os múltiplos esforços humanos em sua realização do que constituem "pontos de chegada" como referencial. São, até por isso mesmo, algo em permanente delimitação ou aperfeiçoamento e compreensão, exigindo constante avaliação dos conceitos que são utilizados para referir-se a eles.

Os departamentos acadêmicos, nas instituições de ensino superior, são as instâncias institucionais preponderantemente responsáveis pela produção do conhecimento nas áreas em que a universidade puder investir nesse tipo de trabalho (Chamlian, 1977; Botomé, 1992; Rebelatto, 1994). Os cursos de graduação são as instâncias, nessas instituições, responsáveis pela transformação de conhecimentos produzidos pelos departamentos em comportamentos profissionais socialmente relevantes e definidores dos campos de atuação profissional (competências) a que se referem tais cursos. A integração entre áreas de conhecimento e a integração entre produção de conhecimento e transformação do conhecimento em comportamentos vai ocorrer principalmente porque são os mesmos agentes que produzem conhecimento (os cientistas e pesquisadores) e os que ensinam nos cursos de graduação. Em um âmbito (nos departamentos) ocorrem o debate e o aprofundamento do conhecimento produzido. Em outro (nos colegiados de coordenações de cursos de graduação e na realização desses cursos) ocorrem a integração entre conhecimento em diferentes áreas e sua transformação em comportamentos significativos, relevantes ou de competência (responsabilidade) dos campos de atuação profissional. Cursos e departamentos não são propriedades ou territórios de disputa de poder, mas de prestação de serviços que exigem integração e multidimensionalidade no conhecimento e nos processos de trabalho. Isso exige, principalmente, esforços de gestão até mesmo desses esforços que sejam coerentes com o que tais processos representam para a sociedade e a complexidade que eles têm até como exigência conceitual.

Obviamente há mais instâncias de trabalho na universidade e seus papéis e relações com os objetivos da instituição também precisarão ser examinados e avaliados a contento. Voltaremos a mais alguns exames neste livro. Por enquanto, vale destacar que a produção de conhecimento para transformar-se em comportamentos humanos e profissionais relevantes precisa também de um entendimento concreto e operacional de como isso tudo se relaciona com os processos de ensino e de aprendizagem.

b) Ensinar e aprender como processos comportamentais
a serem realizados por professores e alunos de cursos de graduação

É muito frequente que sejam usados os termos "ensino" e "aprendizagem" para referir-se aos trabalhos de ensinar e aprender. Esses trabalhos, porém, não são entidades ou coisas físicas e fixas. São, muito mais, processos em relação aos quais é melhor utilizar verbos (que se referem a processos realizados por pessoas) do que substantivos, que tendem a ser nomes de coisas ou apenas a designação de processos, nomeados melhor por palavras (categorias gramaticais) equivalentes a sua natureza de processos e não de entidades ou coisas físicas. Nesse caso, vale um exame desses dois processos e no que eles se referem ao trabalho com o conhecimento e sua transformação em comportamentos humanos de valor para a sociedade. No exame desses termos é importante destacar que uma das formas de definir um processo é identificar seu resultado e nomear a relação entre a atividade do organismo e o resultado que ela deve produzir para receber essa designação. No caso do "ensinar", o processo se refere não apenas a qualquer coisa que faça um professor, mas ao que ele faz que resulta em "aprendizagem" de seus alunos. Na Figura 4 pode ser visto um esquema gráfico que representa a relação predominante entre a atividade de um professor e o resultado que ela produz, como sendo o critério para dizer que o que foi feito é um trabalho de ensino, conforme exame de Kubo et al. (2001).

Na Figura 5 está uma representação gráfica dos três componentes de um comportamento que possa ser designado pela expressão "ensinar"; o que define, efetivamente, o que o professor realizou (fez, executou, exerceu...) é o resultado que decorreu de sua atividade. Independentemente de sua intenção, o que configura o que ele faz é o que resulta empiricamente de sua atuação e não a mera declaração de sua intenção ou uma generosa e autocondescendente designação de "ensino" para uma atividade que não produz aprendiza-

Representação gráfica da relação entre o que um professor faz e o que resulta como aspecto crucial na ocorrência de um processo de "ensinar"			
Eventos constituintes do ambiente antecedente	Atividades de um professor	Eventos constituintes do ambiente subsequente	Características da relação estabelecida
?	?	Aprendizagem de um aluno efetivada	O que o professor realizou pode ser chamado de "ensinar"

Figura 5. A relação (a seta na figura) que predominantemente possibilita indicar que qualquer atividade que um professor pratique, em qualquer condição antecedente a essa atividade e em meio a outras decorrências subsequentes à sua atividade, seja, efetivamente, "ensinar". O resultado definidor é a aprendizagem do aluno. Caso ela não ocorra, não pode ser dito que houve ensino. Pode ter havido qualquer outro processo, mas não ensino: atividade lúdica, entretenimento, distração ou qualquer outra coisa, mas não "ensinar".
Fonte: adaptada de Kubo et al., 2001.

gem alguma. O termo "ensinar" é delimitado pelo resultado de uma atividade realizada por alguém. Se esse resultado não ocorrer, o processo realizado é outra coisa diferente de ensinar, a esclarecer com o exame de mais aspectos das relações que constituem uma unidade comportamental como foi examinado nas figuras anteriores deste capítulo. Ficaria algo próximo de absurdo alguém declarar "eu ensinei, o aluno é que não aprendeu", como se ensino e aprendizagem fossem dois tipos de eventos sem relação entre si. Os tradicionais procedimentos de dar notas "ao desempenho de um aluno" como forma de medir a "aprendizagem que resultou" é muito mais uma medida do que o professor realizou (a aprendizagem que ele conseguiu produzir) do que aquilo que o "aluno aprendeu". Não se trata, obviamente de colocar a "culpa" em um ou outro agente participante desses dois processos. Trata-se, muito mais, de esclarecer o núcleo dos conceitos relativos aos processos a que se está pretendendo designar (e conceituar?) como sendo ensino e aprendizagem.

Um exame semelhante pode ser feito para o processo de "aprender". O que acontece com um aluno para poder designar o que ocorre com ele pelo termo "aprender" (ou aprendizagem)? Na Figura 6 pode ser vista a representação esquemática de dois comportamentos de um aluno: o que ocorre antes de um processo de aprendizagem e outro que passa a ocorrer quando o aluno aprende algo (esse algo é mais do que apenas uma atividade) quanto à relação de sua atividade com os ambientes existentes e decorrente dela. No retângulo à esquerda da Figura 6 está a representação do conjunto de relações que podem

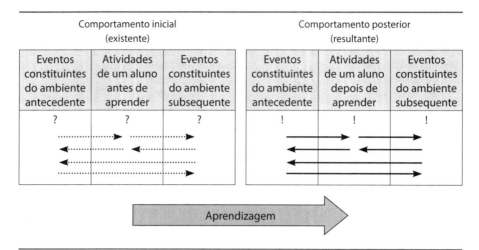

Figura 6. Representação gráfica (a seta na parte baixa da figura) da relação entre comportamento existente e comportamento resultante de um processo de aprendizagem. O comportamento existente (inicial, no retângulo à esquerda na figura) é constituído por componentes e relações não apropriadas a uma interação relevante e de interesse entre atividades de um organismo e aspectos de seus ambientes, e o comportamento posterior (resultante, no retângulo à direita na figura) já é resultado de um processo de construção (de aprendizagem) que leva a uma relação significativa e relevante entre as caraterísticas das atividades de um organismo e aspectos de seus ambientes antecedente e subsequente.
Fonte: adaptada de Kubo et al., 2001.

estar estabelecidas entre a atividade de alguém, as circunstâncias em que tais atividades ocorrem (como constituintes do ambiente antecedente) e as circunstâncias que se seguem (ambiente subsequente às atividades) ao que faz um organismo. "Organismo", no caso da representação gráfica neste retângulo à esquerda da Figura 6, é um aluno antes de realizar um processo de aprendizagem em relação a algum tipo de comportamento (uma interação específica a respeito de suas atividades com aspectos dos ambientes em que as realiza). É pequena a probabilidade de haver uma interação forte ou bem estabelecida entre os três aspectos constituintes de qualquer tipo de comportamento, o que pode ser visto na representação das setas que reúnem os três integrantes do comportamento nesse retângulo: setas fracas e difusas ou mal construídas (relações instáveis, não construídas, relações fortuitas, fracas...). Se houver algum processo de aprendizagem, provavelmente haverá alguma transformação nas relações entre características das atividades desse organismo e os aspectos do ambiente com os quais tais atividades de alguma maneira se relacionam.

O retângulo à direita da Figura 6 mostra as relações fortalecidas (as setas mais escuras). O ambiente antecedente pode passar a sinalizar melhor que aspectos da atividade são relevantes para produzir algum resultado de interesse. O ambiente subsequente (o que acontece em seguida à atividade ou o que o organismo produz ou obtém por meio da atividade) influencia o papel sinalizador do ambiente antecedente para a realização das atividades de interesse capazes de produzir esses resultados. E, no conjunto, as relações entre certos aspectos do meio e determinadas características das atividades ficam fortalecidas, fazendo com que o comportamento volte a ocorrer com maior probabilidade quando a ocasião (a situação antecedente) se apresentar. Tanto que, em pouco tempo de ocorrência desse processo comportamental, as interações (o comportamento) pareçam estar "automatizadas" a ponto de, até muito dificilmente, o organismo consiga deixar de fazer algo quando houver ocasião propícia para fazê-lo. Obviamente a força dessas relações será modulada por outras variáveis que também ocorrem simultaneamente, auxiliando a fazer distinções cada vez mais sutis com outros aspectos do ambiente que não apenas os diretamente relacionados às atividades. Assim como também será modulada por aspectos concorrentes com a função dos elementos básicos constituintes da relação comportamental em foco.

Por tudo isso, parece melhor entender "aprendizagem" não como o que é aprendido, mas como o processo de passar (mudar aos poucos) de um comportamento (uma relação...) não estável ou bem configurado para outro mais estável (uma relação bem configurada). O que não significa que o que é aprendido (o novo comportamento) seja sempre e necessariamente o melhor para o organismo ou para a sociedade. Tanto comportamentos relevantes como os prejudiciais e destrutivos para o organismo ou para a sociedade podem ser aprendidos. O que destaca que a "aprendizagem" é o processo de mudança de um comportamento para outro, não sempre ou necessariamente o melhor. As exigências em torno dessas possibilidades são enormes. No caso das capacidades de alguém realizar algo como aquilo que é próprio e benéfico para uma profissão realizar na sociedade, tal concepção traz como decorrência responsabilidades enormes para quem planeja, gerencia ou realiza ensino de alguma maneira. No caso dos cursos de graduação em Fisioterapia, isso tudo acarreta um trabalho muito grande e minucioso de construção de um projeto de profissional, especificando o que alguém deveria ser capaz de realizar (como interações com o ambiente com o qual vai se defrontar, por meio de suas atividades profissionais). As perguntas que se impõem são: com o que ele vai se defrontar? Que resultados deveria produzir ao se defrontar com...? E o que, especificamente, deveria ser capaz de realizar (como atividades) para lidar com... e produzir...?

Antes de prosseguir para exames mais microscópicos desses dois processos e avaliar as decorrências para o trabalho de ensino de graduação em Fisioterapia, parece útil examinar uma representação gráfica das interações entre os processos comportamentais desses dois agentes envolvidos em um processo de "ensino-aprendizagem" de qualquer comportamento que possa ser considerado algo de competência de um profissional de Fisioterapia. A Figura 7 mostra, esquematicamente, a representação gráfica da interação entre esses dois processos. No alto, no retângulo à esquerda da Figura 7, pode ser notado o que pode constituir o comportamento de um professor (ou terapeuta) ao ensinar algo a um aluno (ou paciente). O resultado das ações de um "professor" ao ensinar precisa ser a efetiva ocorrência de uma aprendizagem. O processo realizado pelo professor só pode ser designado por "ensino" se ocorrer a mudança (aprendizagem) representada pela mudança indicada pelos dois retângulos circunscritos na parte baixa da Figura 7, configurando a mudança (ou passagem) de um comportamento (o existente) para outro (posterior e resultante desse processo). O que era uma interação inexistente, fraca, instável, confusa ou circunstancial, passa a ser uma interação das atividades do sujeito com aspectos de seu ambiente com outras características: uma interação construída, com estabilidade e forte, entre os três tipos de eventos que podem constituir o conjunto de interações considerados comportamento (uma classe ou tipo de comportamento, mais apropriadamente). Aprendizagem é a designação dada ao processo de mudança (ou construção) de uma nova classe ou tipo de comportamento em relação ao anterior. Aprendizagem não é a designação do resultado de um processo de construção de um novo tipo de comportamento. Ela é a designação do próprio processo de mudança de comportamento.

O novo tipo (ou classe) de comportamento é o resultado de um processo de aprendizagem que, em circunstâncias específicas, pode ser auxiliado por um professor, embora também possa acontecer sem a colaboração de um agente outro que não seja o próprio aprendiz. Em muitos casos, pessoas podem aprender sem ser auxiliados por outra pessoa. Não é o que acontece com ensino (ou ensinar) que é uma classe ou tipo de comportamento que se define pelo desenvolvimento de um novo tipo de comportamento em outra pessoa. Como costuma acontecer com os comportamentos profissionais, em geral, que se definem pelo que resulta do trabalho profissional para ou em outras pessoas.

Um exame cuidadoso do que está indicado na Figura 7, que esquematiza esses dois processos e a interdependência entre eles, auxilia a identificar aspectos mais microscópicos desses processos básicos que constituem o trabalho de ensino e seus resultados específicos: a construção da aprendizagem de um tipo ou classe de comportamentos que antes não existiam como probabilidade de realização pela pessoa. E isso também marca uma contribuição muito

Fisioterapia como campo de atuação profissional e como ensino superior no Brasil 219

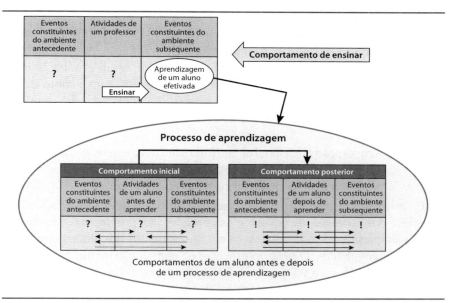

Figura 7. Representação esquemática dos processos comportamentais (de um professor e de seu aluno) quando há o desenvolvimento de um episódio de ensino e de aprendizagem. O que um professor faz produz uma mudança no comportamento atual do aluno, criando condições para este apresentar um novo comportamento. Isso constitui um processo que viabiliza a possibilidade de exame empírico do que acontece nessa interação designada pelo termo "ensinar".

Fonte: adaptada de Kubo et al., 2001.

importante até para considerar a aprendizagem de comportamentos como um aumento nos graus de liberdade de uma pessoa: ninguém é obrigado a apresentar ou realizar um comportamento aprendido, mas a aprendizagem de tal comportamento possibilita à pessoa decidir se vai ou não realizá-lo quando houver determinadas circunstâncias.

Quando um comportamento é aprendido, passa a ser uma escolha ou decisão do próprio sujeito. Sem aprendizagem não há escolha, a pessoa não poderá escolher realizar o que não é capaz de fazer. O próprio conceito de liberdade é fundamental para entender a relevância desse processo: quem aprende um novo comportamento é também responsável por escolher realizá-lo ou não diante de circunstâncias em que eles deveriam ser apresentados. Isso também acrescenta aos projetos dos cursos de graduação uma responsabilidade adicional: são eles (os cursos) a instância competente (aquela que é responsável e deveria estar preparada para isso) para a preparação da realização daquilo que irá constituir a profissão. As demais instâncias responsáveis na sociedade pelo exercício de uma profissão (associações de ensino, coordenações de curso, conselhos profissionais etc.) deveriam considerar isso ao definir seus objetivos e funções: não são elas que realizam o ensino de graduação, por exemplo, no caso da Fisioterapia, mas são elas que irão articular cursos de graduação entre si, promoverão debates a respeito do que está sendo feito com e como ensino de graduação, fiscalizarão o exercício da profissão e avaliarão se há responsabilidade do ensino de graduação em relação ao que acontece etc.

c) A concepção tradicional de currículo e um novo entendimento do ensino de comportamentos relevantes para o exercício profissional como tarefa dos cursos de Fisioterapia

Os processos de definição e delimitação de objetivos de ensino relacionados ao exame dos processos de ensinar e de aprender são, porém, mais complexos do que simplesmente indicar quais os comportamentos dos alunos que precisam ser desenvolvidos. O próprio processo de construção de um currículo de um curso de graduação, na quase totalidade das vezes, é construído como ensino de "temas ou assuntos", ou categorias de informações a serem apresentadas aos alunos com a cobrança de alguma forma de adesão a essas informações. No entanto, já examinamos em capítulo anterior que existem várias possibilidades de entender e descrever um currículo como uma espécie de "mapa" do que precisa ser aprendido pelos alunos e ensinado pelos professores em um curso. Além do ensino de "temas ou informações", é possível projetar um ensino por meio da participação ativa dos alunos, fazendo-os realizar tarefas e atividades relacionadas aos assuntos ou temas, ou realizar projetos relacionados a elas ou, ainda, solucionar problemas com as informações e temas de interesse. Tudo isso, porém, ainda não constitui um currículo de graduação voltado para a construção de comportamentos profissionais de um agente que precisará atuar na sociedade, em relação a certos tipos de situações existentes ou a construir.

A concepção tradicional de currículo de um curso de graduação geralmente considera a organização de um currículo uma relação entre duas variáveis: tempo e tipos de informações (ou conhecimentos, ou temas, ou "conteúdos") a serem apresentadas aos alunos. Na Figura 8 pode ser vista uma representação esquemática do conceito de currículo como uma organização de unidades de tipos de informações ("conteúdos", temas, assuntos...) distribuídos em unidades de tempo para serem realizados os trabalhos de "ensino" e de "aprendizagem" em relação a eles, nos tempos previstos.

Os graus dos dois tipos de variáveis (tipos de informação e tempo) serão diferentes de um curso para outro, assim como de um semestre ou ano para outro em um mesmo curso. Mas a concepção a respeito do que constitui uma

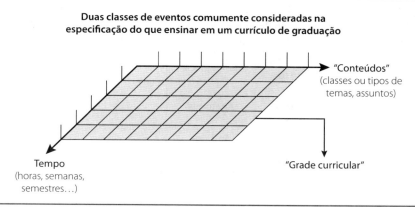

Figura 8. Representação gráfica das interações entre as duas variáveis consideradas para a delimitação de um currículo de curso de graduação, como forma de delimitar o que os estudantes deverão "aprender" no curso.

"grade curricular" e seu papel como orientação do ensino é muito antiga. E, de fato, o conceito aprisiona professores, alunos e os próprios tipos de informação em uma "grade" (a metáfora é ironicamente reveladora!). Isso decorre da própria concepção de que ensinamos "o conhecimento" em lugar de ensinarmos a "transformar conhecimento" em orientação para a atuação, para nossos comportamentos, perante as circunstâncias com as quais nos defrontamos. O conhecimento se refere ao que devemos levar em conta para desenvolver formas de atuação compatíveis e relevantes quanto a tais circunstâncias, embora elas ainda não sejam suficientes, são, sem dúvida, necessárias. E circunstâncias (condições ou condicionantes) incluem o que resultará de nossas atuações que, por sua vez, implicarão influências em nossos próprios comportamentos e nas transformações que atingirão outras pessoas em tempos variados da história de nossos ambientes de vida.

A Figura 9 ilustra um exemplo de "grade curricular" que pode existir em qualquer curso tradicional, como orientação para "o que ensinar" e em que momentos ensinar ao longo do desenvolvimento de uma "formação profissional". Há nessa representação dois destaques a fazer: um em relação à organização do conhecimento como se fosse um almoxarifado no qual se armazena informações a serem utilizadas conforme o interesse ou necessidade de um usuário. Um segundo destaque é que tal organização e forma de entender as relações entre os múltiplos tipos de informação a respeito do conhecimento são úteis para a organização das bibliotecas ("almoxarifados do conhecimento existente"), mas não parece ser a melhor forma de organização para os "labo-

"Grade curricular": o conhecimento em "compartimentos estanques" (critério de organização do almoxarifado do conhecimento – as bibliotecas – com a função de armazenar e organizar o conhecimento existente)					
Antropologia	Fisiologia do exercício	Bioquímica	[...]	[...]
Estatística	Cinesiologia	Anatomia	[...]	[...]
Neurologia	Metodologia científica	Âmbitos de atuação profissional	[...]	[...]
Genética humana	História da fisioterapia	[...]	[...]	[...]
Classes ou tipos de temas, assuntos ou informações: objetos de ensino ou "insumos" para decidir o que ensinar?				

Figura 9. Representação de um exemplo de "grade curricular" como sendo o "engradado" do conhecimento que resume o que vai ser "ensinado" (ou "aprendido") em um trabalho de "formação" de um profissional. A representação clássica da forma de organização das prateleiras das bibliotecas como almoxarifados do conhecimento é muito antiga e prejudica o entendimento do papel do conhecimento no ensino.

ratórios de transformação do conhecimento em capacidade de atuação profissional" (as salas de aula e os laboratórios de exercícios de aprendizagem).

O conhecimento é um insumo, uma das matérias-primas para desenvolver comportamentos, mas a transformação desse insumo em comportamentos humanos relevantes e de responsabilidade de agentes definidos (como são os profissionais a serem formados nos diferentes cursos de graduação das universidades) é algo mais complexo e de uma representação mais difícil. Não se ensina o conhecimento, mas sua relação com a vida humana em suas atividades de interação com o mundo, objeto do conhecimento, tanto quanto as atividades humanas e seus resultados no mundo que é produzido pelas atividades humanas. É nesse sentido que o próprio conceito do que são as "áreas de conhecimento" é algo importante para entender e lidar com o conhecimento e sua organização, acarretando um entendimento dos termos multidisciplinaridade, interdisciplinaridade e transdisciplinaridade, até como modismos de alguns momentos da história de nossas universidades. As disciplinas "escolares" são quase um sinônimo de subárea de conhecimento e representam recortes feitos por professores ou outros agentes que constroem currículos no que é conhecido. Às vezes é uma obra, um autor ou até uma "teoria' ou "escola" (até por uma concepção doutrinadora que alguns têm a respeito do ensino). Parece haver um pressuposto de que aprender é aderir, copiar, adotar, repetir, parafrasear ou ser coerente com algum tipo de discurso ou informação que "representa algum conhecimento". A ênfase no discurso de alguém como objeto de aprendizagem fica evidenciada conforme o entendimento desses conceitos e de como são utilizados nos contextos de ensino ou de gestão ou administração do ensino.

Há outra forma de representação que parece ser mais útil para indicar de que forma as áreas de conhecimento se relacionam entre si e de que maneira entender as relações existentes entre elas. Mais do que uma justaposição estanque entre elas, há uma diferenciação no grau de abrangência delas em relação aos fenômenos que estudam e em relação aos quais são produzidos conhecimentos. Na Figura 10 está representada uma forma diferente do tradicional "engradado" para indicar como se relacionam as áreas de conhecimento. Cada área de conhecimento abrange não uma "área geográfica" (ou espacial) em relação às outras. Cada uma delas refere-se a um grau de microscopia dos fenômenos ou processos que estuda. Por isso, uma forma de representação das várias áreas de conhecimento que pode aproximar-se um pouco melhor de sua complexidade é a de uma espiral de uma microscopia máxima para uma macroscopia crescente em relação tanto ao que é estudado quanto em relação ao conhecimento que resulta desses estudos. Dessa forma, a Figura 10 mostra um gradiente da complexidade e de microscopia que vai crescendo desde a física atômica, passando pela química, física, fisiologia, biologia, psicologia, sociologia, política e ecologia, todas elas em um crescente de macroscopia. As fronteiras entre elas estão diluídas em múltiplas subáreas nas quais o critério é sempre o de uma macroscopia crescente. Não há, porém, uma separação nítida entre elas, uma vez que as áreas mais abrangentes incluem os fenômenos das menos abrangentes, o que inviabiliza o entendimento de que são independentes entre si de forma absoluta. O conhecimento em cada uma delas é diferente, mas não significa que os fenômenos a que o conhecimento de cada uma se refere aconteça de forma absolutamente independente. Há uma relação de abrangência de umas áreas em relação a outras, o que constitui um aspecto importante para avaliar que conhecimento são necessários para lidar com os acontecimentos de um campo de atuação no qual esses fenômenos se misturam o tempo todo, influenciando reciprocamente a ocorrência de uns e outros.

O "corte" (o destaque e a separação) em qual área (ou de quais áreas de conhecimento) vai ser necessário ser feito para orientar como ensinar os comportamentos profissionais que vão constituir os objetivos de um curso de graduação em nível superior, não é simples e, em muitos casos, vai ser necessário estudar conhecimentos de diferentes graus de microscopia para desenvolver um comportamento que terá que lidar com fenômenos de várias ordens de complexidade em função de envolver, simultaneamente, várias áreas de co-

CONHECIMENTO A RESPEITO DOS FENÔMENOS E PROCESSOS OCORRE EM MÚLTIPLAS AMPLITUDES DE MICROSCOPIA: UMA "ESPIRAL CURRICULAR" PARA O ENSINO ACADÊMICO?

As áreas de conhecimento se referem a esferas de abrangência em função do grau de microscopia do conhecimento que representam. Os fenômenos nas áreas de conhecimento mais abrangentes não acontecem independentemente daqueles das áreas menos abrangentes e aqueles das áreas menos abrangentes geralmente constituem bases nas quais os fenômenos e processos das áreas mais abrangentes ocorrem. O critério para separar o que ensinar em diferentes campos de atuação profissional é de ordem diversa daquele acentuado na representação do conhecimento em "engradado"...

1. Física atômica
2. Química
3. Física
4. Fisiologia
5. Biologia
6. Psicologia
7. Sociologia
8. Política
9. Ecologia

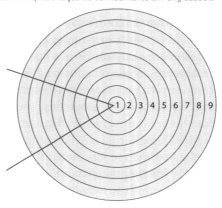

Figura 10. Representação gráfica das relações das áreas de conhecimento como graus de abrangência (ou de microscopia) de exame de fenômenos e processos em contraposição a um padrão de "engradado" em que as áreas de conhecimento são estanques e separadas entre si. Nesta representação as áreas de conhecimento abrangem umas às outras em uma espiral de macroscopia que vai de eventos microscópicos até os mais macroscópicos.

nhecimento ou aspectos de diferentes graus de microscopia. A pergunta que se impõe é: considerando essa forma de representação, como "cortar" (separar ou destacar) o conhecimento para desenvolver a aprendizagem de determinados comportamentos em um currículo para ensino em um curso de graduação? De qualquer forma, essa pergunta leva a examinar de novo por qual razão a representação tradicional de "engradado" não serve para indicar o que será ensinado em um curso de graduação.

A necessidade de um "corte" no conhecimento existente para derivar um comportamento ou competência também leva a examinar o destaque de outra (uma terceira) dimensão a ser considerada além das informações a respeito do conhecimento e do tempo para apresentar essas informações aos alunos de um curso de graduação. Na Figura 11 há uma representação da tradicional "grade curricular" com o acréscimo dessa terceira dimensão a considerar: o comportamento profissional a ser construído (ensinado) com o auxílio dos conhecimentos de diferentes áreas. O comportamento, no entanto, envolve diferentes áreas e combinações diversas entre essas áreas de conhecimento que estejam relacionados aos comportamentos. Mesmo comportamentos similares de diferentes campos de atuação profissional, precisarão levar em conta ou considerar conhecimentos em graus de microscopia diversos para compor quais conhecimentos vão constituir quais comportamentos como exercício do trabalho em um campo de atuação profissional.

Qualquer comportamento a ser desenvolvido em um curso de graduação de nível superior, por exemplo, também terá exigências diversas para o grau de perfeição com que precisa ser ensinado para constituir uma competência profissional relevante e adequada ao exercício de um campo de atuação na sociedade. Os graus de perfeição de cada comportamento, ilustrados na Figura 11,

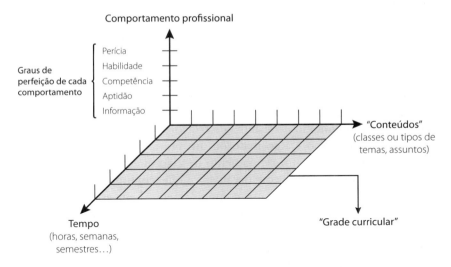

Há três (e não apenas duas) classes de eventos a considerar na construção de uma "grade curricular" (um currículo de graduação): também há os comportamentos profissionais (objetivos de ensino) a derivar do conhecimento

Figura 11. Uma ilustração esquemática do que representa acrescentar uma terceira dimensão à concepção tradicional de currículo baseada em "conteúdos" ou informações a respeito do conhecimento. A terceira dimensão, os comportamentos derivados do conhecimento, também têm vários graus de perfeição em sua execução e o que também deve ser considerado no desenvolvimento dos comportamentos pertinentes à profissão.

indicam as várias instâncias de exigência que podem ser feitas no ensino e na aprendizagem de cada comportamento. Apenas receber ou reconhecer informações é um dos graus mais precários de desenvolvimento de comportamentos profissionais. Transformar tais informações em "aptidões" para comportar-se significa o aluno já ser capaz de apresentar alguma atividade relacionada à execução desse comportamento, mesmo que ainda grosseira e imperfeita, muitas vezes realizadas até com insegurança ou com pouca clareza de tudo que precisa ser considerado ao realizar essa atividade.

Já não é a mesma coisa que precisa acontecer com comportamentos definidores ou delimitadores das responsabilidades da profissão que precisam ser aprendidos até haver uma capacidade de apresentar esses comportamentos com um grau de perfeição que foi designado por "competência". Esse grau de perfeição de um comportamento já se refere ao comportamento ser capaz de produzir, com relativa facilidade de execução, os resultados que configuram o benefício a ser produzido na sociedade. O resultado do comportamento, algo sempre importante a ser obtido, pode ser produzido, porém, com alguns graus de imperfeição ou demora. A aptidão está centrada na facilidade em agir, a competência está relacionada na facilidade em fazer com que a ação produza um benefício (resultado) definido no menor prazo possível e ao menor custo com que pode ser realizado.

Um mesmo comportamento ainda pode ser apresentado ou realizado com habilidade, quando juntam as características de facilidade, eficácia e refinamento na consecução do produto em pouco tempo e pouco esforço. A habilidade já é um refinamento no sistema de relações que constitui uma unidade de comportamento. Não é algo inato ou um pré-requisito para realizar um comportamento. É antes, um refinamento de algo que passa a ser feito com "habilidade". É o que acontece com organismos que têm uma história de aprendizagem e desenvolvimento de um comportamento bem estabelecida e que leva esse comportamento a ser, em pouco tempo, apresentado com um refinamento, detalhamento e acabamento do processo de sua realização de uma maneira que pode ser considerada excelente, por isso "habilidosa".[3] Já a perícia se refere a um desempenho fora de série, algo que pode ser considerado como

---

3. É muito comum o termo "habilidade" ser utilizado no sentido de ser "um pré-requisito" para a pessoa conseguir realizar um comportamento qualquer. Nesse caso, a expressão "comportamento pré-requisito" designa melhor que é algo a ser aprendido antes, como uma condição anterior para a aprendizagem e apresentação de outro comportamento mais complexo. Supor que é algo que o organismo tem ou possui como condição para aprender pode falsificar o sentido do que está sendo examinado neste texto. O que, na origem, já foi o significado do termo "habilidade" como algo necessariamente já existente no repertório comportamental de um organismo. A perícia, por sua vez, já é um grau mais elaborado de "habilidade", quase como um "modelo" ou "padrão" de desempenho a ser atingido como um grau superior de qualidade.

um símbolo de bom desempenho de um comportamento (de um tipo de comportamento).

Com a ilustração da Figura 11 pode-se comparar esses níveis de perfeição de um tipo de comportamento a ser aprendido com o aprendizado de "dirigir um automóvel". Alguém pode ter informações e não ser capaz de conduzir um automóvel nas ruas de uma cidade. Com algum aprendizado, essa pessoa pode conseguir fazer isso de maneira insegura, com algum risco e com alguns erros, mas já conduz o carro a tal ponto que consegue sua "carteira de aptidão" (ou de habilitação). Está apta a dirigir um veículo, mas sua competência (em relação aos resultados) ainda é insuficiente. Prosseguindo em sua aprendizagem, vai ter que ser capaz de conduzir um automóvel com maior segurança e precisão, com controle mais elaborado dos movimentos e do funcionamento dos vários equipamentos do veículo. Se continuar, é possível que seja considerado competente o suficiente para ser um motorista profissional. Um piloto de carros de corrida já tem que ter comportamentos mais refinados do ponto de vista de outros componentes nas relações que estabelece em seu comportamento e maior precisão em cada tipo de relação que o constitui, incluindo o tempo de reação a aspectos do ambiente. A tal ponto que consegue dirigir bem em condições muito exigentes e de alto risco, sem prejuízos. Um perito nesse exemplo seria um dos representantes quase símbolos de um grande piloto. Um Ayrton Senna do automobilismo, um Maradona ou Pelé no futebol, um Paulo Autran ou uma Fernanda Montenegro na representação teatral são exemplos similares em outros campos de atividade na sociedade. A elaboração dos comportamentos de cada um, relacionados a seus respectivos ofícios, chegou a um nível muito alto de elaboração, e por isso merecem as qualificações: competente, habilidoso, perito (símbolo de um excelente nível de desempenho, quase um modelo a ser seguido ou uma autoridade a ser respeitada em relação à execução de algo). Na vida comum, isso também acontece e as pessoas podem ter diferentes graus de perfeição para diferentes comportamentos conforme for necessário para seu desenvolvimento pessoal, profissional, esportivo, domiciliar etc.

No caso da formação nos cursos de graduação alguns dos objetivos de ensino precisarão ser desenvolvidos (ensinados) em graus sofisticados de elaboração. Outros nem tanto, em função até de poderem ser aperfeiçoados com seu próprio exercício, como uma condição de aperfeiçoamento. Não é o que deve acontecer com comportamentos (objetivos a serem aprendidos) que implicam risco se não forem realizados com um grau de perfeição adequado. Imagine um cirurgião cujo grau de exigência em sua aprendizagem fosse apenas o de estar apto a fazer cirurgia, deixando para aprender algum refinamento em seus comportamentos com o exercício de cirurgias. Isso poderia ser social e profissionalmente desastroso. Decidir o grau de perfeição com que cada tipo de comportamento profissional precisa ser desenvolvido pode levar a um ensino com várias instâncias de administração e avaliação. Os estágios, residências, especializações e aperfeiçoamentos são alguns dos exemplos que já existem, embora nem sempre com a função adequada, para realizar esses desenvolvimentos diferenciados de determinados comportamentos para o exercício de uma profissão com um grau de proficiência adequado aos tipos de problemas com que os profissionais precisarão estar aptos a lidar. Ainda estamos longe de termos as condições e os recursos para trabalhar com tranquilidade e facilidade com relação a todas essas exigências para desenvolver um nível de ensino que possa merecer a qualificação de "nível superior". O que, porém, não impede a realização de esforços para trabalhar nessa direção.

Destaque-se que o termo "ensino de competências" deveria estar também respondendo a isso, uma vez que os comportamentos que competem ao profissional (que são de sua responsabilidade na sociedade e que definem seu exercício de trabalho) também precisam ser realizados com, no mínimo, competência, agora no sentido de qualidade de execução em relação a seus resultados desejáveis ou esperados pelos que dependem ou solicitam o trabalho de um profissional, sem riscos ou equívocos na execução de cada tipo de comportamento profissional. Raramente isso tudo está nos cálculos, exames, avaliações, planejamento e execução do ensino superior. É mais fácil apresentar informações, cobrar adesões, repetições, cópias ou resumos ou equivalentes e, de vez em quando, fazer algumas atividades (chamadas de "práticas") para ilustrar ou motivar os alunos em relação ao que devem estar aprendendo. Mas, geralmente, também isso nem sequer está adequadamente relacionado com os comportamentos-objetivo do ensino que se referem ao que *compete* ser realizado pelo profissional e com um *grau de competência adequado*, mais do que apenas ilustrar informações ou realizá-las porque é lúdico e motivador ir além das informações em um processo de aprendizagem.

Transformar conhecimento em comportamentos específicos significa usar informações a respeito de como funciona ou se apresenta o ambiente e o que precisa ser construído nele. Fazer isso também envolve identificar quais os tipos de atividades que podem fazer essas transformações entre o que constituiu uma situação e aquilo em que ela precisa ser transformada. Com isso, é possível desenvolver esses comportamentos até um grau de perfeição e facilidade na execução que os levem a poder ser considerados "comportamentos competentes" no sentido de serem adequados à transformação do ambiente necessária e a ser realizada como parte das responsabilidades do profissional ou do que *compete* a ele realizar na sociedade que instituiu a universidade[4] e os

---

4. Ser instituída pela sociedade para realizar determinado tipo de trabalho como seu papel ou função na sociedade é, inclusive, o que justifica a universidade ser considerada uma *instituição da sociedade* e não mera organização social ou comercial.

cursos de graduação para realizar esse trabalho. Esses dois aspectos (responsabilidade pela execução e grau de perfeição com que cada comportamento deve ser executado) constituem dois critérios amplos para eleger os comportamentos que devem ser considerados (escolhidos ou eleitos) como objetivos de ensino de cursos de graduação. Exatamente por ser esse curso o responsável pela formação de profissionais de nível superior para o País.

A Figura 12 completa as ilustrações das figuras anteriores com um acréscimo: o papel do ensino como sendo o de passar do nível de informações e ascender no processo de sua transformação em comportamentos com diferentes graus de perfeição na execução, considerando a terceira variável (o comportamento profissional) que precisa ser considerada em uma "espiral curricular" (com essa terceira variável ou dimensão, além das duas que são características de uma "grade curricular" tradicional: tipos de informações ou temas e tempo de trabalho em cada tema ou tipo de informação). A Figura 12 mostra em tom mais escuro uma espécie de "andar" para ascender no trabalho de transformação de informações ou temas (tipos de conhecimento) em comportamentos que possam ser considerados, progressivamente, aptidões, competências, habilidades ou perícias conforme o grau de perfeição com que consigam ser realizados após um processo de aprendizagem.

Há uma diferença relevante entre considerar o comportamento profissional a ser desenvolvido por meio de ensino que transforma conhecimento em capacidade de atuação e a realidade a que se refere esse conhecimento apresentado sob a forma de informações ou temas. Por isso a denominação metafórica de "espiral curricular" em lugar da designação tradicional de "grade curricular" para representar o que precisará ser aprendido e, então, ensinado em cursos de graduação.

C) Aspectos fundamentais para o desenvolvimento de uma profissão como uma contribuição de um campo de trabalho social: as características de seu ensino em cursos de graduação e as possibilidades que as estruturas universitárias e os procedimentos de realização desse ensino representam para a construção de um tipo de profissional relevante para a sociedade

O que foi examinado neste capítulo diz respeito, todo o tempo, à relação entre concepções, costumes e estruturas relacionadas ao ensino superior e possibilidades de desenvolvimento do campo profissional a que se refere qualquer instância de ensino na universidade. Particularmente os cursos de graduação relativos a cada campo de atuação profissional e suas relações com o desenvolvimento do conhecimento de qualquer área de conhecimento que

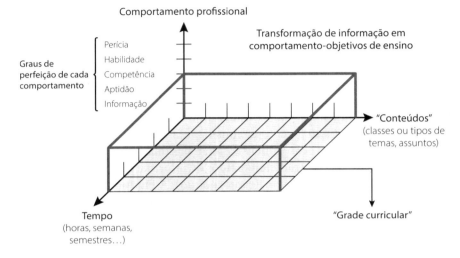

Figura 12. Uma representação esquemática do processo de desenvolvimento de um currículo, a partir do conhecimento que orienta quais comportamentos profissionais devem ser desenvolvidos como formação de graduação em nível superior. O conhecimento, no "andar térreo" é um insumo para a construção dos andares superiores de transformação do conhecimento em comportamentos profissionais que irão constituir as competências (responsabilidades e graus de perfeição no desempenho) dos profissionais.

se relacione de alguma maneira com o que precisa ser parte da capacitação de um profissional de nível superior.

Há muitas concepções, hábitos, crenças e estruturas nas universidades que inviabilizam o desenvolvimento dos campos de atuação profissional de nível superior na sociedade. Examiná-las, porém, não parece ser suficiente para resolver o problema que podem representar para esse desenvolvimento. Urge realizar um trabalho de tentar inovar e desenvolver novos procedimentos de ensino e novas formas de conceber e organizar as instâncias estruturais das universidades para que participem de maneira otimizada no desenvolvimento dos diferentes campos de atuação profissional que os cursos de graduação devem realizar como seu empreendimento e responsabilidades específicos.

As relações de curso de graduação com departamentos nas diferentes áreas de conhecimento parecem confusas ou mal delimitadas exatamente por seus papéis e responsabilidades específicos ainda serem confusos e com misturas inadequadas de papéis em relação à formação de profissionais de nível superior, à produção e divulgação do conhecimento. A distinção entre seus respectivos papéis (ou funções) na universidade poderia auxiliar no desenvolvimento dessas duas frentes de trabalho de responsabilidade da universidade: a produção e o acesso ao conhecimento científico e filosófico, principalmente, e o ensino como forma de divulgação e de difusão do conhecimento existente, para a sociedade. Os departamentos (por área de conhecimento) são desde sua criação, os responsáveis pela produção de conhecimento e por sua difusão em suas respectivas esferas de trabalho. Principalmente porque são os departamentos com seu trabalho que atuam como instâncias de suporte para o trabalho científico e de apoio para o trabalho de ensino em todos os cursos de graduação, para capacitar profissionais para os mais variados campos de atuação profissional.

A compartimentalização de conhecimento deveria ser superada pelos colegiados de coordenação dos cursos de graduação que podem estabelecer, com os departamentos de diferentes áreas, o que seria importante dessas áreas para a formação e capacitação dos profissionais de cada curso de graduação. Essa separação e, ao mesmo tempo, interação entre departamentos e cursos poderia ser o que levaria a uma efetiva formação científica e universal dos profissionais e a uma integração entre os conhecimentos de diferentes áreas como condição para a formação de profissionais de qualquer campo de atuação na sociedade. Obviamente essas relações necessitam de muita clareza a respeito dos papéis de uma instância e de outra, nas quais as mesmas pessoas atuarão em diferentes papéis e com diferentes funções. No âmbito de departamentos, como produtores de conhecimento e de realizadores da divulgação e difusão do conhecimento da área com a qual trabalham como cientistas (ou como filósofos). Já no âmbito dos cursos de graduação, como responsáveis por identificar quais aspectos do conhecimento de suas áreas são úteis para desenvolver os comportamentos profissionais nos cursos de graduação com os quais vão contribuir com seu trabalho de, agora não mais apenas cientistas, mas também professores de nível superior capacitando pessoas a utilizarem o conhecimento para orientar seus comportamentos profissionais em campos de atuação, por definição, multidisciplinares.

Só a percepção e o entendimento do que significa uma área de conhecimento ser uma pequena parcela do conhecimento a ser transformado em comportamentos profissionais por meio do ensino de graduação já deveria auxiliar a entender que essa concepção pode ser um dos aspectos mais importantes para a formação efetivamente científica e filosófica de alto nível para os cursos de nível superior. Quem pesquisa ensina, e quem vai ensinar é quem produz o conhecimento de cada área que está relacionada, mesmo que indiretamente, aos comportamentos importantes para caracterizar o desenvolvimento profissional. Talvez essa seja a melhor forma de sintetizar, em novos comportamentos profissionais de cada campo de atuação, os conhecimentos de diferentes áreas que constituem o acervo científico e filosófico da sociedade contemporânea. Obviamente, tais interações sempre dependerão da capacidade de cada um para realizar esses processos nesses diferentes papéis (ou funções) nas estruturas da universidade. Mas talvez seja exatamente a interação constante, crítica e sob avaliação o que pode elevar o nível, a qualidade e a relevância do conhecimento a ser produzido e do ensino a ser construído pela instituição, indo além das estruturas, por mais adequadas que sejam.

A própria concepção de currículo de graduação, apesar de sua inadequação atualmente predominante, ainda mantém alguns aspectos que podem ser importantes em um novo contexto de definições de papéis. As famosas disciplinas "eletivas" ou "optativas" dos currículos tradicionais, consideradas para não "engessar" demais o currículo e dar algumas possibilidades de escolha para os alunos, é difícil de concretizar-se até porque elas são sempre ofertas artificiais para os alunos sempre dentro de uma "grade curricular" que entende as áreas do conhecimento de forma estanque. Os departamentos, porém, poderiam oferecer cursos de diferentes tipos abertos a estudantes de qualquer curso de graduação (ou até mesmo para profissionais da sociedade) com características de "atualização científica", "aperfeiçoamento profissional", "especialização técnica" ou até mesmo como "ampliação cultural", que seriam modalidades de ensino sem compromisso concreto ou específico com um ou outro curso de graduação, mas como oferta para alguns cursos ou para qualquer curso, por livre escolha dos estudantes, que poderiam escolher entre as ofertas da universidade para complementar seus currículos de graduação. Isso poderia favorecer uma ampliação nas ofertas de cursos pela universidade e também a ampliação das possibilidades de escolhas de "disciplinas optativas" ou "eletivas" para escolha dos alunos de qualquer curso de graduação. Obviamente também poderia haver ofertas indicadas ou escolhidas pela coordenação de cada curso de graduação, sem prejuízo das escolhas dos alunos de cursarem outras que poderão contar, até uma quantidade que cada coordenação de curso pode indicar, como "créditos" para a formação em cursos de graduação de cada campo de atuação profissional que a universidade desenvolver por meio de ensino.

A interdisciplinaridade ou a multidisciplinaridade passaria a existir pelo próprio trabalho de elaboração e síntese dos alunos que utilizariam esses cursos para completar suas formações, de acordo com interesses específicos que dificilmente um currículo fixo ou totalmente determinado por uma coordenação de curso daria conta de prever, organizar e oferecer aos seus alunos. Também aumentaria a variedade de cursos que a universidade poderia oferecer para a sociedade, uma vez que os departamentos também teriam um leque de opções para ensinar (divulgar e difundir) o que produzem como conhecimento, com uma contribuição mais aberta a vários tipos de campos de atuação profissional na sociedade.

No caso da Fisioterapia, houve, nos últimos 30 anos, dois tipos de eventos que contribuem para a aproximação às considerações que estão sendo apresentadas: o ensino de competências para os cursos de nível superior e a enorme expansão dos cursos de pós-graduação no País. A Fisioterapia, no entanto, mais se adaptou a uma tradição existente no entendimento do papel desses dois acontecimentos do que aproveitou para utilizá-las no que eles têm de mais relevante para o desenvolvimento da profissão. A profissão começa muito antes da formação de novas gerações; ela já existe na legislação, na formação dos professores do ensino de graduação, nos conceitos existentes, nas tradições e costumes que são formados e nas concepções, informações e procedimentos que os professores utilizam ao trabalhar com a formação de novas gerações de construtores da profissão. Isso ainda será objeto de exame do capítulo seguinte.

8

Ensino de competências e papel dos cursos de graduação na formação dos agentes construtores do campo de atuação profissional em Fisioterapia

Nas primeiras três décadas de existência dos cursos de Fisioterapia no Brasil houve um significativo crescimento em quantidade de cursos de graduação nesse campo de atuação profissional, principalmente até o ano 2000. A partir desse ano, dois eventos foram muito importantes para o desenvolvimento desse campo de atuação no Brasil, não mais apenas do ponto de vista da quantidade de cursos, mas também em relação às características de entendimento e de realização desses cursos. Um deles foi o fato de terem sido implementadas as Diretrizes Curriculares para os cursos de graduação, orientando esse tipo de ensino para o desenvolvimento de competências profissionais como sua base curricular e não mais apenas como informações, conhecimentos ou "conteúdos" para orientar o ensino de nível superior para esse campo de atuação no País. Outro evento (mais um processo do que um acontecimento) diz respeito à implementação de programas de mestrado e doutorado em várias áreas de conhecimento relacionadas ao campo de atuação profissional conhecido pela designação de Fisioterapia. Surgiram então os programas, alguns chamados de "cursos", que também foram designados não pelas áreas de conhecimento que desenvolveriam, mas pelo campo de atuação profissional, homônimo ao dos cursos de graduação. Os dois acontecimentos sofrem, ainda, a influência de concepções anteriores, formuladas sem considerar a própria história de desenvolvimento desses conceitos, relacionados tanto ao ensino de competências no ensino superior quanto ao entendimento do papel ou função (e decorrentes da estrutura e da organização) de mestrados e doutorados que fossem importantes para o desenvolvimento do conhecimento relacionado a esse campo de atuação profissional.

Um exame dos dois tipos de acontecimentos no âmbito do campo de atuação profissional da Fisioterapia no Brasil 50 anos depois da criação desses cursos no País pode auxiliar a ir mais longe do que foi considerado a respeito do ensino da Fisioterapia, antes desses dois tipos de acontecimentos (de acordo com o que foi apresentado na segunda edição deste livro, publicada pela Editora Manole em 1987). Neste capítulo examinaremos a implantação do ensino de competências e procedimentos para sua implementação ao lado de conceitos e entendimentos a respeito dessa maneira de entendimento do objeto de ensino em cursos de graduação.

1. O ensino de competências como orientação para o ensino superior no Brasil

A instituição das Diretrizes Curriculares para o ensino de graduação em Fisioterapia, conforme resolução do Conselho Nacional de Educação (Resolução CNE n. 1.210/2002, com fundamento no Parecer de 12 de setembro de 2001, homologado pelo Ministro da Educação, em 7 de dezembro de 2001), foi implementada em meio a muitas controvérsias que apareceram na literatura e a várias dificuldades nos esforços dos profissionais e instituições de ensino superior para o desenvolvimento de um ensino assentado no conceito de desenvolvimento de competências como orientação para o trabalho nesse âmbito da educação no País. A resolução, no entanto, instituiu as Diretrizes Curriculares Nacionais para os cursos de graduação em Fisioterapia a serem observadas na organização curricular das instituições de educação superior do País cuja implementação deveria ser realizada pelos profissionais que atuassem nesses cursos. Destaque-se que são os cursos responsáveis pela formação dos fisioterapeutas que atuam no Brasil e que, portanto, delimitarão o efetivo desenvolvimento desse campo de trabalho no País, durante muito tempo. O que for feito nesses cursos definirá exatamente o que será implementado como entendimento do ensino de competências nesse campo de atuação, de acordo com a orientação inscrita na resolução a respeito das Diretrizes Curriculares.

A própria resolução (Brasil, 2002), por sua vez, já no art. 3º induz alguma confusão conceitual ao prescrever que: "o Fisioterapeuta, com formação generalista, humanista, crítica e reflexiva, [deve estar] capacitado a atuar em todos os níveis de atenção à saúde, com base no rigor científico e intelectual. Detém visão ampla e global, respeitando os princípios éticos/bioéticos e culturais do indivíduo e da coletividade. Capaz de ter como objeto de estudo o movimento humano em todas as suas formas de expressão e potencialidades, quer nas alterações patológicas, cinético-funcionais, quer nas suas repercussões psíquicas e orgânicas, objetivando a preservar, desenvolver, restaurar a integridade dos órgãos, sistemas e funções, desde a elaboração do diagnóstico físico e funcional, eleição e execução dos procedimentos fisioterapêuticos pertinentes a cada situação". Há nesse artigo uma discrepância ou até uma possível incoerência conceitual ao indicar que para um campo de atuação profissional existe um "objeto de estudo" e não um "objeto de intervenção". Isso salienta uma confusão, da qual já foi feito um exame em capítulos anteriores, a respeito do equívoco entre os conceitos de "área de conhecimento" com seus respectivos objetos de estudo e "campo de atuação profissional" com seus respectivos objetos de intervenção. Objeto de estudo e objeto de intervenção não são a mesma coisa. Mesmo que fosse o mesmo objeto (o movimento humano, como indica o documento das Diretrizes para o ensino de competências), os objetivos são completamente diferentes. Para uma área de conhecimento pode haver um objeto de estudo com o objetivo de conhecer o máximo possível a respeito de um fenômeno. Para um campo de atuação profissional, porém, não é a mesma coisa. Ainda que exista a possibilidade de trabalhar com um mesmo objeto, o objetivo profissional não é mais apenas conhecer (ou produzir conhecimento a respeito desse objeto), mas fundamentalmente intervir no objeto ou utilizá-lo como instrumento de intervenção.

Uma vez que a Fisioterapia não é uma área de conhecimento, mas um campo de atuação profissional, como o próprio nome (terapia) indica, essa falta de distinção e clareza a respeito do objeto (o movimento?) e dos objetivos diferentes (estudar, produzir conhecimento ou intervir e alterar o que acontece) pode ser grave como desorientação e imprecisão na delimitação do núcleo da atuação profissional nesse campo. E, também, nos esforços e procedimentos de desenvolvimento do ensino em relação à formação e à capacitação de profissionais para lidar com a intervenção afeta a esse objeto de trabalho. Para haver coerência entre ensino de competências para um campo de atuação e ensino de competências para uma área de conhecimento, é necessário destacar que há diferenças pelo menos de ênfase nas competências a desenvolver para um campo de trabalho com o objetivo de intervir em um objeto e para uma área de conhecimento com o propósito de produzir conhecimento a respeito de um objeto, sem esquecer que, nos dois casos, o "objeto" envolve não apenas um acontecimento (como o movimento), mas também os determinantes das características da ocorrência desse fenômeno (e objeto) no mundo, em quaisquer circunstâncias em que ocorra. Com esse entendimento, o próprio conceito de "objeto" (de estudo ou de intervenção) envolve uma abrangência que inclui diferentes áreas de conhecimento (conforme as variáveis envolvidas em qualquer ocorrência desse fenômeno ou objeto). Mesmo que seja alvo de intervenção de apenas um campo de atuação profissional, as diferentes interações envolvidas em sua ocorrência podem torná-lo, no contexto de quaisquer dessas interações, objeto de intervenção de mais de um campo de atuação profissional.

No caso do movimento, ele pode ser objeto de intervenção, mesmo que parcialmente, da Fisioterapia, da Terapia Ocupacional, da Educação Física, da Psicoterapia, da Ergonomia, do técnico esportivo de um clube de futebol (ou de qualquer outro esporte). Por sua vez, esses campos de atuação dependem do conhecimento de múltiplas áreas que podem ter o movimento como objeto de estudo em relação a diferentes variáveis que participam de sua ocorrência, desenvolvimento, regressão, prejuízo ou estabilidade (duração, repetição...). Por exemplo, as relações do movimento com as condições fisiológicas de um organismo, o movimento com relação a um índice de desempenho que precisa ser alcançado por um organismo, as relações do movimento com suas funções nos relacionamentos sociais, profissionais, emocionais, afetivos, técnicos etc., as relações do movimento com as características dos utensílios nele empregados em diferentes modalidades de ocupação, a relação entre movimentos e o desempenho de papéis sociais ou profissionais em uma organização de trabalho, seja de serviços, seja de produção de bens. Os exemplos podem continuar, mas já ilustram que os estudos de uma ou outra relação não são suficientes para delimitar um campo de atuação profissional que, geralmente, vai exigir uma ampliação para além de um ou outro tipo de aspecto envolvido com o movimento, seja como consequência de outras variáveis existentes em seu contexto de ocorrência, seja como possível determinante dessas mesmas ou outras variáveis que passam a existir na dependência das características do movimento humano em qualquer contexto.

O entendimento do termo que designa o campo de atuação da Fisioterapia, por exemplo, pode indicar que consiste no tratamento das patologias do movimento, de suas dificuldades, limitações ou características desejáveis por meio da realização desse próprio movimento (em pequenas gradações como tratamento, como ilustração disso) ou de patologias do organismo que podem ser alteradas pela realização de movimentos sistemáticos (em outro exemplo). Uma lesão muscular de determinado tipo pode ser melhorada (curada?) por exercícios de movimentação do músculo lesado, com certos procedimentos controlados. Ou o funcionamento cardiológico pode ser, pelo menos em alguns aspectos, melhorado com exercícios aeróbicos (movimentos com características de topografia, grau, frequência e duração delimitados de acordo com o objetivo para o funcionamento cardiológico).

Só esses exemplos são suficientes para salientar a imprecisão de uma resolução normativa que tem por função orientar o trabalho de milhares de pessoas em relação a alguma coisa. No caso, orientar o trabalho de capacitação dos profissionais de um campo de atuação profissional, no qual deve haver um necessário desenvolvimento de conhecimento científico em múltiplas áreas de estudo das variadas propriedades e relações de determinação da ocorrência – em qualquer grau de adequação – de um fenômeno que possa ser considerado, incluindo as decorrências de qualquer de suas ocorrências. É diferente de uma possível normatização da constituição, não mais de um campo de atuação e de intervenção profissional em relação a um fenômeno ou de alguma de suas propriedades ou de relações em que ele ocorre, mas, de forma semelhante, de uma área de conhecimento a respeito de algumas das propriedades ou relações que estão envolvidas com a ocorrência de um fenômeno (ou objeto). Nestas últimas hipóteses, o que é estudado não é necessariamente delimitado pelas fronteiras legais de um ou outro campo de atuação profissional, mas pelas características das interações de um fenômeno, em quaisquer graus em que elas ocorram, com as características de outros fenômenos. Isso é importante para delimitar (e até para nomear) um campo de atuação profissional cujo objetivo é interferir na ocorrência dos fenômenos e processos na sociedade. Talvez as "fronteiras" dessas limitações sejam completamente diferentes, embora um objeto de estudo ou alguma parte dele esteja em relação específica com diferentes tipos de variáveis e objetivos de quem o toma como objeto, seja de estudo, seja de intervenção.

Em relação ao objeto da Fisioterapia, como campo de atuação profissional, ser o movimento de um organismo, é preciso destacar que tanto pode ser objeto de intervenção em relação a alguma alteração do movimento que possa ser alterada com o exercício do próprio movimento quanto pode ser, também o próprio movimento, considerado um instrumento (meio ou recurso) para alterar (e intervir) em outras condições de um organismo que não apenas o movimento físico. Alterações de circulação sanguínea, de pressão arterial, alguns tipos de problemas de digestão, flacidez ou fraqueza muscular são exemplos comuns nos quais os exercícios (movimentos sistemáticos) podem auxiliar o organismo a funcionar melhor. Isso também pode ocorrer em relação ao funcionamento de vários órgãos (pulmões, p. ex.) em que pode haver intervenções por meio de movimentos programados como exercícios com função terapêutica. Sendo assim, o movimento não é apenas objeto de intervenção, mas serve, ou pode servir, como instrumento para intervenção em outros aspectos do funcionamento do organismo. Mesmo quando vários desses aspectos possam, de alguma forma, ser considerados movimentos também. De qualquer forma, o movimento, nesses exemplos, é muito mais um instrumento para produzir alterações em outros aspectos do funcionamento do organismo. Como o movimento contrarresistido, em diferentes exercícios, leva ao desenvolvimento de hipertrofia ou força muscular. O objeto de intervenção é a força ou o volume muscular, e o instrumento são os exercícios feitos de determinada forma (contrarresistidos), quantidade, frequência e graus de resistência programados de acordo com a força ou o volume a desenvolver. Esse exemplo é, inclusive, algo que pode ser comum a outros campos de atuação profissional além da Fisioterapia, como a Educação Física. Ou no treinamento para a realização de certas ocupações em que determinada força física será necessária para realizar as tarefas inerentes à ocupação, função ou papel social nos relacionamentos de uma pessoa.

A distinção entre os diferentes tipos de conhecimento a respeito do movimento ainda é insuficiente para esclarecer os problemas existentes em relação ao entendimento da Fisioterapia como campo de atuação profissional. Salientar os níveis (ou âmbitos) de atuação possíveis nesse campo de trabalho não auxilia a esclarecer de que forma o movimento e seus diferentes aspectos participam desses vários níveis ou âmbitos de atuação. Níveis que vão desde a compensação de sofrimento até os âmbitos mais complexos e abrangentes de promoção e aperfeiçoamento das condições de saúde decorrentes ou as responsáveis pelas alterações no movimento dos organismos. A formulação imprecisa do que exatamente é o objeto, e até mesmo instrumento de intervenção, não fica resolvida com o acréscimo da necessidade de "conhecimentos" da função e da disfunção do movimento humano, ou do estudo da cinesiologia, da cinesiopatologia e da cinesioterapia. Mesmo que inseridos em uma "abordagem sistêmica" como indica o item IV do art. 6º da mesma Resolução relacionada ao ensino de competências como orientação curricular para os cursos de graduação em Fisioterapia.

Não se trata de "dotar o profissional com os conhecimentos requeridos para o exercício das competências e habilidades" (conforme apresenta o art. 4º da Resolução que institui as diretrizes curriculares para os cursos de Fisioterapia), mas de delimitar todas as competências e subcompetências a serem desenvolvidas em sua formação para o exercício profissional. O que inclui muito mais do que apenas capacitações técnicas, envolvendo também competências éticas, sociais, psicológicas etc. Os conhecimentos existentes precisam ser processados para se transformarem em competências a serem ensinadas e não o contrário: ensinar conhecimentos para que o profissional, em algum momento, apresente competências coerentes com esse conhecimento. É uma expectativa ilusória ou até mágica supor que, tendo informações, os aprendizes desenvolverão "naturalmente" competências apropriadas às atuações profissionais. O ensino de competências supera o ensino de "informações" ("conteúdos" ou "conhecimentos"), colocando o foco no desenvolvimento de comportamentos profissionais relacionados e coerentes com o conhecimento científico a respeito dos fenômenos e processos que serão objeto de trabalho desse campo de atuação profissional na sociedade (responsabilidade própria desses profissionais).

No art. 4º, a Resolução destaca que "A formação do Fisioterapeuta tem por objetivo dotar o profissional dos conhecimentos requeridos para o exercício das seguintes competências e habilidades gerais [...]", seguindo uma extensa enumeração de possíveis tipos de atuação que os profissionais deveriam estar aptos a realizar na sociedade. O que parece necessário é enumerar sob a forma adequada (com verbos indicadores e seus respectivos complementos) quais serão os comportamentos concretos que constituirão as competências próprias do profissional no exercício da profissão nesse campo de trabalho e não de forma temática, como faz o documento no artigo mencionado. A enumeração dos aspectos considerados como "competências e habilidades" nesse artigo é feita por expressões que enunciam regras gerais, como se as aprendizagens fossem temas a desenvolver como pré-requisito para a consecução das competências e não as próprias competências explicitadas a partir do conhecimento a respeito do que ocorre nos processos que devem ser realizados pelo profissional.

Isso é repetido no art. 5º da Resolução quando indica que "a formação do Fisioterapeuta tem por objetivo dotar o profissional dos conhecimentos [conteúdos, informações...?] requeridos para o exercício das seguintes competências e habilidades específicas [...]". A enumeração que se segue é o que mais se aproxima de indicar competências, mas elas são formuladas de maneira geral e ampla, deixando de fora a complexidade que constituem nas relações entre competências, subcompetências envolvidas, competências pré-requisitos de outras etc. Chamar de "habilidades" ao que deve ser considerado pré-requisito é manter a antiga crença de que a pessoa só aprende o que já tem "habilidades" para aprender, como se pré-requisitos não fossem de aprendizagem (anterior ou preparatória) mas para poder aprender o que, se não for assim, não será aprendido. Habilidade é a qualificação que se dá a um comportamento ou uma competência quando ela é realizada por alguém com facilidade, rapidez e perfeição na consecução de uma atividade qualquer. Não é sinônimo de competência, mas um grau mais elevado de realização (e aprendizagem) de uma competência (ver Capítulo 7 a respeito dos processos de ensinar e aprender: Figuras 3 a 12). Talvez as diretrizes necessitem, depois de quase 20 anos, de uma revisão conceitual para um aperfeiçoamento como orientação para a formação do profissional a ser construída pelo ensino de graduação nas universidades do País.

No art. 5º a Resolução ainda enumera o que é considerado competências e habilidades específicas do profissional em 17 itens, destacando, em um "parágrafo único", que a "formação do Fisioterapeuta deverá atender ao sistema de saúde vigente no País, a atenção integral da saúde no sistema regionalizado e hierarquizado de referência e contrarreferência e o trabalho em equipe". Isso não é a indicação das competências a serem desenvolvidas, mas uma recomendação de que as competências deverão levar a atender a alguma coisa (o sistema de saúde, a atenção integral da saúde, o trabalho em equipe...). Seria útil enumerar quais as competências que fariam isso acontecer (o atendimento a essas coisas). O verbo "atender" é inadequado como indicação de um objetivo e menos ainda de uma competência específica a ser desenvolvida. Ele é muito amplo e vago e está muito distante de algo a ser feito (concreta e especificamente) como responsabilidade de atuação do profissional.

No art. 6º a mesma resolução destaca que "os conteúdos essenciais para o Curso de Graduação em Fisioterapia devem estar relacionados com todo o processo saúde-doença do cidadão, da família e da comunidade, integrado à realidade epidemiológica e profissional, proporcionando a integridade das ações de cuidar em fisioterapia". Em seguida enumera os "conteúdos" a serem contemplados em quatro itens (segue-se a enumeração de áreas de conhecimento que deverão ser estudadas no curso de graduação). Até esse ponto a explicitação das diretrizes curriculares mantém forte referência ao ensino de "conteúdos", retomando a analogia com a metáfora dos "vasos comunicantes" como modelo de entendimento do que são os processos de ensinar e aprender e como se dá a relação entre os dois processos (novamente, ver Capítulo 7, Figuras 3 a 12 e a nota de rodapé que já foi apresentada em capítulo anterior e que repetimos aqui[1]). O ensino de competências, como será apresentado a seguir, orienta para outra concepção do que sejam os processos de ensinar e aprender, conforme já foi também examinado no Capítulo 7.

2. Algumas críticas, controvérsias e avaliações a respeito do ensino de competências no ensino de graduação

Em 2010, Elio Carlos Ricardo publicou na revista *Cadernos de Pesquisa* (v.40, n.140, p.605-28) uma sistematização de discussões existentes a respeito do ensino de competências. A sistematização desse autor é um resumo dos principais aspectos existentes nessas discussões. Vale a pena sintetizar as considerações desse autor como retomada da sistematização para os argumentos a respeito do ensino de competências como uma possível nova, e provavelmente melhor, concepção a respeito do que é objeto do trabalho de ensino,

---

1. O termo "conteúdo" já foi criticado por Paulo Freire (1976), quando esclareceu que ele aparece como uma analogia (ou metáfora) do ensino com o princípio dos vasos comunicantes: o professor equivale a um continente cheio de conteúdo e o aluno a um continente vazio. O discurso do professor é a comunicação que passa o conteúdo do "vaso cheio" (o professor) para o "vaso sem conteúdo" (o aluno). Uma metáfora imprecisa e inadequada para ilustrar o que acontece com as relações entre ensino e aprendizagem, representadas sem metáforas pela descrição e análise dos comportamentos do professor e do aprendiz (ver Kubo e Botomé, 2001).

particularmente nos cursos de graduação. Em 2006, o Ministério da Educação Brasileiro publicou as "Orientações para o Ensino Médio", como decorrência da Lei de Diretrizes e Bases da Educação de 1996. Fez isso em seguimento aos Parâmetros Curriculares Nacionais – PCN (de 1999 a 2002), mantendo vários aspectos classificatórios e administrativos já existentes em relação a currículo no País. Ricardo (2010) destaca que as competências exigiam interdisciplinaridade e contextualização para estruturar os currículos dos cursos de graduação por competências próprias dos profissionais que deveriam formar para o exercício do trabalho nos respectivos campos de atuação. O questionamento que parecia, na época, orientar as múltiplas discussões a respeito do currículo de ensino de competências aparenta estar centrado na oposição entre a subordinação da escola ao mercado ou a priorização do desenvolvimento do indivíduo nesse ensino. Como se o ensino de competências fosse uma subordinação das escolas – e do ensino – ao mercado e deixando de lado o que diz respeito ao desenvolvimento do indivíduo como ser humano integral, muito além do que apenas as exigências de mercado existentes na sociedade. A discussão a respeito do ensino de competências, porém, já existia nas décadas de 1960 e 1970 (variando de um país para outro) e tendeu a substituir a noção de "saberes" na educação geral e a noção de "qualificação" na formação profissional, conforme indica Ricardo (2010), com base em Rapé e Tanguy (1997).

Algumas interpretações ou entendimentos do ensino de competências nas escolas ficaram orientadas como uma padronização internacional do ensino pelas regras de produção e concorrência. Autores como Durand (2001) e Arruda (2000) salientaram aspectos diversos a respeito do ensino de competências: a qualificação acrescida de um saber-fazer, incluindo atitudes do empregado no ambiente de trabalho no qual o foco ou questionamento básico seria o benefício das empresas; por outro lado, os aspectos subjetivos a tal tipo de qualificação levariam a políticas reprodutoras da exclusão social. Tais interpretações destacariam que, mesmo incluindo aspectos como iniciativa, comunicação, empreendedorismo e uma orientação mais geral do que para ocupações específicas, o ensino deslocaria a formação para o sujeito, deixando para a escola apenas a qualificação para o trabalho. Nesse caso, a qualificação não é percebida como um processo histórico e social, deixando o Estado livre de regulamentar o ensino, uma vez que as relações entre empregado e empresa seriam absolutizadas. Isso, no entanto, mesmo com a origem da "noção" de competência na educação técnico-profissional, não justifica a transposição pura e simples para a educação, e as críticas a esse respeito não se identificam ainda que ocorram em contextos similares. Apesar disso, houve a influência na institucionalização do ensino de competências por meio de concepções relacionadas às transformações que ocorrem nas relações de produção na sociedade, como não poderia deixar de ser, uma vez que tais relações foram fortemente destacadas no conhecimento que se difundiu ao longo do século XX. De qualquer forma, o contexto de origem não deve ser confundido com o contexto da fundamentação e demonstração da relevância do ensino de competências, pelo menos nos contextos que se seguem a algumas das influências de seu destaque e talvez uma parte das origens.

Determinadas expressões utilizadas para referir-se ao ensino com ênfase em competências também afetaram o entendimento das possíveis ou necessárias relações entre escola, trabalho e vida das pessoas na sociedade. Algumas delas Ricardo (2010) considera dicotomias destrutivas ("kamikazes") ao caricaturarem as relações entre "teoria e prática", entre "geral e específico", entre "saberes e práticas", como se fossem mutuamente excludentes e não direções de complexos gradientes de relações entre diferentes tipos de processos. No entanto, a educação geral e a formação técnica profissional atribuíram *status* diversos aos extremos dessas dicotomias com distinções a respeito de legitimação de um ou de outro e na deslegitimação de outro ou de um, criando e acirrando uma falsa dicotomia como critério de avaliação do que constitui a possibilidade de um ensino de competências. No contexto dessas expressões está a necessidade de considerar que a "competência" precisa ser mais do que um "saber fazer validado" (ainda mais se tal validação for feita por empresas ou governos). Mesmo que fosse assim, seria uma validação temporária e, contrariamente ao diploma tradicional que, embora seja permanente, já desde o final do século XX não parece ser suficiente para garantir empregabilidade.

Em acordo com esses conflitos (falsos ou aparentes?) o adjetivo "operacional", nesse contexto, significa "experiência acumulada" ao longo de uma atividade profissional, além de "saberes adquiridos" (nessa experiência ou à margem dela). A "experiência" seria validada pelas empresas e a escola ficaria com a transmissão e a validação dos "saberes" (inúteis para as empresas?). Dessa forma, as empresas teriam o monopólio e o controle da validação da capacidade de trabalho e reconheceriam, qualificariam e remunerariam o empregado de acordo com isso. Se fosse assim, e apenas assim, haveria um sério equívoco no trabalho com o ensino de competências. Mas talvez o exame tenha de levar muito mais coisas em conta ao constituir um trabalho de avaliação da relevância do ensino de competências em cursos de graduação.

Para Machado (2002), os governos e as agências educacionais desses governos ainda tenderam a valorizar a dimensão reguladora das relações entre empregado e empregador que decorreram das mudanças nos sistemas produtivos e na mundialização do capital. E isso tende a produzir nos indivíduos um conformismo, levando-os a uma tendência de aceitação e resignação como inevitáveis, pelas situações de precariedade do trabalho, incerteza do futuro profissional e pela individualização da responsabilidade pela sobrevivência no mercado (p.95, citado por Ricardo, 2010), até pela precarização das instituições de ensino superior e de pesquisa no País. Novamente, tudo isso pode ocorrer pela má conceituação e divulgação dos referenciais importantes para o entendimento e a realização de um ensino orientado para o desenvolvimento de competências, além de formulações inadequadas ou imprecisas de conceitos relacionados a esse trabalho. Pelo menos por levarem em conta alguns aspectos parciais ou pouco relevantes, enfatizados como se fossem definidores fundamentais desses conceitos.

Segundo Ramos (2001), o determinismo tecnológico que dá apoio aos argumentos existentes nos documentos oficiais do MEC encobre uma concepção fatalista, diluindo ou enfraquecendo as expectativas de olhar o mundo por outras perspectivas: a de contestar o que parece único e instituído ou a de efetivar uma organização coletiva que vá além de ideais personalistas, subjetivistas ou produtivistas, mas que orientem para a construção de projetos sociocoletivos emancipadores. De fato, nas palavras de Ricardo (2010), desconcerta e incomoda quando os documentos das Diretrizes Curriculares indicam que, "nas condições contemporâneas de produção de bens, serviços e conhecimentos, a preparação de recursos humanos para um desenvolvimento sustentável supõe desenvolver a capacidade de mudanças tecnológicas nas novas formas de organização do trabalho" (Brasil, 1999, p.93).[2]

Se essas concepções e suas decorrências fossem verdadeiras, únicas ou prevalecentes, o risco seria de o sistema educacional trabalhar como se o ser humano fosse mero recurso para a rentabilidade do capital: um "recurso humano", como ficou difundido (Ricardo, 2010). O autor ainda considera que a condição de sujeito social ficaria prejudicada nesse entendimento e na perspectiva de suas decorrências para o sistema educacional e para a sociedade. A suposição simplista é a de que é preciso "dar praticidade aos saberes escolares", mas sem avaliar outro conceito: o de praticidade. Talvez o "prático" seja muito mais do que aquilo que as empresas exigem como força de trabalho. Completando, o autor destaca que a implantação de um ensino de competências precisa levar em conta que não se pode reduzir a construção do conhecimento e sua concretização em competências de ação a mera adaptação do sujeito ao meio (principalmente se ele for reduzido ao mercado). O conhecimento exis-

---

2. Françoise Ropé e Lucie Tanguy são autores relacionados a vários livros e artigos publicados no Brasil a respeito de ensino de competências (no escopo da Sociologia do Trabalho) a partir da institucionalização das competências na França. Philipe Perenoud, também uma referência comum, é predominante na sociologia do currículo em educação. Vale a pena acompanhar as controvérsias a respeito do ensino de competências examinadas por esses autores.

tente a respeito da vida e das relações do indivíduo com o mundo (não apenas as relações de produção, comerciais ou de poder) não deve ser reduzido por um simples critério de utilidade comercial ou financeira. Há muito mais do conhecimento como sendo importante para integrar um processamento de delimitação das competências (humanas) relevantes para as interações que envolvem a vida de uma pessoa, mesmo considerando destacadamente seu ambiente de trabalho como aquele no qual essa pessoa passa grande parte de sua existência e onde precisa atuar também como sujeito e não apenas como instrumento ou recurso, mesmo com o qualificativo de "humano".

As controvérsias e problemas relativos ao ensino de competências ainda podem ser examinados de outras perspectivas. Uma delas diz respeito a ser essa modalidade de ensino um desenvolvimento no entendimento do papel do trabalho de ensino ou uma alternativa (como se fosse "outra técnica de ensino"). Um exame mais minucioso do conceito e de sua história e controvérsias pode ajudar nessa análise e, talvez, na avaliação do conceito de ensino de competências.

Perrenoud (1999) e cols. (2002), por exemplo, salientam que o ensino de competências pode ser uma alternativa ao fracasso escolar existente nos modelos tradicionais de ensino. Os autores enfatizam a compreensão do ensino de competências como mobilização de recursos cognitivos. Para eles, competência é fundamentalmente definida como a aptidão para enfrentar uma família de situações análogas, mobilizando múltiplos recursos cognitivos (saberes, capacidades, microcompetências, informações, valores, atitudes, esquemas de percepção, de avaliação e de raciocínio). Ou, de outra forma, as competências são "uma capacidade de agir eficazmente em um determinado tipo de situação, apoiada em conhecimentos, mas sem limitar-se a eles". No entanto, pode ser considerado que tais afirmações ainda são generalidades e que o ensino de competências vai mais longe do que a mera aplicação de conhecimentos memorizados de alguma forma. A construção de competências, como salienta Ricardo (2010), é inseparável da formação de esquemas mobilizadores que constituem qualquer treinamento que exija alguma reflexão. Não é só o acúmulo de conhecimentos, mas exige que o sujeito realize exames, análises, avaliações e sínteses, aliados à disposição para renovar ou ir além do conhecido. Não é apenas a junção de informações ou disciplinas, mesmo que ensinadas por meio de atividades ou exigências de participação ativa dos aprendizes. A aprendizagem de uma competência não pode ser apenas uma redução a "aprender fazendo", mas um processo de transformação constante de conhecimento em atuação contextualizada, orientada e consequente. O que significa, dito de forma diferente, que sem conhecimento a respeito dos fenômenos e processos, como matéria-prima, não é possível aprender uma competência, qualquer que seja ela.

O processo de "mobilização (ou ativação) de conhecimentos" ao lidar com uma situação e produzir algo relevante ainda é muito desconhecido. Não é a mera "transferência" ou "aplicação" do conhecimento existente. O processo de transformação do conhecimento em processos comportamentais é complexo e exige um tipo de trabalho e de conhecimento específico. Um exemplo (apresentado por Ricardo, 2010) pode ilustrar esse cenário. Embora o ser humano tenha a capacidade de produzir sons variados oralmente e possa falar, deverá aprender a fazê-lo em relação a estabelecer uma linguagem que lhe permita, por meio de um tipo definido de comportamento oral, lidar com o mundo com o qual se defronta em suas dimensões físicas, sociais, químicas ou psicológicas (ver Figuras 3 a 12 do Capítulo 7).

Conhecer também significa utilizar informações variadas em situações diversas e diferentes entre si. O que constitui um problema de generalização e discriminação das combinações, exigências, aspectos das situações e de conhecimento de como ocorrem e devem ser administrados os processos comportamentais básicos do processo de conhecer envolvidos nessas operações, em qualquer tempo e situação com a qual se defronte um organismo e em qualquer grau de desenvolvimento de sua aprendizagem. O ensino não deve ser realizado com a ilusão quase infantil de que a mobilização ou a "concretização" dos "saberes" (Informações? Temas? Ideias? Conceitos? Regras? Técnicas?) ocorra espontaneamente na imersão dos alunos nas situações (complexas, concretas e variáveis) do mundo para que suas "descobertas escolares" sejam "mobilizadas" ou "ativadas" em ações de relacionamento com o "mundo".

O problema de as competências aprendidas na escola não se estenderem a novos problemas e situações precisa ser resolvido pelo desenvolvimento de competências de generalização (aprender a generalizar) e de discriminação (aprender a distinguir entre várias possibilidades) adequadas em relação às características das situações com as quais se defronta e as propriedades relevantes dos conceitos que aprendeu. Conceitos que não devem ser rótulos dos fenômenos, mas instrumentos para lidar melhor com estes, de acordo com uma possível utilidade e operacionalidade das características dos conceitos e de suas relações com as características das situações com as quais alguém se defronta. Isso tudo envolve uma grande quantidade de subcompetências a desenvolver como bases para realizar tais processos de interação entre suas ações e as características do que encontra na vida cotidiana, pessoal ou profissional. E "subcompetências" cujo conhecimento que as fundamenta está em diferentes áreas do conhecimento ou dizem respeito a distintas formas de conhecer (ciência, filosofia, arte e até religião – a respeito dos processos de sacralização – e senso comum – a respeito das experiências práticas no cotidiano das profissões).

Competências relativas a "temas" (assuntos ou tipos de informação) não se desenvolvem ou sustentam sem a aprendizagem de competências relativas a métodos de conhecimento, particularmente os métodos científico e filosófico de conhecer, ao lado das distinções dos demais métodos existentes para produzir as diferentes modalidades de conhecimento do cotidiano de todos (senso comum, arte e religião). Isso poderia ser o que alguns chamam de "metacognição": o conhecimento a respeito das formas de chegar a um conhecimento e a compreensão de seus processos de realização, usos, dificuldades, limitações e potencialidades. De certa forma, lidar com o mundo exige um tipo especial de competência: identificar a rede de obstáculos e de representações que dificultam compreender determinados "conhecimentos" e seus "usos", na vida das pessoas, em seus cotidianos, já fora do ambiente escolar, que deveria prepará-las para lidar com tudo isso.

Nas palavras de Gerard Fourez, transferir conhecimentos pode ser entendido como utilizar uma competência, uma noção, um conceito fora de seu contexto de produção (2006, p.59); nas palavras de Ricardo (2010), lançar mão de recursos para um novo fim fora e diferente do contexto inicial (de produção do conceito ou de sua aprendizagem). O mesmo pode ser dito a respeito da expressão "aplicar conhecimento" e dos conceitos nela envolvidos. Competência não é a "transferência" ou "aplicação" de conhecimento. Ela é o conhecimento de uma ordem mais complexa do que a mera informação ou qualquer forma de seu uso padronizado para fins de facilitação didática ou técnica. Ribes Iñesta (2009) faz indagações fundamentais a respeito do termo (ou conceito) "aplicar" [conhecimento]. O autor pergunta o que exatamente é "aplicado" e que características tem o processo (como realizar essa "aplicação") designado pelo verbo "aplicar". Embora examine o uso do conhecimento psicológico em processos de intervenção, a avaliação conceitual que Ribes Iñesta faz em relação ao processo considerado "aplicar conhecimento" vale para conhecimentos de qualquer tipo em relação ao trabalho em qualquer campo de atuação profissional. Com o exame do autor, resta uma forte indagação a respeito do que exatamente significaria o termo "aplicar conhecimento" como designação de um processo de trabalho coerente com o conhecimento relacionado a ele. O que faz considerar algo que pode ser fundamental para qualquer campo de atuação profissional que deva orientar-se pelo conhecimento científico. A própria noção de ciência a respeito de coisas (objetos físicos, acontecimentos ou processos isolados, p. ex.) é questionado por Carrara quando interroga o conhecimento a respeito "de coisa alguma", referindo-se a relações funcionais entre fenômenos como também sendo "objetos do trabalho do conhecimento científico" (o processo de conhecer cientificamente). Embora também esse autor se refira ao trabalho de conhecimento relacionado a processos psicológicos, sua reflexão igualmente ilustra a complexidade do que pode ser considerado ao falarmos de um objeto de conhecimento ou de intervenção. Sobre o que exatamente é feita a intervenção? O que exatamente é feito sob a regência desse verbo? Quais são as relações específicas entre os processos de conhecer e de intervir? A simplificação com o uso desses verbos pode ser útil para uma comunicação simples, mas esconde muitos problemas que dificultam a compreensão e a consecução das ações a que tais verbos se referem. Tais tipos de ações seriam o que poderia ser chamado de "competência" quando se tornam alvo de um processo de desenvolvimento de algum comportamento – profissional ou não – relacionado ao mundo com quem alguém se relaciona, que precisa ser transformado e que depende de conhecimento para ser realizado com algum grau de eficácia.

O ensino de competências não é redutível a uma integração de informações ou a mera mudança de foco das informações (ou dos processos) para os aprendizes. Um foco excessivo em qualquer aspecto ou o menosprezo de qualquer outro é o que confunde o papel das competências na aprendizagem e no ensino. Não há uma dicotomia entre competências e informações (conteúdos, temas...). Eles são diferentes aspectos do que está envolvido em um processo mais complexo do que cada um deles em si. O conhecimento humano não é delimitado pelo universo das verbalizações ou do reconhecimento e memorização de informações ou procedimentos fixados em definições, regras ou técnicas. Quando alguns autores consideram que as competências constituem uma "transversalidade" (dos conhecimentos), tal "transversalidade" não existe em si mesma, nem constitui uma propriedade do ensino de competências. Ela é o nome de uma competência como outras (ou uma integração entre várias competências), talvez apenas mais complexa, e, como tal, precisa ser construída e, portanto, aprendida e ensinada. As competências são desenvolvidas em situações particulares (métodos, modelos, conceitos, procedimentos, noções, conhecimentos...), e em seguida precisa haver uma aprendizagem (de outra competência) para generalizá-los ou "transferi-los" para outras situações. Segundo Fourez (1999), só então se pode falar em transversalidade do ensino. A ideia de "aplicar conhecimento" merece essas mesmas considerações.

Não há sentido na dicotomia entre "competência" e "conteúdos" (temas, informações, disciplinas...). A mudança para ensino de competências se refere não a diminuir a importância das informações, mas aos procedimentos de ensino e aprendizagem, às escolhas metodológicas de ensino e ao papel do conhecimento em relação ao comportamento humano e ao que cabe fazer diante de cada situação que envolve ou a que se refere o conhecimento em foco. Segundo Perrenoud (1999), um dos autores que desenvolveram muito o exame a respeito do ensino de competências, as práticas mobilizam "saberes", mas não se reduzem a eles. E, também, não se reduzem ao senso comum e às práticas cotidianas das pessoas. A pouca utilidade de informações apresentadas a alunos, mesmo quando acumuladas, soma-se a não ser a escola o único lugar em que é possível desenvolver aprendizagem. E isso leva a um problema de avaliação e decisão: quais competências privilegiar no ensino? Quais competências escolher e como escolhê-las? E o problema nem sequer parece ser o acúmulo ou a integração de informações em si. O que parece faltar são estratégias (procedimentos) e situações que capacitem os alunos a utilizarem de forma adequada as informações nas situações de suas vidas concretas em seus cotidianos pessoais, sociais e profissionais.

Capacidades descontextualizadas e abstratas, supostamente ensinadas, como raciocinar, negociar, procurar informações, formular hipóteses, argumentar, planejar uma ação, avaliar um procedimento de trabalho, entre outras, não dão, por si sós, consistência a programas de ensino de competências. Podem apenas mascarar procedimentos arcaicos, fazendo referência a uma ação ou à aplicabilidade de informações (Ricardo 2010), conforme pode acontecer nos ensinos por meio de atividades, projetos ou da resolução de problemas que até podem ser instrumentos úteis para desenvolver o ensino de competências, não apenas por serem atividades, projetos ou resolução de problemas, mas como parte das condições para o desenvolvimento de competências específicas de um campo de atuação profissional.

Essas considerações destacam que é fundamental o papel do conhecimento no processo de construção (ensino) de competências. É do conhecimento mais significativo, relevante e confiável que é possível derivar competências de valor como objetivos de ensino, particularmente do ensino de graduação, como é o caso da Fisioterapia. O conhecimento dos processos comportamentais envolvidos no ensino e na aprendizagem já mostra isso de forma muito clara (ver Capítulo 7, particularmente Figuras 4 a 12). A expressão "transformação do conhecimento em competências" é importante para referir-se ao ensino de competências. No entanto, os termos "competência" e "habilidade" são referências a graus de perfeição do comportamento eleito como objetivo de um processo de aprendizagem (e de ensino) e ao papel de responsabilidade específica da apresentação desse comportamento diante de certas situações. Perrenoud (1999), por exemplo, destaca que o conhecimento é fundamental para a construção de competências "gestoras do conhecimento" ou "responsáveis por orquestrar um conjunto de esquemas de..."; elas são de uma complexidade maior do que "esquemas orquestrados" "(técnicas,protocolos, receitas?), porque incluem inferências, antecipações, generalizações, transposições analógicas, além de outras capacidades humanas (Vergnaud, 1990). O que significa apenas que as competências podem ser de diferentes graus de complexidade, até porque os exemplos dados pelos autores são apenas exemplos de outros tipos de competências a desenvolver em relação ao uso do conhecimento em situações diferentes daquelas de sua origem ou de sua aprendizagem escolar.

Em várias das críticas, controvérsias ou contribuições a respeito do ensino de competências, parece haver uma herança de antigas contribuições sobre o ensino, algumas delas permeadas de equívocos quanto aos próprios conceitos utilizados nessas contribuições. A fragmentação e a inflexibilidade do que ficou conhecido por "ensino por objetivos" e a falsa noção de determinação (no sentido de designação exata, em oposição ao sentido de identificação de variáveis responsáveis pela ocorrência) de cada competência para cada aluno, especificando que isso ocorre desde o começo até o final de um programa de ensino (ou período letivo), são uma prisão em concepções superadas de vários conceitos, ainda envolvidos nos exames de avaliações do ensino de competências.

O ensino com situações-problema, por exemplo, ajuda não apenas no aprendizado das informações, mas na gestão ao usá-las, obrigando a orientar-se por critérios de relevância e impedindo que se fique perdido no labirinto das informações existentes ou disponíveis, como se todas tivessem a mesma relevância todo o tempo e em todas as circunstâncias. Os objetivos de qualquer ensino com situações-problema não consistem apenas em resolver as tais situações, mas em aprender a lidar com os processos de solução de problemas que envolvem sempre múltiplas competências de diferentes graus de complexidade, até independentemente do problema específico, que, por sua vez, também vai incluir competências específicas relacionados a sua solução particular. Perrenoud, por exemplo, mesmo sem especificar como se dá a relação entre conhecimento e competências, salienta que "o ensino por competências leva a fazer menos coisas, a dedicar-se a uma pequena quantidade de situações fortes e fecundas que produzem aprendizados e giram em torno de conhecimentos importantes" (1999, p.64). Talvez fosse mais adequado dizer que tais aprendizados de competências derivam de conhecimentos importantes a respeito de como acontecem os fenômenos com os quais se aprende a lidar. Resta ainda examinar como fazer essa "derivação" de informações para comportamentos que as consideram ou concretizam em situações de relações concretas entre a atividade humana e as circunstâncias em que essas atividades ocorrem e que precisam ser produzidas por tais ações, em suma, o próprio conceito de comportamento humano, conforme referido nos capítulos anteriores.

Ricardo (2010, p.619), por exemplo, destaca que "as competências não esvaziam o ensino de 'conteúdos'. Ao contrário, estes passam a ser processados com mais profundidade e significado para os alunos, por terem alguma relação com situações para as quais são instrumentos importantes na busca de soluções. Também não implicam em abandonar as disciplinas rumo a uma mitificação utópica, mas em aproveitá-las melhor, fazendo que as especialidades evitem procedimentos ou aproximações superficiais em qualquer situação de aprendizagem". Ao não ignorar a inércia dos sistemas de ensino existentes – e das aprendizagens já realizadas inerentes a eles –, uma mudança para o ensino de competências com os obstáculos que existem ou surgem mostra que a escola tradicional está sendo colocada à prova (Ricardo, 2010). Perrenoud (1999) também alerta que os jovens cada vez menos acreditam que o sucesso escolar irá protegê-los das dificuldades da existência: como a escola vai instruir uma juventude cuja adesão ao projeto de escolarização não está mais garantida?

Ricardo (2010) ainda observa que o que fazemos nas escolas revela fragilidades para lidar com as demandas sociais e, mais ainda, com os próprios problemas da sociedade (necessidades sociais) que dão origem a tais demandas. A escola precisa rever seu papel na construção da sociedade, que procura ou necessita compreender e lidar com as situações históricas, econômicas, físicas e sociais em que se encontra. O mesmo autor, também de acordo com Meirieu (1998), considera que o aumento crescente da procura e do acesso à educação não levou à democratização da escola, mas à massificação do "ensino". Com o pretexto de oferecer educação, ou as mesmas oportunidades a todos, foram utilizados os mesmos sistemas, modelos e estruturas que eram utilizados para os jovens que iriam prosseguir nos estudos por muito tempo. A garantia de acesso ao ensino não foi o mesmo que a conquista de uma formação que atenda aos projetos pessoais e às necessidades sociais ou projetos coletivos.

De acordo com o exame de Ricardo (2010), o protagonismo dos professores no processo de transformação do conhecimento em comportamentos competentes, relativos ao papel ou responsabilidade social de um campo de atuação profissional, é crucial para superar as contradições e equívocos do sistema. As indicações feitas no Quadro 6 do Capítulo 4, em comparação com o Quadro 5 do mesmo capítulo, e as Figuras 3 a 12 do Capítulo 7, já ilustram que há muito a fazer em relação ao papel do conhecimento no ensino e aos procedimentos para construir um ensino que, efetivamente, leve os alunos a transformarem esse conhecimento em capacidade de construção em relação a suas próprias vidas, pessoais e profissionais, e à sociedade na qual vão realizá-las ou desenvolvê-las.

Nas palavras de Perrenoud (2002), "não é possível avançarmos muito se refletirmos ou debatermos sem recursos a certos tipos de conhecimento. A experiência singular só produz aprendizagem se estiver estruturada em conceitos [sólidos], se estiver vinculada a conhecimentos que a tornem inteligível e se inserem em alguma forma de regularidade" (p.52). Ricardo (2010) completa que não se trata do mito de "aplicar as teorias na prática...", mas de mudar a própria prática e de não cair na armadilha de que é "só assimilar" o novo para ser capaz de "inovar" no trabalho com os alunos. Alguns autores (Perrenoud, 1999 e 2002; Tardif, 2002; Meirieu, 1998) examinam isso como uma espécie de epistemologia da "prática" e consideram que a comparação, a identificação e a refinada avaliação dos processos e resultados é o que poderá fazer com que os comportamentos docentes possam ser considerados parte do problema e não apenas como se fossem parte da solução dos problemas relacionados à transformação do conhecimento em aptidões competentes para os estudantes lidarem com suas realidades após realizarem suas aprendizagens escolares. As próprias vivências dos professores desde que foram alunos fazem parte da inércia que se contrapõe aos esforços de inovação e de compreensão das novas possibilidades e da própria percepção das variáveis que constituem e das que influem na ocorrência dos problemas.

A própria ampliação do acesso às escolas também aumentou a heterogeneidade dos alunos em sala de aula. E, com isso, surgiram novas perguntas que, em muitos casos, deixaram os professores mais aturdidos do que orientados para modificar seus procedimentos de ensino. Como administrar essa mudança? Particularmente, como fazê-lo em um ensino de competências? E, mais particularmente ainda, no ensino de graduação e de Fisioterapia nas universidades? Precisamos, mais do que nunca, de instrumentos de conhecimento (teóricos?) que esclareçam e orientem os procedimentos (práticas?) de ensino dos docentes e seus problemas em relação à aprendizagem a realizar pelos alunos. No entanto, é preciso não confundir "saberes práticos" com saberes a respeito da prática (dos procedimentos de ensino). Não são apenas percepções e consciência do trabalho, mas conhecimento a respeito dos processos de trabalho. Isso vale também para os alunos em relação a seus processos – a serem aprendidos – de trabalho com as situações com que se defrontam na condição de profissionais. Em qualquer caso, não pode haver redução a "experiências existenciais", impregnadas com as histórias de vida pessoais e sem atender às exigências de um conhecimento empírico, analítico, avaliativo e crítico dos processos de aprendizagem e de ensino e seus determinantes. Principalmente validados por uma metodologia que possibilite demonstrações inequívocas, inclusive nas atividades e procedimentos profissionais do cotidiano do exercício da profissão, seja de professor seja do profissional formado em Fisioterapia.

De qualquer forma, o ensino de competências foi uma condição que levou a surgirem, além de múltiplas críticas, mesmo que equivocadas ou parciais, algumas sugestões para aperfeiçoar o ensino tradicional, até superando as limitações indicadas pelas críticas ao ensino de competências. Algumas dessas sugestões: realizar uma prática reflexiva como condição necessária para desenvolver "novos saberes" e garantir uma reflexão crítica a respeito das próprias experiências, utilizar pesquisa-ação como método de ensino e como instrumento de trabalho profissional, ser um professor, pesquisador e profissional crítico e reflexivo, superar o mero acúmulo de realizações sucessivas (a experiência como mero acúmulo de realizações), rever as representações que assumem *status* (ou aparência) de verdade e se tornam obstáculos para inovações e transformação dos procedimentos (ou "práticas") profissionais em objeto de pesquisa (ver Tardif, 2000).

As contribuições relacionadas a essas sugestões dizem respeito a algumas tensões criadas por falsificações de conflitos criados por dicotomias redutivas relacionadas às críticas e problemas indicados em relação ao ensino de competências: formação *versus* informação, cultura geral *versus* utilitarismo, formação geral *versus* formação específica, sociedade e vida *versus* mercado e lucro. Dicotomias que, mal formuladas e avaliadas, dão sustentação à acusação de que o ensino de competências está apoiado em uma lógica de mercado dos saberes escolares. O que é uma afirmação que carece de um exame cuidadoso dos resultados de um ensino de competências que não se oriente pelos próprios critérios impostos à educação pelo sistema vigente, fortemente voltado para a inserção de pessoas em um mercado de trabalho que está muito aquém do conceito de uma formação de pessoas para a construção de um campo de atuação profissional orientado pelo atendimento a necessidades da sociedade e não apenas pelas demandas de mercado (ver o capítulo anterior).

No âmbito de trabalho da construção de comportamentos profissionais complexos e relevantes para a sociedade, como é, particularmente, o objetivo de um trabalho de educação nos cursos de graduação, as "metas da educação" referem-se à compreensão do mundo e a possibilidades de intervenção em sua construção. O que também, com menor grau de complexidade, ocorre nos ensinos médio e básico. A possibilidade de intervenção relevante e construtiva apenas varia em tamanho, na amplitude do "mundo" e no grau de complexidade do conhecimento envolvido no que for considerado "mundo". E isso não pode ser feito com procedimentos de mera simplificação retórica ou de preferência em função das limitações de aprendizagem de alguém. No caso do ensino, "aprender a compreender o mundo e intervir nele" implica trazer o mundo para a sala de aula e para o universo de conhecimento do aluno e construir com ele representações que ofereçam a possibilidade efetiva de ação nesse "mundo". A mera sobreposição dos saberes escolares aos conhecimentos anteriores dos alunos não garante aprendizagem além da repetição, cópia ou adesão momentânea. Os saberes oriundos das experiências pessoais estão mais próximos do mundo dos alunos que acabam abandonando as experiências escolares tão logo estejam fora da sala de aula e tenham outras fontes de "experiência" mais concretas que as da "escola". Até para merecer essa designação de "escola" precisaríamos identificar a escola – de que, exatamente?

Em síntese, a construção de competências significa efetivamente a construção de um novo tipo de conhecimento, além das vocalizações e da escrita, dos alunos e com os alunos – em uma espécie de reconstrução – de conhecimento de cada um a respeito desse mundo, orientado por conhecimentos desenvolvidos por outras pessoas, principalmente os que estudaram e pesquisaram os acontecimentos que constituem esse mundo. Tal construção não deve ser confundida com a adaptação dos alunos ao ambiente em que vivem e com o critério de "eficiência" do que fazem, em um ambiente limitado até mesmo pelas próprias compreensões que têm desse ambiente.

O ensino de competências, sempre entendido como um grau de qualidade importante para realizar um comportamento social profissionalmente relevante e que constitua parte da responsabilidade, no caso do profissional de um campo de atuação, que esse campo tem como seu papel na sociedade. Um ensino de competências tanto pode dar a um sujeito os meios de sobrevivência no mercado quanto fazê-lo identificar, avaliar, compreender e lidar com os limites que o impedem de superar condições sociais existentes e, eventualmente, limitadoras de benefícios para a sociedade. No entanto, aprofundar o que é fundamental e característico do ensino de competências (e não como alguns consideram "ensino por competências": ensino de outra coisa por meio de ensino por competências) precisa ir além de generalidades ou ser reduzido ao espontaneísmo de ação ou de conhecimento de senso comum. E sempre sem esquecer que a escola existe para preparar os alunos a viverem fora dela, em um mundo muito diferente do universo da informação e das realizações verbais ou retóricas.

Resta sempre o problema de como apresentar o conceito e desenvolver comportamentos pertinentes ao ensino de competências no universo do ensino das disciplinas escolares tradicionais sem esquecer ou negligenciar as origens dessa concepção, os conceitos com ela relacionados ou nela envolvidos e suas características esvanecidas ou diluídas por discursos atenuantes, dissimuladores ou evasivos em relação aos problemas que ela tem ou questiona no ambiente educacional existente e profissional em construção de alguma forma. As proposições oficiais de regulamentação do ensino de competências (e não por meio de competências, é preciso insistir) não foram acompanhadas de suficientes e adequados debates e de ensino a seu respeito que constituíssem a demonstração inequívoca não só de sua eficácia como também de procedimentos que o viabilizassem didaticamente no cotidiano do enfrentamento dos processos de ensino e aprendizagem em interações concretas de alunos e professores. Sem esse acompanhamento, propostas não compreendidas ou mal compreendidas levam a um reles mascaramento de práticas antigas com a embalagem de um discurso que não passa de dissimulação do que não foi sequer entendido. Favorecendo ou estando ancorado em falsas dicotomias como competências *versus* "conteúdos", cultura geral *versus* utilitarismo, teoria *versus* prática e outras que distraem dos verdadeiros problemas a superar com o ensino de competências que sejam, efetivamente, um uso adequado e relevante do melhor do conhecimento existente. Mesmo com limitações e dificuldades de acesso a esse conhecimento em algumas circunstâncias.

O ensino de competências não comporta dissociação entre conhecimentos e escolhas metodológicas. Informações ou acúmulo de dados não garantem, por si sós, a construção de competências. O conhecimento, tanto quanto os procedimentos docentes, estão sob escrutínio em um ensino de competências. O processo de transformação do conhecimento em competências começa com a própria formulação do que deverá ser ensinado pelos professores, e isso envolve o conceito de comportamentos humanos relevantes como objetivos de ensino. Particularmente no ensino de profissionais, técnicos ou de nível superior, que devem prestar um serviço até convencional para a sociedade como parte do papel que um profissional de qualquer campo de atuação deve realizar.

Não podemos permanecer como cúmplices ou realizadores de um ensino meramente discursivo, de construção de repetições, adesões, adoções ou paráfrases sem um tipo de avaliação e análise que identifique as características dos resultados que produzem na sociedade e na vida dos aprendizes fora da escola. Onde, inclusive, as aprovações são diversas ou de acordo com critérios diferentes daqueles de uma escola tradicional, também ancorada em aprovações sociais do que é parecido e não do que é relevante ou eficaz na construção de uma vida melhor para todos. Atente-se para o fato de que até mesmo o que é essa "vida melhor" está em avaliação. Enfim, o ensino de competências não precisa de resistência por ignorância, nem de adesão cega (Ricardo, 2010).

3. Competências profissionais como objetivos de ensino de graduação e suas influências na determinação do objeto de trabalho em Fisioterapia

Depois das considerações a respeito do conceito de ensino de competências, pelo menos em relação a alguns dos debates relativos a esse conceito, mesmo considerando que este se refere a um grau de perfeição de cada um dos comportamentos que constituem a responsabilidade social de um profissional de nível superior, no caso que examinamos, de um fisioterapeuta, ainda há muito a considerar e avaliar para concretizar a transformação do conhecimento relevante para a vida e para o trabalho em comportamentos ou competências de alguém. Nos exames feitos em capítulos anteriores avaliamos os objetivos de ensino e as diferentes concepções de currículo de ensino superior em relação ao ensino em cursos de graduação em Fisioterapia.

Os dados examinados e as avaliações feitas até aqui em relação ao que está proposto (na legislação e nos planos de ensino) como desenvolvimento da formação do profissional de Fisioterapia indicam a existência de vários problemas relativos a essa formação. Tais problemas constituem aspectos do desenvolvimento da formação para trabalhar nesse campo de atuação que influem, e alguns de forma intensa e duradoura, na determinação daquilo que é ou deveria ser característica dessa profissão, como uma instância de serviços para a sociedade. Mesmo com o surgimento de uma legislação que orienta para um ensino de competências profissionais em detrimento de um ensino de temas, assuntos ou conteúdos, a maioria dos problemas que existiam com o ensino superior, antes dessa legislação, permaneceu. E isso se deu até pelo pouco esclarecimento, debate e aprofundamento do tema (incluindo novas aprendizagens para trabalhar com o conceito de ensino de competências).

O próprio conceito de "disciplina" como unidade de ensino é incoerente com a organização de um currículo de competências. "Disciplina" tem dois significados desde sua origem. Inicialmente, referia-se ao treino e às capacidades específicas que alguém aprendia com um mestre prático que "disciplinava" o que o aprendiz deveria ser capaz de fazer. Na linguagem tradicional, esse discípulo aprendia uma "disciplina" de trabalho. Com o tempo esse entendimento foi mantido, mas o que o aprendiz realizava passou a ser eminentemente verbal, mostrando muito mais aceitação, adesão, repetição verbal ou adoção terminológica em relação ao que o mestre "ensinava" do que em execuções que, efetivamente, revelassem uma efetiva capacidade de atuação, além das realizações verbais. Mais um pouco e o termo "disciplina" passou a representar um recorte no que constituía uma área de conhecimento (uma "subárea") e virou sinônimo de "subconjunto de assuntos, informações, conhecimento ou conteúdos". Tais informações deveriam ser apresentadas aos alunos, que as devolveriam sob a forma de reconhecimento, repetição, adesão ou "domínio", raramente apresentados sob a forma de comportamentos que indicassem uma efetiva aptidão (capacidade) para transformar tais informações na capacidade concreta e efetiva de agir coerentemente com essas informações.

Algumas vezes há professores que organizam seu trabalho de ensino com o que é designado como "práticas" para auxiliar os alunos a concretizarem pelo menos parte das informações em comportamentos concretos perante informações sobre problemas ou situações que deverão enfrentar com o que aprenderem. Um pouco mais e alguns exigem "estágios" de trabalho concreto em que os alunos deverão demonstrar a capacidade efetiva de realização de comportamentos coerentes com as informações estudadas. Isso, porém, é feito apenas em aspectos mais gerais, e, com exceção de algumas partes de cursos com maior exigência, há necessidade de os alunos realizarem "residências" em que são supervisionados pela realização de intervenções em casos específicos, geralmente relacionados a especialidades de interesses dos estudantes. Em todo caso, o termo "disciplina" não serve mais como uma nomenclatura adequada para o que foi considerado ensino de comportamentos profissionais ou de competências que caracterizam o trabalho a ser realizado como responsabilidade dos profissionais formados por um curso qualquer. A Pontifícia Universidade Católica do Paraná, por exemplo, em 2000, resolveu trocar a designação das unidades de ensino em seus cursos de graduação, alterando e extinguindo o nome "disciplina" com a substituição por outra designação: "Programas de Aprendizagem", logo apelidados por "PA" (Ramos e cols., 2000). Tal modificação foi feita com o intuito de ser mais apropriada à concepção de um currículo de graduação orientado para um ensino de competências e não de temas ou assuntos. Obviamente o trabalho de mudança significou também a participação de professores e coordenadores dos cursos em um extenso reexame dos planos de ensino de cada curso e no detalhamento dos novos programas de aprendizagem a serem desenvolvidos pelos professores em suas atividades docentes.

No caso dos cursos de graduação em Fisioterapia examinados, ainda antes do surgimento das orientações oficiais do ensino de competências, nota-se uma ausência de homogeneidade de disciplinas. Não há um consenso nacional sobre qual deve ser a formação básica desses profissionais, de maneira que caracterize o que realmente deve ser necessário, como repertório profissional fundamental ou inicial, para preparar o futuro profissional em Fisioterapia a lidar com as necessidades de saúde da população, de forma competente e no âmbito das responsabilidades sociais do campo de trabalho que recebeu o nome de "Fisioterapia". Menos ainda há acordo sobre as aptidões e competências que devem caracterizar esse profissional como identidade mínima para o exercício de uma bem definida responsabilidade na sociedade. "Identidade mínima" e "bem definida responsabilidade na sociedade" exigem muito mais do que configurar a formação de um profissional por meio de assuntos que lhe serão apresentados (e dos quais serão cobradas adesões, repetições, paráfrases ou cópias). Parece ser necessário que seja configurada, já como projeto de ensino desses profissionais, a efetiva aprendizagem das "competências" (comportamentos competentes) que deverão configurar sua responsabilidade (também como sua "competência", agora no sentido de "responsabilidade social") pela apresentação de certos tipos de comportamentos profissionais (em um grau adequado de eficácia) perante as necessidades sociais da população a quem devem prestar um bem definido serviço de saúde.

A falta de consenso sobre o que será necessário ensinar aos futuros fisioterapeutas a realizar para que se caracterizem como profissionais do campo da Saúde também é uma constante nas disciplinas que fundamentam o conhecimento dos recursos da profissão e, inclusive, nas que sugerem o estudo, o exame, a discussão e a proposição do objeto de trabalho da profissão. Pode-se também considerar que mesmo essa atual falta de consenso não é o problema mais importante. A ausência de clareza sobre o que deve caracterizar o profissional formado é o que mais é evidenciado pelos dados apresentados. Sem clareza não é possível acordo ou comunicação sobre o que é importante fazer para capacitar alguém para poder denominá-lo fisioterapeuta e autorizá-lo ao exercício da profissão, a não ser em uma dimensão tão genérica que não parece útil para configurar um papel social específico como é o caso. Mesmo o consenso, em um primeiro momento pelo menos, pode não ser necessário. Pontos de vista divergentes, quando clara e precisamente apresentados, podem constituir um excelente ponto de partida para um debate profícuo e para um avanço nas definições do que deve caracterizar a atuação profissional.

A busca de melhor definição, mesmo que geral, inclui uma etapa indispensável: propostas suficientemente claras sobre o que deve ser típico como atuação profissional do fisioterapeuta. Os dados examinados nos capítulos anteriores deixam claro que isso não existiu desde a gênese da profissão no País. Parece necessário criar essas condições para ser possível definir a profissão, dar-lhe uma identidade e construir um currículo constituído pelas aptidões e competências que caracterizam a atuação profissional importante para delimitar a Fisioterapia como um ofício socialmente bem definido e constituído. Mesmo as diretrizes curriculares oficiais de acordo com as resoluções do Conselho Nacional de Educação ainda não parecem garantir a superação das principais limitações já apontadas para o ensino de "disciplinas" anteriormente difundido e, aparentemente, ainda não superado. Há necessidade de um extenso e profundo detalhamento de competências a constituir o repertório desse profissional, ainda não realizado em profundidade e de maneira sistêmica como subsídio para sua formação, embora já existam muitos trabalhos isolados propondo competências a desenvolver em aspectos do ensino de fisioterapeutas na graduação. Isso já acontece, e, gradativamente, parece estar aumentando a frequência de ocorrência desses trabalhos (Gonçalves e cols., 2013; Gondo, 2013; Rocha e cols., 2013; Raymundo e cols., 2015; Gaeta, 2017; Sasaki, 2017; Borges, 2018; Ruh, 2018). Tais constatações podem ser apoiadas tanto pela ocorrência de congressos e fóruns relacionados à profissão como por dissertações e teses realizadas nos jovens programas de pós-graduação relacionados à Fisioterapia (ver Capítulo 9) ou coletâneas de trabalhos organizados (p. ex., Ruh, 2018).

Ainda em relação ao contexto geral das "disciplinas" oferecidas aos futuros profissionais, nos cursos de graduação do País, existe uma deficiência relativa à formação desses profissionais no tocante ao desenvolvimento de "disciplinas" que propiciem conhecimentos básicos para a iniciação dos fisioterapeutas na pesquisa científica. É pequena a frequência de unidades de aprendizagem que poderiam fornecer alguns desses subsídios, como Metodologia da Pesquisa Científica, Observação Científica, Análise e Interpretação de Dados e Estatística. Esses são exemplos de como a preocupação em formar indivíduos aptos a desenvolver (ou pelo menos iniciar o desenvolvimento de) pesquisas relacionadas a seu campo de atuação, nas diferentes áreas de conhecimento úteis para seu trabalho, é pouco considerada ou pouco enfatizada nesse campo de atuação profissional. Ao mesmo tempo, a quantidade de unidades de aprendizagem cujas nomenclaturas, composição e, provavelmente, conceitos de formas de atuação são análogos à área médica é muito significativa na maioria dos cursos de Fisioterapia do País. E isso mantém, estruturalmente, conceitos e procedimentos que já poderiam ser superados pelo conhecimento atualizado em múltiplas áreas de conhecimento (p. ex., Saúde Pública, Planejamento Estratégico, Psicologia Social, Sociologia, Análise Experimental do Comportamento, Antropologia e outras). A maioria deles ainda sem uma formulação coerente com o ensino de competências para os profissionais dos cursos de graduação que utilizariam os conhecimentos dessas áreas para configurar suas atuações profissionais.

Somente com os dados relativos à nomenclatura e à distribuição de ocorrência de unidades de aprendizagem nos diversos cursos de graduação do País já é possível identificar vários problemas, cujas influências sobre o objeto de trabalho da Fisioterapia são óbvias. Na medida em que não existe um consenso, um "eixo" (um objeto de trabalho nuclear da profissão claramente definido e consensual) que possa ser considerado comum ou maior clareza sobre as "disciplinas" ou classes de aptidões e competências que deverão compor a formação profissional do fisioterapeuta, menores serão as probabilidades de haver definição das características (até como pré-requisito) de seu objeto de trabalho no âmbito de seu campo de atuação até por, aparentemente, ficar em um âmbito individual essa delimitação. Da mesma forma, a ausência de uma formação científica do profissional que permita a elaboração de pesquisas (inclusive sobre o próprio objeto de trabalho da profissão ou em relação à eficácia de intervenções profissionais) diminui a possibilidade de um desenvolvimento da profissão que seja pensado, estudado, adequado e suficiente para atender às necessidades do País. As confusões comuns entre áreas de conhecimento e campos de atuação profissional até mesmo para designar e configurar adequadamente departamentos (por áreas de conhecimento) e cursos de graduação (por campos de atuação) nas universidades aumentam a compartimentalização do conhecimento (e do corporativismo profissional na academia), além das dificuldades na sobreposição de papéis com definições precárias quanto às múltiplas instâncias ou recursos para o desenvolvimento do conhecimento ou da capacitação para o exercício das contribuições da universidade para as mais variadas profissões na sociedade. Os papéis (ou responsabilidades específicas) dos programas de pós-graduação, de cursos de atualização, aperfeiçoamento, especialização, ampliação cultural ou profissional e outros que a universidade pode criar como divulgação do conhecimento com frequência são organizados, apresentados e realizados no mesmo modelo (antigo, é bom salientar) do que é feito com o ensino de graduação, com pequenas variações ou "novidades" (ver Capítulo 9). Se o ensino de competências ainda não foi implementado nos cursos de graduação, de forma extensa e adequada, até pela dificuldade e ausência de uma delimitação de competências diferenciadas a cargo desses diferentes tipos de cursos e programas, eles também não são planejados e executados como ensino de competências específicas a suas modalidades de ensino.

Quanto à analogia da composição da nomenclatura de disciplinas com a área médica, ela parece demonstrar ainda insuficiente identidade da profissão, decorrente da própria indefinição de um objeto de trabalho próprio e que garantiria alguma autonomia, ou pelo menos não dependência muito grande, de outra profissão. Relativamente a relações com outras profissões, parece útil examinar algumas questões: que tipo de profissional pretende-se formar? Outro tipo de médico? Um auxiliar do médico? Um profissional do campo da Saúde? Se a opção for pela resposta afirmativa a esta última pergunta, tal formação (ou tentativa de formação), se for análoga à do médico, é inadequada pelas próprias características da atuação da Medicina no País (enfatizando uma assistência predominantemente curativa). É inadequada, ainda, por acontecer em detrimento de uma formação voltada para o estudo e a descoberta de formas alternativas de atuação (promoção, manutenção ou prevenção) em relação aos problemas e às condições de saúde da população, mesmo quando ainda não são consideradas "problemas", seja no âmbito da Fisioterapia seja no âmbito de outros campos de atuação profissional no campo da Saúde.

Entretanto, as dificuldades existentes no ensino de graduação em Fisioterapia não se resumem às referentes à quantidade, à nomenclatura, à ocorrência ou à composição das "disciplinas" ou unidades de aprendizagem dos cursos de graduação. As proposições de "objetivos" das disciplinas também revelam uma gama considerável de inadequações, mesmo depois das diretrizes curriculares orientarem para o ensino de competências como orientação do que ensinar nos cursos de graduação. O que é proposto como meta de ensino nas unidades de aprendizagem que tratam do objeto de trabalho do campo profissional indica também a ausência de um "eixo central" (um referencial nucleador e orientador) em torno do qual se desenvolvam as aprendizagens necessárias para a formação do fisioterapeuta, um dos profissionais do campo da Saúde. Os "objetivos" de ensino propostos nos enunciados encontrados, nos cursos iniciais de Fisioterapia no País, parecem estar muito mais na dependência das características particulares de cada instituição de ensino e dos interesses dos profissionais que trabalham nelas do que baseados em estudos que reflitam ou se refiram às possibilidades de atuação no âmbito do campo profissional ou às necessidades da população em relação à saúde dessa mesma população, seja em uma perspectiva individual, seja em uma concepção de saúde coletiva. Isso se acentua pela tendência de as administrações de cursos e de professores mais frequentemente copiarem ou adotarem currículos de outras unidades, mesmo que não os realizem da mesma forma em seus cursos e "disciplinas", perpetuando uma baixa visibilidade a respeito do que deve constituir um possível sistema de competências do profissional de Fisioterapia a ser desenvolvido em sua formação.

O aspecto que parece ser uma constante no "conteúdo" das metas (ou "objetivos") de ensino das "disciplinas" que tratam do objeto de trabalho é a ênfase em uma assistência à saúde caracterizada por uma atuação predominantemente curativa, reabilitadora e recuperadora, por meio da aplicação de técnicas, físicas e fisiológicas, existentes para tal fim. Essa característica (mais ou menos constante entre os cursos examinados), se não for inadequada, é, no mínimo, insuficiente para a formação de um profissional do campo da Saúde. Mesmo depois da proposição oficial de ensino de competências, isso permanece com ênfase. Talvez em relação a esse cenário haja um relativo consenso entre os cursos de Fisioterapia existentes: a Fisioterapia deve ocupar-

-se dos tratamentos das patologias do movimento e da postura ou utilizar o movimento como terapia. Fica vago, porém, se ela deve só ocupar-se disso e trabalhar "sob instrução do médico" ou se isso é apenas uma parte do que cabe aos fisioterapeutas. Muito provavelmente a maioria dos profissionais negará que o fisioterapeuta se ocupe apenas das patologias, mas não está presente na maioria dos planos de ensino dos cursos de Fisioterapia o que mais deve ele fazer como sua responsabilidade. A partir de 1986, a proposição de que existisse a disciplina Fisioterapia Preventiva nos cursos de graduação parece evidenciar preocupação em lidar com algo mais que a "patologia", mas não está claro, ainda e até as duas primeiras décadas do século XXI, o que é, quanto é e até no que se estenderá esse "algo mais". A concepção de ensino de "temas", "conteúdos", "tipos de informação" ou mesmo de "diferentes técnicas de trabalho" é insuficiente, mesmo que pareça ser, no caso das técnicas, um ensino "instrumental" ou "prático". Apesar de já haver esforços para que o ensino de graduação em Fisioterapia não fosse reduzido a "disciplinas", mas a conjuntos de competências e subcompetências que delimitassem claramente o que caberá a ele fazer como profissional de um campo de atuação na sociedade. Mesmo quando se refere a trabalhos "práticos" da profissão, o ensino ainda deixa de lado aspectos importantes. A função, incluindo a função profissional e social, das "técnicas" e "instrumentos" é fundamental para auxiliar na percepção do sentido e do papel social da profissão, muito mais amplo que seus atuais instrumentos ou "práticas" profissionais mais difundidas. O exame de conceitos e sua definição funcional (pela função que eles têm) ainda é algo desconhecido, predominando conceitos e definições pelas propriedades formais ou estruturais com poucos elementos relativos a sua funcionalidade.

Além das inadequações do "conteúdo" dos "objetivos de ensino" ou "objetivos" das disciplinas voltadas para o objeto de trabalho da profissão, a própria "forma" como esses objetivos foram elaborados é (ou está) inadequada ou incorreta. Tanto que o exame dos enunciados propostos como "objetivos" revela mais uma ausência de objetivos de ensino do que a existência deles. Se for considerado que objetivos de ensino bem formulados constituem o "projeto" futuro da profissão, constata-se que este ainda não existe, que a profissão ainda não tem um projeto para orientar a constituição de seu campo de atuação de modo permanente, com os constantes aprimoramentos possíveis ou necessários para seu desenvolvimento. Pelo menos isso não existe nos próprios projetos de ensino da profissão, no que seus objetivos configuram. As possíveis alterações desse tipo de ensino por um ensino de competências, que efetivamente caracterizem o papel desses profissionais do campo da Fisioterapia na sociedade, ainda parecem algo a ser feito de forma sistêmica e como orientação geral para o desenvolvimento da profissão a fim de constituir uma orientação relevante para o trabalho profissional.

Essa constatação adquire significativa importância se for levado em conta que a educação e a formação dos futuros profissionais são um instrumento de mudança social potencialmente poderoso. Do mesmo modo, é uma das formas de alterar a orientação da profissão para encaminhá-la ao encontro das próprias possibilidades do campo de atuação profissional, entendendo este como uma maneira de resolver alguns tipos dos problemas de saúde (necessidades sociais, mais do que demandas, pedidos ou solicitações da população ou de agentes sociais) que atingem o País. Nesse sentido, as possibilidades de atuação que precisam ser construídas (ou, pelo menos, viabilizadas) parecem ser as menos constantes entre os cursos examinados. E, se isso não for inadequado, é insuficiente para a formação de um profissional do campo da Saúde que possa efetivamente ser considerado como tal. O desafio surgiu ainda maior com a tentativa de orientação para um ensino de competências a fim de realizar isso tudo no âmbito da profissão. Nas proximidades do cinquentenário de existência da profissão no País, esse ainda parece um esforço a ser feito. Talvez com a idade e o tempo de experiência de ensino, isso já possa ser realizado como inovação do ensino de graduação, articulando as variadas e significativas experiências já existentes com o ensino dessa profissão. Só no XX Fórum Nacional de Ensino em Fisioterapia (e II Congresso Nacional de Fisioterapia em Saúde Coletiva), em 2010, foram apresentados 165 relatos de pesquisas relacionadas ao exercício da profissão e 126 relatos de experiências profissionais. Isso já sinaliza o que aconteceu por volta dos primeiros 40 anos de exercício da profissão. As próximas décadas devem mostrar, de maneira ainda mais evidente, o que tem sido a profissão no País. Pelo menos para além do vertiginoso aumento da quantidade de cursos de graduação em nosso território. Uma quantidade que era de 48 cursos em 1991 e chegou a ser de 461 em 2010. Tal quantidade de cursos pode significar um alento para o trabalho de Saúde no País, ou um desastre social, se houver deficiências sistêmicas no ensino dos profissionais desse campo de atuação. De qualquer forma, com um volume de multiplicadores de profissionais como é a quantidade desses cursos, não se pode desconsiderar isso tudo como algo pouco significativo para o desenvolvimento dos serviços de Saúde no Brasil.

Um modo de começar a encaminhar a profissão, a fazer existir seu "projeto" de atuação na sociedade (o currículo de graduação), pode ser a elaboração adequada daquilo que o futuro profissional deve ser capaz de fazer ao final de sua formação. Ou, pelo menos, começar com esse encaminhamento com o que está sendo chamado de objetivos de ensino por meio daquilo que compete ao profissional fazer, e fazer com competência, e que, no conjunto, deve compor o currículo dos cursos de graduação. A literatura existente já fornece informações e procedimentos que permitem um avanço na realização da tarefa de elaboração de objetivos de ensino, agora como competências profissionais a desenvolver, e isso pode ser útil para a definição do que deve caracterizar a atuação profissional do fisioterapeuta.

Talvez um cuidadoso exame e uma avaliação da utilização de uma maneira de entender objetivos de ensino, particularmente em Fisioterapia, possa auxiliar a ter uma noção mais clara das possibilidades de explicitação e desenvolvimento do que cabe a um fisioterapeuta realizar no âmbito do exercício da profissão e aprender durante o processo de sua formação em um curso de graduação. Vale relembrar que entre as várias maneiras de entender a organização de um currículo de um curso de graduação (por temas, assuntos, informações, atividades, projetos de trabalho ou resolução de tipos de problemas) estão aquelas que dizem respeito a definir o ensino por comportamentos, por objetivos de ensino e por competências definidoras do campo de atuação profissional. Nestes três últimos casos, há uma sobreposição de significados dos termos (comportamentos, objetivos e competências) que precisa ser, mais uma vez, esclarecida.

Objetivos de ensino e competências são dois termos que se referem a critérios para a escolha de quais comportamentos ensinar como sendo os definidores do exercício profissional. Objetivos e competências, no caso do ensino de graduação, referem-se a aspectos dos comportamentos escolhidos para serem ensinados ou escolhidos como parte importante do repertório profissional de quem será graduado em um determinado tipo de curso. Como examinado anteriormente (ver Capítulo 7), aprender (em um curso de graduação, como se trata de examinar nos cursos de Fisioterapia) se refere a um processo de mudança de um comportamento, o que o aprendiz já sabe realizar (sem um trabalho formal do ensino de graduação em foco), para outro comportamento, o que ele deveria estar capacitado a realizar como profissional, resultado de sua formação no curso de graduação. Este último vai ser um dos comportamentos que deve configurar a capacidade de trabalho do profissional (sua competência) e precisa atender, além de ser um comportamento, a mais dois critérios: 1) ser um comportamento relevante para configurar o que compete ao profissional como responsabilidade de realização na sociedade e 2) ser desenvolvido em um grau de perfeição de execução compatível com a exigência que será feita no exercício da profissão, a ponto de poder ser designado como "comportamento competente". Assim, objetivos de um curso de graduação (ou de qualquer unidade dele) devem ser comportamentos típicos do profissional

Ensino de competências e papel dos cursos de graduação na formação dos agentes 265

e com um grau de qualidade de execução compatível com a responsabilidade relacionada a seus efeitos na vida das pessoas que constituirão o alvo do trabalho do profissional. A exigência, sem dúvida, não é pouca ou fácil de atender. Mas também, por razões equivalentes, o ensino superior tem tais exigências para merecer essa qualificação. Ou não precisaria ser considerado "superior", além das exigências de coerência com o melhor conhecimento científico e filosófico atual, supondo até mesmo quando seria suficiente a mera adesão, repetição ou cópia desse conhecimento.

Com essas considerações, em função do que foi examinado até aqui, parece relevante avaliar como operar para identificar e descrever competências profissionais que sejam comportamentos que mereçam ser eleitos como objetivos de ensino. O processo de transformação de informações em comportamentos socialmente relevantes e de competência do profissional a ser formado para atuar de forma "competente" (conforme indicado na Figura 12 do Capítulo 7) pode ser mais simples para compor um currículo de ensino de graduação do que parece ser quando nunca foram usados tais conceitos para realizar tal trabalho.

Há várias possibilidades de examinar ainda mais profundamente os objetivos de ensino das disciplinas que compõem os cursos de Fisioterapia ou até os objetivos de ensino de qualquer modalidade de curso (ou mesmo de qualquer processo de terapia) relacionada a esse campo de atuação profissional. Uma delas consiste em contrastar os "objetivos" encontrados com o conhecimento mais recente que foi produzido a respeito de "objetivos de ensino" (ou de desenvolvimento e aperfeiçoamento de alguém). As proposições recentes, entretanto, são relativamente desconhecidas e envolvem conceitos e procedimentos estranhos à área de Saúde, o que pode tornar difíceis o entendimento e o emprego dessas proposições no trabalho de ensino em Saúde. A área de análise do comportamento, embora antiga e desenvolvida em outros países, é pouco conhecida no Brasil. O que se sabe dela, em geral, são preconceitos e confusões que não lhe dizem respeito, referindo-se mais a práticas de outras perspectivas superadas há mais de 50 anos pelas pesquisas que começaram a ser desenvolvidas nas décadas de 1930 e 1940. Dessa forma, fica ainda um pouco mais complexo apresentar contribuições dessa área para o trabalho de ensino em Fisioterapia, sem deixar claro e preciso o que está sendo usado daquela área de conhecimento e de que forma é possível fazê-lo. Nesse sentido, parece necessário fazer um exame desses conceitos e descobertas com uma aparência mais "didática". Isso se deve à necessidade de deixar claras algumas características dos conceitos que possibilitarão a interpretação dos dados obtidos e da forma como eles podem contribuir para melhor explicitação e definição do campo de trabalho da Fisioterapia, com a consequente exigência de clareza e precisão sobre o que é o objeto de intervenção (de atuação ou de trabalho) característico dessa profissão, pelo menos por maior explicitação do que cabe a esse profissional realizar em relação a que tipos de contribuições oferecer à sociedade no tocante à saúde de sua população.

É preciso insistir no fato de que a proposição de objetivos de ensino sob a forma de classes de ações que caracterizam a atuação profissional é uma maneira de definir o currículo, que, elaborado dessa forma, traz uma grande clareza sobre o perfil comportamental (por meio das aptidões e competências que constituem a ocupação) desse profissional. Com isso é possível detectar lacunas, incoerências, enfoques e tendências na definição desse profissional. O problema que resta é: como propor (ou enunciar) objetivos de ensino dessa forma?

Os Quadros 5 e 6 do Capítulo 4 configuram a diferença entre um procedimento considerado "tradicional" e outro que pode ser considerado mais apropriado a um ensino de comportamentos profissionais relevantes para configurar uma profissão na sociedade, agora coerente com os conceitos de ensino de competências profissionais de acordo com a legislação que apareceu no começo do século XXI no País. Botomé (1983) simplificou esse processo para facilitar a transformação de cursos tradicionais em cursos por ensino de competências (ou comportamentos profissionais relevantes para o exercício de uma profissão de nível superior). O procedimento proposto por Botomé (1981, 1983) explicita algumas etapas na descrição de objetivos ou na formulação de enunciados que definem um objetivo conforme parece mais fácil ser construído, embora deixe sem aprofundar alguns aspectos importantes da tecnologia para realizar esse trabalho, conforme o que está apresentado como roteiro de trabalho no Quadro 6 do Capítulo 4: 1) nomear a classe de ações de interesse de modo geral e da maneira usual que é usada para falar dela; 2) descrever as características relevantes dos tipos de aspectos das situações com as quais o profissional vai lidar relacionadas a tais ações de interesse (em termos técnicos, das classes de estímulos antecedentes relacionadas a essa classe de respostas); 3) descrever as características relevantes dos tipos de aspectos do que deve decorrer das ações do profissional quando as apresentar nas situações com que tiver de lidar (em termos técnicos, das classes de estímulos consequentes – aspectos do produto – relacionadas à classe de respostas); 4) descrever, com a maior precisão possível, as características das classes (ou tipos) de ações de interesse (já descritas de maneira geral como início deste processo) que sejam pertinentes para obter os resultados de interesse quando agir nas situações descritas; e 5) completar ou corrigir as descrições desse três componentes do objetivo de ensino (as situações, os comportamentos correspondentes à produção do resultado especificado e o próprio resultado). Com isso será possível avaliar se está sendo proposto algo relevante para caracterizar o exercício profissional, deixando claros os comportamentos que competem ao profissional realizar e se todos esses aspectos são funcionalmente coerentes entre si.

As cinco etapas propostas nesse procedimento são simples de realizar, mas exigem clareza e precisão no domínio de vários conceitos nelas envolvidos, além de distinções entre eles. De imediato, ficam evidentes alguns desses conceitos: ações, atividades, respostas, classes de respostas, ambiente antecedente, aspectos do ambiente antecedente, estímulos, classe de estímulos, antecedente, consequente, situação, descrição, componentes do comportamento, objetivo, competência e ensino. São palavras conhecidas, porém geralmente o são no sentido do "senso comum". Seu significado, no trabalho de Botomé (1981, 1983), entretanto, foi examinado e redefinido. A necessidade de um domínio dos significados científicos desses conceitos é que faz com que, sem isso, o desenvolvimento do procedimento apresentado no parágrafo anterior fique "complexo" ou difícil e até "inviável" de ser realizado. Para fazer isso, não parece adequado retomar as definições propostas por esse autor, as quais podem ser alvo de estudo no próprio trabalho de Botomé (1981, 1983 e 2016). Também é possível examinar exemplos de estudos semelhantes, em relação a outros campos de atuação profissional, nas obras de Pedrazzani (1983), Seixas (1984), Miranda (1996), Stédile (1996), Claus (1997), Brinker (1997), Catan (1997) e Vieira (1997), entre outros. Para fins práticos, é possível apresentar um exemplo de como poderia ser desenvolvido um procedimento para a proposição de comportamentos profissionais como objetivos de ensino. Essa parece ser uma forma melhor de debater a proposta do conceito de objetivo proposto pelos autores quanto aos dados obtidos sobre os objetivos dos cursos de Fisioterapia, conforme foram examinados em capítulo anterior, viabilizando talvez um pouco mais a maneira de proceder para aproximar-se de um ensino de "competências".

Aplicando esses passos a um enunciado considerado inicialmente como "objetivo", é possível ter uma noção mais clara do que pode ser proposto como comportamento-objetivo de ensino e no que os enunciados apresentados são inadequados. Tomando como exemplo o enunciado "elaborar a avaliação e a programação fisioterápica, a evolução e a alta de um paciente" e empregando o primeiro passo (nomear a classe de comportamentos ou de atividades que os termos indicam), provavelmente haverá melhor descrição daquilo que o aluno deverá ser capaz de fazer quando tiver concluído uma unidade de aprendizagem. O termo "classe" (de comportamentos ou de atividades) refere-se à possibilidade de que o termo utilizado para designar tais "objetivos" possa ser amplo e abranger muitos tipos de comportamentos (subobjetivos ou subcompetências) envolvidos pela designação dessa "classe ampla" ou "abrangente" de comportamentos. Por exemplo, "apresentar informações de forma clara e precisa" implica ou envolve vários tipos de comportamentos a serem aprendidos para isso se concretizar: escolher e designar os tipos de informações importantes, avaliar as funções a que elas atendem, hierarquizar as informações por grau de relevância, organizá-las em uma sequência de apresentação que possibilite acúmulo e organização rápida por parte do público, falar com ritmo adequado à audiência, explicitar as características da audiência importantes para orientar a melhor forma de apresentar as informações etc. Cada uma dessas "competências" (subobjetivos ou comportamentos ou objetivos intermediários) está subentendida (envolvida) na classe mais geral de comportamentos, ou, em outras palavras, precisará ser aprendida como etapas intermediárias para viabilizar a consecução da classe mais ampla (apresentar informações) como a execução competente de um comportamento que foi eleito como objetivo de ensino. Imagine-se um exame equivalente para ensinar alguém a fazer uma cirurgia qualquer (de apendicite, cerebral...), consertar um equipamento complexo, fazer um trabalho de definir objetivos de ensino relevantes para um programa de aprendizagem de nível superior etc. A quantidade de possíveis competências intermediárias que precisariam ser desenvolvidas (e consideradas subobjetivos importantes) para o aprendizado efetivo dessas classes amplas de comportamentos, como possíveis competências importantes a serem desenvolvidas como parte do repertório de um profissional é muito grande. Isso ilustra, pelo menos em parte, a complexidade da tarefa que está em exame.

Voltando a um possível procedimento simplificado para fazer esse tipo de trabalho, considerando a maneira mais fácil como geralmente é possível aproximar-se de uma expressão que seja considerada um "objetivo de ensino" (ou de aprendizagem), há alguns "passos" (ou tarefas) a realizar...

A. Primeiro passo: nomear a classe (ou o tipo) de comportamentos que deve ser o objetivo de ensino (a competência eleita como uma das caracterizadoras do trabalho profissional)

A "classe de atividades" envolvida ("elaborar"), no exemplo escolhido para exame nos parágrafos anteriores, de fato refere-se a dois objetivos: avaliação (ou avaliar) e programação fisioterápica (ou programar um procedimento de fisioterapia). O conectivo "e" indica que, provavelmente, há uma adição de dois "objetivos": 1) elaborar avaliação fisioterápica e 2) elaborar programação de um procedimento fisioterápico. Não fica claro até aqui como foram adicionadas "evolução" e "alta" de um paciente. Também não parecem claras as expressões "elaborar evolução" ou "elaborar alta". Isso precisará ser examinado melhor. No momento, para começar, será mantido o exame dos dois "objetivos" já identificados nessa expressão. De qualquer forma, uma primeira aproximação da expressão indicadora dos objetivos é examinar a que grandes tipos de desempenho (atividades, possíveis tipos de comportamentos, competências ou respostas que o profissional deve apresentar diante das situações com que deverá lidar como profissional).

Por exemplo, os substantivos usados como complementos do verbo "elaborar" referem-se a processos: avaliação e programação. Uma melhor forma de falar de processos realizados por pessoas é usar verbos (os verbos são uma categoria de linguagem usada para referir-se a ações ou atividades realizadas por pessoas e, conforme o caso, podem indicar competências ou subcompetências importantes a serem realizadas pelo sujeito dos verbos). No caso em exame, seria melhor dizer que os verbos "avaliar" e "programar" seriam expressões melhores para indicar os objetivos da disciplina. Nesse sentido, pode ser dito que há dois objetivos na expressão apresentada e que, com uma melhor redação, poderiam ser descritos da seguinte forma: 1) *avaliar* as características das condições físicas atuais de um paciente em relação às condições anteriores e aos padrões definidos como normais para o paciente em questão e 2) *programar* tratamento fisioterápico para correção de características físicas inadequadas de um paciente, em relação às características físicas consideradas normais para o paciente em questão. Essas duas expressões parecem traduzir melhor *dois* dos objetivos contidos na frase original. Primeiro porque os separa, e segundo porque explicita o que é cada um, definindo o que é entendido por "avaliar" e "programar" (fazer isso em relação a quê?). Ao enunciá-los dessa forma, já fica produzida maior visibilidade sobre o que "o aprendiz deverá ser capaz de fazer ao concluir o programa de ensino da disciplina".

O que pode ser notado após a aplicação desse procedimento inicial é que o enunciado anterior foi desdobrado em dois outros que são ressaltados pelos dois verbos assinalados (de certa forma obscurecidos no enunciado original), que se referem às ações que o aprendiz deverá ser capaz de executar como profissional. A utilização do conectivo (fazer isso *e* aquilo) geralmente "mistura" duas ou mais classes de ações, dificultando a visibilidade do que constitui o objetivo. E isso não deve acontecer, pelo menos no caso da formulação de um objetivo de ensino que seja a explicitação de uma unidade de competência a desenvolver, mesmo que geral, de um aprendiz. Um objetivo de ensino – ou uma competência profissional importante a ser aprendida – deve deixar claro e explícito o que o aprendiz deve ser capaz de fazer *por unidades de desempe-*

nho (realização, aptidão, competência). Caso contrário, há o risco de misturar objetivos, de ter mais de um sem notar, de obscurecer o que vai ser ensinado ou de expressar de maneira confusa e genérica o que precisará ser ensinado pelo professor (e aprendido pelo aluno). Lembrando sempre que não se trata de repetir, copiar ou aderir a informações que o professor apresenta, mas de aprender a realizar algo pertinente ao exercício da profissão. Do mesmo modo, a utilização dos verbos em outra forma que não a infinitiva tende a obscurecer o tipo ou a classe de ações que precisam ser enunciadas. Por exemplo, "Programar... avaliando...". O gerúndio, nesses casos, tende a ter a mesma função que o conectivo "e", ao juntar duas classes de ações – muitas vezes bem diferentes – em um único enunciado.

Nota-se também a eliminação dos termos "evolução" e "alta". Isso se dá pelo fato de que "verificar a evolução" está inserido no próprio conceito de "avaliar", na medida em que a primeira (verificar a evolução) é a realização da segunda (avaliar) no decorrer do processo de tratamento e não apenas em seu final. Da mesma maneira, "dar alta" a um paciente é uma opção de (re)programação do tratamento quando se verifica que o grau de tratamento necessário em determinado momento é *zero*. A quantidade de tratamento ainda necessária para o paciente varia a cada momento do tratamento. A cada avaliação se pode programar quantidades menores de tratamento até que se considere necessária uma quantidade zero (pelo menos assistida pelo profissional), o que equivale a decidir que o paciente pode "ter alta". É fácil observar que explicitar um objetivo de ensino obriga a ter clareza sobre o que representam as palavras usadas para enunciá-lo. Muitas vezes é preciso redefinir termos, reelaborar conceitos ou, mesmo, reestudar certos assuntos, com frequência até buscando conhecimentos científicos de outras áreas de conhecimento e experiências de outros campos de atuação profissional para conseguir formular com precisão o que precisa ser aprendido como realização do aprendiz.

Até aqui, pode-se dizer que a expressão original contém várias confusões e que, com uma formulação mais adequada, possibilita melhor clareza sobre *o que deverá caracterizar a atuação profissional e com o que* o fisioterapeuta vai lidar ao agir como profissional. A comparação entre o enunciado original e os dois novos parece deixar explícito que apenas a aplicação da primeira etapa do procedimento, aqui proposto e em exame, auxilia muito na definição do profissional. Por outro lado, também ficam claras as exigências de conhecimento da área, do campo profissional, de ensino e de psicologia (conhecimento envolvido nos conceitos apresentados), além de um treino específico para redigir descrições de desempenhos humanos, sejam entendidos como (ou nomeados) por atividades, atuações, comportamentos, aptidões ou como competências do profissional.

Ensino de competências e papel dos cursos de graduação na formação dos agentes 271

B. Segundo passo: descrever os aspectos da situação em relação aos quais a classe de ações expressa no objetivo deve ser realizada

Para desenvolver os demais passos do procedimento de descrição de um objetivo de ensino, conforme proposta pelo autor citado (Botomé, 1981 e 1983), será utilizada uma representação (ver o Quadro 1) que facilita a organização e a percepção dos resultados de cada passo do procedimento. O desenvolvimento da descrição será sempre em relação ao mesmo enunciado inicial. E para isso será utilizado apenas um dos dois em que foi decomposto e explicitado o enunciado original. Será examinado e descrito o objetivo: "avaliar as características das condições físicas atuais de um paciente quanto às condições anteriores e aos padrões definidos como normais para o paciente em questão". No Quadro 1, pode-se observar esse enunciado em sua localização quanto aos demais componentes de um objetivo de ensino. Tentar um primeiro enunciado com um verbo e seus complementos como indicação de qual possível comportamento vai ser descrito e caracterizado é o primeiro passo indicado acima. O Quadro 1, que mostra a representação do enunciado, contém três partes: uma primeira (à esquerda) refere-se a informações relativas aos aspectos importantes a considerar quanto às situações diante das quais (ou em relação às quais) deverá ocorrer a ação indicada por um verbo escolhido para indicar o comportamento-objetivo para ensino de uma competência profissional; uma segunda parte (central no quadro) refere-se às características do desempenho (atividade) de interesse para o objetivo, geralmente iniciada por um verbo; e uma terceira parte (indicada à direita no quadro) indica as características da situação decorrente ou consequente quanto ao resultados que a atividade (o desempenho) realiza ou produz (ver Quadro 1).

Quadro 1
Descrição da classe de atividades ou de competência "avaliar as características das condições físicas..." como um dos componentes necessários para a elaboração de um objetivo de ensino em uma disciplina do curso de Fisioterapia

Características da situação antecedente	Características do desempenho de interesse	Características da situação consequente
	Avaliar as características das condições físicas atuais de um paciente em relação às condições anteriores e aos padrões definidos como normais para esse tipo de paciente	

Os três componentes (características da situação antecedente, do desempenho e da situação consequente) referem-se ao conceito de comportamento conforme as proposições do autor em exame: o comportamento é a relação entre aquilo que um organismo faz (o desempenho, a atividade) e o ambiente no qual o faz. Ambiente, incluindo quaisquer aspectos (sociais, físicos, fisiológicos...) *antes* de ou *durante* a ocorrência de classe de respostas (a ação ou a atividade) do organismo (profissional) ocorrer e *depois* de sua ocorrência (por isso as expressões "antecedente" e "consequente"). O conceito de comportamento assim entendido é muito diferente da concepção que o iguala a "aquilo que o organismo faz" (no sentido apenas de atividade). Nesse sentido, o comportamento vai ser entendido como a relação entre três entidades que o compõem: (1) as classes de estímulos (aspectos da situação) presentes no ambiente antes de (ou ao) ocorrer a ação em foco, (2) a classe de respostas (ou de ações) desse organismo e (3) as classes de estímulos resultantes ou decorrentes e relevantes como "produtos" dessa classe de ações (considerados consequências ou decorrências e, por isso, "características da situação consequente"). Por essa razão diz-se que o comportamento possui três componentes. Até agora o exame permitiu esclarecer parcialmente as características de um dos componentes: a classe de respostas do fisioterapeuta (ou seus comportamentos) que poderão, dependendo da avaliação a ser feita ao final dessa descrição, constituir um tipo de competência do profissional.

O segundo passo, depois de uma expressão iniciada por um verbo, do que está sendo considerado procedimento de explicitação de um objetivo (comportamento ou competência) a ser desenvolvido como aprendizagem é a *descrição das características das condições (ou classe de estímulos) antecedentes à ação de interesse,* quando, ou em relação às quais, o aprendiz deverá ser capaz de executar o desempenho proposto. Para tanto, é necessário considerar que, quando um indivíduo faz alguma coisa, não o faz no vazio, mas sim por meio do contato com aspectos do ambiente que têm relação com as ações envolvidas, da execução de determinado desempenho e da obtenção de certo resultado ou produto. Dessa forma, não é a descrição de qualquer aspecto do ambiente que é relevante, mas a dos aspectos que necessariamente se relacionam, influenciam ou determinam, em algum grau, a ocorrência das ações envolvidas no desempenho. Só importa aquilo com que o organismo deve tomar contato ao realizar a ação de interesse ou considerar levar em conta ou, em última instância, o que deve considerar para apresentar sua ação como "uma resposta" a tais características da situação existente em seu ambiente de interesse para essa ação.

No caso do enunciado em questão, a pergunta a fazer, como ponto de partida, é: com quais aspectos do ambiente o aprendiz necessariamente se rela-

Ensino de competências e papel dos cursos de graduação na formação dos agentes 273

ciona (toma contato ou precisa considerar...) ao "avaliar as características das condições físicas..."? Uma descrição que pode ser produzida como resposta inicial a essa questão é apresentada à esquerda no Quadro 2. É importante não considerar, por enquanto, essa descrição como correta, adequada ou completa. Ela é uma primeira aproximação de uma possível caracterização do que o profissional precisa levar em conta ao apresentar sua atuação profissional conforme consta no enunciado inicial que está sendo proposto.

Quadro 2
Uma possibilidade de descrição das características (classes de estímulos) da situação antecedente em relação às do desempenho indicado (ou nomeado)

Características da situação antecedente	Características do desempenho de interesse	Características da situação consequente
• Características das condições físicas atuais de um paciente. • Características das condições físicas definidas como normais para um paciente. • Equipamentos para medida das características físicas de uma pessoa. • Resultados de exames sobre características físicas de uma pessoa. • Desempenho do paciente em situações de testes. • Formação de outros profissionais sobre características e necessidades de um paciente. • Diagnóstico médico sobre condições de um paciente. • Informações de um paciente sobre suas situações anterior e atual. • Tempo de tratamento ou quantidade de sessões já realizadas por um paciente. • Medidas anteriores às atuais, sobre as características físicas de um paciente. • Ficha de avaliação ou prontuário para anotação de informações.	Avaliar as características das condições físicas atuais de um paciente em relação às condições anteriores e aos padrões definidos como normais para esse paciente.	

Pode ser dito que, se um aluno não aprender a lidar com essas "situações" (ou aspectos de uma "situação"), ele muito provavelmente não será capaz de realizar o que está sendo proposto como "objetivo de ensino". Na melhor das possibilidades, se o realizar, o fará de maneira inadequada, sem ter relação com o que está ocorrendo em seu meio e com pouca probabilidade de ter "aprendido quando é necessário realizar a ação em questão". Não basta apresentar a ação por imitação, cópia, repetição de outras ou como regra... Ela precisará transformar-se em uma espécie de "reação" (ou resposta) aos aspectos do ambiente (e do paciente, no caso) que constituem o que deve orientar suas ações. Isso significa, em outras palavras, que, se o aluno apenas apresentar as atividades envolvidas nesse comportamento sem uma relação precisa (sem estar orientadas por) com os aspectos relevantes da situação para a realização dessas atividades, ele terá aprendido outra coisa que não o objetivo importante, ou tal atividade não será "competente" ou "não será aquela "de competência" (de responsabilidade) definidora do profissional. Por isso, o objetivo de ensino não é apenas a realização da atividade, mas uma relação, pelo menos inicialmente, com o que efetivamente acontece com o sujeito com o qual se liga a atividade profissional em processo de aprendizagem.

Cada um dos aspectos descritos à esquerda no Quadro 2 parece ser algo importante a ser considerado pelo profissional ao "avaliar as características de um paciente...". Sem "levar em conta", "notar" ou "usar" esses "aspectos" do ambiente no qual deve apresentar a ação denominada pelo verbo avaliar, sua atuação tende a ser "desligada da realidade que a exige". O risco de, na ausência de contato com esses aspectos, delirar e ter uma atuação ritualística e alienada é muito grande. Isso quer dizer: há um grande risco de, ao aprender apenas a "fazer coisas" (técnicas, procedimentos, ações e assim por diante), desenvolver uma aprendizagem que não leva em consideração a realidade em relação à qual essas ações fazem ou têm sentido. Em linguagem comum, significa "agir sem ser capaz de perceber *por que* agir" ou "em relação a que apresentar tal ação" (nesse caso, não se deve esquecer que as razões da ação não devem ser apenas justificativas teóricas e racionais).

O "peso" ou importância de cada aspecto em relação ao que o profissional vai fazer não é o mesmo, nem constante para todos os pacientes ou para o mesmo paciente em diferentes ocasiões. Mesmo assim, todos eles são relevantes para orientar a ação que o aprendiz deve estar apto a realizar como profissional. Cada situação identificada, por sua vez, pode representar alguma aprendizagem "pré-requisito" para a ação em foco. As "aprendizagens pré--requisito", por sua vez, poderão indicar outros objetivos de aprendizagem intermediários, que o aprendiz precisará desenvolver antes ou junto ao aprendizado do objetivo em foco (avaliar as características...). Essa, porém, é outra operação que será considerada posteriormente.

É possível, ainda, prosseguir na descrição dos demais componentes de um objetivo de ensino e, posteriormente, voltar a examinar os aspectos descritos até aqui.

C. Terceiro passo: descrever os aspectos da situação (ou meio) que decorrem da classe de ações (ou respostas) quando realizada na situação antecedente descrita

O terceiro passo no procedimento adotado é a *descrição das características da situação consequente,* do produto que necessariamente deve ser obtido pela execução do desempenho (correspondente a uma competência profissional) na situação descrita como antecedente. "Quando um organismo age em relação a determinados aspectos do ambiente (classes de estímulos antecedentes) ele muda, altera ou transforma esses aspectos. O que ele altera no ambiente é um aspecto crítico, porque define a relação do organismo com um segundo conjunto de aspectos do ambiente: as classes de estímulos consequentes" (Botomé, 1983, 2016). E esse é o terceiro componente da descrição de um objetivo de ensino: as decorrências possíveis da atividade (ação, resposta, competência...) do profissional quando atuar em sua realidade de trabalho. No Quadro 3 podem ser vistas, como complemento do que já está apresentado nos Quadros 1 e 2, as características da situação decorrente das ações que constituem o desempenho de interesse no exemplo em exame.

Neste exemplo que está sendo examinado, diante da situação descrita e do desempenho caracterizado, pode-se questionar: o que o aluno, como profissional, deverá necessariamente produzir ao realizar o comportamento em foco ("avaliar as características das condições físicas atuais de um paciente..."), "tomando contato com as características da situação antecedente descritas" (equipamentos..., resultados de exames..., informações de outros profissionais..., informações do paciente..., e assim por diante)? Essa é uma pergunta que auxilia na descoberta e na descrição das características da situação consequente (ou produto), e, ao respondê-la, em relação à ação de interesse em exame, provavelmente obter-se-á algo semelhante ao que está na coluna à direita do Quadro 3.

Pode-se dizer que, a partir das descrições apresentadas no Quadro 2, com o acréscimo do que consta na terceira coluna do Quadro 2, é possível ter uma ideia mais "concreta" (mais clara e com a percepção dos fenômenos a que se refere o que deve resultar da atividade ou para considerar adequado o verbo utilizado

Quadro 3
Uma possibilidade de descrição das características
(classes de estímulos) da situação consequente, como parte necessária
(um dos componentes) na elaboração de um objetivo de ensino

Características da situação antecedente	Características do desempenho de interesse	Características da situação consequente
- Características das condições físicas atuais de um paciente. - Características das condições físicas definidas como normais para um paciente. - Equipamentos para medida de características físicas de uma pessoa. - Resultados de exames sobre características físicas de uma pessoa. - Desempenho do paciente em situações de testes. - Informações de outros profissionais sobre características e necessidades de um paciente. - Diagnóstico médico sobre as condições de um paciente. - Informações de um paciente sobre sua situação anterior e atual. - Tempo de tratamento ou quantidade de sessões já realizadas por um paciente. - Medidas anteriores às atuais, sobre as características físicas de um paciente. - Ficha de avaliação ou prontuário para anotação de informações.	Avaliar as características das condições físicas atuais de um paciente em relação às condições anteriores e aos padrões definidos como normais para esse paciente.	- Medida das características das condições físicas atuais de um paciente. - Diferença entre as características das condições atuais de um paciente e as definidas como normais para ele. - Equipamentos em posição correta e prontos para outro uso, conforme normas de conservação e utilização dos próprios. - Registro do desempenho do paciente em situação de teste. - Registro das informações do paciente sobre sua situação anterior e atual. - Registro das informações de outros profissionais sobre as características e necessidades de um paciente. - Registro do diagnóstico médico sobre as condições de um paciente. - Conclusões sobre: a) a diferença entre as características atuais de um paciente e as definidas como normais para ele; b) o que é necessário fazer a seguir, com relação ao paciente; c) prognóstico. - Ficha de avaliação ou prontuário preenchido com registros feitos, conclusões obtidas etc.

para referir-se a ela) do que seja "avaliar as características das condições físicas atuais de um paciente em relação às condições anteriores e aos padrões definidos como normais para ele". O que o fisioterapeuta faz é um tipo de ação que, ao ser executada, deverá alterar determinados aspectos (situação consequente) em relação ao que existe, mudando a situação original (situação antecedente) na direção de interesse do trabalho profissional, o que precisa ser claro para quem vai realizar esse trabalho.

Com esses conjuntos de informações referentes a cada um dos três componentes de um objetivo de ensino (um comportamento ou uma competência a ser aprendido), ficam mais evidentes: a) os aspectos da situação que o aprendiz deve considerar para realizar a ação de interesse (sua atuação profissional); b) a própria classe de ações que constitui uma de suas competências profissionais; e c) o que deve resultar da ação de interesse (de sua atuação profissional, no caso). Um exame mais demorado e sistemático, porém, pode mostrar aspectos mais precisos a respeito do enunciado em exame no exemplo que está sendo utilizado como ilustração deste procedimento.

D. Quarto passo: descrever as características da classe de respostas (ou de ações) do objetivo de ensino (e de aprendizagem) em função das características do resultado e da situação na qual essa classe de respostas deveria ser realizada

O autor que propôs o procedimento para descrição de objetivos de ensino ainda especifica outros passos a realizar para desenvolver um "bom enunciado de um objetivo de ensino". Seguindo o procedimento proposto, o próximo passo consiste em "descrever as características do desempenho que são pertinentes para obter os produtos (situação consequente), na situação antecedente descrita". A partir desse ponto, ao olhar para as descrições das situações antecedente e consequente à ação profissional, é possível definir mais precisamente o que é realmente necessário que o aluno faça para "avaliar as características das condições físicas atuais de um paciente...", ressaltando as características desse desempenho que são essenciais para promover as alterações da situação antecedente para a consequente. Nesse momento, "o que importa é descrever apenas aquilo que é mais adequado para obter o produto sem esforço inútil ou algum tipo de prejuízo para o organismo" (Botomé, 1983, p.213).

No caso do exemplo empregado, procurar-se-á descrever quais "propriedades" devem caracterizar o desempenho inicialmente denominado pela expressão "avaliar as características...". Algumas perguntas podem auxiliar na descoberta dessas "propriedades": que tipos de ações são mais apropriados para "avaliar" o que está descrito no objetivo? Que características devem ter essas ações? Com que frequência essas ações devem ser realizadas? Elas devem ter alguma característica especial? Por meio da formulação e das tentativas de responder a essas questões é possível obter o que está apresentado no Quadro 4: uma descrição do desempenho de maneira semelhante à que já foi observada no Quadro 3.

A primeira mudança perceptível na descrição apresentada no Quadro 4 em relação àquelas que foram feitas nos quadros anteriores é a expressão "avaliar" ser mais própria para designar a relação entre os três componentes descritos no Quadro 2 do que para a "classe de respostas" (os tipos de ações) que o organismo apresenta ao estabelecer essa relação com o ambiente. Nesse sentido, pode ser visto que a expressão "avaliar" mudou de lugar (e de função) e, na coluna relativa à classe de ações, apareceu outra mais propriamente designativa de uma classe de ações (ou de respostas do organismo) que concretizam de maneira operacional a interação relevante entre a situação antecedente e a consequente (ver Quadro 4).

É importante ressaltar que a "classe de ações" original, ao serem descritas "as características do desempenho", mudou de "avaliar" para "registrar as diferenças". Este é o desempenho que caracteriza o componente do comportamento denominado "avaliar" (no caso em exame). Essa parece ser a classe de respostas mais apropriada para o profissional apresentar ao "avaliar as características de um paciente". É a classe de ações que define melhor a relação que o profissional deve estabelecer com o ambiente no qual deve realizar essa "avaliação". Poder-se-ia escolher outros tipos de classes de respostas (falar, gravar, pensar, anotar na lousa ou em um papel qualquer...), mas parece que essa (ver o Quadro 4) é – até que uma alternativa melhor seja descoberta e testada – a classe de respostas que melhor circunscreve e produz os resultados de interesse (ver o conjunto da direita no Quadro 4). A ideia de que registrar é uma atividade relevante está relacionada a vários aspectos. Um deles diz respeito a tornar o que foi observado algo empiricamente (ou fisicamente) observável, conferível, utilizável inclusive por outras pessoas, sendo apropriada para um contexto de exame profissional das condições de alguém.

Embora ainda incompleto e passível de reformulações, o Quadro 4 já possibilita a identificação de alguns problemas. Em primeiro lugar, o desempenho observável (a classe de respostas ou de ações do profissional perante os dados indicados na situação antecedente do Quadro 4), designado pelo verbo "registrar", *não é o comportamento de interesse*. Ele é uma parte da evidência visível (empírica) da relação denominada "avaliar", e esse "avaliar" é o comportamento que interessa para definir o profissional. É muito comum deixar um "verbo observável" como descrição do comportamento, esquecendo-se de que *ele ra-*

Quadro 4
Descrição operacional do desempenho proposto inicialmente,
especificando as "propriedades" (aspectos ou características relevantes)
dos três componentes desse desempenho, especialmente da classe
de respostas que compõe o comportamento em exame

Comportamento – objetivo		
Avaliar as características das condições físicas atuais de um paciente em relação às condições anteriores e aos padrões definidos como normais para esse paciente		
Características da situação antecedente	Características do desempenho de interesse	Características da situação consequente
<ul><li>Características das condições físicas atuais de um paciente.</li><li>Características das condições físicas definidas como normais para um paciente.</li><li>Equipamentos para medida de características físicas de uma pessoa.</li><li>Resultado de exames sobre características físicas de uma pessoa.</li><li>Desempenho do paciente em situações de testes.</li><li>Informações de outros profissionais sobre características e necessidades de um paciente.</li><li>Diagnóstico médico sobre condições de um paciente.</li><li>Informações de um paciente sobre sua situação anterior e atual.</li><li>Tempo de tratamento ou quantidade de sessões já realizadas por um paciente.</li><li>Medidas anteriores às atuais, sobre as características físicas de um paciente.</li><li>Ficha de avaliação ou prontuário para anotação de informações.</li></ul>	Registrar na ficha de avaliação ou prontuário de um paciente o grau de diferença de cada uma das características físicas atuais, de interesse para o tratamento, em relação às anteriores e aos padrões definidos como normais para o paciente, de maneira clara, precisa e fidedigna, antes de iniciar o processo terapêutico e ao final de cada etapa de tratamento programada.	<ul><li>Características das condições físicas atuais de um paciente.</li><li>Características das condições físicas definidas como normais para um paciente.</li><li>Equipamentos para medida de características físicas de uma pessoa.</li><li>Resultados de exames sobre características físicas de uma pessoa.</li><li>Desempenho do paciente em situações de testes.</li><li>Informações de outros profissionais a respeito de características e necessidades de um paciente.</li><li>Diagnóstico médico sobre condições de um paciente.</li><li>Informações de um paciente sobre sua situação anterior e atual.</li><li>Tempo de tratamento ou quantidade de sessões já realizadas por um paciente.</li><li>Medidas anteriores às atuais, sobre as características físicas de um paciente.</li><li>Ficha de avaliação ou prontuário para anotação de informações.</li></ul>

ramente nomeia uma "relação entre aquilo que o organismo faz e o ambiente em que o faz", mas apenas "aquilo que o organismo faz". O exemplo ilustra didaticamente o que está examinado no trabalho de Botomé (1983, 2016) como um engano frequente na proposição de comportamentos humanos como objetivos de ensino. Um engano que exige aprendizado e treinamento para ser identificado, corrigido e superado. O conceito de comportamento (de objetivo de ensino ou de competência profissional a ser aprendida) e a tecnologia relativa a seu uso, porém, já existem e estão disponíveis para aprendizado e utilização.

Outro problema diz respeito à expressão "registrar", o último elo de uma complexa cadeia de comportamentos relativos a esse tipo (ou classe) de comportamentos ("avaliar"...). A expressão "avaliar..." engloba uma sequência de vários comportamentos intermediários, cada um com componentes específicos (p. ex., verificar algo, medir algo, questionar algo, verificar documentos relativos a algo, obter informações por meio de entrevista, fazer observações diretas de fenômenos...). Também não se deve confundir o comportamento de interesse "avaliar" com algum ou alguns de seus "intermediários" ou até com todos eles. Menos ainda confundir o objetivo (ser capaz de estabelecer uma relação entre determinados aspectos do ambiente, as características da própria atividade e um resultado relevante para as pessoas envolvidas e para a sociedade) com a mera designação da atividade por um nome, mesmo que seja um verbo (anotar, registrar ou observar, p. ex.).

Esses problemas mostram algumas dificuldades que podem existir com a definição de comportamentos de interesse como objetivos de ensino (e de aprendizagem) para a caracterização do profissional. São obstáculos, dificuldades ou equívocos que podem ter consequências muito sérias no processo de definição do "perfil de um profissional" por meio da explicitação dos comportamentos que o caracterizam. É útil insistir que os conceitos examinados anteriormente são pré-requisitos tanto para o entendimento do que aqui está sendo considerado para sua utilização em um trabalho de conceber e planejar o que precisa ser ensinado (e aprendido) como comportamentos profissionais que delimitam a competência do profissional do campo de atuação em foco. No nosso caso, a Fisioterapia.

E. Quinto passo: verificar a coerência das descrições dos componentes do comportamento

Com as descrições dos três componentes, é possível examinar a coerência (ou até mesmo a consistência) de cada descrição em relação às demais, de forma que se mantenha apenas o que, de cada componente, caracteriza o comportamento (a relação entre a classe de ações do organismo e o ambiente em que ele realiza esse tipo de ação) de interesse: "avaliar as características de um paciente...". Após a descrição dos três componentes essenciais para a elaboração de um objetivo de ensino, é possível realizar outro passo: averiguar e avaliar o conjunto das descrições. Essa verificação é feita para *completar ou corrigir as descrições dos três componentes em função do que se pretendia com o objetivo inicial ou até para corrigir a "pretensão inicial" quanto ao próprio objetivo de ensino.*

Ao descrever cada um dos componentes, podem passar despercebidos alguns fatores capazes de comprometer a relação entre esses componentes, de maneira que não explicitem o que era pretendido inicialmente com o objetivo de ensino. Um desses fatores diz respeito à generalidade das descrições de cada componente. Cada um deles pode ser descrito de forma mais ou menos específica de acordo com o tipo (ou a abrangência) do objetivo que está sendo proposto. A descrição dos componentes de um objetivo terminal (o que o aprendiz deverá ser capaz de fazer ao final de uma unidade de aprendizagem), por exemplo, será necessariamente mais geral que a de um objetivo intermediário (o que é necessário que o aprendiz aprenda a fazer, como aprendizagem intermediária, para atingir o objetivo terminal). Ou, também, cada aspecto constituinte da competência geral pode estar descrito em graus diferentes de generalidade, e, nesse caso, precisaria haver uma homogeneização desses graus de generalidade das descrições entre os três constituintes do comportamento de interesse como objetivo de ensino, ou como competência profissional a desenvolver na formação do aprendiz.

No Quadro 5, pode-se observar que as descrições anteriores (Quadros 3 e 4) foram alteradas. As mudanças referem-se, fundamentalmente, à caracterização do produto (ou resultado) da classe de ações. Várias características da "situação consequente" descritas nos quadros anteriores não aparecem mais na formulação final. Por meio da verificação do conjunto de descrições dos três componentes, foram identificadas algumas que caracterizavam produtos de ações intermediárias às que estão propostas no desempenho. "Medidas das características das condições físicas atuais do paciente", por exemplo, é produto de ações (mensurar as características encontradas) que serão necessárias como pré-requisitos para que seja possível verificar as diferenças entre as características físicas atuais e as anteriores de um possível paciente. Do mesmo modo, o registro do desempenho do paciente em situações de teste e o do diagnóstico feito são produtos ou resultados de ações anteriores àquela que interessa neste momento: "identificar a diferença entre as características atuais e anteriores...".

Quadro 5
Descrição operacional do desempenho proposto inicialmente,
especificando as "propriedades" (aspectos ou características relevantes)
dos três componentes desse objetivo (especialmente da classe de ações)
que compõe o comportamento em exame como uma competência profissional

Comportamento – objetivo (competência a desenvolver)		
Avaliar as características das condições físicas atuais de um paciente em relação às condições anteriores e aos padrões definidos como "normais" para esse paciente		
Características da situação antecedente	**Características do desempenho de interesse**	**Características da situação consequente**
<ul><li>Características das condições físicas atuais de um paciente.</li><li>Características das condições físicas definidas como normais para um paciente.</li><li>Equipamentos para medida de características físicas de uma pessoa.</li><li>Resultados de exames sobre características físicas de uma pessoa.</li><li>Desempenho do paciente em situações de testes.</li><li>Informações de outros profissionais sobre características e necessidades de um paciente.</li><li>Diagnóstico médico sobre condições de um paciente.</li><li>Informações de um paciente sobre sua situação anterior e atual.</li><li>Tempo de tratamento ou quantidade de sessões já realizadas por um paciente.</li><li>Medidas anteriores às atuais sobre as características físicas de um paciente.</li><li>Ficha de avaliação ou prontuário para anotação de informações.</li></ul>	Registrar na ficha de avaliação ou prontuário de um paciente o grau de diferença de cada uma das características físicas atuais, de interesse para o tratamento, em relação às anteriores e aos padrões definidos como normais para o paciente, de maneira clara, precisa e fidedigna, antes de iniciar o processo terapêutico e ao final de cada etapa de tratamento programada.	<ul><li>Ficha de avaliação ou prontuário do paciente preenchido com a diferença entre as características das condições físicas atuais e as definidas como normais para ele, em local apropriado com relação aos demais registros.</li><li>Equipamentos em posição correta e prontos para outro uso, conforme as normas de conservação e utilização dos próprios.</li><li>Registro das informações de outros profissionais sobre as características e as necessidades de um paciente:</li><li>Maior probabilidade de conclusões inequívocas a respeito de: a) a diferença entre as características atuais de um paciente e as definidas como normais para ele; b) o que é necessário fazer a seguir, com relação ao paciente; c) prognóstico.</li><li>Maior probabilidade de acerto na proposição de tratamento necessário para o paciente.</li><li>Maior probabilidade de sucesso do processo terapêutico no menor tempo possível.</li></ul>

Pode ser percebido no "produto descrito" que há resultados físicos imediatos (os dois primeiros) e não imediatos (probabilidade de acerto na escolha do tratamento e menor tempo de trabalho) que podem ser, inclusive, medidas sobre a adequação dos demais componentes. Em relação a isso, pode-se perguntar: esses resultados, de fato, acontecem quando algum profissional age conforme a descrição explicitada? Isso é um problema empírico: precisa ser verificado. É algo importante para a definição do que caracteriza o comportamento profissional. Primeiro porque são os resultados das ações que deverão indicar sua adequação, e segundo porque a constante avaliação desses comportamentos pode levar a profissão (e o ensino dela) a um contínuo desenvolvimento em função dos resultados relevantes para configurar o que, efetivamente, está sendo feito pelo profissional.

A própria palavra "identificar", embora seja útil para delimitar o que se pretende, não se refere a uma classe de ações (ou de respostas) específica. Nesse sentido, ainda é preciso deixar mais explícito como se expressaria essa "identificação" em termos de ação do profissional. O produto a ser obtido por meio do desempenho proposto na (em relação à) situação antecedente descrita é, essencialmente, o que pode ser observado no Quadro 5. Os demais podem, sem prejuízo, ser retirados da descrição do que deve resultar da ação do organismo que evidencie o resultado de interesse envolvido no comportamento que o profissional precisa ser capaz de realizar. Embora os resultados de interesse indicados, assim como as situações antecedentes, também possam referir-se a comportamentos (componentes da classe mais geral "avaliar") a serem aprendidos como etapas intermediárias a serem objetos de aprendizagem (e de ensino antes) de chegar à exigência de aprendizagem desse comportamento mais complexo (avaliar...), em seu conjunto de relações mais microscópicas do que esse exame revela.

Outro "resultado" da classe de ações proposta como componente do objetivo de ensino diz respeito à possibilidade de tirar "conclusões" a partir dos dados. Ele não é um resultado imediato da classe de ações, mas da possibilidade de, tendo realizado o comportamento de "avaliar...", poder comparar informações precisas e fidedignas de vários aspectos do paciente, de interesse para uma possível intervenção profissional. Os vários "resultados" prováveis (comparar informações, concluir a respeito...) referem-se a um "aumento da probabilidade de poder realizar outras ações mais complexas" (comparar informações entre si e tirar conclusões o mais possível inequívocas dos dados registrados) como parte ou etapa do comportamento de "avaliar as condições de um paciente" que precisarão constituir alvo de intervenções de um fisioterapeuta.

4. Descrição de alguns tipos de objetivos de ensino (competências) de unidades de aprendizagem ("disciplinas") de um curso de graduação como "recurso" (ou condição) para delimitar os comportamentos relevantes (ou as competências) que constituem a profissão de fisioterapeuta

Pela comparação do objetivo inicial (elaborar a avaliação e a programação fisioterápicas) com os Quadros 1 (avaliar as características físicas...) a 5, pode-se notar que, por meio da aplicação do procedimento de caracterização de um objetivo, como foi proposto, é possível chegar a uma forma de elaboração de objetivos de ensino mais adequada nos aspectos de clareza e precisão daquilo que é indicado como comportamento necessário ao aprendiz, para que ele possa ser entendido como um profissional bem preparado (competente) no âmbito das responsabilidades de seu campo de atuação (ou daquilo que é de sua alçada ou competência).

Embora o enunciado empregado como exemplo tenha sido inicialmente considerado um "objetivo", pode-se observar a diferença entre ele (Quadro 5) e o que está contido no Quadro 1 para explicitar o que é necessário conseguir que o aluno seja capaz de fazer. Seria possível, ainda, examinar as decorrências dessas formulações para o desenvolvimento do ensino (conforme Botomé, 1981 e 1983), mas isso não faz parte dos objetivos do presente texto, a não ser no que diz respeito à definição do objeto de trabalho da Fisioterapia. É o procedimento de proposição e descrição de objetivos o que parece viabilizar uma alta visibilidade do que pode ser considerado objeto de exercício (do trabalho) desse campo de atuação profissional.

O mesmo procedimento pode ser aplicado a qualquer um dos enunciados examinados. A simples aplicação do *primeiro passo* desse procedimento aos enunciados considerados "falsos objetivos" (ver Capítulo 5) possibilitaria maior visibilidade do que é necessário conseguir com o ensino e que os enunciados originais mais encobrem e distorcem do que explicitam. É necessário ter claro que um objetivo de ensino explicita um comportamento que caracteriza a atuação profissional e que um comportamento é a relação entre aquilo que um organismo faz e o ambiente em que o faz. Nesse sentido, o *verbo* deve referir-se ao comportamento que o aluno deverá apresentar como profissional (não apenas como aluno!). Não se deve confundir isso com "verbo que se refira a alguma ação observável do profissional". Não é qualquer verbo que define ou nomeia o vínculo importante ou de interesse entre aquilo que um profissional faz e a realidade em relação à qual ele o faz. Examinando alguns exemplos, pode ficar mais claro de que maneira essas exigências contribuem para uma definição da atuação profissional.

No Quadro 6, pode-se observar como ficariam alguns dos enunciados que não foram considerados "objetivos" na análise inicial, após a descrição das características do desempenho da maneira como foi desenvolvida no primeiro passo do exemplo examinado nos Quadros 1 a 5. Pode ser notado que a aplicação desses cuidados aos enunciados originais de objetivos retirados dos planos de ensino possibilita uma reformulação desses enunciados. Uma reformulação cujo resultado é uma percepção mais clara e precisa sobre o que o aprendiz deverá ser capaz de fazer como fisioterapeuta.

O primeiro enunciado do Quadro 6 ("possibilitar uma visão da Fisioterapia como forma de tratamento, seu campo de atuação..."), por exemplo, pode ser muito alterado com um exame cuidadoso por meio dos critérios e dos procedimentos apresentados. Para que deve o futuro profissional ter uma "visão" da profissão, de suas formas de atuação e de suas condições no País? Provavelmente para fazer *algo ou alguma coisa* em relação a isso. Esse *algo ou alguma coisa* é o que é considerado importante a explicitar, esclarecer e descrever. Caso contrário, aquilo para o qual é realmente necessário preparar o futuro profissional fica encoberto ou obscurecido. O que aumento o risco de não ser ensinado e, inclusive, dificultar um exame de sua adequação como ações cruciais para a formação de um bom profissional nesse campo de atuação. E, pior ainda, pode ser oportunidade simplesmente para os alunos aprenderem outra coisa qualquer que não o que seria um objetivo (uma competência) relevante. O enunciado resultante da aplicação desse procedimento ("reabilitar pessoas de qualquer idade, sexo ou raça, de acordo...") traduz de maneira mais clara as atividades próprias do fisioterapeuta ao agir profissionalmente em relação aos problemas afetos ao seu campo de atuação, sempre considerando o objeto de trabalho da Fisioterapia). Obviamente as demais etapas do procedimento descrito nos Quadros 1 a 5 também poderiam ser realizadas.

No Quadro 6 ainda pode ser observado o desmembramento de um enunciado em diversos outros, por exemplo, no caso do segundo objetivo. Os mesmos problemas repetem-se. "Examinar" os programas nacional e internacional de saúde talvez seja necessário como uma primeira atividade do futuro profissional em Fisioterapia, porém o mais importante no objetivo de ensino é explicitar *o que* ele deverá ser capaz de fazer, como profissional, *em relação* a esses Programas (ou Planos) de Saúde. Provavelmente deverá ser capaz de fazer diversas coisas sobre os programas de saúde, e essas *diversas coisas* devem ser descritas, uma a uma, como *unidades de desempenho* intermediários para que possa haver clareza sobre cada uma delas e maior facilidade para decidir quais os recursos necessários e adequados para promover a aprendizagem de cada um desses desempenhos, tanto os que caracterizam o objetivo final como os intermediários que o fisioterapeuta em formação deveria ser capaz de

Quadro 6
Aplicação do primeiro passo do procedimento proposto a alguns enunciados
originais, considerados "falsos objetivos de ensino" (ver Quadros 8 a 11 do Capítulo 5)

Enunciado original	Possíveis características do desempenho identificadas após a aplicação do primeiro passo do procedimento proposto
Possibilitar uma visão da Fisioterapia como forma de tratamento, seu campo de atuação e sua condição no processo de reabilitação (enunciado 8 do Quadro 7 do Capítulo 5).	Reabilitar pessoas de qualquer idade, sexo ou raça, de acordo com o campo de atuação do fisioterapeuta e com as características dos processos de reabilitação desenvolvidos e mais apropriados ao país e à região onde vivem os pacientes.
Examinar os programas nacional e internacional de saúde (enunciado 5 do Quadro 7 do Capítulo 5).	• Atuar profissionalmente na área da Fisioterapia de acordo com o estabelecido no Programa Nacional de Saúde. • Adaptar o Programa Nacional de Saúde à realidade da população. • Atuar profissionalmente na área da Fisioterapia de acordo com o estabelecido no Plano Internacional de Saúde. • Adaptar o Plano Internacional de Saúde à realidade dos problemas de saúde da população do País.
Discutir a relação estabelecida pelo fisioterapeuta com seu paciente do ponto de vista sociológico, psicológico e ético (enunciado 13 do Quadro 7 do Capítulo 5).	Relacionar-se com os pacientes de acordo com: a) sua condição social; b) seu estado emocional; c) suas condições econômicas; d) suas condições físicas; e) suas condições de saúde; f) suas condições psicológicas; g) sua condição educacional; e h) os preceitos da ética profissional.

realizar para concretizar suas competências (responsabilidades) profissionais. Obviamente, para aprender a realizar esse objetivo, o aprendiz precisará realizar vários tipos de aprendizagens intermediárias (p. ex., caracterizar as prescrições importantes para orientar o trabalho profissional presentes no Plano Internacional de Saúde ou quais outras orientações oficiais para o trabalho em saúde devam ser consideradas pelo profissional).

Os procedimentos ilustrados (mais do que demonstrados) até agora apenas mostram um caminho de definição de objetivos de ensino que delineiam com maior clareza e precisão o que caracteriza a atuação de um profissional. Há várias dificuldades a superar para utilizar e desenvolver esses procedimentos, desde o domínio de conceitos básicos até o conhecimento do campo profissional em exame. Os exemplos apresentados no Quadro 5 também possibilitam ver as mudanças produzidas em relação aos enunciados iniciais. Essas diferenças podem corresponder a profissionais diversos, distanciados e até opostos em sua concepção e atuação em função de uma formação que esteja orientada por diferentes concepções (e objetos) do que seja "ensinar" e "aprender". Insistimos que qualquer aprendiz precisa ficar apto a realizar mais do que repetir, aderir ou adotar informações. Também que qualquer aprendiz precisa aprender mais do que reconhecer informações (conceitos ou conhecimentos) ou utilizá-los por capricho ou decisões sem fundamento... Ele precisa estar apto a transformar conhecimento em atuações relevantes em relação às circunstâncias e necessidades dos sujeitos de sua atuação e orientadas pelos resultados relevantes que precisam ser produzidos por e para os sujeitos de sua atuação profissional.

Um conjunto bem definido de expressões como as que podem ser vistas à direita do Quadro 6 constitui um "perfil" da atuação que define um profissional e pode constituir o currículo (comportamental ou de competências) dos cursos de graduação em Fisioterapia. É o que corresponde, na Figura 12 do Capítulo 7, a transformar informações ou conhecimentos em comportamentos relevantes para lidar com uma situação bem caracterizada e produzir resultados relevantes para a solução dos problemas que constituem a situação original com a qual se defronta o profissional. Isso é bem mais do que a "mera aplicação" de conhecimento ou informações. Há a necessidade de um processo de transformação de informações em comportamentos outros que não apenas sua identificação, uso como rótulo, adesão social ou mera verbalização como "etiqueta" para os processos que realiza ou como justificativas (racionalizações?) para a própria atuação. Sempre sem esquecer que as informações (o conhecimento ou os "conteúdos") referem-se ora a aspectos das situações (antecedentes) que precisam ser consideradas para a realização de qualquer atividade constituinte de um comportamento, ora às características dessas próprias atividades, a aspectos das decorrências relevantes das atividades realizadas. Identificar isso e derivar os aspectos ausentes do conhecimento considerado exige um trabalho artesanal e cuidadoso, e quase sempre demorado, quando é feito pela primeira vez em relação a uma unidade de aprendizagem qualquer.

É evidente que o trabalho de definir a profissão por meio desse procedimento (e mesmo de outros) não se esgota ou se conclui com a obtenção de um conjunto de enunciados. Descobrir esses enunciados, formulá-los corretamente, organizá-los, sistematizá-los, testá-los e reformulá-los são tarefas permanentes e exigem a elaboração de procedimentos de pesquisa, exame, debate, replicação científica, entre outros. Ainda é preciso deixar claro que essas relações (competências) como objetos de trabalho da profissão de um professor e com as múltiplas possibilidades e níveis ou âmbitos de atuação de um campo profissional (no caso, em relação ao objeto de trabalho da Fisioterapia) podem ser muito mais esclarecidas e aperfeiçoadas. Até porque se cruzam com conhecimentos de várias áreas e com experiências desenvolvidas por outros campos de atuação profissional, com os quais há afinidades ou aproximações tanto como ensino quanto como intervenção profissional em Fisioterapia.

Dessa forma, a aplicação desses procedimentos aos enunciados propostos como "objetivos" das disciplinas relativas à formação do fisioterapeuta faria com que esses enunciados traduzissem com maior clareza o que é necessário que o futuro profissional fisioterapeuta seja capaz de fazer ao final dessas disciplinas. Ao mesmo tempo, aproximaria (ainda que insuficientemente) esses enunciados daquilo que parece ser melhor como um enunciado de objetivo de ensino que constitua um conjunto de competências ou comportamentos que possam ser considerados definidores do trabalho de um profissional fisioterapeuta. É óbvio que todos os procedimentos propostos como necessários para a elaboração de um objetivo de ensino poderiam (e deveriam) ser aplicados a cada um desses enunciados originais, de maneira que possibilitem obter algo semelhante ao que pode ser visto nos Quadros 4 e 5, o que não será feito neste momento por não ser essa a finalidade deste texto, cuja preocupação consiste em avaliar a influência dos objetivos, do modo como estão propostos, sobre o objeto de trabalho da profissão.

O que vale ressaltar, em um possível processo de tradução daquilo que deva ser o futuro profissional em Fisioterapia, é que objetivos descritos dessa forma constituem um passo fundamental para começar a aperfeiçoar a profissão em uma direção relevante. Uma direção que viabilize uma atuação voltada para um tipo de trabalho (de serviço à sociedade) que caracterize a Fisioterapia como sendo do campo da Saúde e não apenas de uma parte específica (somente as patologias) de problemas de saúde com o qual esse campo deva trabalhar. Objetivos de ensino sob a forma de comportamentos característicos do profissional, que constituem aquilo que ele deve estar apto a fazer com competência e que constituem a responsabilidade social do campo de atuação em Fisioterapia, são muito mais do que objetivos de aprendizagem (ou de ensino), os quais, vistos fora de um conjunto de informações que os contextualizem, tendem a não deixar claras as lacunas, as tendências e as distorções no que deveria constituir a atuação típica e definidora desse campo profissional. É nisso que um ensino de competências pode ajudar mais do que ensino orientado por temas ou "conteúdos", ou mesmo por atividades, projetos, resolução de problemas, conforme foi examinado na Figura 1 do Capítulo 5. O que é muito difícil de superar sem o uso desse conceito de objetivo de ensino (competência ou comportamento relevante a ensinar e não apenas por ser apresentado sob a forma de um verbo de ação) na explicitação do que é necessário ensinar como capacitação do futuro profissional para trabalhar de maneira competente e de acordo com o que é considerado responsabilidade social de seu campo de atuação.

5. A orientação da formação profissional em Fisioterapia existente no País até o final da segunda década do século XXI

Em síntese, e retomando o que foi verificado, pode ser identificado, em relação à formação do profissional de Fisioterapia no País, que essa formação não está, ainda, dirigida no sentido adequado para alcançar as características desejáveis da profissão, apesar das afirmações existentes tanto nos documentos oficiais sobre a profissão (Código de Ética, p. ex.) quanto nas posteriores tentativas de definir o fisioterapeuta como um profissional do campo da Saúde. As classes de conhecimento, da maneira como estão sendo propostas nos cursos de graduação, não se referem aos problemas originalmente identificados no currículo oficial, por mais que se refiram a novas informações sociais ou tecnológicas a respeito da profissão. Ao contrário, parecem potencializar tais necessidades e problemas. E é esperado que seja o que tende a acontecer, na medida em que os cursos, particularmente os de graduação, adotam como orientação tipos de informação em lugar de objetivos relacionados a competências relevantes para configurar o papel desse campo de atuação profissional na sociedade. Isso, inclusive, tende a diminuir a atenção ou preocupação, como um problema do ensino superior, em relação a identificar as necessidades existentes na sociedade quanto ao desenvolvimento de movimentos adequados e ao papel desses movimentos na construção da saúde dos indivíduos e da coletividade.

A atenção e a preocupação com as necessidades sociais (não apenas as demandas) para subsidiar a delimitação de competências profissionais a desenvolver no âmbito dos cursos de graduação poderiam ser alvo de investigações, pesquisa científica, discussões, debates, questionamentos e intervenções orientados por cuidadosa formação e pesquisas pertinentes a respeito desses processos de intervenção e dos comportamentos que os constituem como competências próprias dos profissionais de Fisioterapia. Além daquelas competências que estão relacionadas ao ensino e à avaliação da profissão. Tudo isso carece não só da produção de novas informações inequívocas, como de um processamento que não se restrinja a adotar aquelas que são familiares ou mais fáceis de acessar, repassando-as tais como se apresentam ou são apresentados por diferentes autores. Essa possibilidade ou tendência tende a aumentar a probabilidade de erros e inadequações de procedimento de uso adequado do conhecimento como insumo para elaborar competências profissionais relevantes como objetivos de ensino, levando a prejuízos e atrasos no desenvolvimento importante da profissão para sua atuação e papel social. O que é muito mais do que a multiplicação da quantidade de cursos que se repetem em currículo e em procedimentos gerais de trabalho com o ensino superior.

A diversidade de disciplinas e de "objetivos" de ensino é apenas uma dispersão na formação do profissional. Ela não significa ampliação nas possibilidades de atuação do fisioterapeuta, uma vez que permanece, em todos os cursos do País, uma orientação parcial e restritiva para a formação desse profissional. A quase totalidade (as exceções são poucas) das "disciplinas" (que deveriam ser "programas de aprendizagem") dirige a atuação do fisioterapeuta para a reabilitação e a recuperação, quando as pessoas já perderam significativamente suas condições de saúde. Ainda está presente, ou fortemente influenciando, nas propostas de ensino dos cursos de graduação, a definição oficial de que o fisioterapeuta é um técnico (e auxiliar do médico). Na quase totalidade das "disciplinas", além das que são consideradas básicas, o aluno aprende técnicas de terapia ou procedimentos de tratamento de patologias, para as quais, inclusive, ele não está preparado para diagnosticar, com o que lhe é ensinado a partir do currículo existente. Diagnóstico está sendo muito mais entendido como uma inclusão de sinais e sintomas, quase sempre os relatados pelos pacientes ou detectados em exames, em uma categoria de classificação de patologias, sendo essa categoria o que orienta os possíveis "tratamentos" a serem realizados com o paciente. A concepção de que o ponto de partida de uma intervenção profissional é uma caracterização o mais precisa possível do problema que está ocorrendo com os pacientes ainda não é algo claro como exigência de várias modalidades de observação (direta, com instrumentos, por meio de depoimentos, de documentos que registraram ocorrências com o paciente etc.). Também não é coerente com as distinções entre demandas (queixa, pedido, solicitação, reclamação, relatos de incômodos, normas e regras governamentais ou de órgãos de classe etc.) e problemas (o que está efetivamente acontecendo) em relação a possíveis e prováveis determinantes de sua ocorrência ou decorrentes dela. A essas lacunas ainda se soma uma precária distinção (talvez só apenas na nomenclatura) das diferenças entre modalidades de conhecimento (ciência, senso comum, filosofia, arte e religião). O próprio método científico que deveria ser base para a formação profissional é fortemente considerado como apenas uma "técnica de pesquisa", ainda longe de ser considerado um recurso de procedimento fundamental a ser usado para a intervenção profissional em qualquer modalidade de trabalho. Menos ainda considerado um meio de ensino e de formação de profissionais dos mais relevantes para o desenvolvimento de competências fundamentais para o aprendizado do que deve caracterizar o exercício da profissão.

O exame dos "objetivos" das disciplinas dos cursos de graduação do País reafirma a ausência de propostas práticas de orientação da aprendizagem na direção de novas alternativas de assistência à saúde. Os "objetivos" insistem na constante ênfase em preparar o futuro profissional para executar técnicas de tratamento em indivíduos acometidos de alguma patologia ou deficiência, sem o acompanhamento de propostas ou o desenvolvimento de outras modalidades de atuação profissional: *promover* melhores condições de postura e movimento *para a população, manter* as boas condições de saúde *da população* quanto à postura e ao movimento, *prevenir* (impedir que existam) problemas com as condições de postura e movimento ou de condições de saúde *da população que dependam dessas posturas e movimentos* e assim por diante.

O exame dos "enunciados" apresentados como "objetivos de ensino" deixa evidente uma remanescente confusão com o conceito de objetivos de ensino, desde antes das diretrizes para ensino de competências nos cursos de graduação em Fisioterapia, dadas as características desses enunciados, à margem do conhecimento existente sobre proposição de objetivos de ensino (Botomé, 1981 e 1983; Pedrazzani, 1983; Seixas, 1984; Miranda, 1996 e outros). A ausência de objetivos de ensino, pelo menos de acordo com as concepções delineadas neste livro, traz uma decorrência imediata: ainda não existe explicitamente o que o fisioterapeuta deveria ser capaz de fazer como atividade definidora de sua especificidade profissional. Uma decorrência que se segue diz respeito à maior dificuldade de distinguir, com clareza e precisão, a que se dedica a atividade desse profissional. Nesse sentido, a indefinição ou imprecisão de objetivos do ensino de graduação acompanham a indefinição e imprecisão do que se concebe ou se convenciona como objeto de trabalho da profissão (aquilo a que ela se dedica). A menos que sejam consideradas objeto de trabalho do fisioterapeuta apenas as patologias e, como sua atividade profissional, a mera execução de técnicas conhecidas de tratamento fisioterapêutico.

É notável, no exame das "disciplinas" que compõem o currículo de graduação, uma lacuna que pode ter uma influência grande na definição do que caracteriza os fisioterapeutas. Há uma significativa ausência de disciplinas voltadas para a formação científica desse profissional. Não transparece, no conjunto de disciplinas que compõem o currículo, preocupação com o desenvolvimento de conhecimento para capacitá-lo a produzir ou a utilizar conhecimento científico no exercício profissional, o que traz o risco de formar "consumidores de manuais" e pessoas que no máximo leem a literatura técnica de interesse das empresas (incluindo as editoras) que comercializam aparelhos, ideias ou procedimentos. Aprender a derivar conhecimentos e procedimentos (comportamentos) das pesquisas (tanto de áreas que não se identificam quanto das que são próximas à Fisioterapia) para o exercício profissional, ser capaz de ler com critérios e exigências científicos e realizar, pelo menos, a produção de conhecimento por meio de pesquisas de avaliação ou investigações científicas simples a respeito da própria eficácia dos procedimentos e intervenções profissionais são alguns exemplos de possíveis aspectos a desenvolver como formação científica.

Há também de considerar a necessidade de aprender a observar, agir e raciocinar cientificamente no exercício profissional (o que é muito mais complexo do que pode parecer à primeira vista). Em qualquer dos aspectos a respeito das necessidades de formação científica é importante ressaltar que essa formação é básica para fazer o profissional estar instrumentado metodologicamente para lidar com o objeto de intervenção do fisioterapeuta, qualquer que seja esse objeto. Mesmo no caso de ser esse objeto apenas a patologia da postura e do movimento ou o movimento como recurso de tratamento de outros tipos de patologias, é necessário desenvolver uma boa formação em metodologia científica (observar, raciocinar, analisar variáveis, sistematizar conhecimento científico, raciocinar a partir de dados, distinguir entre conclusões de observações e crenças ou conhecimentos de preferência pessoal...) para agir adequadamente como profissional. Uma boa formação científica também tem consequências sobre a própria definição do objeto de trabalho da Fisioterapia. Isso acontece uma vez que, à medida que existe e se desenvolve tal formação, o profissional adquire uma crescente capacidade de observar, raciocinar, lidar com variáveis, agir com precisão, raciocinar com mais clareza, rapidez e adequação, organizar informações (categorizar, hierarquizar, distinguir níveis e assim por diante). O próprio problema da quantificação dos fenômenos e processos é um aspecto importante para desenvolver avaliação e delineamento do que faz ou deve fazer um profissional em seu trabalho de intervenção, que realiza quase diariamente.

Em todos os aspectos examinados, parece fundamental para o desenvolvimento da Fisioterapia a realização de estudos e pesquisas que produzam conhecimento útil para o estabelecimento, e mesmo esclarecimento, de diretrizes suficientes e mais adequadas para a formação do fisioterapeuta. É preciso desenvolver um conhecimento que permita clarificar formas de atuação que levem à superação da atual tendência de enfatizar determinado tipo de assistência à saúde. Parece necessário também que se produza e divulgue conhecimento sobre a construção de objetivos de ensino mais adequados para delinear a formação que levará a ter o fisioterapeuta que interessa para o País. Principalmente a respeito das relações entre atividades, comportamentos, competências e exercício profissionais na realização do trabalho desse campo de atuação na sociedade.

A transformação da Fisioterapia, como campo de atuação profissional, para uma profissão do campo da Saúde (e não apenas ou preponderantemente da doença) depende da capacitação dos fisioterapeutas para lidarem com o contexto global de inserção dos problemas desse campo de atuação e com seus múltiplos determinantes, em sua maioria variáveis estranhas ao que é conhecido (difundido) como "campo da Saúde". A decorrência imediata mais perceptível é a necessidade de contribuição de diferentes *áreas do conhecimento* para o desenvolvimento do agente de intervenção no *campo de atuação profissional* denominado "Fisioterapia".

De acordo com tais considerações, o profissional, para estar apto a lidar com os múltiplos níveis ou estados das condições de saúde de um organismo, necessita de uma formação bem diferente do que apenas dominar técnicas de tratamento de patologias. Mesmo que apenas quanto ao movimento e à postura, tanto como resultados quanto como determinantes de características dessas condições de saúde. Isso se acentua quando fica claro que é necessário lidar mais com as condições de saúde de populações inteiras do que atuar em relação a condições de saúde, com frequência já precárias, de organismos isolados.

Qualquer trabalho voltado para essas perspectivas envolve, necessariamente, estudos relativos a uma definição das características da atuação profissional em Fisioterapia e ao estabelecimento bem preciso de qual deva ser o *objeto de trabalho* desse campo, coerente com as perspectivas de interesse. Os objetivos de ensino dos cursos de graduação em Fisioterapia indicam que a profissão ainda está longe de definir ou ter clareza a respeito dessas perspectivas. Principalmente com a identificação que tais objetivos são, como projeto, a lista do que esse profissional precisa estar apto a fazer na comunidade quando for atuar como profissional.

Resta perguntar se o conhecimento existente (e disponível) sobre esses assuntos permite a superação desses problemas. Talvez o que não exista seja só o seu uso na formação do fisioterapeuta, embora já exista conhecimento disponível suficiente e adequado para, usado, aperfeiçoar muito a formação nos cursos de graduação desse campo de atuação profissional ou até mesmo nas demais instâncias que desenvolvem a formação de pessoas para atuarem em diferentes tipos de atividades que constroem as possibilidades de conhecimento e trabalho próprios para esse campo de atuação profissional.

9

Possibilidades de ensino superior e de construção do conhecimento científico como suportes para o desenvolvimento do campo de atuação em Fisioterapia no Brasil

Como já considerado neste livro, em menos de 50 anos a Fisioterapia no Brasil, como campo de atuação profissional, teve um aumento exponencial de cursos. Isso significou um enorme investimento do País na formação de graduados aptos a apresentar competências pertinentes ao trabalho desse campo de atuação profissional na sociedade. De uns poucos cursos de graduação na época do início oficial da profissão no Brasil na década de 1970, existiam 48 em 1991 e, 20 anos depois, em 2010, havia 461 cursos de graduação em Fisioterapia no Brasil. O aumento vertiginoso em 20 anos (um aumento de 1.000%) se deve a múltiplos fatores. Um deles é a possibilidade de ter maior variedade de profissionais no campo da Saúde, que, rapidamente, foi preenchido com cursos de graduação tanto pelas universidades públicas quanto pelo ensino superior privado existentes no País. A preparação desses profissionais também representou um investimento financeiro rentável para muitas instituições de ensino. Por outro lado, a tradição no Brasil e as estruturas de organização e regramento do ensino superior não acompanharam esse aumento com uma densidade de aperfeiçoamento no entendimento do trabalho de Saúde, na organização social e institucional para incluir os novos profissionais, no exame e avaliação de vários processos, assim como no entendimento de muitos conceitos relacionados ao trabalho desse campo de atuação e do ensino superior. Particularmente do ensino de graduação, mas também de outras modalidades de ensino superior. Vários desses aspectos ainda precisam de avaliação e aperfeiçoamento em relação ao que era vigente no final dos anos 1960, século passado.

Já foram examinados no Capítulo 8 o papel e as possibilidades do ensino de competências em relação ao tradicional ensino de "conteúdos" (informações, temas, assuntos, definições, regras etc.), geralmente com ênfase em um ensino "normativo" e não "formativo" (que prepara a pessoa instrumentalmente para desenvolver alternativas de soluções para os problemas e situações com as quais se defronta, considerando a relevância e o papel social da atuação). Essa nova possibilidade de orientação para o planejamento de ensino (nos planos pedagógicos, nos currículos, nos procedimentos de ensino, na elaboração de objetivos de aprendizagem, nos programas das unidades de aprendizagem das múltiplas possibilidades de diferentes tipos de cursos de ensino superior...) foi algo muito importante no ensino superior brasileiro. Talvez até o final da segunda década do século XXI ela ainda não esteja suficientemente entendida ou realizada como modalidade de entendimento e de trabalho com o ensino. Mesmo assim, ainda precisa de uma extensa avaliação no que diz respeito a suas possíveis contribuições não só para o ensino de graduação, mas para outras modalidades de cursos superiores que podem ser realizados. Programas de mestrado e doutorado, cursos de especialização técnica, cursos de atualização profissional, cursos de aperfeiçoamento profissional e técnico, cursos de ampliação cultural e quaisquer outras modalidades de desenvolvimento além dos cursos de graduação e de educação superior continuada ou permanente podem utilizar, testar, avaliar e desenvolver um ensino de competências apropriadas ao âmbito do papel de cada um desses tipos de cursos, realizáveis após a graduação. Sem confundir com pós-graduação, os mestrados e doutorados, que têm funções diferenciadas em relação aos demais tipos de ensino superior, mesmo realizados depois de concluída a graduação. Isso já é objeto de conhecimento e debates antigos no âmbito do entendimento, da estrutura e da gestão dos programas de pós-graduação no Brasil (Ribeiro, 1969; Brasil-Capes, 1996; Mezan, 1996; Aragón, 1998; Castro, 2001; Botomé e Kubo, 2002), além de também ser preocupação de organismos internacionais (Unesco, 1998).

1. Uma breve retrospectiva do ensino superior no Brasil

De forma semelhante aos cursos de graduação, os programas de pós-graduação, mestrados e doutorados relacionados a áreas de conhecimento de interesse para o desenvolvimento do campo de atuação em Fisioterapia também tiveram um crescimento exponencial no País. Somente com programas de mestrado ou doutorado designados com o nome do campo de atuação profissional em Fisioterapia, a quantidade aumentou de um programa em 1996 (o primeiro criado no Brasil) para 23 em 2020. Um aumento de mais de 2.000%, se fosse adequada uma comparação desse tipo, dado o fato de o primeiro curso ser considerado um referencial de multiplicação. De qualquer forma, o crescimento em quantidade de Programas em pouco mais de 20 anos é muito grande e, até por isso, merece um trabalho de avaliação e planejamento de seu desenvolvimento a partir disso. Fundamentalmente porque as estruturas que existem na regulação e na coordenação desses tipos de cursos permanecem as mesmas, inclusive com as mesmas definições que existiam na década de 1960, quando praticamente se iniciaram os programas de pós-graduação no Brasil. Um exemplo disso foi a manutenção, durante praticamente 60 anos, da nomenclatura "pós-graduação *stricto sensu*" e "pós-graduação *lato sensu*", aquela para designar os programas de mestrado ou doutorado e esta última para designar os cursos de especialização (e outros feitos após a graduação).

Nos anos 1960 essa nomenclatura foi utilizada por conveniência, porque o começo dos mestrados e doutorados era feito por meio de especializações (atualizações científicas e aperfeiçoamentos) para dar condições de titulação aos primeiros professores dos novos programas de mestrado e doutorado. Era algo útil, porque tais professores nem sempre podiam obter seus títulos de mestre e doutor no exterior, ou já os tinham havia algum tempo e precisavam atualizar-se ou aperfeiçoar-se para o trabalho em programas de mestrado e doutorado que estavam sendo criados no País. A nomenclatura foi mantida e até hoje utilizada como estratégia de *marketing* para cursos que terão mais público participante graças a uma falsa e aparente equiparação a mestrados e doutorados. "Pós-graduação" como designação dos "programas de mestrado e doutorado" virou sinônimo de "após a graduação", sendo esta última designação considerada, para fins de divulgação e propaganda, algo equivalente a um programa de pós-graduação. A tradição de uso da terminologia circunstancial fixou significados repetidos e adotados em uma escala que dificulta um entendimento diferenciado para orientar os diferentes trabalhos necessários à sociedade. Cada um deles com papel e função específicos como contribuição necessária. Mesmo com o advento de um ensino de competências como orientação para o ensino superior (ver Capítulo 8), tais hábitos e convenções ainda não foram revistos e atualizados de maneira clara, precisa e orientadora para a gestão do ensino superior no País. Assim como também não o foram para o desenvolvimento da formação de cientistas e professores de ensino superior, que, no exercício de suas profissões, necessitam dessas distinções para orientar suas possibilidades de trabalho, mais do que outros tipos de profissionais.

Na própria estruturação das universidades, a responsabilidade pela construção, oferta e execução dos diferentes tipos de cursos parece funcionalmente confusa, apesar do longo tempo de existência. O próprio surgimento da formalização do que ficou chamado de "extensão universitária" foi um esforço para corrigir uma deficiência: a pouca comunicação entre as universidades e a sociedade. Principalmente como agências que deveriam construir o acesso ao conhecimento (produzido com método) para a sociedade, mas sem descuidar da transformação desse conhecimento em comportamentos humanos nessa mesma sociedade como um papel importante do ensino desenvolvido por esse tipo de instituição. A "extensão universitária", como espécie de rótulo para os esforços de comunicação com a sociedade, tornou-se uma "moda institucional" e, durante um longo tempo, tentou corrigir o que era considerado, na época, um ensino alienante e uma pesquisa alienada da realidade social (ver Botomé, 1996). Terminou sendo mais um esforço de burocratização que passou a ter as mesmas características daquilo que devia corrigir com sua criação. A pesquisa e o ensino continuaram a fazer o que sempre fizeram, e foram até dispensados de alguns esforços, delegados a um novo tipo de atividade institucional – a extensão universitária – que se propunha completá-los e corrigi-los com esforços de acesso que, paradoxalmente, eles mesmos já providenciavam ou poderiam providenciar. Mesmo não sendo consenso, nos tempos de seu surgimento, a extensão era um questionamento que indicava lacunas nos esforços de tornar acessível (por divulgação e por ensino) o conhecimento científico, filosófico e artístico da humanidade (Botomé, 1996). As agências responsáveis pela gestão das universidades, em vez de corrigir as deficiências do ensino e da pesquisa, adotaram a solução de criar uma "atividade compensatória", mantendo o ensino e a pesquisa como estavam sendo considerados.

O tempo passou, e, desde aquela época, houve muitas mudanças na pesquisa científica, no ensino superior e na própria organização das universidades, além de uma quantidade de inovação muito grande em várias características da vida na sociedade. Os problemas de produção de conhecimento, de desenvolvimento do ensino superior e até do que foi considerado como "extensão universitária" misturaram-se com problemas de gestão, de administração e de burocracia governamental relacionados às atividades das universidades. As "mudanças" ficaram cada vez mais "cosméticas" e se amontoaram sem correções significativas de velhas estruturas e conceitos ultrapassados. Os governos enfatizaram as políticas geralmente voltadas para o controle do poder e, na maioria das vezes, desprezaram ou anularam os esforços de equilíbrio de poder na sociedade. A concentração de decisões e de normatividade governamental, até à margem dos problemas e das efetivas necessidades sociais, aumentou e acumulou "tradições organizacionais" a tal ponto que os conceitos e procedimentos (consideradas "práticas") foram cada vez mais "sacralizados", transformando-se em normas cada vez mais "absolutas" como regramento dos agentes públicos.

Um exemplo dessas transformações foi considerar durante muito tempo os objetivos da universidade como "ensino, pesquisa e extensão" (nessa ordem inclusive). Esse entendimento foi questionado por volta do final da década de 1970 com o debate baseado em estudos a respeito da formulação de objetivos de ensino e de planejamento estratégico com a contribuição de objetivos sociais e políticos de diferentes abrangências no tempo (Duran, 1975; Botomé, 1981, 1986; Matus, 1996a e 1996b, 1997a e 1997b). Antes disso havia uma extensa literatura a respeito de objetivos de ensino que não distinguia expressões que se referiam a atividades de outras expressões que poderiam referir-se a funções dessas mesmas atividades. Uma parte dessas contribuições, inclusive, considerava inadequadas as expressões que se referiam a funções das atividades (ver Capítulo 5). As três expressões (ensino, pesquisa e extensão) referem-se a três tipos de atividades (ou a instâncias de administração burocrática das instituições de ensino superior) e não às funções desses tipos de atividades. É mais preciso, funcional, revelador e socialmente relevante considerar os objetivos (a finalidade, as funções sociais ou o papel) das universidades como sendo "produzir conhecimento novo e relevante e torná-lo acessível à sociedade".

"Pesquisa" é apenas um nome geral para as múltiplas modalidades de produção de conhecimento, particularmente o científico, assim como "ensino" e "extensão" expressam uma designação geral para modalidades de acesso ao conhecimento. O "ensino", nesse caso, caracteriza-se como uma das modalidades mais relevantes pelo seu papel multiplicador de serviços de alta complexidade realizado pelos agentes que ela capacita por meio desse tipo de atividade com o objetivo de maximizar o acesso da população aos benefícios que o conhecimento pode oferecer por intermédio de serviços prestados por esses agentes. As descobertas referentes a esses estudos foram cruciais para distinguir entre designações de meras atividades e designações que se referem a funções de atividades (ver Capítulo 5, Quadros 6 a 11 e Figura 3). E o uso de tal distinção foi utilizado para distinguir as noções de atividade ou "resposta" e comportamento, objetivos de ensino ou atividades de alunos, intenções de professores e procedimentos de ensino funcionais, planejamento comum e planejamento estratégico (pelas funções ou consequências do planejamento, inclusive em longo prazo) e outros usos desses conceitos na vida humana. Possibilitou uma extensa fundamentação porque o trabalho dos profissionais de Saúde não é apenas tratar indivíduos doentes (ou fazer terapias), mas garantir a maximização de condições de saúde relevantes, saindo do fenômeno "doenças" para lidar com as múltiplas relações dos organismos com seu ambiente em toda a sua história de vida.

Voltando à história de desenvolvimento da Ciência no País, o "movimento de atualização" dos esforços científicos contou, ao longo de muitos anos, com a criação e os esforços da Sociedade Brasileira para o Progresso da Ciência (SBPC) para organizar e articular os que aqui trabalhavam com pesquisa científica e filosófica. Logo nos primeiros tempos desse "movimento de atualização" houve uma forte insistência para a extinção da cátedra nas universidades, uma vez que se tratava de uma oligarquia centralizadora em que o professor catedrático era o "dono" do conhecimento em torno do qual estava organizada uma área, nas universidades. Nessa época, que vai desde o tempo de pós-Segunda Guerra até por volta dos anos 1960, existiam as categorias de professores auxiliares, assistentes e adjuntos, todos "do" catedrático. A proposta original era criar unidades em torno das áreas de conhecimento como fundamentos da constituição das universidades (os departamentos por área), que teriam como seus objetivos e função a produção de conhecimento nas respectivas áreas e sua disseminação, até mesmo como função ou papel precípuo das universidades. Os departamentos, que substituiriam a antiga cátedra deveriam organizar os pesquisadores e cientistas em suas áreas com vistas a maximizar o debate, a crítica e a avaliação do conhecimento em produção e seus respectivos processos de acesso para a sociedade.

Um dos acessos privilegiados ao conhecimento era (e continuou assim) o ensino de graduação, que deveria ser regido por colegiados (de cada curso), contando com várias áreas do conhecimento envolvidas no campo de atuação profissional de cada curso de graduação e sob a coordenação de um professor com condições de liderança na formação realizada no respectivo curso de graduação. Com a criação de departamentos foi extinta a antiga cátedra, mas não se extinguiram os conceitos, apesar de alguns mudarem de nomenclatura e até de definições, mantendo as categorias de professores do antigo regime como uma espécie de "carreira de ensino superior", com exigências de titulação que aos poucos foram se consolidando. Alguns exemplos ficaram absurdos, como contratar professores para ministrar disciplinas específicas e definidas, para "dar aulas" em um curso também específico e definido. Depois de um tempo contratados, com frequência ou mudavam de disciplina ou ficavam ociosos quando ela não era oferecida. A concepção de que deveriam trabalhar "na área de conhecimento" ficava reduzida a "trabalhar em uma disciplina". Surgiu, depois de algum tempo, a exigência de um conceito ("aderência") que visava selecionar para dar aulas em um curso quem tinha formação de graduação em um curso homônimo. O critério de pertencer a um *campo de atuação profissional* sobrepunha o de formação científica e acadêmica apropriada para produzir conhecimento em uma *área* e divulgar o conhecimento dessa *área* em qualquer *campo de atuação profissional*. A contratação era feita muito mais para ensino de uma ou algumas disciplinas que se relacionavam com o campo de atuação profissional do curso para o qual o professor era contratado para "lecionar". Não era contratado por sua experiência e formação com o trabalho de produção e divulgação do conhecimento de uma área de interesse para a formação em vários campos de atuação. Um dos resultados, com cumulatividade ao longo de muitas décadas, foi o profissional de ensino superior ficar conhecido (e assumido como tal) apenas como "professor" e não como "cientista" e "pesquisador", sendo considerado pelos governos que se sucederam apenas como categoria pedagógica e não científica. A tal ponto que mesmo as negociações trabalhistas com o governo foram sempre orientadas pelo critério de ensino, como professores. Raramente foram considerados cientistas do

País, responsáveis pelo desenvolvimento científico e tecnológico e pelo ensino de nível superior, exatamente aquele que depende do avanço do conhecimento e da tecnologia consequente para ser realizado. E o pior, equívocos ou formulações inadequadas e imprecisas, com sua repetição e adesão crescente, tendem a se fortalecer e a adquirir aparência de "verdades" progressivamente "inquestionáveis". Com o tempo e a ampliação de seu uso, transformam-se em "informações sacralizadas", com o direito de rituais de sacralização (principalmente de valorização verbal), de indignações e até de movimentos sociais quando colocadas em dúvida.

2. Uma retrospectiva de movimentos dos governos em relação ao ensino superior

Nos capítulos iniciais localizamos várias ações governamentais reguladoras do ensino de Fisioterapia em relação a esse campo de atuação. A legislação e as normas, apoiadas em concepções a respeito do que seja ensino, ensino superior, papel das universidades, do que seja área de conhecimento, formas de conhecer, campos de atuação e mercado de trabalho relacionados a essa profissão, não só a regulam momentaneamente mas também criam uma cultura de orientação para o desenvolvimento, para um bom objetivo ou algo pouco representativo para a sociedade e para a própria profissão. A própria produção de conhecimento que pode dar sustentação científica fica obscurecida pela estrutura e organização das instituições universitárias, fortemente guiadas pela concepção de "escola de nível superior" (em sentidos obscuros para o que significa "nível superior"), escamoteando o principal papel dessa agência social, responsável pela produção de insumos que darão sustentação ao trabalho de múltiplas agências na sociedade em qualquer campo de atuação profissional. A Fisioterapia, no Brasil, nasceu e se configurou desde suas origens em meio a todas essas concepções, que, bem ou mal, predominam no meio universitário, responsável pela capacitação de agentes que construirão a profissão durante décadas, nas direções de concepções e formas de entendimento que aprenderam e que irão estabelecer e multiplicar durante muito tempo. São essas relações de influência que justificam um entendimento do contexto de desenvolvimento e de gestão dos cursos que configuram a profissão de Fisioterapia no Brasil.

O regime de governo militar, iniciado em 1964, até realizou uma reforma universitária, mas fortemente orientada pela tradição e pelas conveniências populistas e administrativas do governo e não necessariamente relevantes para o desenvolvimento do País. O que permaneceu e ficou marcante foi uma grande quantidade de conceituações superficiais e equivocadas em relação a vários aspectos das universidades e ao ensino superior, embora a reforma universitária já fosse algo reivindicado pela sociedade e pela academia, antes dos anos da década de 1960. Isso foi aliado a um aumento da variedade e da quantidade de cursos ofertados pelas universidades, muitos deles improvisados como tais e sendo meras listas de informações acadêmicas, como se isso bastasse como concepção de currículo e de formação de pessoal de nível superior para a sociedade. O próprio aumento de universidades privadas foi favorecido por isso e, de certa forma, foi uma condição aproveitada por muitos agentes mais orientados pelos ganhos com empreendimentos de ensino superior do que pela qualidade desse "ensino". Uma qualidade que deveria ser associada ao papel desses tipos de agências e suas respectivas responsabilidades sociais configuradas na expressão "produção de conhecimento científico e de tecnologia e de acesso a esses dois tipos de produtos para a sociedade". Havia uma urgente necessidade de distinção entre "áreas de conhecimento" e "campos de atuação profissional", aquelas de responsabilidade dos departamentos desenvolverem cientificamente e, estes, dos colegiados de cursos coordenarem para desenvolver capacitação profissional de nível superior em cada campo de atuação (Chamliam, 1977; Botomé, 1988; Rebelatto, 1994; Piazza, 1997).

As universidades foram até excluídas desses esforços, e reduziram seus objetivos a tipos de atividades (ensino, pesquisa e extensão) na grande maioria das instituições e por muito tempo. Os objetivos institucionais (produzir conhecimento e torná-lo acessível à sociedade), para os quais essas atividades são meios, ficaram obscurecidos e substituídos por atividades-meio para aquelas finalidades. O exemplo mais marcante dessa fase foi a criação de um Ministério da Ciência e Tecnologia, no governo de José Sarney, que tinha um conselho constituinte formado por empresários, titulares de outras pastas do governo, agentes de órgãos públicos, e excluiu absolutamente qualquer universidade ou sua representação desse colegiado do Ministério. O que foi contestado pela Sociedade Brasileira para o Progresso da Ciência (SBPC) fazendo com que o governo incluísse, no que deveria ser um Conselho Deliberativo do Ministério, um representante das universidades brasileiras.

Alguns anos depois, já no final da década de 1990, o Conselho de Reitores das Universidades Brasileiras, em uma das gestões do Prof. Dr. José Carlos Almeida em sua presidência, elaborou uma proposta de organização do Sistema Universitário do País (Brasil/CRUB, 2000). Nessa proposta, os reitores das universidades brasileiras teriam um papel de organizar um trabalho de Conselho de Desenvolvimento de Ciência, de Ensino Superior e de Tecnologia, integrando as universidades brasileiras em um trabalho coletivo para esse desenvolvimento. Principalmente por serem elas, pelo menos em tese ou como papel social, as responsáveis pela produção de conhecimento científico e de seu acesso por meio de ensino superior e como suporte para o desenvolvimento de tecnologia para o uso do conhecimento pela sociedade. O Conselho teria a responsabilidade de elaborar e propor ao governo um plano periódico para o desenvolvimento científico, tecnológico e de ensino superior que as próprias universidades deveriam implementar em integração com outras agências do País e avaliar constantemente, subsidiando as novas propostas de novos planos periódicos de desenvolvimento nesse âmbito. O governo poderia, inclusive, apresentar o Plano para o Congresso avaliar e deliberar. A proposta do Conselho de Reitores (Brasil/CRUB, 2000), aprovada em reuniões de reitores pelo País, nem sequer foi examinada pelo governo em gestões que se seguiram após a criação do Ministério de Ciência e Tecnologia. Talvez por ela distribuir mais o poder de gestão e deliberação a respeito do que seria importante realizar para tal tipo de desenvolvimento para o Brasil, indo além das tradicionais agências, fundamentalmente burocráticas e de gestão financeira das atividades de agências relacionadas ao desenvolvimento nacional no âmbito do desenvolvimento científico, tecnológico e de ensino superior.

Até o final das duas primeiras décadas do século XXI, quase 40 anos depois da criação formal do Ministério, o Conselho de Desenvolvimento de Ciência, Tecnologia e Ensino Superior (que poderia ser parte deliberativa do Ministério da Ciência e da Tecnologia) não existe com esse nome, e, ainda, os organismos deliberativos existentes desconsideram as universidades como bases de produção do conhecimento e de acesso a ele como participantes do Ministério de Ciência e Tecnologia e mantêm a mesma estrutura fundamental de quando foi criado. Na proximidade do final da segunda década o Ministério está sob a designação de MCTIC (Ministério da Ciência, Tecnologia, Inovações e Comunicações), o que mais parece um amontoado de palavras referindo-se a atividades do que a algo orgânico como coordenação de determinados tipos de trabalhos necessários ao desenvolvimento da sociedade. Algo parecido com o Ministério da Educação, Cultura e Desportos, que já ficou desmontado e remontado várias vezes com esses três tipos de atividades, também variando de acordo com as crenças e preferências de cada administração federal e de possíveis pressões corporativas por *status* em diferentes governos, sem uma clara função de agência de Estado, responsável pelo desenvolvimento de um setor de trabalho de interesse da sociedade. Planejamentos específicos, participação fundamentada, coordenação articulada e integração com outras agências de governo parecem distantes das agências com essa variação de entendimento e responsabilidade. Até mesmo os conceitos que integram a designação do Ministério fazem referência confusa ao papel das atividades que deveriam constituir as bases de coordenação de tal agência federal.

Há, até o final da segunda década do século XXI, uma controvérsia antiga, forjada por múltiplas tentativas mal fundamentadas e casuísticas de colocar as universidades fora do Ministério da Educação em contraposição à preferência dos que consideram que os profissionais de universidades são fundamentalmente professores e acidentalmente cientistas ou pesquisadores. Há, porém, os que consideram o contrário e que, mesmo assim, acostumaram-se com a classificação tradicional e ficam inseguros com a designação de cientistas como profissionais, até pela formação que tiveram e pelas dificuldades com o exercício do trabalho científico, mais complexo do que o que é considerado "trabalho de professor", para o qual também a formação é incompleta e superficial. A maioria, inclusive, não teve essa formação ou sofreu uma preparação superficial para exercer a profissão de professor universitário como deveria ser, considerando a complexidade do papel da universidade na sociedade.

O reconhecimento das papel das universidades como agências e bases de produção de conhecimento científico e tecnológico do País – embora a construção de Ciência e de Tecnologia seja fundamentalmente realizada por elas – ainda fica sendo considerado algo estranho e pouco relevante. É mais fácil e familiar conceber as universidades como escolas. Até pelo problema do custeio de outras atividades que não o ensino escolar, mais barato para as instituições de ensino privadas do que os investimentos em pesquisa e acesso ao conhecimento, em contraposição às universidades públicas que ainda têm investimentos nesses outros tipos de trabalho relacionado à produção e acesso ao conhecimento.

Mesmo o Ministério da Educação e a burocracia de várias de suas instâncias, junto com vários professores do sistema escolar do País, consideram inadequado as universidades ficarem sob a coordenação de um Ministério da Ciência, da Tecnologia e do Ensino Superior, diferente do Ministério da Educação. O ensino superior, porém, está mais relacionado à produção de insumos (conhecimento e tecnologia) para o trabalho de educação em geral visando ao desenvolvimento do País do que relacionado a um papel de escola com exclusiva dedicação ao ensino do conhecimento já existente e difundido.

A produção de Ciência e de suas tecnologias para criar material relevante para desenvolver o ensino em múltiplas instâncias é um trabalho mais amplo do que "educação" no sentido estrito. Nisso está a parte mais importante e diferenciada do trabalho universitário. O diferencial do labor na universidade não é ensinar o que é conhecido e tradicional, mas sim produzir o conhecimento que possa atualizar e aperfeiçoar constantemente o trabalho profissional de professores e educadores, assim como o de outros profissionais no sistema social. Produzir conhecimento e torná-lo acessível é uma expressão que indica dois referenciais complexos que exigem esforços e orientação especiais em relação a processos de ensino e que constituem um estágio específico de desenvolvimento do conhecimento e seu processo de transformação em comportamentos humanos e em tecnologia instrumental, esta última incluindo procedimentos de trabalho e não apenas equipamentos ou automação. De qualquer forma, a coordenação do trabalho das universidades e suas relações com Ciência, Tecnologia e Educação vai além da gerência de escolas ou do sistema escolar do País. Isso, de alguma forma, precisaria ser objeto de exame, avaliação e planejamento mais adequado da organização da gestão dessas atividades no âmbito nacional.

Obviamente é um trabalho que precisa ser devidamente equacionado e até testado em vários aspectos para ser viabilizado ou, pelo menos, estruturado melhor do que é atualmente, com duplicações, superposições e conflitos custosos e desnecessários. Um exemplo disso é a existência de departamentos por áreas do conhecimento cuja concepção, estrutura e coordenação ficam geralmente tomadas pela burocracia de gestão de um curso de graduação, minimizando o papel de uma possível coordenação desse curso independente de uma única área de conhecimento. O papel dos departamentos foi exatamente o de criar condições para a gestão da produção de conhecimento em cada área de definição de um departamento. Isso, no entanto, ficou tão ignorado que houve múltiplas experiências de universidades que extinguiram os departamentos e só têm os colegiados de coordenação de cursos. Em alguns casos, universidades, sempre públicas, voltaram atrás em virtude de haver um abandono dos esforços de gestão das pesquisas e da produção de conhecimento na instituição. O papel dos departamentos e as confusões entre área de conhecimento e campos de atuação profissional (estes da alçada de coordenações de curso para a formação de profissionais) ainda são desconhecidos e entraves para superar os problemas relacionados a tudo isso (ver Chamlian, 1977; Botomé, 1988; Rebelatto, 1994; Piazza, 1997; e Marcon, 2008).

Não se tem notícia de qualquer plano de desenvolvimento de Ciência, de ensino superior e de tecnologia, como um sistema para o desenvolvimento do País. Os planos governamentais foram criados por comissões criadas pelas instâncias de governo e não consideravam, pelo menos como conjunto sistêmico e operacional, as universidades como as unidades de operacionalização de um projeto de desenvolvimento científico e tecnológico. O próprio CNPq, que antecedeu o Ministério de Ciência e Tecnologia, como uma unidade federal de incentivo à pesquisa científica foi, predominantemente, uma agência de fomento, distribuindo financiamento a projetos e bolsas de pesquisa. O próprio governo não considerou essa agência um colegiado responsável por planejar o desenvolvimento científico do País, agregando alguns poucos cientistas que considerou "representantes" das universidades. Manteve tal Conselho apenas para executar as políticas determinadas pelo governo em relação ao incentivo (fomento) para a "Ciência". Apesar disso, e graças à participação da comunidade científica, o CNPq se tornou também uma parte dos esforços para emancipar o trabalho científico das concepções antigas e predominantemente burocráticas, embora esteja sempre sob a coordenação de um ministério separado do trabalho com ensino superior no sentido mais amplo do termo, o qual exige uma forte articulação com o desenvolvimento de ciência e tecnologia, que tem as universidades como bases para isso, infelizmente desarticuladas para esse trabalho de forma sistêmica.[1]

Apesar disso tudo, durante as últimas décadas do século XX e primeiras do século XXI, continuou a criação de novas universidades, tanto públicas como privadas. E sem qualquer alteração em conceitos criados e implantados há muito tempo em governos que nem sequer tinham noção clara ou precisa a respeito do papel precípuo das universidades na sociedade. Pelo menos de um papel que correspondesse à própria noção do que essa instituição pode representar quanto à produção de conhecimento, tecnologia e acesso a ambos pela sociedade. Isso exige, de imediato, entender o papel do ensino superior como algo muito maior do que repetição, adesão ou cópia de informações, hábitos ou domínio de tecnologias já conhecidas, já instalados na sociedade em quaisquer de suas instâncias, inclusive fora do País. A transformação do conhecimento científico e conceitual novo e em desenvolvimento constante em tecnologias e em ensino superior é uma parte integrante do trabalho dos cientistas e exige a participação do trabalho de ensino da Ciência e da Tecnologia, inclusive nos cursos de graduação, como bases para sua realização. Obviamente isso exige também uma definição dos institutos de pesquisa e produção de tecnologia (remédios e vacinas, p. ex.), de forma a deixar claros seus papéis também nas relações com as pesquisas nas áreas de conhecimento dos departamentos nas universidades, tanto básicas como as envolvidas diretamente na transformação de conhecimento em tecnologias para seu uso, inclusive como parte do trabalho de industrialização importante para o País.

---

1. Cabe destacar que, com o tempo e o crescimento da quantidade de universidades, o Ministério da Educação, que deveria priorizar a educação básica e técnica profissionalizante no âmbito dos graus antecedentes ao ensino superior, tem um volume de problemas muito grande com recursos que são, em grande parte, utilizados com as universidades, separados, inclusive, do que investe o Ministério da Ciência e Tecnologia, Inovação e Informação, também nas universidades. Há uma duplicidade de coordenação, como acontece com, por exemplo, os hospitais universitários com coordenação das universidades e, ao mesmo tempo, financiados parcialmente pelo Ministério da Saúde. O governo até criou uma empresa (EBSERH) para realizar a integração e articulação entre Ministério da Saúde e universidades, subordinada ao Ministério da Educação, que ainda está por ser avaliada e aperfeiçoada depois de algumas décadas de existência. Tal avaliação e aperfeiçoamento deverá envolver essa articulação entre ciência, tecnologia e ensino superior ainda por ser feita no âmbito das estruturas dos ministérios, respeitando as universidades como bases nacionais de produção de Ciência, Tecnologia e Ensino Superior, ainda por definir e aperfeiçoar suas relações com o parque industrial do País e até com as várias agências governamentais ligadas a elas.

As décadas de 1960 e 1970, em meio a essas variações de entendimento e de gestão das universidades, registraram um grande crescimento em cursos de graduação nas universidades brasileiras que também aumentaria sua quantidade nos anos seguintes. Após o início desse crescimento, já nas décadas de 1980 e seguintes, começaram a aumentar os programas de mestrado e doutorado no País, também em um ritmo acelerado, multiplicando programas de pós-graduação, à semelhança dos cursos de graduação, até nas estruturas, na organização e na forma de gerenciá-los. Muitos deles foram "cursos" apenas mais especializados ou "avançados" do que os de graduação, sem muita clareza a respeito das diferenças de ensino, de trabalho e de estrutura nesses programas em função da especificidade de seu papel no desenvolvimento da Ciência, da Tecnologia e do ensino superior. Particularmente no que lhes era próprio como concretização desse desenvolvimento em relação a outras modalidades de ensino a serem desenvolvidos pelas universidades existentes no Brasil. A própria confusão entre "cursos" (de formação profissional) e "programas de estudo" (mesmo como meio de formação) permaneceu por várias décadas, atrapalhando o desenvolvimento de uma cultura pertinente e relevante a respeito do trabalho de ensino em mestrados e doutorados. "Atrapalhando", pelo menos, seu papel específico de formação de mestres e cientistas de nível superior para a multiplicação do trabalho científico e de produção de tecnologia como fundamentos e instrumentos para a intervenção dos profissionais de nível superior, formados pelos cursos de graduação, na sociedade. Foi no início do processo de aceleração da criação de programas de pós-graduação no Brasil que o governo Sarney criou o Ministério da Ciência e da Tecnologia, como um Ministério formal da estrutura de governo. A multiplicação desses programas não significou, porém, até para o próprio Ministério de Ciência e Tecnologia (também de Inovação e Informação, nas décadas iniciais do novo século), a coordenação de um trabalho de preparação de cientistas e mestres de nível superior. A qualidade desse tipo de preparação ocorreu por conta da dedicação e da capacidade de trabalho dos próprios agentes individuais nas universidades, muitas vezes dispersas e com precariedade de uma política orientadora do que deveria ser realizado por esses trabalhadores (cientistas e professores de nível superior) de maneira sistêmica e otimizada.

O desconhecimento e a desconsideração do papel dos departamentos acadêmicos como bases de produção de conhecimento em cada área em que se delimitam (e as decorrências disso para o trabalho de cada departamento em relação ao acesso a esse conhecimento) levou a uma inversão do critério para a criação de programas de mestrado e doutorado. Em lugar de criar programas de estudos desse tipo quando houvesse já alguma capacidade instalada e experiência em produção de conhecimento em um departamento acadêmico, as universidades passaram a criar mestrados e doutorados para "poder fazer pesquisa". A iniciação científica que deveria ser forte e um importante investimento nos cursos de graduação para criar a experiência com o trabalho científico dos professores de cada departamento acadêmico que participasse desses cursos, ficou deslocada para um papel secundário. Quase como "mão de obra" para auxiliar aos professores que pesquisam, enfraquecendo o entendimento e a preparação para uma efetiva profissionalização dos estudantes como cientistas e professores de nível superior a ser feita, posteriormente à graduação, já com alguma experiência (e talvez maturidade profissional) em pesquisa de sua área de estudos.

No mesmo período aumentaram as publicações de pesquisas, artigos científicos, acadêmicos e outros tantos em publicações periódicas e de caráter científico, com colegiados de cientistas como avaliadores das publicações, em revistas de divulgação e em livros dos mais variados tipos. As universidades participaram desse aumento até com a criação, também crescente em quantidade, de editoras universitárias que aumentaram a publicação de trabalhos realizados por cientistas e professores e mesmo por estudantes. Particularmente, os estudantes que construíram dissertações de mestrado e doutorado em programas de pós-graduação e trabalhos de conclusão em cursos de graduação, de especialização, de aperfeiçoamento e até de atualização científica. O País nunca teve tantas publicações à disposição como na última década do século XX e nas duas primeiras do século XXI, nestas últimas já com o advento de recursos informatizados, computadores pessoais e redes sociais.

A coordenação das atividades de publicação e disseminação do conhecimento ainda é fundamentalmente inexistente a não ser por meio de algumas regras predominantemente burocráticas e genéricas e sem uma fiscalização e avaliação adequadas e suficientes. A Capes (Coordenação de Aperfeiçoamento de Pessoal de Ensino Superior) realizou um trabalho nessa direção que deu alguns critérios de padronização para isso, mas o próprio volume de publicações excedeu os recursos de uma coordenação nascente que, efetivamente, fosse propositiva de normas relevantes para o desenvolvimento da qualidade das publicações, lastreada em avaliação, planejamento e fiscalização constantes do que foi publicado. É preciso ainda avaliar isso tudo em relação à grande quantidade e variedade de publicações que o País tem hoje como produção de conhecimento e suas ligações com a organização das bases científicas e educacionais para orientar essa produção. Parece estarmos, tanto no âmbito governamental como no das instituições universitárias, ainda na infância de um sistema universitário articulado e integrado em torno dos esforços de produção de conhecimento, de tecnologia e de ensino superior como bases de sustentação para o desenvolvimento da sociedade em todas as suas dimensões. A publicação cuidadosa, responsável e ética é um desses recursos e deveria fazer parte dos esforços de formação de novos profissionais em todos os cursos que os preparam para um campo de trabalho.

Ainda no mesmo período, até os anos 1980, houve a criação de várias sociedades científicas por áreas de conhecimento e de associações profissionais nos mais variados campos de atuação profissional existentes no País. Os próprios conselhos profissionais dos campos de atuação na sociedade consolidaram-se e se expandiram efetivando múltiplos conselhos regionais, que devem, pelo menos em tese, promover, defender, avaliar e fiscalizar o exercício profissional em seus respectivos campos de trabalho. Isso até poderia, ou deveria, ser feito em estreita colaboração com os cursos de graduação das universidades, em esforços de avaliação do exercício profissional como decorrência da qualidade do ensino superior. Algumas iniciativas de conselhos e de profissionais de universidades até se aproximaram disso por iniciativas de indivíduos, mas sem um esforço sistêmico e continuado das universidades e dos conselhos profissionais de forma integrada. Em alguns casos, inclusive, certos conselhos regionais confundiram seu trabalho de responsáveis pela qualidade, principalmente ética, dos profissionais do campo de atuação com o trabalho de sindicatos responsáveis pela defesa dos profissionais como indivíduos na realização de seus trabalhos. Isso, em algumas ocasiões, deixou a supervisão da profissão em segundo plano, com prejuízos sociais ainda por avaliar.

No âmbito da participação estatal no trabalho científico, surgiram e se consolidaram no mesmo período, desde o começo dos anos de 1990 até o final de 2020, as Secretarias de Estado da Ciência e da Tecnologia. Em raros casos essas Secretarias de Estado foram consideradas "Secretarias de Estado da Ciência, da Tecnologia e do Ensino Superior",[2] como está sendo examinado em uma junção relevante para a gestão das universidades como bases de concretização desses três tipos de trabalho na sociedade. Durante esse período, além da criação dessas instituições, houve várias alterações nos regimentos das Secretarias de Estado da Ciência e Tecnologia, em função de critérios administrativos de diferentes governos. De qualquer forma, a descentralização do Ministério da Ciência e Tecnologia teve seus desdobramentos nos Estados com interlocução por meio das Secretarias de Estado homônimas. A integração com as universi-

---

2 O primeiro caso do qual temos notícia e lembrança é o da criação da Secretaria de Estado de Ciência, Tecnologia e Ensino Superior do Paraná. Salvo engano, criada ou configurada na gestão de Jaime Lerner no governo do Estado e alterada em 2019 para Superintendência de Ciência, Tecnologia e Ensino Superior, sob a gestão do governador Ratinho Júnior. As Secretarias de Estado, em geral, seguiram o modelo federal, e as universidades dos Estados também não participam da elaboração de uma proposta de plano de desenvolvimento científico, tecnológico e de ensino superior para o Estado em quase todos os casos.

dades e as articulações com o ensino superior, a pesquisa e a tecnologia desenvolvidas nessas instituições ainda estão por serem planejadas e estruturadas em boa parte dos casos, até pelas diferenças de entendimento do papel dessas articulações e integração nos vários Estados e na gestão do Ministério, além de sua articulação com o Ministério da Educação atual.

A Capes se estruturou e se transformou em uma agência que passou a coordenar os programas de pós-graduação no País e teve gestões com concepções que alteraram seu perfil original ou sua possível vocação de gestão (organização, coordenação, avaliação e fiscalização) dos programas de pós-graduação. Aos poucos passou a enfatizar também o papel de "fomento" para as pesquisas feitas no âmbito dos programas de pós-graduação e a organizar congressos, à semelhança de congressos científicos, para debater pesquisas feitas no âmbito dos programas de pós-graduação. As associações de pós-graduação, incentivadas pela Capes, por "áreas" (nem sempre coincidindo com áreas de conhecimento), tornaram-se quase "sociedades científicas", até com associação de indivíduos (professores e estudantes) com interesse em apresentar trabalhos nesses congressos das associações, independentemente de representarem programas de pós-graduação nessas reuniões. De certa forma com um papel sobreposto ou até concorrente com os papéis de associações científicas em suas áreas respectivas. O papel de estudar e avaliar os processos de constituição e realização dos programas de pós-graduação só eventualmente pode ocorrer em tais "congressos" das associações de pós-graduação.

O papel de agência de governo com o papel de coordenar, avaliar, fiscalizar e auxiliar no aperfeiçoamento dos programas de pós-graduação em seu papel específico de formação de mestres de nível superior e doutores em pesquisa nas várias áreas do conhecimento tornou-se quase o de uma sociedade científica e uma agência de fomento, simultaneamente. Progressivamente, diminuiu o exercício de coordenação, avaliação e fiscalização do trabalho e da estruturação dos programas de pós-graduação em sua responsabilidade específica na sociedade e no sistema de desenvolvimento de ciência e tecnologia. Cada vez mais ficou com uma função predominantemente burocrática e até superficial, deslocada em relação a sua função primordial de acordo com a história de sua criação e o papel que poderia preponderar como relevante na sociedade.

Com o Ministério da Ciência e da Tecnologia, com o Ministério da Educação (que abrange a gestão das universidades), com a Secretaria do Ensino Superior (SESu) e com a Coordenadoria de Aperfeiçoamento de Pessoal de Ensino Superior (Capes) parece ter acontecido o que foi considerado por Oliveira (2016): os grupos internos da burocracia estatal são capazes de estruturar o interior do Estado pelo nível de negociação que os grupos políticos investidos de poder institucional realizam com grupos de burocracia, dependente da força e prestígio desses grupos e do grau de poder das organizações estatais envolvidas em cada época ou governo. Alguns estudos já mostraram os processos de implantação e implementação de programas e instrumentos políticos realizados por diferentes agências governamentais (Schwartzman, 2001; Balbachevsky, 2010). Um deles mostra um extenso estudo dos antecedentes históricos da criação do Ministério da Ciência e Tecnologia, uma instância importante para coordenar e articular os trabalhos de produção de Ciência e Tecnologia realizado pelas universidades do País, até com a inclusão da preparação de pessoal tanto para o trabalho direto com tecnologia avançada (os cursos de graduação deveriam fazer isso em escala) quanto para a produção de conhecimento e de seus sucedâneos em aplicações tecnológicas também avançadas e que poderiam ser implementadas como ensino de graduação (Videira, 2010).

Parece que o mais constante é a própria burocracia estatal criar categorias (incluindo conceitos), organizações e critérios para seu funcionamento separadamente da própria parte mais interessada e envolvida com o conhecimento e a execução das tarefas a que se referem tais categorias e organizações. Isso vale para as universidades, para as unidades dessas instituições e para os campos de atuação profissional, especialmente os conselhos e associações de profissionais. As disputas burocráticas são tão presentes quanto as disputas corporativas, frequentemente sem bases conceituais e científicas sólidas o suficiente para irem além dos interesses dos burocratas ou das corporações presentes em cada época, deixando heranças para outras gerações, que tendem a dar continuidade por adesão ou por substituição. Não propriamente em disputas pela qualidade do serviço ou do desenvolvimento, muito mais por oportunidades de poder, de ganhos de outro tipo ou até por afirmação (e concorrência) de personalidades ou grupos sociais.

Uma oscilação desse tipo foi um aspecto importante do período desde o final da Segunda Guerra até o final dos anos de 1970. Nesse período o papel dos cientistas foi além do exercício de uma autoridade cognitiva: eles atuaram como reguladores políticos do processo decisório em relação à Ciência e à Tecnologia delimitando tanto a agenda temática de fomento quanto as estratégias de implementação (Oliveira, 2016). As funções administrativas para o funcionamento da atividade científica afirmavam a neutralidade como fundamento da Ciência e dos cientistas (Velho, 2011). Um período que ficou caracterizado pela existência de grandes projetos e constante crescimento dos orçamentos de Ciência e Tecnologia (C & T), recebendo até o apelido de "Era da *Big Science*" (Oliveira, 2016). O ensino superior, gerenciado pelo Ministério da Educação, ficou à parte, auxiliando a excluir as universidades das políticas de Ciência e Tecnologia. O que aconteceu até com ou pela concordância, anuência ou submissão das universidades e de seus agentes a tais critérios de organização e gerenciamento dos processos de Ciência, Tecnologia e Ensino Superior. Além da concordância das próprias universidades, que, apesar de tantos tipos de "coordenação", sustentados por fomento, ainda se consideram "autônomas" (pela letra da lei), apesar de sua subserviência a tantos equívocos de gestão, até conceitualmente inadequados, orientando sua existência e atuação em muitos tipos de trabalho para a sociedade.

Isso mudaria muito nas décadas seguintes, criando dificuldades para o entendimento do sistema de desenvolvimento do País e suas relações com o Ensino Superior, a Ciência e a Tecnologia em construção e as múltiplas agências governamentais e institucionais envolvidas com a realização desses tipos de atividades. Principalmente para as gerações que já encontram um universo cultural construído sem a participação delas e em tempos em que essa participação está diluída em muitos tipos de agências, sistemas conceituais e de entendimento do País, criando redes diversas de todos os tipos possíveis de relações na sociedade. O almejado equilíbrio social das relações de poder parece estar sendo relegado a um "cumpra-se" o que está "prescrito" culturalmente, por tradição e costumes, sem participação significativa nas decisões do que, efetivamente, é relevante fazer para que a vida seja construída com oportunidades para que todos participem da melhor maneira possível dessa construção (Botomé, 1981, 1992). A própria elaboração de conhecimento e conceitos a respeito dessas atividades humanas é feita com vínculos e publicações imersos no próprio sistema. Com honrosas exceções, desde os tempos de nascimento da Associação Brasileira de Ciência, de nascimento do CNPq, da SBPC e das demais agências que foram sendo criadas ao longo desses já mais de 80 anos, continuamente registraram essa história com seus muitos percalços, equívocos, distorções e amontoamento de entidades inseridas na gestão das mesmas instituições, quase sempre com definições pouco funcionais (Ribeiro, 1973, 1978; Duran, 1975; Goldberg, 1975; Parra, 1978; Demo, 1983; Ferreira et al., 1984; Paviani et al., 1993; Schwartzman, 2001).

Com a Lei de Diretrizes e Bases e a proposição do governo a respeito do ensino de competências nos cursos de graduação, houve também a provocação que faltava para o surgimento de uma grande quantidade de associações de ensino de graduação, com a finalidade também de participar das decisões que afetavam o ensino superior. Em pouco tempo tais associações realizavam congressos pelo País e produziam críticas e avaliações de diferentes pessoas e grupos interessados, muitas vezes em oposição ao governo, no trabalho com ensino superior. Mais uma vez surgia outra variedade de associações, examinando, opinando e dirigindo esforços e pressões no trabalho de ensino superior com envolvimento tanto de burocratas governamentais, estudantes e professores, como cientistas de algumas áreas do conhecimento. O que, como parte de um sistema organizacional funcional, poderia ser útil pelas articulações com outras entidades aos poucos passou a ser quase uma espécie de sindicato de professores e alunos, com aparência de entidade científica, a debater e a pressionar órgãos do governo em uma direção que emanava de suas atividades. Era, de qualquer forma, mais uma agência que surgia na história do País, para auxiliar no que o Ministério da Educação e o Ministério da Ciência e Tecnologia faziam separadamente e até de forma ambivalente ou em direções diversas em relação às universidades e a seu papel de produção de conhecimento, de tecnologia e de ensino superior. O que, integradamente, parece ser fundamental para o desenvolvimento social, particularmente quanto ao papel do ensino superior na sociedade.

A multiplicação de agências não foi só relacionada ao ensino superior. O final do século XX e o início de um novo século também encontraram um aumento na quantidade de sindicatos e de partidos políticos que criaram mais conflitos de interferência na gestão dos processos de trabalho dos diferentes campos de atuação e na gestão da produção de legislação a respeito dos processos sociais. O que deveria, como atividade política, orientar todos para a elaboração de contratos (leis) que dessem sustentação ao equilíbrio das relações de poder na sociedade transformou-se, em algum tempo, em um imenso balcão de negócios de fatias de poder dos mais diversos tipos.

Cada entidade criada nesses últimos 80 anos, porém, era uma adaptação ao que existia como estrutura, como processo ou como tradição, inclusive conceitual, sem uma avaliação da funcionalidade (incluindo relações com outras entidades ou agências e suas funções, papéis ou objetivos sociais específicos). O que resultou foi uma grande quantidade de agências, várias superpostas e com objetivos reais muito mais voltados para a disputa de poder ou de interesses comerciais. Em ambos os casos relegando os objetivos ou funções sociais relevantes para essas agências a um plano secundário ou inferior. O risco ainda pode ser o de uma grande quantidade de instituições com definições ambíguas ou inadequadas criar um pandemônio de intromissões nos processos sociais de interesse para o desenvolvimento do País. Em meio a uma parafernália terminológica e conceitual com definições imprecisas ou equivocadas, os conflitos aumentaram muito. E os esforços para manter esse funcionamento com seus respectivos altos custos também aumentou em relação inversa à necessária eficácia e ao bom rendimento como aperfeiçoamento do sistema social, mesmo que sejam apenas potenciais. Esse aumento de custos e esforços ocorreu principalmente por ser algo que frequentemente é copiado, adotado ou ensinado com pouco questionamento. Como se a mera existência ou ocorrência de qualquer dessas agências ou procedimentos, principalmente quando registrada ou proposta por alguém com *status* de qualquer tipo, fosse razão ou fundamentação suficiente para justificar sua relevância social e sua criação ou manutenção.

A diversidade de ofertas de ensino superior também foi acompanhada de um crescimento de novos campos de atuação profissional de nível superior no Brasil. Por influência do próprio desenvolvimento científico e tecnológico internacional e no âmbito do próprio País, vários processos técnicos, que em outras épocas eram profissões auxiliares de profissões mais abrangentes ou complexas, tornaram-se campos de atuação profissional de nível superior com autonomia profissional. Isso não aconteceu sem conflitos e sem equívocos e deficiências também de concepção e de gestão.

Os anos 1970 viram o início do campo de atuação profissional em Fisioterapia no País, firmando-se como uma profissão do campo da Saúde. Os conceitos examinados nos capítulos anteriores são uma tentativa de auxiliar na organização conceitual do entendimento de novos campos de atuação e de suas relações com a produção de conhecimento. Particularmente o científico, e as implicações tecnológicas desse conhecimento para o ensino e para o trabalho de intervenção profissional na sociedade, de acordo com os papéis e responsabilidades específicos de cada campo de atuação. Com as implicações, também examinadas nos capítulos anteriores, para o trabalho de ensino de graduação dos profissionais que vão constituir e forjar as características do campo de trabalho, junto com as influências, que sempre serão marcantes, das agências envolvidas, bem ou mal, com a gestão desse campo de atuação. Mesmo que seja um envolvimento indireto, será tão marcante quanto os de gestão direta desses trabalhos relacionados ao ensino superior e à produção de conhecimento e de tecnologia, aliados aos processos de sua divulgação e acesso para os profissionais e população brasileiros. Ter isso claro, na gestão, tanto quanto na concepção (de cursos de graduação, de outras modalidades de ensino e de departamentos das universidades), é algo crucial para evitar o que Cunha (1989) já alertou como sintomas de regressão das instituições de ensino superior do País.

3. Algumas definições orientadoras para a função de diferentes instâncias de coordenação e agências de governo relacionadas à gestão da produção de conhecimento, tecnologia e ensino superior, no âmbito do trabalho com as universidades

Há distinções preciosas quanto à multiplicidade de cursos e programas de ensino que podem ser oferecidos pelas instituições de educação superior no Brasil. São preciosas em função de seus múltiplos e diferenciados papéis (ou funções) em relação aos vários aspectos de desenvolvimento de pessoas para a atuação na sociedade e em suas vidas privadas. Ignorar essas distinções é perder uma riqueza de contribuições que depende delas e pode até anular o que a sociedade teria a ganhar com esses tipos de ensino. Além disso, não fazer essas distinções e planejar as várias possibilidades de ensino como se todos os tipos de cursos fossem a mesma coisa e pudessem ser desenvolvidos sem a especificação cuidadosa de suas características próprias equivale a uma empulhação educacional e científica. Algo equivalente a vender uma única medicação com dezenas de rótulos diferentes para variadas patologias. A variedade e a quantidade de conhecimentos existentes implicam e até exigem distinções precisas nos procedimentos para torná-los acessíveis e integrá-los em sistemas de desenvolvimento de pessoas que sejam efetivamente significativos e operacionais para a sociedade e a vida dessas pessoas.

Até mesmo do ponto de vista de formação técnica é importante destacar que ela pode ser um primeiro passo, mas sua complementação e funcionalidade também exigem uma formação mais ampla, mais profunda e mais complexa. Geralmente há uma confusão entre formação técnica (ou ensino técnico) e formação superior (formação universitária). Além da confusão de entendimento, há dicotomias falsificadoras que separam essas duas propriedades de procedimentos de ensino, como se elas fossem sempre mutuamente excludentes ou uma de maior valor (ou *status*) que a outra. As variações dos cursos devem ser entendidas e avaliadas como instrumentos para escolher qual o tipo de ensino para qual tipo de população em que estágio de seu processo de desenvolvimento educacional em relação a seus papéis na sociedade. Nenhum curso (ou tipo de ensino) é, em si, algo apenas "técnico" ou apenas "superior". Qualquer um pode ter uma combinação das duas propriedades em graus variados, até seus limites de definição, na dependência dos objetivos de sua realização, das características da população alvo e das características do problema para o qual são oferecidos como solução ou como parte dela.

Particularmente, essas distinções são importantes para a oferta de cursos de nível superior, em função do mito de que os cursos "importantes" são os de graduação, de mestrado e de doutorado. O que produz ou influencia a difusão das designações propagandísticas de "curso superior" e de "pós-graduação", nomeando confusa e genericamente toda a variedade de cursos a serem oferecidos pelas universidades, com alto valor no papel de difusão e desenvolvimento de conhecimento e de tecnologia de base científica. Desde o final do século XX ainda surgiu a "moda" do que ficou conhecido como "pós-doutorado", criando mais uma variedade de trabalho de ensino que acrescenta ainda mais confusão nas ofertas de cursos e programas de estudo das universidades. Isso é feito com a inclusão de uma sutil "oferta de *status*" na própria, e muitas vezes inadequada, designação dos programas de ensino ou de estudos que elas deveriam representar.

A. Papéis sociais – ou funções específicas – de cursos de graduação

Os cursos de graduação foram, durante muito tempo, cursos predominantemente considerados "os cursos de nível superior". Isso, no entanto, significa uma generalização inadequada. Há vários tipos de cursos que podem ser considerados "de nível superior", sem, no entanto, constituírem uma licença profissional formal para o trabalho em uma profissão regulamentada pela sociedade em um campo de atuação delimitado, até em legislação específica.

Os cursos de graduação, por sua vez, são os que têm regulamentação específica em função de seu objetivo ser capacitar pessoas para o exercício de uma profissão considerada complexa e delicada para trabalhar na sociedade e, como campo de atuação profissional, até regulamentado por legislação específica e sob avaliação e fiscalização de um conselho profissional. A expressão "capacitar pessoas" é equivalente à metáfora "formar pessoas" (dar forma, um formato ou colocar em uma fôrma). Capacitar não se refere apenas a dominar "técnicas" (ou truques) de trabalho, mas a utilizar e transformar conhecimento científico, relevante e atualizado, em comportamentos profissionais significativos para prestar serviços específicos para a sociedade. O termo "conhecimento científico" tem, no contexto universitário existente, um sentido amplo e envolve também o conhecimento filosófico (e até artístico e religioso relevante para orientar o trabalho profissional, sem reduzir-se a uma ou outra religião ou produção artística particulares), sempre atualizados, inequivocamente verificados e cuidadosamente fundamentados. O termo "conhecimento científico" também não significa apenas o conhecimento das áreas consideradas de "ciências exatas" (outro termo inadequado e impreciso consagrado pelo uso disseminado e prolongado). Também são importantes para "compor a "capacitação" dos profissionais de qualquer campo de atuação na sociedade o conhecimento em outras áreas afetas às relações entre pessoas e delas com o sistema social e ambiental existente, além das relações e processos que as desenvolvem e que delimitam suas aprendizagens, disposições e propensões. É por isso que qualquer campo de atuação profissional é fundamentalmente "multidisciplinar", envolve várias áreas (ou disciplinas) do conhecimento em qualquer instância de sua realização (geral, especializada, básica, complexa etc.).

A legislação, em geral, indica algumas áreas gerais de conhecimento (sociologia, história, ética, política, psicologia etc.) como partes importantes da composição de vários tipos de cursos de graduação. O ensino de competências, já regulamentado e implantado no País, porém, exige muito mais especificidade do que a indicação de designações ou temas amplos. A exigência impõe limites de maior especificidade nas competências, derivadas de conhecimentos de múltiplas áreas, que devem compor o conjunto a ser desenvolvido em cada curso de graduação. E esse é um trabalho relativamente novo – ainda por ser aprendido – nas várias instâncias de organização das universidades, incluindo em seu conhecimento e utilização não só professores, mas administradores, cientistas, funcionários, gestores e alunos.

Essa função geral já indica o papel dos cursos de graduação, que têm, inclusive, uma responsabilidade legal, uma vez que os campos de atuação profissional, não redutíveis a uma ou outra área de conhecimento, são regulamentados por legislação específica que delimita cada um dos campos para os quais os cursos de graduação devem capacitar pessoas para trabalhar. Salvo exceções de novas profissões e cursos que surgem ainda à margem da legislação até pelas demandas de mercado, embora isso possa ser circunstancial e com pouca duração. Mas, e talvez por isso mesmo, ainda é necessário especificar um pouco mais essa função geral de cada curso de graduação como agência responsável pela capacitação de pessoas para trabalharem como profissionais em diferentes campos de atuação na sociedade.

É indispensável que esses profissionais tenham capacitação para intervir em processos ou fenômenos específicos, mas também para considerar variáveis de todos os tipos que interferem na ocorrência desses processos e fenômenos. "Considerar variáveis" significa atuar de acordo com as características de outros fenômenos que interferem, cada uma delas em graus variados (por isso são "variáveis"), com a ocorrência do que constitui o alvo preponderante de intervenção. As influências que provocam a ocorrência de um fenômeno, que o mantêm ou que alteram sua ocorrência (sua força ou sua resistência), também fazem parte do trabalho de qualquer campo de atuação orientado fundamentalmente para um tipo ou outro de processo ou fenômeno. Isso já significa uma atuação multidisciplinar (considerar o conhecimento de várias áreas que se relacionam com o fenômeno ou processo em foco) e, até mesmo, multiprofissional quando é necessário trabalhar em equipe com vários profissionais de outros campos ou com interações de diferentes tipos com eles (ver Paviani e Botomé, 1993).

Mais ainda, significa também entender dos processos de conhecer (ciência, filosofia, arte, religião, senso comum) que interferem na própria produção de conhecimento e no sistema de intervenção a ser realizado pelo profissional. Processos de conhecer cientificamente são parte importante do que deveria constituir uma "iniciação científica" nos cursos de graduação: aprender o processo de produção de conhecimento científico em sua realização. Pesquisas de iniciação científica podem, inclusive, constituir excelentes condições para trabalhos de conclusão de curso, com a demonstração de que o estudante é capaz de produzir pelo menos conhecimentos científicos simples que serão problemas de conhecimento a ser produzido no cotidiano do exercício da profissão. De forma semelhante à capacidade filosófica relacionada a analisar e avaliar conceitos, argumentar com correção, raciocinar de forma fundamentada e com estrutura apropriada e demonstrativa (até para si próprio). Entender os processos de sacralização que as pessoas (inclusive os profissionais) costumam fazer no cotidiano faz parte de uma formação (ou capacitação) religiosa que leva em conta não apenas os rituais religiosos já institucionalizados, mas o próprio processo de conhecimento religioso (de sacralização seja do que for). Isso também interfere não só nos processos que ocorrem com os usuários dos serviços do campo profissional, mas dos próprios processos de trabalho dos que atuam em qualquer campo de trabalho.

Em geral, cabe aos cursos de graduação garantir o processo de aprendizagem que ficou conhecido como "iniciação científica". O processo pode se caracterizar por pesquisas simples, tais como revisar e sistematizar conhecimento, derivar problemas e questionamentos do conhecimento sistematizado, realizar investigações empíricas simples a respeito da caracterização de um fenômeno ou de uma relação entre fenômenos, fazer entrevistas ou questionários para obter dados por depoimentos de pessoas que observaram algum processo ou acontecimento, sistematizar dados de observação obtidos por depoimentos, analisar e interpretar tais tipos de dados, redigir relatórios científicos a respeito das observações feitas, fazer pesquisas de avaliação de intervenções profissionais simples, derivar procedimentos de correção ou aperfeiçoamento das intervenções a partir dos dados de pesquisa obtidos etc. Isso poderia ser realizado em vários momentos de um curso de graduação. Desde aprender a fazer observações (diretas ou indiretas) nos primeiros anos até planejar intervenções a partir da sistematização de conhecimento e avaliações de intervenções com os decorrentes processos de interpretação orientando correções e aperfeiçoamentos nos processos de intervenção avaliados.

Como fazer tudo isso em um universo de ensino de competências foi apresentado em linhas gerais no Capítulo 8. Obviamente o que foi feito é apenas uma apresentação geral. Para se aprofundar há uma quantidade razoável de informações, conceitos e tecnologias já disponíveis, embora ainda com muitas controvérsias por resolver. Um exemplo central nesse tipo de trabalho é o próprio conceito de objetivo de ensino (ou de aprendizagem) para guiar a construção de qualquer processo de trabalho de capacitação de pessoas para o exercício profissional, como foi examinado em capítulos anteriores em relação ao ensino específico de Fisioterapia. Outro exemplo é o próprio entendimento das possibilidades de projetar um currículo de aprendizagem de um curso de graduação, o que também foi examinado, ainda que genericamente, em capítulos anteriores.

Em síntese, um bom curso de graduação deveria preparar um profissional para realizar os passos básicos de uma intervenção: observar processos de maneira direta e indireta (por meio de depoimentos a respeito dos processos), revisar e sistematizar o conhecimento a respeito de um processo ou fenômeno, derivar procedimentos de intervenção em relação a esse processo ou fenômeno, planejar intervenções de acordo com esses procedimentos, realizar, acompanhar e avaliar a eficiência e a eficácia de intervenções por meio de observação direta e indireta. Como também corrigir e aperfeiçoar procedimentos de intervenção a partir das avaliações feitas e relatar de maneira científica os trabalhos de investigação realizados (de observação, de construção de intervenções, de intervenções, de avaliações etc.). Basicamente esse tipo de trabalho deveria constituir, junto com outros elementos, a formação científica do profissional.

B. Papel social – ou função específica – de programas de mestrado

Mestrado não é um "curso", é um programa de estudos cujo objetivo fundamental é capacitar, por meio de estudo e investigação, profissionais já graduados em um campo de atuação a realizar ensino de nível superior e a produzir conhecimento científico (e, também, filosófico) a respeito desse tipo de intervenção (ou trabalho) na sociedade. Em outras palavras, um egresso de mestrado precisa entender com profundidade os processos de produção de conhecimento científico e filosófico a fim de transformar conhecimento relevante para o exercício da profissão em comportamentos (competências) relevantes para o exercício da profissão naquilo que delimita o campo de atuação em que seus aprendizes irão atuar. Um ensino de mestrado, portanto, deve priorizar que o aluno seja não apenas sujeito, mas também protagonista de seus estudos, realizando um projeto de construção e de pesquisa com um trabalho de ensino (de qualquer tipo) que esteja relacionado a seu campo de atuação profissional ou que seja algo de sua alçada para realizar. Os processos de pesquisa para selecionar os conhecimentos fundamentais de um programa de aprendizagem de nível superior, os processos de transformação desses conhecimentos em competências a serem desenvolvidas, a programação concreta de condições (unidades, material necessário, instruções de trabalho, tempo para realização, periodicidade de atividades etc.) e os procedimentos de avaliação das aprendizagens dos envolvidos e de eficiência e eficácia do programa de aprendizagem projetado são exemplos de algo fundamental a ser aprendido no âmbito de um mestrado.

O campo de atuação profissional específico de egressos de um mestrado é, fundamentalmente, o de capacitar para intervenções por meio de ensino relacionado ao conhecimento científico atual e à tecnologia avançada derivada desse conhecimento. Destaque-se que "ensino", nesse caso, não se refere a ensino escolar ou universitário, mas a qualquer modalidade de intervenção profissional que envolva o desenvolvimento de comportamentos de outras pessoas para concretizá-la. A própria qualificação de ensino como "superior" significa exatamente o alto grau de exigência e complexidade para atualizar, por meio de novos comportamentos humanos (ou competências), o conhecimento e a tecnologia de origem científica mais atuais, pelo menos o máximo possível. É bom destacar também que esse é um tipo de trabalho presente em qualquer modalidade de intervenção social, física, técnica, psicológica, química ou biofísica etc. que envolva a necessidade de participação de outras pessoas, além de um profissional de nível superior, para ser concretizada na sociedade. É o que acontece com todos os campos de atuação profissional de nível superior. Depender de outros agentes sociais para múltiplas tarefas envolvidas nas intervenções profissionais é uma condição de todas as profissões de nível superior, o que equivale a dizer que os responsáveis ou coordenadores dessas intervenções devem estar preparados para capacitar outras pessoas a participarem desses tipos de intervenção, que, por definição, devem envolver a vanguarda da produção de conhecimento e tecnologia o máximo possível. É a condição básica para haver desenvolvimento e não apenas dependência de quem vende tecnologia pronta ou de quem estuda e pesquisa para aperfeiçoar as soluções existentes para os problemas sociais.

É importante destacar que o mais importante a aprender (e a realizar) no âmbito de um mestrado são os processos de produção de conhecimentos e não as informações já produzidas a respeito de ensino, que são apenas insumos para os mestrandos realizarem seus processos de produção individual de construção de um programa de ensino que realizarão para desenvolver aprendizagens de outros estudantes. Entre esses processos de produção estão revisão e sistematização do conhecimento relevante para o programa de ensino a ser construído, delimitação de objetivos (competências gerais) que o programa deverá desenvolver, transformação de informações em competências relevantes para o conhecimento ser concretizado em comportamentos relevantes e apropriados para realização pelos agentes de aprendizagem (alunos), decomposição em competências (comportamentos) intermediários, organização dessas competências em sequências e agrupamentos de realização apropriados ao repertório dos alunos e às condições existentes para a realização do programa (tempo disponível, periodicidade de unidades de trabalho, sequência e ritmo mais apropriados etc.). Também será necessário planejar as condições de avaliação e orientação de cada unidade de aprendizagem para os alunos efetivamente realizarem a aprendizagem, distinguindo medidas de desempenho de avaliação orientadora do desempenho até sua concretização no nível desejado. Os detalhes poderão ser ainda aumentados, mas o importante é que o processo de produção de conhecimento para ensino e sua transformação em comportamentos relevantes a desenvolver (competências profissionais para intervir ou pessoais para viver) serão fundamentais como objetos de estudo e de aprendizagem. É o método para fazer ensino e avaliar sua eficiência (o aluno aprende o que foi proposto como objetivo) e sua eficácia (o que o aluno aprende é o que produz os efeitos relevantes na atuação dele) em relação ao que constitui o objeto de estudo e de aprendizagem dos alunos. E que compõe o objeto de trabalho que origina as competências profissionais a serem ensinadas aos alunos.

Aprender a analisar e avaliar conceitos, a estudar e destacar ou derivar dos textos estudados o que é relevante para ensino também é parte do método de trabalho com ensino que precisa ser integrado com o método científico de produção de conhecimento, o que é fundamental para garantir a cientificidade do trabalho de ensino. Vale destacar que não é por acaso que o programa de estudos recebe o nome de mestrado. Não é por usar técnicas de um tipo ou de outro para ensinar, mas para desenvolver um efetivo processo de ensino que garanta, inequivocamente, aprendizagem dos alunos como resultados de um tipo de intervenção que recebe a designação de "ensino superior". A complexidade e as sutilezas do conhecimento científico precisa ser parte importante do que alguém é capaz de perceber e entender para realizar um trabalho de transformação de conhecimento em comportamentos humanos (inclusive procedimentos e tecnologias) relevantes para as pessoas lidarem de forma competente com os eventos que constituem sua realidade, seu ambiente, principalmente o profissional, no qual vai utilizar seu comportamento aprendido como um serviço para a sociedade ser aperfeiçoada.

No final dos anos de 1990, a Capes propôs a criação de mestrados profissionalizantes nas instituições da sociedade, além das universidades, com a finalidade de "corrigir uma deficiência dos programas de pós-graduação existentes": suas pesquisas como projetos dos alunos eram fundamentalmente de "natureza acadêmica", em sua maioria sem relevância social, pelo menos próxima ou atual. O predomínio, por exemplo, de pesquisas básicas era considerado um prejuízo para a "pesquisa aplicada", uma demanda da sociedade e, principalmente, das empresas que careciam de desenvolvimento científico e tecnológico. Além disso, havia um "mercado" para esse tipo de oferta, fortemente influenciado pela emergência dos MBA (*Master in Business Administration*): um mestrado em administração de negócios. Tais tipos de cursos eram especializações em administração de negócios, e não se tratava propriamente de mestrados (capacitar para serem mestres de ensino superior), mas de uma formação profissional para trabalhar com o conhecimento científico e com a tecnologia derivada dele, mais atual e conhecida ou difundida. O título "mestrado" e o rótulo de "pós-graduação", porém, já estavam populares e atrativos na sociedade, e isso foi um forte incentivo para a consecução de um "novo" tipo de mestrado na sociedade, embora não tenha as características propriamente de mestrado como foi examinado anteriormente.

A avaliação e a crítica desse tipo de procedimento para a criação de um curso com tal nomenclatura ou designação estão assentadas no entendimento ampliado do que seja "pós-graduação" (como se fosse apenas "após a graduação" e não um programa de estudos com finalidades, papéis ou funções específicas), particularmente do que seja mestrado, além da consideração de que o novo tipo de "mestrado" foi criado para realizar "pesquisa aplicada", o que for considerado como não estar contemplado nos programas de pós-graduação. Tanto o entendimento ampliado quanto a razão de a pós não realizar "pesquisa aplicada" ou de interesse social, em oposição a "interesse meramente acadêmico", são problemas que precisam ser examinados com cuidado.

Quanto à consideração de que os programas de pós-graduação não realizam "pesquisas aplicadas", não é verdadeira. Em primeiro lugar pelo próprio entendimento ainda não muito claro a respeito das distâncias entre pesquisa básica e pesquisa aplicada, ou pesquisa acadêmica e pesquisa de interesse social. Isso se soma a ser a responsabilidade dos programas de pós-graduação formar cientistas e pesquisadores de nível superior, não apenas para as universidades, mas para qualquer tipo de empresa ou instituição na sociedade. Também por qualquer programa de pós-graduação realizar pesquisas científicas (e, também, filosóficas) de interesse para a formação de seus alunos em qualquer modalidade possível de investigação científica em relação a qualquer objeto de estudo, incluindo os processos de intervenção social ou qualquer outro tipo de trabalho ou atividade na sociedade. Inclusive, qualquer mestrado e doutorado em Administração pode realizar pesquisas a respeito dos processos administrativos envolvidos em negócios de qualquer tipo. Até mesmo pesquisas de caracterização de necessidades sociais para dar sustentação à criação de algum negócio podem ser projetos de estudantes como dissertações de mestrado em programas usuais de pós-graduação. Criar um curso paralelo como uma variante do mestrado é ignorar que os mestrados já podem fazer isso. De certa forma, um curso de especialização em Administração de Negócios pode ser uma especialização em pesquisa e avaliação de processos de administração de negócios, com um trabalho de conclusão de curso que seja o relatório do que foi aprendido e realizado como processo de aprendizagem no curso. O mestrado pode continuar com sua função primordial sem prejuízo para os programas de pós-graduação ou para o mercado relacionado à administração de negócios.

De certa forma, é comum agentes do governo, responsáveis pela administração, coordenação, avaliação e fiscalização de instituições e processos públicos de agências sociais, criarem "remendos" ou "gambiarras" para realizar a compensação do que não está sendo realizado ou está sendo feito de maneira inadequada em lugar de corrigir ou aperfeiçoar as instituições, desde suas definições até o entendimento de seu papel por parte dos gestores e agentes de execução de tais instituições. É o mesmo tipo de equívoco presente na criação da "extensão universitária" para realizar o que uma "pesquisa alienada" e um "ensino alienante" não faziam. O que precisava ser feito era corrigir tais aspectos da pesquisa e do ensino por meio de correção nas próprias definições e entendimentos das funções e da realização dos processos de ensino e de produção de conhecimento nas universidades (Botomé, 1996). Esse tipo de "pseudossolução" dos problemas de déficit ou equívoco de atuação das instituições custa muito caro e provoca um atraso significativo no desenvolvimento das instituições.

Talvez ainda precisemos de uma avaliação sistêmica (e histórica) de nossas instituições e dos conceitos que usamos para delimitar seus papéis e suas estruturas. Por enquanto, vale sermos cuidadosos e avaliarmos bem o que acrescentamos com nossas "inovações" em relação ao que está sendo feito. Não vale a pena ignorar tanto a história quanto o conjunto de esforços já existentes, mesmo que incompletos ou deficitários, como sistema social, construído ao longo dessa mesma história.

Serão destacadas mais adiante as relações entre um programa de mestrado e outros cursos ou programas de aprendizagem, entre eles os programas de doutorado.

C. Papel social – ou função específica – de programas de doutorado

O doutorado, como o mestrado, também não é um "curso", mas fundamentalmente um "programa de estudos e investigações avançados e de aprofundamento de uma perspectiva específica". Ele tem por objetivo (ou função primordial) capacitar para o trabalho científico de produção de conhecimento e de tecnologia, além de seu acesso à sociedade. Não apenas o conhecimento básico, mas todas as instâncias de complexidade do conhecimento envolvido no processo de trabalhar para a sociedade com a transformação do conhecimento científico em capacidade das pessoas para lidar melhor com a realidade com que se defrontam, em qualquer papel que desempenhem nessa sociedade. A necessidade de conhecimento de alta confiabilidade é uma constante na história humana. Um conhecimento que seja efetivamente algo que desvende os processos que ocorrem na realidade da vida nas sociedades existentes. Os processos de produção de conhecimento científico, seguindo-se ao desenvolvimento dos processos de produção de conhecimento filosófico na história, criaram uma interdependência entre linguagem, pensamento, realidade e atuação em relação a ela. Tal interdependência é o que caracteriza as relações básicas entre o que acontece, como as pessoas percebem, como falam e raciocinam a respeito dessa realidade, como organizam e interpretam o que observaram e como falam a respeito disso, como orientam seus comportamentos a respeito e o que constroem como recursos para lidar com o que descobrem a respeito do mundo em que vivem e de como vivem nesse mundo que descobrem. Em outras palavras, as relações entre o que acontece (a realidade), os processos de investigação e descoberta do que acontece (observação, linguagem, pensamento, organização do que foi observado, interpretação do que foi observado e derivação de possibilidades de formas de lidar com o que foi descoberto), encaminhando para a construção (tecnologia) de comportamentos (procedimentos) e de recursos (instrumentos) para lidar com o que foi descoberto.

Capacitar cientistas como profissionais de um campo de atuação com a função primordial de produzir conhecimento e torná-lo acessível à sociedade é o papel fundamental dos programas de doutorado no País. Neles é fundamental a integração do método científico e do método filosófico (não confundir com história da filosofia), ambos de produção de conhecimento. Não se trata apenas de um treinamento para fazer pesquisa, mas sim para realizar a função desse tipo de atividade quando realizada com finalidade científica e filosófica: produzir conhecimento inequívoco e torná-lo acessível à sociedade. Obviamente não se trata de qualquer conhecimento, mas de um conhecimento que passe pelo crivo da ciência e suas relações fundamentais com o trabalho próprio do conhecimento filosófico. Ambos os conhecimentos precisam ter alto nível de precisão e qualidade quanto aos processos de conceituar, definir, transformar observações em linguagem, relacionar informações derivadas das observações (organizar, analisar, interpretar, argumentar, demonstrar e concluir...). O que inclui ser capaz de examiná-las em vários graus de microscopia ou de abrangência e de diferenciar de forma precisa (o que implica medir e quantificar – ou qualificar) o que for observado e representado por meio de algum tipo de linguagem. Nem sempre será possível ou adequado o uso de linguagem matemática ou de estatística para representar as categorias encontradas e descobertas, e mesmo assim será possível, graças ao conhecimento disponível, evitar a falsa dicotomia entre qualificar e quantificar. As duas expressões, inclusive, significam um tipo de operação: separar em categorias. O que é, ao mesmo tempo, uma forma de quantificação como já se conhece pelo estudo de conjuntos em matemática e lógica. O que significa que sempre é possível fazer distinções por meio de linguagem, desde que se saiba utilizar os vários níveis de mensuração no que for possível e mais adequado para cada um revelar as propriedades relevantes do que for observado e representado pela linguagem utilizada (Cenafor, 1977).

O papel básico do ensino de doutorado não é algo separado daquele dos mestrados. De certa forma ele representa maior complexidade do que aquela realizada nos programas de capacitação de mestres de ensino superior simplesmente porque acrescenta mais coisas, até fundamentais para o trabalho do mestrado. Com isso ele representa um aperfeiçoamento em relação a este, mas não algo superior ou muito diferente. Nos dois casos trata-se de produção de conhecimento científico e de acesso a ele, mas a ênfase em cada um é diferente. No caso dos mestrados o objeto de estudo e investigação são fundamentalmente os processos de conhecimento relacionados ao conhecimento existente e aos processos de sua transformação em comportamentos humanos importantes para diferentes tipos de atividades na sociedade. O que envolve também aprender a ser um cientista que investiga os processos de capacitação de pessoas (por meio de ensino ou treinamento) não só em relação ao que aconteceu com suas concepções e processos de elaboração, mas também nos processos de realização, de eficiência e eficácia desses programas de ensino (com estudos de seguimento e avaliação do trabalho de egressos) na sociedade. Estudos científicos dos resultados dos trabalhos dos egressos desses programas de ensino são o que daria uma dimensão mais precisa a respeito do que seriam os mestrados e doutorados que capacitam pessoas a realizar tais tipos de trabalho.

Tais considerações indicam que há uma infinidade de tipos de investigação científica que podem ser considerados como projetos de trabalho de mestrandos e doutorandos, embora eles tenham de aprender não a fazer um ou outro tipo de pesquisa, mas qualquer tipo de pesquisa em sua área de estudos ou investigação. A tendência a considerar que os mestrados e doutorados devem ocupar-se de pesquisas acadêmicas (aquelas de interesse da academia ou as consideradas pesquisas básicas) é uma distorção dos objetivos desses programas de pós-graduação. O leque de pesquisas científicas que podem ser realizadas em relação a quaisquer tipos de fenômenos ou processos é muito amplo e vai desde as pesquisas mais básicas até as que se referem a desenvolver tecnologias ou avaliar processos de trabalho que possam validar procedimentos de intervenção. Também podem ser pesquisas de demonstração de eficácia para validar produtos ou técnicas de trabalho. Enfim, o ensino de mestrados e doutorados não se refere a capacitar técnicos de pesquisa, mas cientistas que trabalhem com profissionalismo com os processos de produção de conhecimento científico e com sua transformação em capacidade da sociedade para lidar com certos tipos de fenômenos ou processos. O método científico – o processo de construção desse tipo de conhecimento – é o núcleo do trabalho de aprendizagem na universidade, sem desconsiderar os princípios básicos do conhecimento que orientam seu uso de maneira relevante para a humanidade e que, sem dúvida, fazem parte integrante dos comportamentos que concretizam o uso desse método.

Botomé (1993) destacou uma mudança na concepção de método científico, propondo uma alteração do entendimento mais tradicional (controle das variáveis que interferem na ocorrência de um evento) para outro que inclui o comportamento científico como parte do problema de investigação: controle das variáveis que interferem no processo de conhecer cientificamente. Isso significa passar de um entendimento que se refere apenas a aspectos técnicos de ocorrência de um fenômeno para outro que envolve o que influi nos vários comportamentos de um cientista ao produzir conhecimento desse tipo. As variáveis que interferem em seu comportamento de cientista também fazem parte das influências na ocorrência, não apenas do fenômeno em estudo mas também em cada comportamento do cientista quando realiza seu estudo. Isso vai desde a seleção do fenômeno em estudo, os conceitos envolvidos nessa seleção, os procedimentos e conceitos envolvidos em sua investigação etc. Enfim, todo o repertório comportamental do cientista que trabalha com o fenômeno. Esse tem sido um exame constante na história da Ciência para quem estuda os processos de conhecimento de cientistas que fizeram contribuições significativas para o conhecimento científico em diferentes épocas e condições.

O mestrado não é um pré-requisito necessário ou indispensável para fazer um doutorado, mas pode ser um passo intermediário para os que querem realizar uma capacitação mais sólida em relação a trabalhos como cientistas de uma área. O doutorado, por sua vez, não só amplia a capacidade de pesquisar como dá aos mestrandos um aprofundamento para realizar o trabalho de ensino de nível superior, na medida em que capacita não só a transformar o conhecimento existente e a investigar os processos de seu uso (ou acesso) na sociedade e a divulgá-lo por meio de um processo de capacitação de pessoas para esse uso. Também aprofunda a capacidade desenvolvida no mestrado, ampliando-a para a produção de conhecimento que precisará ser transformado em comportamentos humanos para servir à sociedade. A intimidade com o conhecimento a ser produzido é, ao mesmo tempo, uma intimidade reveladora do conhecimento já existente e dos processos pelos quais foi produzido nas mais variadas épocas e diferentes lugares ou contextos e por múltiplos atores desses processos. Ambos são instâncias de capacitação importantes para o trabalho no campo de atuação da ciência, do ensino superior e da tecnologia em qualquer área de conhecimento e para os múltiplos campos de atuação profissional na sociedade. Não se trata de ser professor universitário ou pesquisador "acadêmico". A responsabilidade dos programas de mestrado e doutorado é mais ampla. Ela também deve capacitar pessoas para o trabalho de pesquisa e ensino de alto nível tecnológico a ser realizado por empresas, sejam elas particulares ou públicas, como os múltiplos institutos de pesquisas de empresas (e indústrias) existentes no País.

É possível, também, integrar o desenvolvimento de mestrados e doutorados em um programa de pós-graduação, organizando o programa de desenvolvimento desses estudos e capacitação de maneira articulada e estrategicamente organizada para o desenvolvimento dessa múltipla capacitação profissional. Mestrados e doutorados compõem a capacitação para um campo de atuação específico: um profissional do conhecimento e do ensino de nível superior em qualquer instância da sociedade, com múltiplas responsabilidades: produzir conhecimento relevante e inequívoco, tornar esse conhecimento acessível por meio de ensino, de transformação em tecnologia e em comunicações de qualquer tipo para a sociedade e, fundamentalmente, ser capaz de avaliar os processos que realiza de forma também relevante e inequívoca com os recursos da ciência e da filosofia mais avançados existentes. As competências, os comportamentos definidores dessas responsabilidades, que, inclusive, precisam ser realizadas em um nível mínimo de adequação e precisão são algo ainda a investigar, sistematizar, avaliar e difundir.

Talvez esse exame e as proposições nele apresentadas pareçam utopias. Isso, em parte, pode ser a aparência pela comparação com o que estamos acostumados a fazer ou ver no que é feito. Mas já há verificações de tecnologias de trabalho com o ensino de pós-graduação em diferentes instituições que indicam como isso pode ser feito (Luna, 1993a e 1993b; Botomé, 1997, 1998, 1999). Obviamente precisa ser aprendido e exige a modificação e o aperfeiçoamento de diversos conceitos usados há muito tempo e de forma disseminada e até legalizada por documentos legais e normativos. Mas essa é sempre a condição de qualquer desenvolvimento. Ele exige mudanças e a testagem de novas possibilidades. Barreto e Schwartzman (1999), por exemplo, examinam o crescimento do ensino superior no País e indicam alternativas para seu aperfeiçoamento.

A própria Capes, no universo da coordenação dos programas de pós-graduação, dos mestrados e doutorados, já realizou algumas experiências inovadoras. Algumas até podem não ser as melhores formas de desenvolver esse tipo de trabalho nas universidades, mas sempre representam tentativas de aperfeiçoamento que precisam, como tudo, ser avaliadas continuamente e transformadas em versões melhores graças a avaliações relevantes e inequívocas, o que às vezes é difícil ser feito por agências governamentais. As universidades, porém, como uma de suas características nucleares, deveriam estar sempre estudando e avaliando os processos de trabalho na sociedade, e nelas mesmas, como parte importante da produção de conhecimento relevante para essa mesma sociedade.

Duas ilustrações podem representar inovação ou outra compreensão do trabalho com mestrados e doutorados em relação ao que tem sido usual no País. Um deles foi uma experiência de mestrado e doutorado realizado com uma organização curricular específica para mestrados e doutorados projetada e realizada sob a forma de ensino de competências específicas para capacitação de um cientista e professor de nível superior. O trabalho foi feito em um convênio do Programa de Pós-graduação em Educação da Universidade Federal de São Carlos (SP) com a Universidade de Caxias do Sul (RS) e está apresentado nas revistas *Educação Brasileira* e *Interação em Psicologia* (Botomé, 1999; Botomé e Kubo, 2002). Outra experiência, realizada nesse mesmo contexto, foi a de mestrados e doutorados descentralizados (turmas capacitadas fora de sede do programa de mestrado e doutorado), posteriormente formalizados pela Capes como uma modalidade de extensão dos programas de mestrado e doutorado para aumentar a possibilidade de realização de mestrados e doutorados por mais profissionais de ensino superior e com menos custo para as instituições envolvidas (Botomé, 1998). Nos dois casos houve uma experiência, acompanhada por várias universidades e pela Capes, que testou duas possibilidades de inovação e ampliação do trabalho de capacitação de novos cientistas e professores de nível superior por meio de mestrados e doutorados.

Em síntese, os programas de mestrado e doutorado, como ensino além dos cursos de graduação, representam um programa de estudos que devem ser "avançados" em relação ao conhecido e já existente, inclusive em relação a suas definições, procedimentos e características de realização dos próprios programas de pós-graduação. Fazer Ciência ou ensinar a fazer Ciência e a torná-la acessível é um campo de atuação profissional que não só lida com o desconhecido e precisa desvendá-lo, usando o conhecimento existente, mas considera o desconhecimento como o próprio objeto de trabalho e de intervenção, potencializando os problemas de conhecimento do próprio objeto de intervenção (capacitação de cientistas e professores de nível superior). O objeto central de intervenção dos trabalhos do cientista é, em termos gerais, o próprio "desconhecido" que começa a ser identificado quando ainda não existem respostas para as perguntas formuladas perante os problemas de conhecimento com os quais a humanidade se defronta. Aí parece começar a Ciência como campo de atuação profissional em sua distinção fundamental em relação a outros campos de atuação. O desafio dos doutorados (e dos mestrados) é perceber isso como núcleo de seu trabalho de capacitação de profissionais e construir as estruturas da pós-graduação em função desse cenário, capacitando efetivamente para os trabalhos de produção de conhecimento e de acesso social a ele. Ao contrário do que seria apenas copiar estruturas, conceitos e critérios que delimitam o ensino de graduação. São funcionalmente diferentes, e seus objetivos, estruturas, organização e procedimentos de realização devem revelar e realizar isso de forma inequívoca.

O desafio para os mais variados campos de atuação na sociedade é lidar com isso de forma adequada e corrigir, no âmbito das universidades principalmente, distorções e confusões com as demais modalidades de ensino de forma clara e eficaz em seus processos de aperfeiçoamento no trabalho com o desenvolvimento de ciência, tecnologia e ensino superior relevante para o País.

D. Papel social – ou função específica – de cursos de especialização técnica

As distinções importantes em relação ao ensino superior, desde a graduação até os cursos "após a graduação" (ou até concomitantes a ela), não se resumem a cursos de graduação e programas de mestrado e doutorado. Há outras modalidades de cursos que podem ser realizados como formação de nível superior (dependendo apenas de sua complexidade quanto ao conhecimento existente). Eles podem ser complementares ou suplementares conforme estiver orientada sua construção. Um dos tipos de cursos dessa ordem são os cursos de especialização técnica. Sua característica fundamental é dada pelo objetivo que os define: visam aprofundar o conhecimento e a capacidade de trabalho em relação a um objeto específico de intervenção de qualquer campo de atuação profissional na sociedade (incluindo o campo de trabalho dos cientistas quanto a qualquer área do conhecimento), por meio do desenvolvimento de competências específicas e minuciosas relativas ao trabalho com esse objeto específico. Eles podem envolver, como parcelas específicas de campos de atuação, diferentes objetos de trabalho na sociedade e geralmente envolvem o conhecimento de diferentes áreas em suas relações mais sutis e microscópicas com um objeto de trabalho.

Sua especificidade e microscopia podem variar nos graus de abrangência relativos a uma área (pesquisa especializada, p. ex., em torno do trabalho com a bioquímica de um microrganismo de interesse social) ou podem ser relativos ao trabalho com uma técnica de intervenção, o que envolve, quase sempre, mais de uma área de conhecimento, embora possa ser considerada uma técnica específica de um campo de atuação profissional. A especialização, no caso, refere-se ao manejo minucioso da técnica com o envolvimento de informações e competências de variados tipos e vinculados a conhecimentos oriundos de áreas diversas.

Eles tanto podem ser destinados a profissionais já formados, inclusive para doutores e mestres, como podem ser oferecidos nos anos finais de cursos de graduação como estudos optativos, eletivos ou complementares ao que foi estudado na respectiva graduação. Nesses casos devem ser oferecidos como estudos e treinamento de especializações que os alunos já estejam aptos a escolher para seu exercício profissional. O ideal para esses cursos é que só sejam realizados quando o interessado já tenha experiência de trabalho em um campo e seja capaz de detectar necessidades de aprendizagem mais específicas para realizar seu trabalho. Especializações precoces na história de desenvolvimento de um profissional podem ser inócuas ou escolhas equivocadas em função de não haver, em fases iniciais de experiência profissional, uma percepção clara do que é necessário ou importante para o exercício da profissão. Procurar cursos desse tipo apenas por insegurança ou insatisfação com a própria formação ou exercício profissional é uma distorção que pode ser apenas uma "válvula de escape" (fuga ou esquiva) de uma condição aversiva, sem funcionalidade como orientação para a solução do problema fundamental: uma insuficiência na formação que deve ser resolvida a partir de soluções que considerem uma amplitude maior do que uma especialização qualquer que não seja orientada por necessidades específicas bem configuradas de especialização em um objeto de trabalho que já seja muito conhecido e dominado como tal por meio de competências desenvolvidas ou utilizadas durante algum tempo.

Ainda há um gradiente de variação nos tipos de cursos de especialização que também podem auxiliar tanto na oferta desses cursos pelas universidades como na escolha de quem considera ser essa uma possibilidade de desenvolvimento de sua formação profissional. O que importa é que a "especialização" se refere à capacidade de lidar com as minúcias de um fenômeno ou processo em relação ao conhecimento desse fenômeno em qualquer área do conhecimento, incluindo a multiplicidade de variáveis que interferem em sua ocorrência e desenvolvimento em qualquer estágio de sua história natural. O entendimento de conceitos como multideterminação, multidisciplinaridade, multiprofissionalidade e interdisciplinaridade é indispensável para as distinções entre o que caracteriza um curso de especialização em distinção a outros tipos de cursos que podem ser oferecidos ou realizados.

Além disso, as especializações podem ser técnicas quando envolvem o manejo específico de certos tipos de intervenções na sociedade. Ou científicas quando implicam estudos minuciosos a respeito da ocorrência de um fenômeno e de sua determinação sem, necessariamente, incluir procedimentos de intervenção em relação a esses fenômenos. A menos que sejam procedimentos específicos de estudo e investigação, não propriamente de intervenção, desses mesmos fenômenos.

Provavelmente a distinção com outras possibilidades de cursos (após a graduação ou concomitantes a ela, veremos em seguida) possa ajudar a esclarecer os cursos de especialização como uma opção específica, que precisa ser bem delimitada em sua função para a vida da pessoa que os escolhe como um recurso de desenvolvimento profissional.

E. Papel social – ou função – de cursos de aperfeiçoamento profissional

Cursos de aperfeiçoamento profissional não são a mesma coisa que cursos de especialização técnica ou científica (que, em última instância, também é "técnica"). No âmbito de um objetivo como "aperfeiçoamento profissional", os cursos visam desenvolver uma reformulação (geralmente parcial), um aprofundamento, uma complementação (quando "falta algo") ou uma suplementação (quando é necessário "algo a mais") no que foi aprendido ou desenvolvido em uma experiência de formação profissional, geralmente, quando é detectada uma falta ou deficiência de capacitação em alguma parte do conjunto de competências ou no grau de desenvolvimento (aperfeiçoamento) de alguma delas. O referencial é sempre o que compõe o "currículo de um campo de atuação profissional" (inclusive os de mestrado e doutorado) em relação às funções sociais do campo de trabalho na sociedade, que pode não ser adequadamente atendido pelo que constitui o projeto de capacitação do profissional pela universidade que realiza ou realizou. É um objetivo (ou uma função) diferente daquele de um curso de especialização que busca um aprofundamento ou uma especificidade maior em algo que precisa de maior conhecimento para ser objeto de intervenção. Não é para corrigir ou completar como característica predominante, embora também possa considerado assim. É muito mais para trabalhar com minúcias e informações mais específicas e microscópicas a respeito de um fenômeno, seus determinantes (o que influencia sua ocorrência ou manutenção) e seus processos de funcionamento, de desenvolvimento ou suas decorrências. No caso de um curso de aperfeiçoamento a ênfase está em apenas melhorar o que já se faz ou já se sabe como fazer. É como se fosse um treinamento para melhorar o grau de desempenho ou aprimorar algo que já se faz e conhece. Na especialização era quase uma mudança de foco de trabalho, acentuando a atenção no maior refinamento em relação a algo que precisa ser feito e que precisa de estudo e treinamento para conseguir esse maior "refinamento" (ou microscopia) nos processos de trabalho e de percepção do que é objeto de intervenção, incluindo as complexas relações com determinantes e consequências de um fenômeno. É diferente nos casos dos cursos de aperfeiçoamento, em que o foco é outro.

Tais tipos de cursos também podem ser complementares a cursos de graduação como opções ("cursos complementares optativos" ou "eletivos"?), cuja realização pode ser considerada como créditos para compor o currículo dos alunos interessados. Nos casos de cursos de aperfeiçoamento profissional, diferentemente dos cursos de especialização, eles podem ser oferecidos como aprofundamento de qualquer aspecto de um curso de graduação, e não necessitam ser realizados em uma única fase da vida profissional – ou de uma formação permanente – em que já há experiência e conhecimento de um trabalho para a opção por uma especialização. Nos cursos de aperfeiçoamento, a opção por sua realização pode ser um interesse inicial que leva a conhecer melhor o exercício de um tipo de trabalho até para decidir investir mais nele em outras modalidades de estudo ou formação profissional.

F. Papel social – ou função específica – de cursos de atualização científica

Outra modalidade de ensino que a universidade pode realizar é a oferta de cursos de atualização científica, essa mais particularmente como responsabilidade dos departamentos acadêmicos como unidades responsáveis pelo desenvolvimento do conhecimento em uma área, sem a redução de departamentos serem apenas a "menor unidade administrativa" das universidades, como preconizou a reforma universitária do regime militar e aparece em múltiplos documentos oficiais. Acima e além da definição vazia e burocrática, cabe aos departamentos a coordenação dos trabalhos de pesquisa em suas respectivas áreas de conhecimento e a oferta de processos de acesso ao conhecimento da área, tanto para os múltiplos campos de atuação profissional para os quais a universidade oferece cursos de graduação como a quaisquer outras modalidades de ensino que puderem ou necessitarem da utilização do conhecimento de suas áreas. Assim como também cabe aos departamentos a interação em projetos de pesquisa, desenvolvimento de tecnologia ou de ensino com outras unidades da universidade ou da sociedade.

Uma das modalidades de acesso ao conhecimento, particularmente útil e relevante para o trabalho dos departamentos, são os cursos de atualização científica, nos quais os interessados podem obter informações e aprendizagem a respeito das recentes descobertas científicas na área do departamento que oferece o curso. De certa forma, são uma oportunidade para os cientistas da área, continuamente, tornarem acessíveis seus estudos de revisão bibliográfica e de sistematização do conhecimento necessárias para o desenvolvimento de seus projetos de pesquisa, junto com as descobertas que fazem com seus trabalhos científicos. Principalmente para pessoal de outras áreas e para profissionais e interessados em acompanhar o desenvolvimento do conhecimento na área de conhecimento do departamento e nas áreas específicas de pesquisa dos participantes desse tipo de unidade universitária.

Em vários casos, esse tipo de curso pode ser importante para estudantes de graduação que já começam a ter interesse em áreas de conhecimento específicos, como os que estão realizando pesquisas de iniciação científica em seus cursos ou simplesmente querem acompanhar o desenvolvimento de uma área de conhecimento por interesse pessoal. Isso também vale para profissionais de qualquer campo de atuação na sociedade, o que acrescenta um valor adicional a esses tipos de cursos como um instrumento de acesso ao conhecimento recente da ciência e da filosofia, como processos de conhecer desenvolvidos pelos departamentos das universidades em múltiplas áreas.

De certa forma, também esses tipos de cursos podem ser partes dos cursos de graduação como cursos de escolha (optativos ou eletivos) para os alunos completarem créditos que eles mesmos elegem para sua capacitação profissional, durante ou logo após os cursos de graduação. O que também pode ser feito em qualquer época de sua trajetória, servindo como atualização em diferentes momentos da vida profissional das pessoas que trabalham em um campo profissional cuja atualização a respeito do conhecimento científico em uma área pode ser útil. Oferecer tais cursos de atualização para um público amplo pode significar que estudantes de graduação, profissionais de diferentes campos em momentos variados de sua carreira profissional e até leigos interessados possam buscar esses cursos como forma de acompanhar o desenvolvimento científico em uma área de seu interesse ou utilidade.

Obviamente, uma exigência adicional se impõe: concretizar a realização de tais tipos de cursos de acordo com o público-alvo, que, se for variado, vai exigir alguns cuidados em sua realização. O melhor é oferecê-lo para diferentes grupos com alguma afinidade de entendimento e participação no que o curso for realizar em seu desenvolvimento. De qualquer forma, é um excelente instrumento para os departamentos aumentarem a divulgação de seus trabalhos em diferentes âmbitos tanto da sociedade quanto da própria universidade em sua variedade de campos de atuação para os quais oferece capacitação em seus cursos de graduação. Em alguns casos, até para os estudantes de alguns cursos de pós-graduação que precisam atualizar-se em relação às pesquisas que realizam ou pretendem realizar em seus programas de estudo com mestrado ou doutorado.

G. Papel social – ou função específica – de cursos de atualização técnica

Quase tudo o que foi considerado para os cursos de atualização científica também pode servir para os cursos de atualização técnica. Com uma diferença fundamental: neste caso, trata-se de uma atualização mais técnica (em processos de trabalho de intervenção) do que científica (de conhecimento novo, descobertas recentes e de procedimentos de estudo e de investigação). São essas duas ênfases diversas que distinguem os dois tipos de cursos (atualização científica e atualização técnica). No caso de atualizações técnicas, não só os departamentos podem oferecer tais tipos de cursos (já encaminhando para a divulgação de tecnologias de trabalho com o conhecimento da área) como também os cursos de graduação podem realizá-los em associação com departamentos. A pedido dos cursos aos departamentos ou por oferta desses aos cursos, com variações de integração no planejamento e na concretização de tais cursos.

As ofertas de tais cursos servem fundamentalmente para pessoas que estejam interessadas em atualizar-se mais em tecnologia (materiais, instrumentos ou procedimentos novos) para realizar trabalhos na sociedade. Tais cursos são úteis para o público amplo ou para os diferentes públicos internos da universidade, completando a formação em cursos de graduação (e até em programas de mestrado e doutorado) em relação à atualização em equipamentos, materiais ou processos de trabalho em qualquer campo de atuação, incluindo o de produção de conhecimento científico (o que faz servir também para os próprios professores da universidade).

Novamente, um cuidado importante será o de graduar as características da oferta desse tipo de curso às características dos que possam constituir seu público-alvo. Alguma variação nesse público pode significar variações nas características da oferta para, efetivamente, serem instrumentais aos usuários de um curso de atualização técnica. Problemas de periodicidade, duração, horário de funcionamento, material disponível, procedimentos de ensino e de avaliação e orientação individualizada – são exemplos de aspectos que podem variar em função das características do público-alvo.

H. Papel social – ou função específica – de cursos de ampliação cultural e suas relações com a "extensão universitária"

Cursos de ampliação cultural geralmente são confundidos com a expressão "cursos de extensão universitária". Essa é uma expressão muito familiar nos meios acadêmicos e relacionada a um dos tipos possíveis de atividades da universidade, equivocadamente considerado um dos objetivos ou finalidades da instituição (Botomé, 1996). Designá-los como de ampliação cultural refere-se a um tipo específico de cursos, uma vez que todos os cursos (e outros tipos de serviços universitários, como uma biblioteca comunitária, clínicas-escola etc., p. ex.) podem ser considerados como de "extensão da universidade" para a sociedade. O termo "extensão universitária" foi criado para referir-se aos esforços da universidade para tornar o conhecimento que ela produz e domina acessível à sociedade, além do que é feito pelos cursos de graduação. Na gênese era a ênfase em atividades de acesso ao conhecimento que deveria compensar ou corrigir "a pesquisa alienada" e "o ensino alienante" das universidades, consideradas também instituições elitistas em uma sociedade cheia de desigualdades sociais. Em lugar de corrigir a pesquisa e o ensino com tais características e de torná-los relevantes e acessíveis para toda a sociedade, o governo, mais uma vez, não aperfeiçoa suas instituições e cria mecanismos compensatórios e assistencialistas, alterando a natureza e a finalidade da instituição. Além de criar confusões e conflitos ideológicos artificiais, como se cientistas e professores fossem elitistas e alienados e os ditos "extensionistas", socialmente comprometidos e ideologicamente revolucionários. A divisão estabelecida nas universidades criou cismas mais do que integração, apesar de haver uma retórica de "indissociabilidade entre pesquisa, ensino e extensão".

O que, de fato, é indissociável são os objetivos da universidade: produzir o conhecimento e torná-lo acessível a todos. As atividades para realizar isso são múltiplas e podem ser praticadas de formas diversas e separadas entre si, desde que realizem tais objetivos ou parcelas deles. A produção de conhecimento como objetivo da instituição deixa de ser "produção de conhecimento" se não se tornar acessível. O conhecimento não é para quem o "produz", mas para quem o receberá como benefício. Uma analogia é a de alguém "produzir batatas" e não as utilizar como alimento. O termo "produzir" já contém, em sua origem, a indicação de "produzir para...", "guiar para algo...". O complemento "para..." é o que dá sentido ao verbo "produzir". Produzir batatas, na analogia, significa tirá-las da terra e dar-lhes um destino como alimento, caso contrário o que está sendo "produzido" não é mais "batata", pelo menos como alimento, podendo ser, por exemplo, adubo orgânico. De forma semelhante, se alguém produzir conhecimento e deixar de torná-lo acessível, não produzirá "conhecimento", mas apenas realizará uma atividade "lúdica", cuja finalidade é fundamentalmente "ocupar-se" (e talvez distrair-se de outras coisas que possam ser aversivas). Nesse sentido, a expressão "extensão universitária" não é algo que "estende a universidade". Por definição, a instituição deve estar presente ("imersa") na sociedade por meio de todas as suas atividades. As pesquisas devem nascer de perguntas importantes para a vida na sociedade, e o ensino, destinar-se a transformar conhecimento para a realização de serviços ou atividades que atendam a necessidades sociais. Os detalhes disso são operacionalizações em atuações as mais diversas possíveis, cujo valor está em sua participação na realização dos objetivos da instituição indicados como tais.

Nos casos de cursos de ampliação cultural, o que importa é haver possibilidades diversas de complementariedade de cursos voltados para circunstâncias, emergências ou demandas específicas de pessoas ou grupos da sociedade que possam ser atendidos sem a universidade estar competindo com outras instituições da sociedade ou até prejudicando ou anulando o trabalho dessas instituições em seus papéis sociais relevantes. Se for o caso de deficiência de alguma organização, a universidade poderia oferecer recursos para auxiliar essas instituições (assessoria, consultoria, cursos para os funcionários etc.) a melhorarem seus serviços. Se já houver instituições responsáveis por esses serviços, a universidade pode auxiliar em sua divulgação ou em seu aperfeiçoamento e acessibilidade, mas evitar anular outras agências sociais por concorrência ou competição que não favoreça o aperfeiçoamento de instituições já existentes na sociedade na realização de papéis significativos para a sociedade. Assistencialismo, paternalismo ou patrimonialismo não podem ser características da universidade, sob pena de comprometerem sua identidade e desenvolvimento específico em seu papel social.

Em geral, cursos de ampliação cultural referem-se a atividades complementares de desenvolvimento das pessoas (arte, esportes, história, religião, curiosidades, utilidades cotidianas, ajuda emergencial etc.), que não são atendidas por unidades da universidade em foco. São os casos, por exemplo, de informações ou conhecimentos a respeito dos quais a universidade não tem uma unidade interessada ou focada na produção de conhecimento ou ensino. Nesse caso, cabe uma gestão específica, estudando a comunidade na qual a universidade está inserida para detectar possíveis necessidades, demandas, problemas ou oportunidades para incentivar ou auxiliar a produzir conhecimento o mais possível capaz de promover possíveis empreendimentos (desde que de forma coerente com os objetivos da instituição) ou empreendedores a fazer algo em relação a isso.

Ampliação cultural da sociedade também significa poder promover estudos, exames e debates que avaliem e aprofundem o significado de costumes e crenças locais capazes de afetar a vida das pessoas na comunidade. Isso tudo, porém, exige uma sensibilidade especial e um planejamento cuidadoso de ofertas desse tipo para não repetir o erro de um ativismo patriarcal ou populismo alienante em relação aos papéis que cabem à universidade e aos diferentes tipos e suas atividades, particularmente cursos, que, no caso da extensão cultural, poderiam levar a um melhor conhecimento da própria realidade local e das atividades realizadas em torno dela. Um bom exemplo é a formação de pessoas para a cidadania, para a solidariedade e para participar politicamente das relações de poder na comunidade local de forma lúcida e protagonista para a construção do equilíbrio dessas relações. A designação "ampliação cultural" é propositalmente ampla e deve possibilitar exatamente isso: ampliação das possibilidades de produzir conhecimento e torná-lo acessível além daquilo que já está instituído e costumeiro na instituição universitária. É quase uma "porta aberta" para o que ainda não acontece, mas pode fazer parte dos trabalhos de uma instituição destinada a "produzir conhecimento e torná-lo acessível à sociedade".

Essa também é uma modalidade de curso que pode ajudar estudantes de graduação a organizar trabalhos de interesse da comunidade local e a partir do próprio conhecimento que eles possam ter ou facilmente produzir a respeito das necessidades sociais da comunidade em que estão inseridos ou da qual a universidade faz parte.

I. Outras possibilidades de atuação da universidade na sociedade

Há muitas outras possibilidades de atuação direta das universidades na sociedade. Se forem planejadas e executadas de acordo com os objetivos da universidade, são oportunidades de operacionalização tanto da produção de conhecimento a respeito de muitos tipos e atividades e recursos sociais como de acesso ao conhecimento que auxilia a sociedade a realizar suas atividades cotidianas de forma otimizada. Esses tipos de atividades podem constituir um leque amplo de atividades que se referem a expandir ou estender, além de seus recursos mais identificados com ensino, treinamento e pesquisa diretos, o conhecimento que a universidade domina por meio dos repertórios comportamentais de seus professores e pesquisadores ou por meio dos recursos e instrumentos que utiliza para seu próprio trabalho. Nesses casos, talvez se justifique a elaboração de uma política de "extensão universitária" para outras populações que não os alunos diretos que frequentem suas atividades de ensino.

Mesmo os alunos, principalmente egressos de seus cursos, podem beneficiar-se do conhecimento por um tempo maior, de forma mais efetiva ou em situações de utilização em atividades profissionais quando, por exemplo, podem participar de "clínicas-escola", "serviços-escola", estágios profissionalizantes em instituições ou empresas, sob a supervisão de pesquisadores-professores universitários. Também residências profissionalizantes (nas quais podem ocorrer cursos de diferentes tipos complementando ou aprimorando a capacitação profissional dos cursos de graduação). Um escritório de orientação profissional, por exemplo, pode ser uma oportunidade de oferecer um serviço com alunos formandos ou egressos para auxiliar jovens à procura de trabalho em situação difícil e com poucos recursos para custear esse tipo de serviço. De forma semelhante, a promoção de eventos (palestras para atualização de profissionais, jogos e orientações de saúde populares a serem realizados nas instalações da universidade em fins de semana e de forma organizada e orientada) pode ser excelente oportunidade para o ensino de pessoas, crianças, profissionais ou de orientação para procurarem serviços específicos para atendimento de suas necessidades e interesses. Às vezes apenas para despertar a atenção da população para certas atividades e as repercussões em suas vidas. O ideal é sempre criar condições de educação com essas atividades ou aproveitá-las para pesquisa de algum tipo (levantamento, caracterização de fenômenos de saúde, de tipos humanos, de necessidades sociais etc.). A coerência com o papel da universidade é fundamental para organizá-las com uma orientação de capacitação para algo, mesmo que seja as pessoas conhecerem melhor a si mesmas e a suas condições e características ou para investigar algo relacionado às atividades ou às pessoas que procuram e realizam tais atividades. Não se trata de atividades apenas lúdicas ou de ocupação para justificar-se como profissionais. Todas as atividades precisam ser elaboradas e realizadas como uma prestação de serviços coerente com as atividades da universidade.

Também no âmbito das comunicações, a universidade pode fazer muitas coisas. Uma rádio universitária planejada com o objetivo de acesso ao conhecimento, inclusive à produção artística da sociedade e ao noticiário, de maneira lúdica e agradável, pode constituir um laboratório de pesquisa e de ensino para cursos relacionados a artes, comunicações, recursos técnicos de comunicações. Até mesmo a produção de filmes para divulgação. Alguns cursos podem promover eventos a serem divulgados por recursos de comunicação de áudio, de vídeo ou outros. Um teatro na universidade pode se prestar para estágio dos alunos em peças de valor para divulgação na sociedade, com papéis educativos ou informativos com envolvimento maior que os recursos de ensino comuns. Além de eventos de outros tipos que podem utilizar um anfiteatro amplo.

Publicações científicas, didáticas e técnicas também são parte desses tipos de atividades. Editoras universitárias não podem ser apenas editoras. Elas têm o papel específico de promover modalidades de publicações que sejam didáticas e populares tanto quanto publicações científicas. As publicações também precisam ser instrumentos de ensino (por isso didáticos) e relevantes também como problemas de pesquisa para a universidade investigar suas características, impactos, repercussões, utilidade etc.

O próprio acesso a informações pode ser objeto de construção de condições específicas para estudo na universidade, como bibliotecas que, além de universitárias, também são comunitárias. Por exemplo, com livros didáticos do ensino médio (biologia, história, geografia, linguística, filosofia, literatura etc.). Algumas universidades têm salas e equipamentos para as escolas da comunidade realizarem aulas na própria instituição com recursos de vídeos e equipamentos para o ensino de matérias do ensino médio, com a possibilidade de as escolas visitarem a universidade para ter aulas com seus próprios professores em um ambiente universitário. Tais condições podem ser, inclusive, uma excelente propaganda do que a universidade oferece para os jovens que estão estudando nas escolas da comunidade e constituem um público não só de interesse da universidade como de pessoas que precisam de informações a respeito do que estudar, que profissão escolher, como fazer isso em continuação ao ensino médio etc.

Enfim, as relações da instituição com a comunidade podem ser múltiplas, mas necessitam não perder seu papel social (objetivos e funções sociais) ao realizar essas atividades, evitando competir ou prejudicar instituições da sociedade por uma realização que não potencializa, ou até anula, o trabalho dessas instituições. Assessorias e consultorias, por exemplo, dos departamentos ou dos cientistas dos departamentos (e professores dos cursos e programas deveriam envolver alunos, sempre que possível, nem que fosse como estagiários internos da instituição para auxiliarem – participarem – desses tipos de trabalho não apenas como auxiliares ou mão de obra, mas como estudantes e aprendizes desses tipos de atividades que, não raro, exigem observações, levantamentos, estudos e investigações para serem realizados de forma adequada). Nesses casos, também, o envolvimento de aprendizes ou estudantes é uma aproximação de manter os objetivos da universidade como um referencial orientador para o planejamento e a realização desses vários tipos de atividades.

Sempre será preciso, é claro, um planejamento e uma estruturação da instituição que não seja um amontoado de burocracias para realizarem essas atividades. Certa autonomia para unidades, definindo suas atribuições em relação a essas atividades, é fundamental para uma boa constituição da universidade como agência de produção de conhecimento e de acesso a ele e seus benefícios de maneira articulada com o que existe na sociedade. Ou, também, até suas atividades de extensão, nesses casos, poderão tornar-se alienadas e alienantes, como o que foi alegado para o ensino e para a pesquisa e que deu origem à própria extensão universitária (Botomé, 1996).

J. Relações e integrações entre os vários tipos de cursos e programas de estudo

Os cursos e programas de estudo e as demais atividades examinadas exercem papéis diferenciados nas relações entre eles. Alguns se referem à capacitação profissional formal como são os cursos de graduação usuais nas instituições de ensino superior. Outros são voltados a formar em um campo de atuação diferente, e geralmente mais abrangente do que aqueles da graduação: os mestrados e doutorados com a responsabilidade específica de formar professores de nível superior e cientistas para o trabalho na sociedade em diferentes áreas de conhecimento em qualquer instância de atuação na sociedade. Não são atividades da universidade sem definição ou papel específico. Esses cursos e programas de estudo têm uma responsabilidade bem delimitada e se inscrevem como atividades formais e básicas de capacitação de pessoal de nível superior para diferentes campos de atuação na sociedade, incluindo o campo de ensino de nível superior e de produção de conhecimento científico, além dos campos de atuação comuns na sociedade.

Outros cursos, que também podem, em muitos casos, ser considerados de nível superior têm papéis diferenciados como complementares, suplementares ou de aprofundamento de diferentes tipos ou graus em relação a outros tipos de cursos existentes na sociedade, incluindo os que são oferecidos pelas próprias instituições de ensino superior. Cursos de aperfeiçoamento, de atualização ou de especialização, por exemplo, podem ser adicionais a cursos de qualquer tipo de graduação, ou mesmo de mestrados e doutorados. Em vários casos desses tipos, eles até podem ser incluídos no currículo ou programa de estudos, como parcelas de eleição ou de opção dos alunos como estudos que complementam, suplementam ou aprofundam o que o currículo ou programa de estudos já inclui como base fundamental. Nesses casos, sua inclusão como parte do curso deverá criar condições de oferta e estrutura coerente com esse papel adicional a uma formação já completada ou em curso. Por exemplo, a época ou a forma (horários e periodicidade, por exemplo) de oferta em função da adequação ao desenvolvimento do curso ou programa de estudos em curso.

Quando tais cursos são oferecidos em épocas diversas desde a formação básica dos interessados, eles podem ser planejados e construídos como parte de um programa de educação permanente ou continuada em relação aos cursos e programas de estudo básicos já oferecidos pela universidade. Com tal possibilidade, os estudantes e egressos de atividades das universidades podem ter a sua disposição até um extenso programa de desenvolvimento profissional ao longo de toda a sua vida. Algumas universidades até chegam a ter programas especializados para profissionais de terceira idade, incluindo aposentados, que ainda queiram desenvolver suas aprendizagens profissionais ou pessoais em relação a campos de atuação ou atividades sociais que exigem senão uma formação complementar específica, pelo menos atualização científica quanto a seus processos de capacitação já realizados.

Outras atividades que as universidades podem realizar como capacitação (promoção de eventos, assessorias, consultorias, palestras, supervisões, estágios, publicações, equipamentos e instalações para educação ou treinamento etc.) também podem servir como bases de experiências e trabalhos complementares de estudantes como atividades de estágio, de pesquisa de iniciação científica, de "experiências de iniciação profissional" etc., conforme forem oferecidas e programadas como partes da capacitação profissional em um planejamento curricular ou como parcelas de qualquer unidade de ensino de algum professor. Novamente vai ser importante o planejamento, a inserção em qualquer curso e os procedimentos de sua realização, para tais atividades serem de cunho educativo complementar, suplementar ou de aprofundamento do que estão estudando em seus respectivos cursos ou programas de estudo.

Várias dessas atividades e alguns desses cursos podem ser oferecidos como trabalhos de capacitação técnica, extrauniversidade, e orientadas para pessoas que não tenham realizado, estejam realizando ou tenham interesse em cursos superiores. Sua natureza e objetivos de natureza técnica ou "extrainstitucionais" não impedem sua oferta à sociedade. Nesses casos, porém, o planejamento, a oferta e as características de realização, obviamente, deverão ser adaptados para a população alvo dessas ofertas de formação a ser realizada pela universidade. Conforme o planejamento e sua inserção no planejamento da capacitação de profissionais realizada pela universidade, várias dessas atividades podem ser, inclusive, planejadas como estágios para os estudantes de graduação realizarem sua formação em situações de trabalho concretas na sociedade, testando suas aprendizagens realizadas nos cursos que frequentam como alunos.

Residências profissionais como período de trabalho sob supervisão e em condições planejadas pelos próprios cursos de capacitação universitários podem beneficiar-se dessas modalidades de ensino complementar como acompanhamento das residências em que os alunos têm de integrar, com trabalho, avaliação constante de suas atividades e até com pesquisa científica dos fenômenos com que trabalham e dos processos que realizam quando o fazem.

Destaque-se que nada disso é realizável sem uma compreensão sistêmica na instituição, principalmente de gestores que devem garantir organização e infraestrutura para que o que examinamos aqui não seja apenas um amontoado de atividades e possa efetivamente constituir parcelas orgânicas de um sistema de trabalho da universidade na sociedade de forma contínua e cumulativa, com avaliações e aperfeiçoamentos constantes e evitando o erro de abandonar o que merece ter continuidade, ou mantendo o que se mostrar inadequado ou incoerente com os objetivos da própria instituição.

Os cursos de graduação e a capacitação dos profissionais egressos das universidades sofrerão ou se beneficiarão da qualidade, planejamento e constante avaliações dessas atividades, principalmente em relação às articulações entre elas como um sistema de trabalho da universidade. Em alguns campos, como o da Saúde, tais condições, desde a gênese dos cursos, implantam hábitos, crenças e estruturas (com nomenclaturas e caracterizações fixas e próprias) nem sempre relevantes para o desenvolvimento das profissões para as quais pretendem capacitar as pessoas. O pior é a eternização das condições da gênese desses cursos, quando, inclusive, capacitam pessoas a entender as profissões conforme essa gênese durante, muitas vezes, toda a vida profissional, eternizando crenças e hábitos que só se justificavam nas condições em que elas foram implantadas como início de algo que, naturalmente, precisaria ser aperfeiçoado de maneira contínua, sob avaliação permanente de seu papel e de seus procedimentos de realização como tarefa dos egressos dessas instituições.

K. As relações dessas atividades com os departamentos por áreas de conhecimento

Há um conjunto de relações que merece ser destacado na constituição das universidades. São as relações das várias instâncias das universidades com os departamentos organizados por áreas de conhecimento. Em parte pelas definições existentes, que ainda são pouco claras (Botomé 1996, 2001) e, de outra perspectiva, também pelos hábitos e crenças que já se instalaram e orientam a percepção, a linguagem, o raciocínio e muitos comportamentos de planejamento, gestão e treinamento em relação ao trabalho da universidade. Além de orientarem e fixarem também a própria estrutura institucional.

Um dos problemas de estrutura, de organização e de gestão da universidade diz respeito não só a uma clara e adequada formulação dos objetivos da instituição delimitadores de seu papel e responsabilidade social (e, no caso específico dessa instituição, também científica). Como também dos papéis e funções específicos de suas partes constituintes e, mais ainda, o que tais papéis e funções determinam nas relações internas da instituição e, como decorrência, na consecução de seus objetivos na sociedade: a produção de conhecimento social e cientificamente relevante e o acesso que a instituição provê a esse conhecimento para a sociedade. As duas coisas são indissociáveis na delimitação desse papel da universidade. Eles configuram a maneira própria de inserção da universidade na sociedade, e sua avaliação está estreitamente relacionada a esses dois papéis. O ensino, em todas suas modalidades, é a forma mais nobre de acesso ao conhecimento, uma vez que não só acontece com a transformação do conhecimento em comportamentos competentes e de valor para a sociedade como é a forma que melhor multiplica o conhecimento em atuação social direta com a população. Cada profissional capacitado, à luz do conhecimento relevante, multiplica o uso do conhecimento para uma quantidade de pessoas a quem prestar serviço ao longo de sua vida.

Departamentos, cursos de graduação e programas de pós-graduação são instâncias organizacionais das instituições de ensino superior que são mais comuns e de conhecimento dos profissionais, funcionais e usuários dessas instituições. Seus papéis específicos, a estrutura que lhes é mais pertinente e os processos de gestão adequados a esses papéis ainda parecem pouco conhecidos (Duran, 1975; Goldberg, 1975; Chamlian, 1977; Botomé, 1996, 2001; Piazza, 1997; Cunha, 1989; Rebelatto, 1994; Marcon, 2008). No caso dos departamentos acadêmicos, constituem-se em torno de áreas de conhecimento, com amplitudes variadas de abrangência, para desenvolver o conhecimento nessas áreas e para torná-lo acessível à sociedade. Por isso, inclusive, os departamentos são a base de organização da universidade e não, como as definições oficiais ainda as mantêm, como "a menor unidade administrativa das universidades". Os cursos de graduação, como já foi examinado, são instâncias de difusão do conhecimento com o qual trabalham, por meio do ensino e capacitação de profissionais de campos de atuação definidos na sociedade. Por isso, os cientistas dos departamentos ensinam nos cursos de graduação que os reúne como professores de diferentes áreas e os professores dos cursos pesquisam nos departamentos que os organizam como cientistas. Essa parece ter sido a fórmula mais adequada para integrar o conhecimento científico de diferentes áreas na formação de cada campo de atuação profissional: "quem pesquisa ensina, e quem ensina pesquisa". Um antigo *slogan* do meio universitário, que, apesar de não mais ter sido usado (e até ficar desconhecido), ainda parece manter uma vitalidade de indicação de como garantir que a Ciência esteja fortemente presente no ensino, principalmente de graduação, e tal ensino tenha bases científicas de sustentação. A capacitação para trabalhar e a intimidade com os dois processos – pesquisa e ensino – parece uma excelente garantia para otimizar a relação em produzir conhecimento e torná-lo acessível à sociedade.

Essas delimitações de papéis não devem ser desconsideradas se houver efetiva preocupação com a qualidade do trabalho na universidade. A integração entre conhecimento científico e atuação profissional (dos professores e dos alunos que eles capacitam) não se faz apenas por retórica ou por adjunção terminológica, mas sim por uma efetiva e íntima integração entre os dois procedimentos de trabalho. Também por isso, o papel dos mestrados e doutorados se refere, até no nome, para capacitar as pessoas a produzir conhecimento científico, capacitar (ensinar, como mestres) profissionais de nível superior e, é imprescindível acrescentar, o papel de gestor de processos de produção de conhecimento, de ensino superior e de produção de tecnologia. Este último até para preparar os egressos da pós-graduação para seus papéis de mestres de ensino superior, chefes de departamentos e coordenadores de cursos de diferentes tipos. Uma percepção de política e gestão de ciência, tecnologia e ensino superior é fundamental para orientar seus futuros trabalhos como cientistas e professores de ensino superior. Sem isso, a própria pós-graduação, outra instância organizacional da universidade, ficará incompleta.

L. O papel de um sistema de desenvolvimento de ciência, tecnologia e ensino superior, além das universidades

O papel, também específico, dos mestrados e doutorados é complementar a tudo isso e, de certa forma, deveria dar sustentação a esses tipos de trabalhos de outras instâncias organizacionais da universidade. Um programa de estudos de mestrado e ou de doutorado tem um papel importante como responsabilidade na formação de cientistas e professores de nível superior, inclusive com um papel de gestores de ciência, tecnologia e ensino superior, algo que, em suas carreiras científicas, farão também como coordenadores de grupos de pesquisa, de produção de tecnologia, de equipamentos, materiais ou de procedimentos, derivada de conhecimento científico e de coordenações de cursos de nível superior de diferentes tipos. No mínimo uma capacitação para realizar ensino superior, fazer pesquisa, gerir processos de grupos com esses trabalhos, coordenar cursos, administrar e dirigir departamentos acadêmicos, até sem contar com a direção e a supervisão de várias instâncias universitárias, tais como: laboratórios, institutos, centros acadêmicos, pró-reitorias, reitorias e qualquer outra instância universitária que exija esse tipo de formação.

Não é pouco insistir também que programas de pós-graduação não são cursos comuns. Neles é indispensável que haja um "programa de estudos" nos quais se desenvolvam as capacitações específicas de produzir conhecimento, produzir tecnologia e produzir aprendizagem de ensino superior, com os respectivos processos de administração desses processos. O que inclui a caracterização de problemas de pesquisa e de ensino, planejamento dos respectivos processos de pesquisa e de ensino que resolveriam o problema original, programação de condições (incluindo projetos) para executar pesquisas e ensino, realização desses processos de maneira otimizada, avaliação de eficiência e eficácia de qualquer um desses processos, aperfeiçoamento ou correção. Isso precisa ser feito com os estudantes como protagonistas de seus próprios projetos de pesquisa, de ensino ou de produção de tecnologia, estudando e realizando os respectivos processos. Fundamentalmente, não se trata de estudar os produtos da ciência e da tecnologia ou do trabalho de ensino, mas os processos de sua realização, incluindo sua gestão ou administração.

Por essas razões, os programas de pós-graduação se definem por áreas de conhecimento em que serão realizados os estudos, com amplitudes variadas de delimitação. Podem ser específicos (áreas já mais especializadas, p. ex., Epidemiologia, Virologia, Processos digestivos, Metodologia do Ensino Superior, Tecnologia de próteses ósseas ou de órgãos, Processos de Cirurgia Plástica, Pneumologia, Processos e Procedimentos de Cirurgia Endoscópica, Sociologia de instituições etc.) ou ter diferentes graus de amplitude e abrangência: Saúde Pública, Patologias do Tórax, Patologias Neurológicas, Saúde Coletiva, Educação, Psicologia, Sociologia, Ciências Políticas, Ciências Marítimas, Ciências Ambientais, Produção Florestal, Antropologia etc. Não é útil ou pertinente nomear programas de estudos de pós-graduação com designações muito amplas ou de campos atuação profissional, principalmente homônimos de cursos de graduação. Quando for relevante promover estudos de mestrado e doutorado relacionados a um campo de atuação profissional, homônimo de um curso de graduação, é adequado procurar delimitar qual vai ser o campo de estudos próprio para criar insumos de conhecimento e tecnologia para alguns campos de atuação, mesmo que seja de interesse maior para uma ou outra profissão. Por exemplo, Fisiologia do Exercício, Relações entre Saúde e Atividades Humanas, Processos de Produção de Conhecimento Científico,

História da Ciência e do Conhecimento Humano, Sociologia de Serviços Sociais, Sociologia da Educação, Tecnologia de Intervenções Ortopédicas, Tecnologia de Intervenções em Odontologia, Processos de Cirurgia Cardiológica, Relações entre Fisiologia e Movimento Humano etc. Os exemplos apenas ilustram aproximações de possibilidades de designação e delimitação dos programas. A concretização de sua designação sempre será um trabalho a ser realizado com os agentes e instituições que realizarão o programa. Os exemplos apenas ilustram aproximações de critérios indicados para delimitar as funções de diferentes unidades da instituição. A designação sempre deverá ser o mais precisa possível sobre aquilo que constituirá os objetivos do programa em sua função de constituinte de um sistema universitário que tem outras parcelas realizando funções que se integram com a desse programa. Não é algo solto no espaço ou no tempo: o conhecimento da instituição, sua história e seu papel preponderante na sociedade auxiliam sua designação a não ser algo equivocado, enganoso ou que orienta mal os que nela trabalham ou que a procuram para atender a alguma necessidade.

Uma universidade do País, por exemplo, lista mais de 40 cursos de especialização, aperfeiçoamento e atualização como "pós-graduação". Só em especializações relacionadas a Fisioterapia são 40. Tais cursos, nessa lista, são equiparados a "MBA", o que constitui uma indução de equívocos, uma vez que mesmo cursos considerados "mestrados em administração e negócios" (MBA) muito frequentemente não são mestrados no sentido estrito do termo, mas especializações em administração e negócios que, eventualmente, podem incluir alguma capacitação para fazer pesquisas com processos de administração e negociação. Tais cursos são importantes como complementos ou suplementos de cursos de graduação ou de mestrado e doutorado (especializações, aperfeiçoamentos e atualizações são para isso mesmo) mas não são, em si, programas de pós-graduação em sentido estrito. Em sentido amplo podem ser considerados "após as graduações", mas não programas de estudo que visam formar um profissional além de um campo de atuação, para realizar também o trabalho de produção de conhecimento científico e capacitar professores de nível superior a ensinar em diferentes áreas importantes para a capacitação de profissionais nos múltiplos campos de atuação de nível superior na sociedade.

Quando a área de designação de um programa de pós-graduação for ampla, sempre poderá haver uma especificação de áreas de concentração de estudos dessa área ampla, que deverá constituir o objeto de estudos (e formação científica) do programa, tanto em relação a esse objeto quanto aos processos de seu ensino para diferentes campos de atuação profissional na sociedade. Isso tudo é importante para demarcar que os programas de mestrado e doutorado não se referem a "mais graduação". Diferentemente, eles acrescentam outras profissões àquela que a pessoa desenvolveu ao realizar um curso de graduação: a de um profissional de ciência, tecnologia e ensino superior em relação a algum tipo de aspecto (que precise ser objeto de estudo) de – ou para – diferentes exercícios profissionais no âmbito da formação de graduação universitária.

Em alguns casos, os processos que constituem uma profissão poderiam ser o objeto de estudo de um mestrado ou doutorado. Por exemplo: Processos terapêuticos em tratamento de queimados, Processos terapêuticos com lesões de medula óssea, Tecnologias terapêuticas para lesões ósseas. Também poderia haver um programa com Processos terapêuticos e, haver uma área de concentração de estudos em "lesões ósseas" ou "lesões medulares". No caso de áreas mais diretamente vinculadas a campos de atuação profissional como os relacionados a engenharias, vale a mesma regra. Os programas podem ser designados pelos objetos de estudo. Por exemplo, em lugar de Engenharia de materiais, poderia ser Constituição e Resistência de Materiais, Processos de Produção de Materiais Plásticos, Processos de Produção Química. Obviamente, alguns desses programas podem ter como pré-requisito a exigência de formação profissional em determinados tipos de cursos de graduação de um campo mais amplo de atuação. Por exemplo, a pessoa precisaria ter formação em profissões da Saúde, ou de Engenharia de Produção. Ou em Química. Não há impedimento que um programa de pós-graduação desenvolva ou produza conhecimento relativo a processos de produção, mas serão esses processos que deverão ser objetos de estudo e não as técnicas de intervenção profissional a respeito de uma produção específica. "Pesquisas aplicadas" também são uma modalidade de conhecimento científico, desde que fique claro que não se trata de aprender uma modalidade de pesquisa, mas de aprender a produzir conhecimento em relação a um objeto de investigação que pode ser ampla e intensamente utilizado em produção de tecnologia e intervenções de um campo de atuação profissional. Nenhum programa de pós-graduação tem obrigação restrita de só trabalhar com pesquisas básicas, ignorando as pesquisas tecnológicas ou "aplicadas" que também exigem processos de produção de conhecimento científico. O equilíbrio e a variedade de possibilidades de estudo e investigação em relação a um objeto de investigação, com vista à produção de conhecimento científico a respeito dele, são características importantes para configurar um programa de estudos de pós-graduação, sem esquecer que eles também devem capacitar para a divulgação desse conhecimento, particularmente de ensino de nível superior para a sociedade.

O importante, porém, é que o nome designe um Programa de estudos e pesquisas com os objetivos de um mestrado ou doutorado e não um curso de especialização ou de continuação de uma graduação de habilitação profissional. Sempre é útil lembrar que o mestrado e o doutorado têm funções próprias e específicas, e sua função não se confunde com os de cursos de graduação, de especialização, de atualização ou de aperfeiçoamento profissional, embora possam conter, em sua realização, parcelas que tenham subfunções que se relacionem a esses tipos de curso quando houver necessidade. De qualquer forma, mestrados e doutorados sempre têm implicações ou exigências que poderiam ser caracterizadas como de atualização, de especialização ou de aperfeiçoamento, mas são implicações ou exigências participantes de um objetivo maior: capacitar pessoas para produzir conhecimento e ensinar em nível superior. A função do mestrado ou do doutorado não se esgota em suas exigências intermediárias ou parciais, necessárias para a consecução de sua função ou papel social e como parte de um sistema universitário que, por sua vez, é (ou precisa ser) parte de uma política de Estado para o desenvolvimento de ciência, tecnologia e ensino superior, como condição para um efetivo desenvolvimento social e de vida na sociedade.

No caso da Fisioterapia, uma profissão formada por cursos de graduação com esse nome, seria mais apropriado encontrar as áreas (ou subáreas) de conhecimento importantes para o desenvolvimento dessa profissão e de outras correlatas (de alguma maneira) e eleger essas áreas como nome orientador do que será pesquisado e estudado no programa de pós-graduação. Qualquer mestrado ou doutorado também pode eleger os processos profissionais (de exercício da profissão) como objetos de estudo, configurando a profissão como o que será estudado e objeto de pesquisa na pós-graduação. Isso exige apenas que sua designação seja coerente com seu objeto de estudo e o programa atenda aos objetivos de um mestrado ou doutorado e não a qualquer outro apenas como pretexto para poder "ter um mestrado ou doutorado", de certa forma descaracterizado. Isso comprometeria o próprio desenvolvimento da profissão, que precisa de estudiosos e pesquisadores profissionais encarregados da sustentação cognitiva dos processos e trabalhos profissionais do futuro, de apoio para os cursos de graduação e até de "consciência crítica" do exercício da profissão. Um programa que tivesse a própria profissão como objeto de estudo poderia ser designado e realizar-se em torno de "processos profissionais constituintes do trabalho em Fisioterapia". Ele teria de estudar, continuamente, o que está sendo feito e constituindo a profissão real, no exercício do ofício dos profissionais, e não o que os livros prescrevem como técnicas de fisioterapia. Teria, inclusive, de estudar outros âmbitos de atuação e interações com outras profissões, que não se esgotam em processos de "terapia".

As duas dezenas dos primeiros programas de mestrado e doutorado relacionados à Fisioterapia, já existentes no Brasil até 2020, ilustram exemplos de designações para tais programas de pós-graduação, conforme pode ser visto no Quadro 1, no qual estão listadas as designações dos programas de pós-graduação (alguns têm apenas mestrado) indicando em sua maioria (10) que são processos de estudo e desenvolvimento de conhecimento relacionados ao tipo de trabalho de um campo de atuação profissional (graduação em Fisioterapia) e não a quaisquer objetos específicos de estudo ligado à constituição ou aos processos do campo de atuação profissional. Além disso, tal maioria de designações (43,49%) também se refere a processos de terapia, como se fosse esse o trabalho ou o processo a ser investigado ou constituir-se em objeto de estudo dos estudantes de um programa de pós-graduação. A referência de tal designação restringe as investigações a serem realizadas a referir-se apenas a processos de tratamento de patologias. Isso não é uma delimitação clara de um programa de pós-graduação com o objetivo de desenvolver conhecimento e ensino superior. Ressaltando que isso (essa designação) nem sequer é apenas o objeto de intervenção da Fisioterapia.

Quadro 1
Designações de programas de pós-graduação
relacionados a processos de Fisioterapia já existentes no Brasil em 2020

Designação dos programas de pós-graduação	Quant.	%
1. Programa de pós-graduação em Fisioterapia	10	43,49
2. Programa de pós-graduação em Ciências da Reabilitação	8	34,79
3. Programa de pós-graduação em Reabilitação Funcional	1	4,34
4. Programa de pós-graduação em Reabilitação e Desempenho Funcional	2	8,70
5. Programa de pós-graduação em Ciências da Reabilitação e Desempenho Físico-Funcional	1	4,34
6. Programa de pós-graduação em Ciências do Movimento Humano	1	4,34
TOTAIS	23	100,00

A designação expressa, dessa maneira, subentende muita coisa se o programa for efetivamente um programa de pós-graduação. Se fosse um curso de especialização em técnicas fisioterápicas, a nomenclatura utilizada para a designação do programa ainda poderia ser considerada precisa, porque indicaria uma especialização profissional. Ou, no caso de o objeto de estudo do programa ser "processos de terapia fisiológica", a designação também poderia ser considerada apropriada como objeto de interesse para investigação de um campo de atuação como a Fisioterapia (sem discutir a adequação dessa designação para o campo de atuação profissional). Mesmo assim, os estudos deveriam ser de investigação (sistematização de conhecimento, análise, avaliação, demonstração de eficácia etc. como objetivos) de técnicas de trabalho. As técnicas e procedimentos da profissão seriam o objeto de estudo de um programa de pós-graduação desse tipo e não para ensinar as técnicas, mas para investigar e aperfeiçoar técnicas de trabalho. Ou, caso contrário, o programa deveria ser, mais apropriadamente, curso de especialização, de aperfeiçoamento ou até de atualização profissional. Os agentes desses programas, porém, são os que devem avaliar com clareza e precisão o que consideram mais adequado para designar um programa de mestrado e doutorado, com clareza a respeito dos papéis desses diferentes tipos de curso.

Saliente-se, ainda, que um programa de pós-graduação, tanto no mestrado quanto no doutorado, pode ter anexos, ou até parcelas dele, como aperfeiçoamento e até como especialização, mas como uma parte complementar do programa. Mesmo uma espécie de "curso de atualização científica" pode fazer parte de um mestrado ou doutorado, mas em relação ao conhecimento, como é qualquer revisão e sistematização de conhecimento necessária para fundamentar um projeto de pesquisa em um programa de pós-graduação, como parte intrínseca de uma formação desse tipo. Qualquer estudante de mestrado ou doutorado tem de aprender a "atualizar-se" continuamente em relação a seus projetos de pesquisa. Sem estudo e sistematização do conhecimento existente é muito difícil elaborar um projeto de pesquisa cientificamente relevante, como contribuição para o desenvolvimento do conhecimento científico disponível.

Além disso, a designação "Programa de Pós-graduação em Fisioterapia" também é insuficiente ou incompleta para orientar para o trabalho de produção do campo de atuação profissional, uma vez que ele tem como objeto de intervenção não a fisiologia do organismo, mas as relações entre movimento e fisiologia e todas as possibilidades de trabalho com essa relação, além da cura de problemas já existentes nessas relações. A mesma designação, embora já tenha sido consagrada pelo uso para o campo de atuação, também sendo usada para caracterizar o objeto de estudo de um programa de pós-graduação que tem como função capacitar cientistas e professores de nível superior para a investigação do que acontece com essa relação, parece imprópria ou, pelo menos, imprecisa. E falta ainda muito conhecimento a respeito de como tal relação ocorre ou se instala, se caracteriza, como é determinada (ou o que influencia sua ocorrência), o que decorre dela em curto ou longo prazo para a vida e para a sociedade, como tal relação se desenvolve além do conhecimento dos processos de vínculação das características desses processos com o sistema social, ambiental, político, educacional ou comportamental no qual eles estão inseridos. A quantidade de estudos e investigações científicas a fazer é algo muito grande e não autoriza a restringir um programa que tem por função ou papel social desenvolver a formação de cientistas e professores de nível superior a um trabalho com o conhecido, o familiar ou o que é rotina (instrumental) de uma profissão. Um programa de pós-graduação deve priorizar o envolvimento de seus trabalhos de ensino com fenômenos ainda desconhecidos e não com as rotinas, técnicas ou procedimentos de uma profissão, o que, mais apropriadamente, pode ser uma parte importante de um curso de graduação, além da formação de iniciação científica, que também se aproxima de um aprendizado de trabalho com o desconhecido.

Outros programas, oito dos 23 (34,79%, ver Quadro 1 item 2), deslocam a designação dos mestrados e doutorados para "Ciências da Reabilitação" (programa de pós-graduação em Ciências da Reabilitação). É mais apropriado por indicar que o objeto de investigação é o conhecimento ("as ciências") relacionado à "reabilitação". Mesmo que fosse mantida a indicação de referir-se à "reabilitação", não ficaria claro que se trata de investigar os procedimentos ou os processos de "reabilitação". E, mesmo que fosse assim, um programa de "educação especial" (com vista a capacitar cientistas para estudar e ensinar a respeito dos processos de desenvolvimento de pessoas com condições especiais) poderia estar sob a mesma designação ou vice-versa. Na designação do programa ainda parece faltar a indicação de que o objeto de investigação a ser estudado como formação para trabalhar com esse fenômeno como cientista e professor de ensino superior é "a relação entre movimento e fisiologia". Ou como tal relação acontece, como o movimento afeta a fisiologia ou vice-versa, como ocorre, para melhor ou para pior, o desenvolvimento dessa relação, como ela se mantém, que variáveis estão ligadas sua ocorrência (desde as genéticas, anatômicas, físicas, bioquímicas ou sociais, de aprendizagem até as sociais e políticas), que aspectos podem ser manejados, como podem ser manejados e alterados etc.

Outras designações vistas no Quadro 1 utilizam uma nomenclatura que sempre inclui a indicação de que são programas de pós-graduação em reabilitação; uma acrescenta a qualificação de "funcional" ("reabilitação funcional", 4,34% das designações), outra a designação do programa acrescenta "desempenho funcional" ao termo "reabilitação" ("reabilitação e desempenho funcional") e uma terceira com a designação de "ciências da reabilitação e desempenho físico-funcional". Todos esses programas poderiam ser cursos de especialização ou outros tipos se fosse considerada apenas a designação.

Nenhum deles é claramente indicativo de que o trabalho na pós-graduação trata de um objeto de investigação para orientar a formação de cientistas e professores de nível superior e não de especialização de profissionais em qualquer modalidade de trabalho do campo de atuação. Novamente poderiam ser realizados como anexos ou complementos de cursos de graduação ou de pós-graduação, mas não são indicações claras de um possível objeto de investigação para formação de cientistas e professores de nível superior.

Se puder ser considerado que o objeto de investigação e de formação vão ser os processos de reabilitação, ainda assim não indicariam a natureza específica de que tipo de reabilitação seria. Há uma grande quantidade de aspectos dos seres humanos que poderiam ser "reabilitados", destacadamente se considerarmos apenas o campo da Saúde como referencial, mas também há outros campos de atuação humana que estudam, investigam ou trabalham com "processos de reabilitação". A inclusão de "funcional" ao termo "reabilitação" não ajuda muito. Não parece haver qualquer reabilitação que não seja funcional, pois, se não for, talvez nem seja efetivamente "reabilitação". De qualquer forma, tal expressão pode até ser o objetivo ou designação de uma clínica ou de um curso de especialização ou aperfeiçoamento profissionais. Outra designação desse conjunto ("reabilitação e desempenho funcional") contém o mesmo problema: o acréscimo de "desempenho funcional" também pode ser considerado de maneira similar ao exame da designação anterior. Mesmo com o termo "desempenho", que se refere a um índice de realização comparado a outro, a generalidade não muda muito. Quais desempenhos humanos não são funcionais? E o desempenho é o referencial para o que será "reabilitado"? Novamente serão os processos de reabilitação o objeto de estudo e investigação a desenvolver como ensino de pós-graduação? E os demais processos relacionados com desempenho funcional, a prevenção, o desenvolvimento, a compensação de danos ao desempenho funcional, o aperfeiçoamento de desempenho, não interessam aos que, eventualmente, procuram um programa de pós-graduação desse tipo?

"Desempenho físico-funcional" como complemento, na outra designação de um programa de pós-graduação, mantém o problema com o acréscimo da restrição de que o desempenho funcional a ser considerado será apenas o "desempenho físico". As considerações apresentadas à designação anterior também servem para essa. O exame do conjunto parece indicar que há pouca clareza na distinção de área de conhecimento e campo de atuação profissional e dos papéis de cursos de graduação, de especialização, de aperfeiçoamento técnico ou até de atualização científica e programas de mestrado e doutorado. Pelo menos a nomenclatura utilizada para designar tais programas não deixa claro que distinção existe e como podem servir de uma designação efetiva ou "funcional" de tais programas. Designações que servem para múltiplos objetos não podem ser consideradas "funcionais" ou indicativas do papel ou objetivo de algum objeto específico.

A última designação no Quadro 1 (programa de pós-graduação em Ciências do Movimento Humano) parece ser uma indicação mais clara e precisa, embora ainda abrangente. São muitas as ciências do movimento humano. A educação física também lida com o movimento humano, mas em relações diferentes daquelas da Fisioterapia. A psicologia, quando examina o comportamento humano, também o faz, mas em outros tipos de relações. A ergonomia faz a mesma coisa com objetivos diferentes, e precisa de estudos muito diferentes daqueles da Fisioterapia, embora tenham aspectos em comum. O mesmo pode ser dito a respeito das ligações entre movimento e aspectos do ambiente no caso da Psicologia, ou do movimento humano e desenvolvimento físico e esportivo ou da adequação de objetos aos movimentos humanos e características físicas dos indivíduos (um objeto de estudo e de intervenção da Ergonomia).

Talvez a designação "Ciências do movimento humano", que já está mais próxima de um objeto do campo e da área da Saúde, possa ser o de investigação e produção de conhecimento, tecnologia e ensino superior quanto às relações entre movimento e fisiologia dos seres vivos (ver Figuras 3 e 4 do Capítulo 7). Em particular, pode interessar formar cientistas e professores de nível superior para a área de conhecimento a respeito das interações entre movimento e fisiologia, o que inclui as variáveis que interferem tanto nessas relações como quanto às características do funcionamento fisiológico ou as do movimento, separadamente. Talvez um programa de pós-graduação das relações entre movimento e fisiologia pudesse representar uma designação melhor para um programa desse tipo, como papel específico de mestrados e doutorados para a sociedade. Manoel Sérgio, um filósofo português, publicou um livro (*Epistemologia da motricidade humana*, 1996) em que examina e avalia o objeto de trabalho da Fisioterapia, não como sendo o movimento, mas a motricidade humana, o movimento examinado como forma de relação do organismo com o mundo em que se movimenta e com que se movimenta (o próprio organismo), o que constitui o próprio conceito de comportamento, visto com o foco de uma relação fortemente vinculada à fisiologia do organismo (rever Figuras 3 e 4 do Capítulo 7, com os respectivos comentários).

As distinções indicadas até este ponto, principalmente relacionadas às diferenças entre área de conhecimento e campo de atuação profissional, parecem úteis para identificar com maior clareza os papéis (e os objetivos) fundamentais de diferentes modalidades de ensino superior que podem ser realizados na sociedade. As próprias relações entre esses conceitos propiciam avanços significativos no ensino e na produção de conhecimento, principalmente pela variedade de oportunidades diferenciadas e complementares de trabalho com focos específicos como contribuição para a sociedade.

No caso da Fisioterapia, ao identificar os objetos de estudo específicos (o movimento humano e as variáveis relacionadas a ele, particularmente as fisiológicas) fica mais evidente o potencial de programas de pós-graduação com diferentes especificações de objetos de estudo específicos quanto a essas relações, assim como possíveis departamentos que deveriam desenvolver conhecimento quanto a elas e oferecer ensino superior para diferentes campos de atuação profissional. As decorrências dessas distinções, ao fazê-las ou ao deixar de fazê-las, são múltiplas. Por exemplo, uma associação de pós-graduação tem o papel de articular e coordenar os vários programas de pós-graduação em uma área de conhecimento mais ampla, que pode reunir vários programas de mestrado e doutorado com aspectos em comum. Uma associação científica deveria articular conhecimento produzido por diferentes unidades de quaisquer áreas de conhecimento, cujo desenvolvimento é de responsabilidade dos departamentos acadêmicos, que, em última instância, podem ter programas de pós-graduação em suas respectivas áreas como um recurso de desenvolvimento de pessoal para trabalhar com a produção do conhecimento dessas áreas e de seu ensino na sociedade, em nível superior, inclusive fora das universidades.

A criação de revistas científicas não é a mesma coisa que a criação de revistas de difusão profissional em campos de atuação específicos ou de cursos de graduação ou de pós-graduação. Eles são parcialmente entidades de caráter científico, mas seus papéis são diferenciados e complementares. Uma associação de pós-graduação que cubra todos esses papéis vai dispensar ou competir com sociedades científicas, que deveriam reunir e articular a produção de conhecimento científico dos departamentos por áreas de conhecimento. Infelizmente isso está diluído e confuso na sociedade, e muitas entidades foram criadas com esses papéis misturados e criando situações de sobreposição e competição de papéis na sociedade.

Por exemplo, uma "Revista Brasileira de Fisioterapia" é, pelo que indica seu nome, uma revista científica ou profissional? Ela deve publicar a produção de conhecimento em alguma área com avaliação da qualidade científica por cientistas, ou a difusão de informações de interesse da profissão para auxiliar as pessoas a acompanharem o que interessa particularmente para o trabalho profissional? Misturar isso pode não ser útil ou orientador para o exercício e para o desenvolvimento da profissão. Até porque grande parte dos profissionais tem dificuldade e pouca disposição para ler pesquisas formais ou especializadas, que, por outro lado, interessam para os que formam novos profissionais e produzem conhecimento como ocupação básica de seu trabalho. Talvez até possa ser útil uma revista que reúna os dois tipos de contribuições: produção científica e experiências profissionais. Mas então sua designação também deveria ser cuidada para indicar isso.

De forma semelhante, associações de ensino de graduação não exercem o mesmo papel de uma associação de pós-graduação. A primeira congrega professores do campo de atuação, inclusive de diferentes áreas do conhecimento, com o papel ou o objetivo de coordenar, avaliar e aperfeiçoar o ensino de graduação e suas implicações para o exercício profissional. Sem imiscuir-se na fiscalização e supervisão do exercício profissional, um papel (ou função) dos Conselhos Federal e Regionais de cada campo de atuação profissional.

No caso da Fisioterapia, por exemplo, foi criada a Associação Brasileira de Ensino de Fisioterapia – Abenfisio –, em abril de 2001, durante o IV Fórum de Docentes em Fisioterapia, com um estatuto definidor do papel da instituição. Os objetivos dessa associação, no entanto, abrangem muito mais que o ensino de graduação e a formação de profissionais do campo, envolvendo também o âmbito da pós-graduação e o da pesquisa das universidades. Além disso, propõe-se a defender os interesses da profissão nas universidades, nas instâncias do Estado e em outras entidades de representação [na sociedade]. Isso parece sobrepor-se aos papéis de sociedades científicas, responsáveis pela articulação dos cientistas (principalmente dos departamentos acadêmicos e institutos de pesquisa) e dos Conselhos Federal e Regionais de Fisioterapia, estes com a responsabilidade de zelar pela profissão no âmbito das responsabilidades de Estado. As profissões não são apenas "organizações sociais" de interesse de indivíduos ou grupos. Elas são instituições da sociedade para realizar funções específicas e de responsabilidade coletiva e "de Estado" como responsável pela proteção e garantia do "coletivo", do "social".

De forma semelhante pode ser examinada a criação (em 2005) da Associação Brasileira de Pesquisa e Pós-Graduação em Fisioterapia (ABRAPG-Ft) com o objetivo de promover subsídios para as instituições de ensino superior e centros e institutos de pesquisa na implementação de ações voltadas ao desenvolvimento do conhecimento científico e da pós-graduação [em Fisioterapia] que atenda, em elevado padrão de qualidade e desempenho, às demandas de conhecimento científico, tecnológico e cultural da sociedade brasileira (conforme as Leis n. 10.406/2002 e 11.127/2005). A abrangência desses papéis da ABRAPG-Ft praticamente dispensa ou se sobrepõe a papéis de uma sociedade científica (que está além das instituições de ensino), dos Conselhos Federal e

Regionais da profissão e se sobrepõe aos papéis da Abenfisio. Não é adequado ou promotor de desenvolvimento misturar funções de diferentes instituições ou delas com organizações de interesse de grupos na sociedade (como podem ser, p. ex., sociedades científicas de áreas específicas do conhecimento). Não é o mesmo com a proteção das universidades (instituições sociais e não meras organizações sociais) responsáveis pela realização e desenvolvimento da ciência em todas as áreas de conhecimento (não confundir com tipos de conhecimento ou formas e modalidades de conhecer – ver Quadro 1 do Capítulo 10, com os comentários a respeito dos tipos de conhecimento e formas de conhecer).

Talvez, com a proximidade de meio século de existência no País, seja um bom momento para tentar organizar uma articulação sistêmica, sem sobreposição de papéis das várias instituições que se relacionam ou devam se relacionar com o desenvolvimento da profissão de Fisioterapia e do conhecimento ligado à realização dessa profissão na sociedade. Ainda estão presentes formulações que podem ser elaboradas com maior qualidade em relação aos papéis das instituições profissionais, de ensino, de pesquisa, de articulação de cada um desses tipos de instituições. Um sistema de desenvolvimento científico, tecnológico e de ensino relacionado à profissão de Fisioterapia parece fundamental para o desenvolvimento da profissão, dos tipos de serviços que ela pode oferecer à sociedade, além do conhecimento e da tecnologia necessários para ela realizar esse trabalho. Determinadas instituições serão realizadoras de alguns desses trabalhos (departamentos acadêmicos e institutos de pesquisa na produção de conhecimento e tecnologia, cursos de graduação na capacitação de profissionais para a sociedade, programas de pós-graduação para o desenvolvimento de cientistas e professores de nível superior). Outras serão responsáveis pelas articulações e coordenação das instituições realizadoras do serviço (associações científicas, associações de ensino em Fisioterapia, associações de pós-graduação, conselhos profissionais e até sindicatos).

Obviamente tudo isso será algo difícil de realizar sem uma Política Nacional de Desenvolvimento Científico e Tecnológico do País (Botomé, 2001) constituída com a participação de todas essas instituições responsáveis pela articulação da produção do conhecimento e da tecnologia com o ensino de graduação e com o desenvolvimento de novos profissionais de Ciência e de Ensino Superior, articulados com as respectivas instituições responsáveis pela coordenação e integração desses esforços na sociedade. Isso só será possível se cada instância de organização dessas atividades empreender esforços compatíveis com a construção de um sistema efetivamente articulado de trabalho, com todos esses agentes e agências participando de maneira articulada e integrada.

M. Convênios e colaborações com outros tipos de instituições na sociedade

Há muitos tipos de instituições que trabalham com os campos de atuação profissional, além das universidades. A universidade e os cursos de graduação em Fisioterapia não são os únicos que realizam atividades significativas e em relação a objetivos socialmente relevantes. As ligações entre as instâncias universitárias e seus agentes e os conselhos, sindicatos, associações científicas e profissionais, Capes, SESu, CNPq, associações de ensino superior, associações de pós-graduação e os próprios Ministérios do Governo Federal ou Secretarias de Estado existentes no País já começam a existir até para os estudantes quando ingressam em um curso de graduação. Para os profissionais que eles começam a ser quando iniciam o curso de graduação, há papéis dessas associações que lhes servirão como "bússola" de orientação para localizar sua participação, como profissionais, quanto a várias possibilidades de relacionamento com a sociedade. Vale a pena o papel dessas instituições ser conhecido de maneira adequada, o que inclui uma perspectiva crítica e de avaliação, já durante os cursos de capacitação profissional. A participação dos estudantes, desde a graduação, em eventos realizados por essas instituições poderá ajudar a perceber o sistema na sociedade em que a profissão e sua formação estão inseridos, do qual sofrem influências diversas e no qual podem influir de alguma maneira, desde que aprendam a relacionar-se com eles e a utilizar suas funções para o aperfeiçoamento de suas próprias atuações profissionais. Utilizar adequadamente essas instituições para o desenvolvimento da profissão é o que pode dar sentido ao trabalho de todas elas. Quanto mais precoce for o aprendizado de seu significado e utilidade social, mais elas serão instrumento de desenvolvimento da profissão, dos que atuam nela e dos que devem contribuir para isso como produtores de conhecimento e como professores de ensino superior.

N. Importância dessas distinções para profissionais, instituições e sociedade

Para o senso comum, essas múltiplas distinções parecem supérfluas ou exageradas, mas elas são instrumentos importantes para auxiliar na constituição e na utilização da rede de recursos que compõem o sistema social no qual cada profissional está localizado e do qual sofre influência, tanto limitações quanto possibilidades, em sua atuação. Ser capaz de lidar com elas de forma apropriada em cada estágio ou localização de desenvolvimento de um trabalho profissional precisa integrar as competências específicas a desenvolver como parte da capacitação para o exercício profissional. Pelo menos para não aumentar a superposição ou até a confusão de recursos disponíveis para auxiliar no desenvolvimento das profissões, da Ciência, do ensino superior e, claro, dos próprios profissionais e da sociedade.

Qualquer curso, com o conhecimento desse sistema de apoio que a sociedade já tem, pode ser muito auxiliado quanto a sua oferta, à escolha por parte da população, em sua concepção, no planejamento, em sua execução e na própria avaliação de sua eficácia na sociedade. O mesmo raciocínio vale para os departamentos, como agências responsáveis pela produção de conhecimento em suas respectivas áreas de definição, assim como vale para os programas de pós-graduação com a função de capacitar novos produtores de conhecimento, de tecnologia e de ensino superior para a sociedade e, particularmente, para as próprias universidades que realizam esse trabalho como sua responsabilidade social.

A própria variabilidade e complementariedade que as agências relacionadas ao trabalho de produção de conhecimento, de acesso a ele e de gestão desses processos são uma riqueza que o País já tem. Falta os esforços de correção e aperfeiçoamento também serem integrados em todo o sistema de forma contínua e permanente, subsidiando o planejamento de cada parcela dele em cada período de tempo em que for útil haver um trabalho de avaliação que precisa ser o mais constante possível. A própria variabilidade que podemos ter de ofertas de ensino depende da clareza e da utilização de todas essas distinções examinadas. É muito pouco a universidade focar quase exclusivamente cursos de graduação, mestrados e doutorados e deixar de lado, até como instrumento, os departamentos que podem realizar um amplo e contínuo acesso ao conhecimento por meio de múltiplas possibilidades de ensino que podem ser oferecidas em um sistema integrado de educação de nível superior para a sociedade. "Integradamente" é uma expressão que contém a exigência de que cada um e cada iniciativa ou empreendimento leve em conta não só seu papel ou sua atuação, mas como eles se relacionam e se integram com os papéis e atuações de outras agências e instâncias de trabalho do sistema social. Sem isso, a velha acusação de "alienado e alienante" continuará existindo, mesmo com muito remendos institucionais que façamos por desconhecer o conjunto e suas interações, que precisam ser respeitadas e realizadas com eficácia e rigor, no âmbito das responsabilidades de cada agente ou agência social.

O. Concluindo... o que tudo isso tem a ver com a Fisioterapia no Brasil?

Antes de tudo, um primeiro aspecto a considerar é o desenvolvimento da Fisioterapia no Brasil ter sofrido as influências de todo esse contexto geral, o qual pode ter ajudado na evolução da formação profissional e das áreas de conhecimento a ela relacionadas, mas, por outro lado, também determinou equívocos, confusões e hábitos tradicionais que precisam ser devidamente ponderados. Dessa forma, uma maneira de examinar o que poderia ser uma resposta contemporânea a essa pergunta é examinar o que aconteceu com o País e o que essas múltiplas agências, em sua relação com a Fisioterapia, têm a ver com, por exemplo, a pandemia que assolou o Brasil (e o mundo todo) no ano de 2020. A confusão em que ficamos diante do entendimento de que estávamos em meio a uma pandemia de proporções, contágio e letalidade ainda não conhecidos e para a qual não tínhamos recursos nos obrigou, de uma forma ou de outra, em meio a muitos equívocos, controvérsias, confusões semânticas, mentiras e falsificações, a localizar alguns referenciais de valor e possíveis instrumentos que ainda não considerávamos com a adequada importância para realizar vários tipos de trabalho na sociedade.

A necessidade de novos comportamentos relacionados à saúde e sua proteção, em condições de isolamento e de cuidados especiais de higiene, foi muito grande e muito rápida pela urgência da situação e pela falta de preparo para as novas situações. As imposições de limitações e de utilização de meios eletrônicos para a comunicação com outras pessoas tomaram, em pouco tempo, uma proporção muito grande da vida de cada um. Todas as profissões foram atingidas de uma maneira ou de outra e algumas de maneira muito forte, apesar de muitos desconsiderarem isso e demorarem para reagir às situações especiais relacionadas à existência de uma epidemia avassaladora que produziu, no País, dezenas de milhões de pessoas infectadas e cerca de meio milhão de mortos até maio de 2021. Ao mesmo tempo, governantes ficaram confusos ou mal orientados em suas declarações e providências de gestão em relação aos processos que deveriam dirigir, coordenar, articular e agilizar de forma integrada com as várias agências e agentes na sociedade. A imprensa em geral, e os jornais e noticiários em particular, foram extremamente úteis e céleres, chegando a substituir agências e ações governamentais inertes, lentas, ineficazes, contraditórias e até contraproducentes. A variedade de cientistas e profissionais que foram para o noticiário com informações, depoimentos e orientações foi grande e produziu uma massa de informações que se contrapuseram às falsas "notícias" e "orientações" divulgadas pelas redes sociais e às confusões de agências e agentes que se autoelegeram "fontes de informações confiáveis".

No âmbito das instituições houve uma quantidade enorme de omissões e passividade, auxiliadas pelas confusões, lentidão e até desleixo de governantes em várias instâncias do País. Isso poderia ter sido evitado se houvesse uma mobilização de cada instância em relação a seus papéis específicos. As universidades poderiam ter acelerado estudos para promover medidas no âmbito de cada área de conhecimento (departamentos), de cada programa de estudos (pós-graduações em seus âmbitos de estudo), cursos de graduação em relação aos campos profissionais para os quais preparam pessoas, conselhos regionais e federais das profissões, reunindo comissões para planejar e projetar atuações para as profissões, associações científicas mobilizando contatos entre pesquisadores de suas respectivas áreas a fim de promover informações importantes em suas comunidades, associações de ensino de graduação, organizando e coordenando possíveis atuações dos respectivos cursos junto aos alunos e a egressos dos cursos etc. Tudo isso poderia ter ocorrido de forma coordenada e articulada, maximizando, até pela interação reciprocamente educativa entre todos pelos sistemas informatizados dos quais já dispomos e que poderiam ter sido otimizados muito além do que foram.

A grande massa de iniciativas individuais, aproveitando o modismo da promoção de indivíduos que as redes sociais oferecem, substituiu a mobilização organizada e coletiva que existiria se as agências e os vários agentes sociais tivessem uma clareza suficientemente grande a respeito de seus papéis e das possibilidades de articulação entre eles para lidar com emergências sociais ou mesmo com o cotidiano dos problemas que o País enfrenta e que tem parcelas da alçada de cada profissão existente. A identificação de comportamentos relevantes para a população em uma "situação de emergência" e de limitações de comunicação pessoal e direta como foi a da pandemia iniciada em 2020 ajuda cada um a procurar os comportamentos que sua área de conhecimento ou seu campo de atuação profissional pode ajudar e articular ao lado das instâncias de gestão de sua área ou de seu campo de atuação. Todas as agências poderiam ter realizado ações de articulação, coordenação ou incentivo para orientar seus agentes a trabalharem de forma articulada e por meio dos sistemas de comunicação informatizada para auxiliar no que fosse possível e contribuísse não para a confusão e a desinformação, em virtude de desencontros e multiplicidade de entendimentos do que fazer, mas em esforços coordenados e articulados, com o exercício das coordenações ou direções das agências que exemplificamos neste livro em relação às profissões e às áreas de conhecimento.

Os exemplos e exames a respeito de comportamentos-objetivos ajudam a identificar possíveis ações que seriam úteis para ensinar, por exemplo, por teleatendimento, sob a forma de orientações, exercícios, imagens e instruções específicas para lidar com situações do cotidiano e proteger-se o máximo possível das consequências de uma situação ou de exposição ou de isolamento e solidão que ocorreram em função das alterações que a sociedade implementou em suas rotinas. Modalidades de teleatendimento pelas agências (incluindo universidades, cursos, departamentos e programas) e pelos profissionais em relação a seus clientes e potenciais usuários seriam poderosos instrumentos de trabalho para lidar com a pandemia e as variáveis em torno dela. A própria evidência em que ficaram os cientistas e a Ciência foi mais fruto da imprensa do que das agências responsáveis pelas medidas que importavam para orientar a população.

Por outro lado, os aprendizados promovidos pelas circunstâncias forçadas pela pandemia foram úteis para potencializar a atenção a algumas modalidades de tele-ensino, informações por via eletrônica etc. como potenciais instrumentos de trabalhos de ensino, de educação continuada, de difusão de informações baseadas em evidências científicas e a necessidade urgente de investirmos na definição adequada de papéis de nossas agências sociais relacionadas ao desenvolvimento do conhecimento em múltiplas áreas e à capacitação de profissionais na sociedade. Tanto as que realizam esse trabalho (cursos, departamentos, programas...) como as que são responsáveis pela coordenação, articulação, avaliação e integração de esforços dos que realizam a atuação de base dessas instâncias de atuação da sociedade (associações científicas, associações profissionais, associações de ensino de graduação, associações de pós-graduação, conselhos profissionais, Ministérios, Capes, CNPq e até mesmo sindicatos). Atuar sem considerar os papéis específicos e o sistema de relações das múltiplas agências e dos diferentes agentes que as constituem é desconsiderar um dos melhores instrumentos sociais, que é a integração sistêmica. Esta deveria ser um esforço coletivo e individual constante para o aprimoramento e o brilho de cada indivíduo, mas também de todos os processos que constituem a sociedade, muito mais do que cada um dos agentes isolados que possa realizar algum desses tipos de ações de construção, que, sem articulação com os demais, pode não significar construção alguma.

As possibilidades de atendimento em Fisioterapia por meio do teleatendimento ainda são um potencial a explorar, e isso depende de refinamento de muitos conceitos relacionados com o trabalho científico, o trabalho educacional e o trabalho profissional no cotidiano das pessoas e instituições. Obviamente isso também significa explorar as possibilidades de estudos de caracterização, utilização, avaliação de eficácia, aperfeiçoamento e atualização de qualquer processo de tele-ensino. Não bastará ampliar procedimentos sobre os quais nem temos segurança quanto à eficácia e à correção conceitual para a utilização de novas tecnologias que podem, sem o devido desenvolvimento de nosso conhecimento e capacitação profissional, ampliar equívocos e a ineficácia de esforços que custam muito caro para as pessoas e para a sociedade. Não vale a pena correr os riscos que estão envolvidos com improvisos impostos pelas rotinas, hábitos e tradição. Aqueles que considerarem que as dificuldades e custos de aprendizagens novas são muitos sempre poderão tentar o improviso. Não há dúvidas de que os custos e dificuldades que advirão disso serão maiores, apenas poderão ser menos imediatos do que aqueles incômodos do que sua esquiva ou fuga propiciam evitar momentaneamente.

Os desafios para o desenvolvimento de um campo de atuação profissional, tanto quanto para o desenvolvimento das múltiplas áreas de conhecimento que interessam para o trabalho nesse campo, são grandes e múltiplos, mas não parece haver caminho melhor do que enfrentá-los a cada dia e em cada instância de atuação relacionada a esses desenvolvimentos. O título deste capítulo é "Possibilidades de ensino superior e de construção do conhecimento científico como suportes para o desenvolvimento do campo de atuação em Fisioterapia no Brasil". A expectativa diante da construção deste capítulo era ter indicado algumas possibilidades efetivas para realizar esses trabalhos com suas múltiplas relações em várias instâncias organizacionais existentes no País. Avalie isso antes de prosseguir, como uma espécie de "balanço" do que está acontecendo com a leitura deste texto. Talvez a Fisioterapia possa ser comparável, como uma analogia de ilustração (não de demonstração), ao trabalho de um mecânico de automóveis, responsável pela correção, manutenção, aperfeiçoamento e até pelas compensações necessárias a um automóvel (que se move por si mesmo!) para que ele tenha sua "motricidade" (mais do que seu movimento) intacta, por seus próprios processos de funcionamento.

Talvez, a conferir, seja possível conceber a Fisioterapia como a "mecânica" da motricidade humana (o organismo é o responsável, o "motor" do próprio movimento). Como na mecânica de automóveis, o movimento do veículo depende também de muitas outras variáveis que não são apenas o funcionamento do motor, mas o que, inclusive, do ambiente em torno afeta o funcionamento do motor e o movimento do "automóvel". A "fisiologia" dos veículos está no equipamento do veículo (por isso se chama "mecânica" e não "fisiologia". O mecânico cuida da relação entre equipamento e movimento, para garantir a "motricidade" do veículo (nas palavras do filósofo Manoel Sérgio, 1996). O fisioterapeuta cuida da motricidade humana, só que esta não é apenas afetada pela mecânica (ou fisiologia) do organismo. A motricidade, neste caso, também depende de aprendizagem, do desenvolvimento de uma história de movimentação, além de condições físicas e ambientais e das própria estrutura e bioquímica que dão sustentação aos processos fisiológicos. Por esse complexo (tomara que a analogia ajude a ilustrar) fica o objeto de trabalho da Fisioterapia imerso em uma grande quantidade de variáveis que podem ser objeto de estudo em múltiplas relações, constituindo conhecimento de diferentes áreas de produção de Ciência. O próximo capítulo ainda vai aprofundar o que essas analogias insinuam.

10

Fisioterapia: possibilidades de delimitação da atuação profissional em relação ao objeto de trabalho, ao conhecimento científico e ao ensino superior

Nos capítulos anteriores foram examinados vários tipos de indefinições e lacunas do campo de atuação profissional em Fisioterapia, desde a Antiguidade até o início deste século, passando pelas concepções da Idade Média, do Renascimento, dos tempos da Industrialização e pelas transformações que ocorreram no século XX. Também foram examinados o objeto de trabalho da Fisioterapia no Brasil no contexto de seu surgimento e da legislação que criou e orientou a profissão em sua gênese no País. Foi avaliado, pelo menos em parte, o que a legislação delimitou (ou impôs) para o trabalho dos profissionais desse campo de atuação, e várias controvérsias existentes nas definições legais da profissão. Ainda foi objeto de exame o que constituiu, nessas décadas iniciais da profissão no País, a formação do Fisioterapeuta e o contexto do ensino superior com os processos diretamente relacionados com a formação desse tipo de profissional na sociedade. Em uma segunda parte deste livro (a partir, particularmente, do Capítulo 5), foram avaliados vários conceitos e procedimentos que estão presentes e orientam a formação dos profissionais e atingem vários aspectos do exercício profissional. Entre tais conceitos e procedimentos estão os relacionados à formação dos fisioterapeutas e à terminologia básica que revelam a própria concepção e orientação da profissão no País. A isso foi acrescentado o exame de acontecimentos do começo do século XXI: a descoberta e a elaboração de diversos conceitos fundamentais para a orientação do ensino superior, particularmente no campo da Saúde, e para o exercício profissional, envolvendo distinções entre as próprias modalidades de conhecimento e de atuação para as quais existem, ainda confusamente e também mal concebidos, múltiplos recursos de formação superior, aperfeiçoamento profissional, especialização técnica e atualização científica.

O potencial existente no conhecimento científico atual e nas possibilidades de orientação e realização do ensino superior são muito grandes. Mas dependem, fundamentalmente, de capacitação de pessoas para realizar as transformações necessárias e aproveitar as possibilidades ignoradas por desconhecimento e até de falta de conceituação disponível e didática para realizar uma superação desse desconhecimento. Parece importante haver ainda mais produção de conhecimento e de tecnologia a respeito do ensino superior, particularmente em Fisioterapia, além de concepções e procedimentos a respeito da gestão dos processos de formação e desenvolvimento tanto de novos terapeutas como de novos professores de fisioterapeutas. Também parece importante o trabalho de gestão dos processos de produção de conhecimento em relação aos fenômenos, processos e conceitos de interesse para o desenvolvimento desse campo de atuação, assim como de gestão dos processos de capacitação de novos profissionais. A gestão de ensino superior é ainda carente de formação específica, científica e profissional para realizar tal papel ou função nas instituições e na sociedade.

As oscilações a respeito do entendimento do papel da Ciência, da concepção e do exercício das profissões que pretendem utilizar o conhecimento científico como instrumento e processo de intervenção (de trabalho e de prestação de serviços) na sociedade foram muito grandes e parece que continuarão sendo por um tempo prolongado. O próprio entendimento e atuação dos governantes, até à revelia do conhecimento científico, não está contribuindo. E está até prejudicando grande parte das contribuições da Ciência para a sociedade. Somem-se a isso também o pouco entendimento e as indisposições de gestores em relação às contribuições da Ciência, constante e frequentemente corretivas em relação ao conhecimento existente e predominante. Com tal acréscimo estará configurada uma parte importante do que está sendo responsável pela descaracterização das instituições profissionais (as profissões de "nível superior" principalmente) e das universidades que projetam e realizam a capacitação dos agentes dessas profissões.

Os resultados estão evidentes graças aos recursos e características do mundo atual. As comunicações, a imprensa, a produção de conhecimento em múltiplas modalidades de conhecimento (inclusive as superficiais, inadequadas e até equivocadas) acompanhadas de um crescente debate e de ampliação da participação e do domínio público. A deterioração ambiental, acompanhada da deterioração das instituições, em muitos aspectos inflige uma condição de involução e de sofrimento social muito grande. A descaracterização das profissões, alicerçada não apenas em suas normas reguladoras, mas em sua realização concreta por meio dos comportamentos dos agentes dessas profissões, não ajuda a reorganizar a profissão, nem a sociedade. Pelo contrário, parece auxiliar a manter as novas gerações obcecadas com o uso de novas tecnologias e com o poder que elas lhes conferem, aliados a uma burocracia que sustenta tais tecnologias e leva novos agentes sociais a perderem de vista múltiplos referenciais importantes, particularmente os que dizem respeito às funções (ou papéis) sociais do exercício profissional, do ensino superior e dos vários processos de produção de conhecimento em diferentes instâncias e instituições da sociedade.

Um paradoxo e uma revelação evidenciaram-se com a pandemia que assolou o mundo a partir do final da segunda década do século XXI, quando o senso comum, as religiões, as crendices e muitas confusões a respeito do conhecimento de como funciona a natureza, a vida e a sociedade colocaram a humanidade diante do caos e de uma parafernália de equívocos e teorias supersticiosas, conspiratórias e apocalípticas com fundamentos falsos, superficiais, parciais ou absolutamente equivocados e raciocínios falaciosos e incoerentes, além de inconsistentes com fatos. A mistura disso com conhecimento bem fundamentado e relevante para superar os problemas foi um grande desastre para a humanidade e para a civilização, ocasionando alguns milhões de mortos em torno de um ano e muitos milhões de pessoas contaminadas por um vírus desconhecido.

As epidemias mundiais sempre foram um flagelo para a humanidade. E, particularmente nesta com a Covid-19, o flagelo foi extenso e profundo. Mas o trabalho científico foi um grande instrumento para conseguir uma solução em um tempo histórico menor do que nunca: uma vacina para enfrentar a pandemia que aconteceu no final da segunda década do século XXI. Já tivemos pandemias e epidemias assustadoras. A de Justiniano, em torno do ano 541, com uma duração estimada em 200 anos, matou quase 1 milhão de pessoas só em Constantinopla. Em 1343, a Peste Negra assolou os continentes asiático e europeu, dando origem à Peste Negra, com seu auge em 1353, permanecendo até o começo do século XIX e matando entre 75 e 200 milhões de pessoas. A gripe russa, espalhada por quatro continentes, sendo documentada com detalhes somente em 1889, matou 1 milhão de pessoas por conta apenas de um subtipo da *Influenza* A, indo do Império Russo até o Rio de Janeiro. Em 1918, a "gripe espanhola" causou a morte de 20 a 30 milhões de pessoas. Com outras variantes, a gripe provocou surtos pandêmicos nos anos de 1957 e 1968. Em 2009 foi a vez da gripe suína, que também assolou vários continentes.

A novidade na pandemia do começo do século XXI foi a prontidão e a velocidade do trabalho científico, felizmente com recursos e instalações em vários lugares, inclusive no Brasil. Esse trabalho foi capaz de produzir defesas e recursos para solução e controle da pandemia em menos de um ano. O atraso na aplicação das vacinas, os erros no uso delas e as dificuldades para garantir a imunização das pessoas dependeram muito mais do comportamento da população e, em particular, dos gestores sociais do que do trabalho dos cientistas. O descrédito e a ainda incipiente confiança associada a um desconhecimento do papel do processo e trabalho científico como algo que vai muito além de opiniões e improvisos comportamentais ainda não foram superados. Pelo contrário, edulcorados com rótulos pomposos, descréditos, improvisos e crenças pessoais tomaram conta das informações e dos critérios de sua própria validação. Tudo isso, por outro lado, realça ainda mais a importância dos papéis das instituições científicas, do ensino superior e das profissões do campo da Saúde na sociedade. Além de expor a falta de uma grande quantidade de conceitos que precisam ser desenvolvidos e difundidos para que as pessoas tenham acesso a um entendimento adequado do papel do conhecimento científico como base para dar sustentação ao comportamento humano, em qualquer instância social.

A responsabilidade das instituições examinadas neste livro para garantir que as contribuições desse tipo de conhecimento sejam efetivas e difundidas é muito grande. E tal responsabilidade, como em muitas situações, depende dos comportamentos humanos desenvolvidos pelo próprio sistema do qual tais instituições fazem parte. O sistema social não é parte da solução. Atualmente ele parece ser muito mais parte dos problemas que precisam ser solucionados na própria sociedade. A Fisioterapia também é uma parcela importante desse sistema e, ainda por construir, uma possível parte importante das soluções para os problemas que existem e fazem parte desse sistema. Nunca houve tanto trabalho científico como existiu no começo deste novo século, alicerçado pelo desenvolvimento da Ciência em anos anteriores. O resultado foi, em pouco tempo, haver a produção de defesas que possibilitaram à humanidade reduzir até interromper a contagem dos milhões de mortos e muito mais milhões de infectados. O mundo, porém, está, por enquanto, com a contribuição da Ciência dependendo de governantes, gestores, burocratas e agentes do sistema que desconhecem ou desconsideram o trabalho científico, inclusive a ignoram como condição para desenvolver ou realizar seus próprios trabalhos de gestão. A Ciência depende de outras agências do sistema social se desenvolverem e se atualizarem cientificamente para que ela possa ser uma efetiva contribuição social à disposição de toda e qualquer pessoa no mundo. Talvez a sociedade esteja longe disso, ainda imersa em um oceano de opiniões dando origem a muitos maremotos de improvisos e crendices sem fundamento que põem em risco a própria sociedade.

Oportunamente em relação a esse conjunto de acontecimentos, Reis e Monteiro (2015) indagaram, em editorial da revista *Fisioterapia e Pesquisa* (v.22, n.4), se não era o momento de rever a prática do ensino de Fisioterapia no Brasil. "Atualmente é esperado que o fisioterapeuta desenvolva outras habilidades e competências que vão além do conhecimento técnico e específico, por exemplo: o pensamento crítico, a comunicação, a gestão, a capacidade de resolver problemas, de ser inovador, de garantir o olhar integral para o cuidado em saúde e de trabalhar em equipe. Ainda dentro desse contexto, o fisioterapeuta precisa reconhecer os ambientes (social e profissional) em que está inserido para ser capaz de trabalhar de forma eficaz, atendendo às necessidades da população e de utilizar o conhecimento por meio de procedimentos de intervenção baseados em evidências" (p.340).

O receituário, nesse caso, ainda parece incompleto, mas não desmerece a relevância da pergunta (Não é hora de rever o ensino de Fisioterapia?) que orienta o artigo, nem as demais considerações dos autores. E esse parece ser um dos aspectos cruciais para esses já mais de 50 anos de existência desse campo de atuação profissional no Brasil: uma extensa rede de conhecimento e experiência profissional ainda com muitos equívocos e disfunções conceituais, além de vários conceitos de senso comum repetidos à exaustão sem uma avaliação criteriosa e rigorosamente científica. Com isso, o risco de perpetuar procedimentos e informações inadequados desde o início da profissão no País parece ser grande. Vale a pena ainda realizar alguns exames com maior microscopia do que foi feito nos capítulos anteriores. Pelo menos para consolidar alguns conceitos e orientações que, embora não estejam em uma formulação final ou completa, podem orientar um pouco melhor os esforços profissionais, de formação de novos fisioterapeutas e de gestão do exercício profissional, do ensino superior e da produção de conhecimento neste começo de um novo século, para dar sustentação progressivamente maior e melhor para um campo de atuação profissional sem dúvida muito importante para a saúde da população do País.

O que acontecia no início da profissão no Brasil, no final da década de 1960, ainda parece permanecer, de acordo com as palavras de Reis e Monteiro (2015): "[...] apesar das necessidades com as quais o fisioterapeuta se depara, o processo de ensino-aprendizagem tem enfatizado a 'aquisição' de competências técnicas, mas não a compreensão, exame e análise dos problemas e utilização do conhecimento pertinente com base em estudos de maior evidência científica" (p.340). Os autores prosseguem: "Esses modelos de ensino adotados mesclam as influências provenientes da evolução do ensino superior no Brasil. Dentre as heranças, observamos a adoção da hierarquização do ensino, currículos organizados por disciplinas, o professor sendo o detentor de conhecimento e repassador de 'conteúdos' predefinidos, o ensino fragmentado, o conhecimento dado como pronto e imutável, a desarticulação com a realidade e a incapacidade de utilizar o conhecimento na complexidade de uma situação real [dos profissionais]". Para isso, os autores acrescentam, "a formação do fisioterapeuta não deve se fixar apenas no desenvolvimento de habilidades específicas, mas na construção de um profissional crítico que, por meio de um processo reconstrutivo seja capaz de atribuir novos significados e [realizar novas] construções" (p.341).

Os autores finalizam o editorial da revista *Fisioterapia e Pesquisa* de 2015 com a consideração de que é fundamental que os processos de ensino e de aprendizagem (duas faces da mesma moeda, como foi examinado nas Figuras 5 a 7 do Capítulo 7) ultrapassem os limites da sala de aula. E isso precisa ser feito considerando, reconhecendo e integrando o conhecimento de diferentes áreas, junto com a práxis a ser realizada em diferentes contextos geopolíticos, sociais e culturais e com uma valorização das múltiplas realidades de cada ser humano, individual ou coletivamente considerado. De certa forma, parece que há concordância entre o alerta de Reis e Monteiro (2015) e o que foi examinado neste livro. É útil destacar que ainda falta considerar alguns aspectos e alguns exames com uma microscopia um pouco maior do que foi feito até aqui para completar o que parece ser uma concordância dos autores do editorial a respeito das exigências atuais para o ensino de Fisioterapia. Principalmente quanto ao entendimento da Ciência como uma maneira de trabalhar com os acontecimentos e não com as informações produzidas a respeito deles. Além de o processo de conhecer cientificamente ser muito diferente dos demais processos de conhecer que as pessoas podem realizar. Sem esquecer, também, a necessidade de avaliar, sempre, múltiplas decorrências para o entendimento da profissão como um sistema de relações estabelecidas entre os profissionais, as instituições de ensino, a sociedade e os problemas com os quais ela se defronta, tanto no âmbito individual quanto no coletivo.

1. A configuração de uma profissão depende dos recursos de linguagem e de pensamento que seus agentes utilizam e desenvolvem em todas as instâncias de um campo de atuação profissional

O foco deste livro está assentado em um pressuposto de que o pensamento crítico e criativo (não delirante) capaz de orientar a ação depende de uma linguagem clara, precisa e com referenciais identificáveis (pelo menos, o quanto for possível). Uma linguagem clara, precisa e com bases empíricas, por sua vez, depende de conceitos e estruturas bem elaborados que apresentem o conhecimento de uma forma inequívoca quanto à relação entre os termos e seus referenciais. São tais condições que caracterizam um trabalho científico e dão sustentação a um bom trabalho profissional, explorando ao máximo as relações entre linguagem, pensamento e ação (ver Hayakawa, 1972). A linguagem do senso comum (desenvolvida desde o início da infância de cada um) permeia a vida de todos e contagia as novas aprendizagens de conceitos, a maioria deles usados, com essa influência, sem um crivo de uma verificação ou avaliação com o rigor da Ciência ou da Filosofia, como formas de conhecer e não como outros sistemas de informações. Mesmo quando os conceitos são aprendidos de acordo com uma elaboração com cuidados científicos, a aprendizagem por cópia, adesão ou repetição não dá sustentação a uma linguagem e a um pensamento como instrumentos de orientação para a atuação de alguém. O perigo de uma aprendizagem, principalmente se for superficial, ser substituída por outras aprendizagens induzidas pelo cotidiano das pessoas é algo a ser cuidado para não prejudicar uma efetiva formação científica e uma atuação profissional que mereça essa designação.

Carlos Matus, considerado o pioneiro e criador do planejamento estratégico situacional, alertou que em qualquer atuação humana há um processo de planejamento da ação com graus de complexidade que podem variar muito. Todo o tempo, porém, há influências diversas em graus variados de microscopia para a percepção humana em qualquer atuação a ser realizada (ver Matus, 1996a, b e c; 1997a e b; 2005). Isso ocorre tanto na época de formação de um profissional quanto na de sua atuação como tal, sofrendo múltiplas influências todo o tempo, de forma a alterar, muitas vezes para pior, sua formação original, por melhor que ela tenha sido. Há tendências comuns no desenvolvimento da capacitação de um profissional que, muitas vezes, influenciam na direção contrária de um efetivo e adequado trabalho no campo de atuação. É frequente os profissionais "esquecerem" a Ciência (e os processos de produção de conhecimento dessa maneira de conhecer) e buscarem formas ou informações para intervir em fontes mais "fáceis", "próximas" ou "acessíveis" para orientar-se nas decisões a respeito dos processos de intervenção. Também é comum o profissional ter dificuldade em integrar e articular conhecimentos de diferentes áreas, ou relacionar conhecimentos produzidos por diferentes formas de conhecer, nos processos decisórios usuais da profissão. Ainda mais, não é corriqueiro, rápido ou fácil transformar conhecimento ou informações científicas em comportamentos profissionais específicos para as múltiplas situações que ocorrem no campo de atuação. As próprias pressões da sociedade induzem a orientação do profissional para direções nem sempre compatíveis com o conhecimento científico em diferentes áreas, tanto em seus produtos quanto em seus procedimentos básicos de lidar com os acontecimentos, e, a partir deles, produzir um conhecimento confiável, preciso, bem fundamentado e inequívoco, com os devidos cuidados em sua elaboração. Matus sintetiza, de certa forma e apesar de sua obra ser extensa, múltiplas direções de influência (ou de atuação) que podem ocorrer durante um processo de intervenção de um profissional.

Vale destacar que as contribuições de Carlos Matus dizem respeito a um processo fundado em pensamentos bem estruturados e com fundamentação empírica. Isso só é possível com o lastro de uma linguagem clara, precisa e relacionada a evidências sólidas e perceptíveis. O pensamento e a linguagem (mesmo que sejam considerados apenas como representações da realidade) são dois nobres e relevantes recursos que as pessoas têm para viver e lidar com o mundo em que realizam o que constitui suas existências. A própria qualidade da vida humana depende da capacidade de pensar de cada um, sempre esbarrando nas limitações de sua própria linguagem e das representações que faz do que acontece ou pode acontecer. Para realizar isso há muitos níveis ou graus de complexidade em que cada um consegue realizar o pensamento (o comportamento de "pensar"). Começando pela mera imitação de comportamentos, a repetição de termos (palavras e locuções), a cópia de conceitos e ideias, a adesão a técnicas ou procedimentos já estabelecidos, a submissão a regras e protocolos ou a padrões de conduta aceitos, apregoados, solicitados ou exigidos. Há, porém, outros graus de complexidade e relevância de pensamentos que, por sua vez, são mais importantes ou instrumentais para garantir graus de qualidade de vida tanto para os indivíduos quanto para a sociedade.

Na Figura 1 pode ser vista uma representação gráfica de vários níveis de complexidade que podem estar presentes nas decisões, em um trabalho de intervenção (ou mesmo em uma decisão qualquer) de um profissional formado por uma instituição de ensino superior, apesar de, em tese, ter desenvolvido uma "formação científica" durante sua capacitação em um curso superior. A representação da Figura 1 é uma adaptação das contribuições de Carlos Matus, sintetizando uma imagem simplificada do processo de decisão de qualquer profissional (ou até como pessoa) diante de situações com que tem de lidar, decidir, resolver ou superar.

O nível inicial representado na Figura 1 (o primeiro "degrau da escada", à esquerda) diz respeito aos procedimentos mais simplistas e primários utilizados para tomar decisões e organizar a própria atuação. Os procedimentos básicos para realizar qualquer intervenção (apresentar qualquer comportamento em relação a algum acontecimento) consistem em seguir crenças pessoais, rotinas, normas conhecidas e regras impostas ou existentes no ambiente em que a pessoa vive. Quando há conflitos, condições aversivas ou exigências pressionando por alguma atuação da pessoa, esses procedimentos tendem a exacerbar-se e a ser mais intensos e resistentes a qualquer mudança. E eles não são apenas

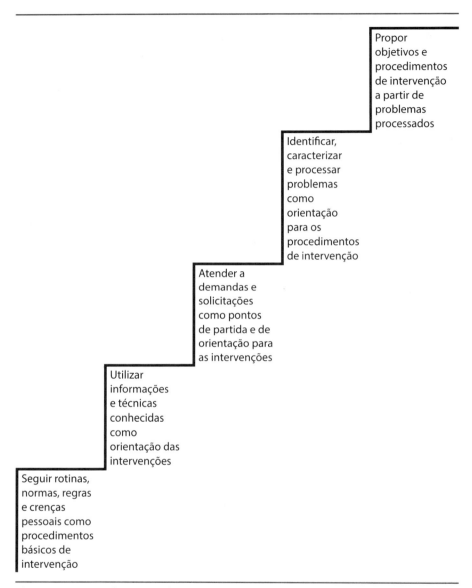

Figura 1. Especificação de limites (ou "tetos") de percepção, compreensão e atuação em função das competências desenvolvidas por um profissional (ou gestor) de um campo de atuação profissional ou de uma instituição em sua capacitação profissional e experiências desenvolvidas durante o exercício de seu trabalho e papel social.

Fonte: extraída e adaptada de Matus, 1996a, b e c, 1997a e b; 2005; e adaptada de Botomé e Kubo, 2002.

uma característica de comportamentos de pessoas que possam ser consideradas iletradas ou com pouca formação. São processos que ocorrem com todas as pessoas em algumas circunstâncias de suas vidas. Mesmo com uma boa formação pessoal, os acontecimentos não são acompanhados de conhecimento e experiência de boa qualidade em todas as ocasiões ou em todos os aspectos. Até porque, também, qualquer formação de boa qualidade pode deteriorar-se e a pessoa passar a apresentar tais tipos de comportamentos em muitas ocasiões até contrariando seu conhecimento e suas experiências de formação passadas. Por isso, é importante fortalecer muito o conhecimento que a pessoa constrói ou realiza com boas aprendizagens ou um bom desenvolvimento. O perigo de regredir não é apenas ocasional; ele é constante. Esse é um dos níveis de percepção e de orientação para a ação mais densos de opiniões e de improvisos como meios de orientação para a ação. Avaliação das opiniões, validação ou testes destas e planejamento decorrente para orientar o trabalho de atuação na realidade a ser transformada estão longe desse nível de atuação típico do conhecimento de senso comum (ver também Quadro 1, mais adiante).

Um segundo nível (estágio, grau) de desenvolvimento e de qualidade na atuação de uma pessoa já envolve a utilização de informações e técnicas de manejo das circunstâncias com as quais a pessoa se defronta. Informações e "técnicas", porém, já conhecidas ou aprendidas como "soluções" ou "orientadoras de procedimentos". Como se o conhecimento fosse uma receita e não algo a ser construído ou reconstruído diante dos acontecimentos com os quais alguém se defronta. A tendência ao automatismo do primeiro "degrau" (ou teto de compreensão para a ação) ilustrado na Figura 1 é apenas atenuado e já fica um pouco mais elaborado, embora permaneça dependente do conhecimento, bom ou mau, elaborado pela pessoa e por suas lembranças e relações já estabelecidas, apenas com o apoio de orientações um pouco mais "teóricas" (técnicas e informações) ou distantes no tempo do que o imediatismo da situação presente e das pressões para reagir perante ela. Nesses dois primeiros "tetos" ou limites de compreensão das situações e da forma de agir perante elas, quase pode ser dito que as circunstâncias reais com as quais a pessoa se defronta contam pouco. Ela é muito mais orientada por seu passado de experiências, mais ou menos bem construído, do que por informações a respeito de realidades ou circunstâncias similares com as quais se defronta. As opiniões já são um pouco mais elaboradas, e o improviso para agir já envolve alguma organização e previsão, embora ainda mais "intuitiva" do que fundamentada.

Em um terceiro limite (ou "teto") de compreensão as pessoas já tendem a reagir aos acontecimentos, mas ainda de maneira imediatista e até superficial. Começa a importar, nesse estágio de percepção e compreensão da interação da atuação de cada um em relação aos acontecimentos, alguns aspectos do que aparece como "realidade" para a pessoa. Atender a demandas e solicitações como ponto de partida e orientação para os processos de atuação em relação a elas se evidencia como critério a ser seguido. As queixas, solicitações, pedidos, até as normas e regras do entorno, ordens e instruções são muito fortes e presentes em pessoas que chegaram a desenvolver-se até esse "teto" de compreensão das interações entre circunstâncias e atuação profissional ou pessoal. A pressão social, agora das circunstâncias atuais e presentes e não apenas as do passado ou de referenciais já aprendidos ou instrumentos disponíveis (técnicas, materiais, equipamentos, rotinas, regras ou normas etc.), é a influência mais forte para quem atua sob esse "teto" de compreensão e orientação das interações de seu comportamento com a realidade com a qual se defronta.

Sob um "teto" de compreensão e de percepção um pouco mais alto ou mais complexo (o quarto "degrau" da Figura 1), a pessoa começa a realizar um processo de "investigação" ou de "conhecimento" a respeito do que deve orientar sua atuação em relação àquilo com que tem de lidar. Identificar, caracterizar e processar problemas como orientação para os procedimentos de intervenção é um estágio de desenvolvimento que exige algumas distinções e entendimento a respeito do que é a realidade. Por exemplo, distinguir entre queixa ou solicitação é problema que precisa ser resolvido. Uma queixa ou solicitação (ou qualquer tipo de demanda) pode ser apenas a aparência ou um ponto de partida para descobrir o que, efetivamente, constitui o problema que precisa ser resolvido. A função, o que leva à ocorrência dessa queixa ou demanda e o que precisa ser alterado pode ser algo muito diferente daquilo a que a solicitação faz referência ou que indica. Identificar o possível problema a ser alvo de intervenção, caracterizar tal problema (cujas característica, dimensões, possíveis determinantes e suas relações com outros aspectos de seu entorno são exemplos do que pode ser uma caracterização desse problema). Processar o problema já começa a exigir que sejam levantadas hipóteses a respeito do que poderia constituir uma possível solução para o problema caracterizado. Principalmente identificar que aspectos precisam ser manipulados para alguma possível alteração no problema existente e as decorrências dessas possíveis alterações. Com isso, já há uma diferença muito grande no que constitui o desenvolvimento de um comportamento efetivamente "profissional" (e minimamente eficiente ou competente) em relação à atuação perante determinadas circunstâncias de intervenção com as quais se defronta qualquer profissional na sociedade.

Nesse grau (ou "teto") de compreensão já há algum "afastamento" das circunstâncias imediatas e pressionadoras para uma ação também próxima. Começa a haver uma elaboração de informações e procura de dados para auxiliar a entender o que exatamente acontece em relação a um possível alvo de intervenção. Mas ainda não é um "alvo" exatamente o que orienta a intervenção. E estacionar nesse grau ou "teto" de compreensão ainda não é suficiente para ter uma clara direção no trabalho de intervenção na realidade, já não mais de aparências e imediata, mas considerando múltiplas circunstâncias. Em um grau próximo de complexidade de compreensão e de atuação (o que está representado no último "degrau" da Figura 1), o profissional vai orientar-se pela proposição de objetivos e procedimentos de intervenção, elaborados a partir dos problemas processados como objeto de intervenção. Aqui há uma diferença nova e várias exigências para o profissional. Uma diferença é que o "problema processado pelo profissional é objeto de intervenção", mas não é propriamente o alvo de intervenção ou o "objetivo de solução do problema processado". Também não é o procedimento de realização da intervenção. Propor objetivos e planejar procedimentos para realizá-los é o que caracteriza um novo limite de entendimento, percepção e realização de um trabalho de intervenção profissional. Testar, avaliar, demonstrar eficiência dos procedimentos de intervenção e eficácia de todo esse trabalho são outras etapas de trabalho que vão além do ponto de partida como "teto de compreensão" para a atuação profissional.

O que está em jogo no exame dessa representação gráfica dos "tetos de compreensão de sua atuação" nos quais um profissional pode ficar limitado é, em última instância, nas palavras de Carlos Matus (1996b), o "capital intelectual" que o profissional desenvolveu. A grande dificuldade a superar é que os "tetos" indicados são, de fato, limites de compreensão em que o profissional "esbarra", não conseguindo sequer imaginar as demais possibilidades de compreensão acima do "teto" que seu "capital intelectual" possibilita conceber como compreensão de sua atuação. Até o grau de percepção e de tolerância que o profissional tem a respeito dos processos que precisa desenvolver a respeito do trabalho de intervenção sofre esses mesmos tipos de limitação impostos pelos graus de desenvolvimento de seu "capital intelectual", uma analogia com a "ideia" de recursos para atuar. No caso em exame, de recursos de conhecimento e de capacitação para agir de forma profissional, como é o caso dos agentes do campo de atuação da Fisioterapia.

Esses conceitos de "capital intelectual" e de "tetos de compreensão" podem ser úteis para aprofundar o uso dos conceitos de campo de atuação profissional, mercado de trabalho, áreas de conhecimento e tipos de conhecimento com os quais qualquer profissional vai ter que lidar. Estes últimos conceitos já foram examinados em algum grau e ainda vale a pena aprofundar um pouco alguns deles para compor melhor o entendimento das dificuldades (e exigências de formação) que precisam ser consideradas parte da formação profissional do Fisioterapeuta ainda no âmbito dos cursos de graduação. Há algumas razões para isso. Ninguém desenvolve um "capital intelectual" significativo sem distinções a respeito de alguns conceitos fundamentais orientadores da formação, da atuação profissional e das características do conhecimento e de seu uso – relevância, confiabilidade, precisão, fidelidade aos acontecimentos etc. – na vida de qualquer pessoa. Para lidar de maneira adequada e suficientemente precisa (no sentido de aproximação de "exatidão") com qualquer campo de atuação na sociedade ou com qualquer área do conhecimento há algumas distinções básicas que auxiliam a ter maior clareza a respeito da modalidade de conhecimento existente e quais as melhores possibilidades (ou finalidades) de seus usos.

No Quadro 1 estão descritos cinco conceitos utilizados, independentemente do grau de microscopia da área de conhecimento ou do objeto de trabalho de qualquer campo de atuação, nos quais cada uma se desenvolve ou em que cada um trabalha. Há várias possibilidades de desenvolver e, de acordo com cada uma, identificar quais os usos mais adequados ou relevantes para lidar com as exigências de ação com a qual cada um se defronta em determinado momento. O conhecimento e a capacidade de lidar com as diferenças ilustradas no Quadro 1 são elementos importantes para auxiliar na capacitação para lidar com os acontecimentos em graus de complexidade (tetos de percepção e de compreensão) crescentes como está ilustrado no Quadro 1.[1]

Na parte superior do Quadro 1, está caracterizado o conceito de "mercado de trabalho". Algo que só é conhecido por meio de generalidades ou aspectos muitas vezes irrelevantes por parte das pessoas. No entanto, tais características de acontecimentos que constituem o que pode ser entendido por "mercado de trabalho" está presente e exerce uma influência muito grande na vida das pessoas. Particularmente orienta muito da percepção de profissionais de ensino que se preocupam com a formação de seus alunos "para a realidade". Tal conceito, muitas vezes e em vários aspectos, orienta a composição do que constitui o que é conhecido por "currículo" dos cursos oferecidos para formação de pessoas em qualquer nível de complexidade. Para alguns cursos de sustentação mais imediata da inserção de pessoas em alternativas de trabalho na sociedade, esse conceito pode ser utilizado de maneira até proeminente. Mas em cursos de alcance mais longo no tempo e no espaço, ou de complexidade maior e de maior profundidade, talvez esse conceito seja limitado para orientar a formação de pessoal, por exemplo, em nível superior. Em tais casos, há necessidade de considerar as possibilidades de trabalho e a inserção social do profissional em uma perspectiva mais ampla, mais duradoura e mais profunda, uma vez que ele não dependerá apenas de ofertas de emprego, mas deverá ser capaz de empreender o que a sociedade necessita e não apenas atender a demandas, ofertas ou possibilidades de emprego.

---

1. Compare o que está apresentado nos painéis do Quadro 1 com o que está representado na Figura 1.

Quadro 1
Comparação dos processos designados por mercado de trabalho, campo de atuação profissional, área de conhecimento, formas de conhecer e tipos de conhecimento

Conceitos	Aspectos definidores mais importantes e exemplos
Mercado de trabalho	Núcleo do conceito: ofertas de emprego, demandas sociais, demandas de empresas. Definido pela oferta de empregos. Ênfase em práticas existentes e no conhecimento já transformado em técnicas de trabalho. Delimitado pelas demandas da sociedade. Aprendizagem voltada para instrumentos, técnicas e "teorias" já em uso ou conhecidos (difundidos) e para atividades, rotinas e técnicas de trabalho em diferentes setores. Preocupação com tipos de cargos e profissões. Formação: cursos e estudos técnicos com época e duração limitadas, eventualmente cursos de graduação.
Campo de atuação profissional	Núcleo do conceito: intervir em problemas e necessidades sociais, alterar situações indesejáveis existentes. Definido pelas necessidades sociais e pelas possibilidades de atuação em relação a elas. A referência delimitadora não são as técnicas, as atividades ou os instrumentos, mas um fenômeno nuclear que orienta a atuação e as possibilidades de intervenção nesse fenômeno, considerando o manejo de seus potenciais determinantes. Ênfase em perspectivas de trabalho a construir e desenvolver e não nas rotinas do passado e nas práticas conhecidas. Preocupação com funções das atividades e não com as atividades em si. Voltado para funções, atuações e possibilidades de intervenção. Exigência de formação permanente, estudo contínuo, atualizações e aperfeiçoamentos constantes. Importante aprender a aprender, aprender a conhecer, aprender a estudar, aprender a investigar e produzir conhecimento e a atualizar-se, cientificamente, sozinho, além de aprender a empreender.
Área de conhecimento	Núcleo do conceito: organização do conhecimento existente ou em produção a respeito de um assunto ou fenômeno. Categorias do conhecimento existente ou em produção. Lida com fenômenos, com parte deles ou com relações entre fenômenos. Preocupação com as respostas aos problemas ou ao que possa ser desvendado em relação ao desconhecido. Quando há o objetivo de desvendar o desconhecido, trabalha com a perspectiva de produzir conhecimento a respeito do objeto central da área e tornar esse conhecimento acessível. A ênfase do conceito, porém, é na organização do conhecimento. Exemplos de áreas de conhecimento: Biologia, Química, Física, Sociologia, Psicologia, Antropologia, Anatomia, Fisiologia, Geografia, História... Relaciona-se com a produção de "visibilidade" dos fenômenos e processos, aumentar a possibilidade de orientação e intencionalidade na relação das pessoas com o conhecimento a respeito deles.

(continua)

Quadro 1
Comparação dos processos designados por mercado
de trabalho, campo de atuação profissional, área de conhecimento,
formas de conhecer e tipos de conhecimento (*continuação*)

Conceitos	Aspectos definidores mais importantes e exemplos
Formas ou processos de conhecer	Núcleo do conceito: é o processo de produção de conhecimento a respeito de algo, conhecer como acontecem os fenômenos e processos e as relações entre eles. Visa resolver dúvidas, conhecer os processos nos quais os problemas ocorrem, explicar esses processos e a ocorrência dos fenômenos. Lidam fundamentalmente com o desconhecido em relação aos acontecimentos e processos. Enfatiza produzir respostas a perguntas, dúvidas ou incertezas como parte de sua constituição. Definem-se pelo processo ou procedimento de conhecer e não pelos produtos de tal processo ou procedimento. O aspecto mais importante para diferenciar as diferentes formas de conhecer é o método (processo de conhecer específico de cada uma) que usam para produzir o conhecimento a respeito de algo. As formas básicas de conhecer são: Senso comum, Religião, Arte, Filosofia e Ciência. Em cada uma há ênfase em critérios e procedimentos diferenciados para a produção de conhecimento, além de procedimentos específicos de validação do conhecimento produzido.
Tipos de conhecimento	Núcleo do conceito: desenvolver certas maneiras específicas de trabalhar com um fenômeno ou processo, dentro de uma das formas de conhecer ou integrando mais de uma. Conceitos e pressupostos específicos influem na maneira de conhecer e no produto do processo de conhecer (as informações resultantes, os conceitos formulados, as teorias construídas como explicação ou sistematização). Na forma de conhecer designada como Religião há várias religiões específicas. Na Arte, várias escolas artísticas, obras, modelos e conceitos. No Senso comum há várias culturas conforme as experiências das pessoas e dos grupos ou comunidades. Na Filosofia, várias escolas ou teorias. Na Ciência, várias teorias, escolas, modelos, "abordagens", perspectivas, sistemas conceituais, conceitos técnicos ou teóricos. Em geral são os diferentes recursos instrumentais e conceituais o que está mais presente ou marcante nos variados tipos de conhecimento em cada forma de conhecer. Às vezes apenas um autor já representa um tipo de conhecimento. Há perigo de absolutização e de fundamentalismo se os tipos de conhecimento forem confundidos ou considerados áreas de conhecimento ou formas de conhecer. Principalmente se forem, de alguma forma ou em algum grau, sacralizados. Tanto os procedimentos utilizados como os produtos resultantes desses procedimentos.

Fonte: adaptado de Botomé e Kubo, 2002.[2]

---

2. As informações deste Quadro 1 já foram examinadas mais superficialmente em capítulo anterior. Sua organização neste quadro e maior detalhamento, acompanhados de um exame, podem ser úteis e didáticos para localizar o conjunto de informações consideradas fundamentais para a localização e o entendimento de um trabalho profissional e de uma capacitação para realizá-lo como papel e responsabilidade social do campo de atuação.

No segundo conjunto de informações do Quadro 1 está caracterizado outro conceito (campo de atuação profissional) que complementa e amplia o conceito de "mercado de trabalho" para aspectos mais amplos e relevantes que constituem uma variedade enorme e até desconhecida de possibilidades de atuação na sociedade, não em função de demandas, mas da configuração de problemas que necessitam de soluções produzidas por diferentes campos de atuação profissional. Sem considerar que um conceito seja oposição ou negação do outro. "Campo de atuação profissional" é mais amplo e abrangente e engloba o conceito de "mercado de trabalho", embora não se reduza a este último.

São as características do conceito de "campo de atuação" que devem orientar a organização dos currículos dos cursos para formação de profissionais (ou de pessoas) para atuar na sociedade. Pelo menos, seria relevante que orientassem, uma vez que as distinções apresentadas até aqui, no Quadro 1 e na Figura 1, não são conhecidas da maioria das pessoas que trabalham no planejamento, na confecção ou na gestão dos projetos de capacitação delineados pelos currículos (programas ou projetos) dos cursos. O conceito de campo de atuação profissional é mais relevante e importante como orientação quanto mais a formação for necessária para um longo prazo para os agentes sociais a serem capacitados como profissionais por esses cursos. Obviamente, o termo "profissional" não significa apenas uma aprendizagem técnica, mecânica ou de procedimentos protocolares e truques a utilizar para não infringir as leis ou normas existentes (às vezes as opiniões, preferências ou normas sociais dominantes, consideradas até como "cultura"). A concepção de profissional precisa ser, no mínimo, multidimensional (alguns diriam "multidisciplinar", mas a concepção de profissional vai além de áreas – ou disciplinas – do conhecimento).

A capacitação de um agente social capaz de realizar o que está sendo indicado como referencial desse conceito também abrange todos os âmbitos importantes para o que deve caracterizar um profissional efetivamente significativo, relevante e competente para a sociedade e não apenas para "ganhar dinheiro". O ganho com o exercício profissional não deve ser objetivo de um campo de atuação, embora seja uma decorrência da própria qualidade e eficácia do trabalho dos profissionais de qualquer campo de atuação. Entender e localizar os ganhos com o exercício da profissão não como objetivo, mas como uma consequência das características do serviço prestado no âmbito do trabalho profissional, é fundamental para desenvolver uma boa e constante capacitação. Um trabalho que inclui a capacidade de interação social com aqueles que recebem os serviços, de forma a garantir também um atendimento. Reconhecimento, conduta ética, respeito e conforto social, por exemplo, são condições importantes para o sucesso profissional e um provável aumento de ganhos financeiros, além de outros. Os sofrimentos e custos para quem necessita da prestação de serviços já é algo suficientemente aversivo só com o problema que tem para ainda suportarem desconfortos e condições aversivas ou custos altos pela obtenção de auxílio para superar seus problemas. São exames desse tipo que podem levar a entender e valorizar a distinção entre os conceitos caracterizados nos dois primeiros conjuntos de informações do Quadro 1.

No terceiro conjunto desse mesmo quadro há outro conceito a examinar: área de conhecimento. Frequentemente as designações dos campos de atuação profissional são utilizadas como se fossem sinônimos de "áreas de conhecimento". Não o são. O conceito de "áreas de conhecimento" refere-se especificamente à organização do conhecimento existente ou em produção a respeito de um fenômeno ou "assunto" (tema, em uma linguagem mais acadêmica). Em geral o conhecimento existente (e mesmo em produção) é organizado em categorias que se referem ao agrupamento do que é relativo a um mesmo objeto de estudo, em graus de microscopia diversos que apresentam sobreposições variadas em relação a essa microscopia (ver a organização e a interação entre as áreas de conhecimento na Figura 10 do Capítulo 7).

Objetos ou "temas" mais amplos ou abrangentes envolvem outros de menor abrangência ou maior microscopia. De tal forma que as áreas de conhecimento são mais bem representadas em uma espiral de abrangência com fronteiras difusas entre uma e outra do que em um "engradado" no qual as fronteiras são rígidas e precisas. As áreas das estantes de uma biblioteca, por exemplo, são delimitadas em locais e "espaços" (áreas geográficas) para incluir conhecimentos a respeito, o mais próximo possível, do objeto de estudo a que se referem predominantemente. Geralmente com o que é pertinente ou próximo a esse objeto de estudo (e muitas vezes de intervenção ou com proximidades muito grandes entre eles. Daí decorre a possibilidade de designação das bibliotecas por um nome que pode parecer pejorativo ("almoxarifado do conhecimento"). A própria designação de "*áreas*" de conhecimento refere-se a esse procedimento de localização de informações para garantir a organização do conhecimento existente. Isso é feito para facilitar e agilizar o acesso a todo esse conhecimento (e não apenas o científico e o filosófico) existente e acumulado ao longo da história humana. Os critérios de organização do conhecimento do "almoxarifado", porém, não são os mesmos que são relevantes para organizar as interações entre os conhecimentos encontrados ou armazenados no "almoxarifado" (mesmo que ainda em produção para uma possível futura categorização) no âmbito dos campos de atuação profissional ou da capacitação desses profissionais em um "projeto" ou currículo de aprendizagem desses agentes de um campo de trabalho na sociedade. O termo "almoxarifado"[3] não é pejorativo. O papel desse tipo de setor (almoxarifado) em uma organização é crucial para garantir acesso rápido e fácil ao que é considerado "sustentação" da organização para utilizar os recursos nele armazenados de forma eficaz, rápida e acessível e, por isso, um papel nobre no trabalho de acesso ao conhecimento.

Qualquer campo de atuação profissional é multidisciplinar, integrando uma grande variedade de áreas de conhecimento. O mercado de trabalho nem sempre é tanto. E isso é um critério para orientar a própria estrutura de organização das universidades e das escolas de ensino superior, no que tange às relações entre áreas de conhecimento entre si e a serem desenvolvidas por departamentos acadêmicos e institutos de pesquisa com os cursos que têm por objetivo não o desenvolvimento de conhecimentos novos (embora isso possa acontecer circunstancialmente), mas a transformação desses conhecimentos em comportamentos profissionais relevantes para o desenvolvimento de um campo de atuação profissional na sociedade. O mercado de trabalho é de outra alçada de gestão.

Essa outra alçada corresponde ao papel de gestão a ser feita pelos governos e instituições públicas que regulam ou constroem o sistema de relações de trocas na sociedade. Elas, mais apropriadamente, podem regular as condições de oferta e procura de bens e serviços na sociedade, por meio de legislação e gestão dos recursos sociais existentes para isso. Mercado é exatamente o conjunto dessas relações de troca. Não é uma pessoa ou um agente, mas o nome do conjunto de tendências dessas relações de troca que podem ser reguladas por legislação e por gestão. Campo de atuação profissional refere-se a um tipo de serviço que estará tanto nas ofertas quanto nas procuras da sociedade, mas

---

3. A analogia das bibliotecas com "almoxarifados do conhecimento" não é depreciativa por si mesma; pelo contrário, é um nobre papel em relação às condições para acesso ao conhecimento existente. Mas, além desse papel, as bibliotecas ainda incorporam outras funções conforme sua inserção institucional. Uma biblioteca universitária, por exemplo, também pode englobar instalações para aulas e exposições, "brinquedotecas" com espaços para atividades lúdicas, anfiteatros para apresentação de palestras e peças de teatro, salas de projeção para filmes e recursos audiovisuais etc. Elas, enfim, não se referem apenas ao conhecimento registrado em livros e publicações, mas também a outras modalidades de registro da produção de conhecimento por meio de diferentes formas ou métodos de conhecer. Um museu é algo equiparável a uma biblioteca, mas seu acervo não é de informações orais ou escritas apenas, envolvendo produtos ou circunstâncias relacionados à vida das pessoas, muitas vezes considerados "cultura" (as transformações feitas pelos seres vivos em relação à natureza antes dessas transformações). Podem ser museus antropológicos, musicais, artísticos, de pinturas etc. Também ainda vale destacar que bibliotecas e museus, como "almoxarifados do conhecimento da humanidade", têm um papel fundamental no processo de tornar o conhecimento acessível à sociedade. Sem eles esse acesso seria muito mais difícil e não teria a duração no tempo que eles garantem com seu papel de "almoxarifado", facilitando encontrar o conhecimento existente.

é outra instância de gestão, embora dependa da capacitação de agentes em cada campo de atuação para que seja mais bem desenvolvido e utilizado pela sociedade.

Os processos relativos aos conceitos examinados nos três primeiros conjuntos de informações do Quadro 1 exigem muita clareza a respeito do conhecimento de cada um dos conceitos que se referem a tais processos, das distinções e das relações pertinentes que devem ser construídas entre eles para favorecer o desenvolvimento social. Confusões entre tais conceitos e suas respectivas relações podem levar a prejuízos muito grandes para o entendimento, aprendizagem e realização dos processos relativos a cada um e das interações adequadas a estabelecer entre eles. Sem isso, a probabilidade de estagnação, desenvolvimento inadequado (uma reles "evolução" apenas?) ou equívocos em qualquer das instâncias desses três tipos de processos (ou entre seu entendimento, aprendizagem e realização) podem levar a uma distorção tanto do trabalho com as áreas de conhecimento quanto com o trabalho que caracteriza a construção e a aprendizagem, a realização e a gestão dos trabalhos que constituem um campo de atuação profissional e as decorrências de seu exercício na sociedade. Sempre é útil relembrar que o trabalho específico dos campos de atuação na sociedade é o de transformar conhecimentos em atuações sociais capazes de corrigir ou prevenir problemas quanto o de aperfeiçoar e desenvolver as condições para a vida das pessoas na sociedade. Já o trabalho específico das áreas de conhecimento é o de produzir "visibilidade" dos fenômenos e processos, aumentar a possibilidade de orientação e intencionalidade na relação das pessoas com o conhecimento existente ou em produção a respeito deles.

Na quarta seção do Quadro 1 estão apresentadas as características mais relevantes para delinear o conceito de "formas ou processos de conhecer". Antigamente era um assunto apenas tratado no âmbito da "epistemologia", visando a um exame crítico e avaliativo dos processos de conhecimento, principalmente os de conhecimento considerados "científicos". Mais recentemente, com o desenvolvimento do conceito de comportamento (ver Figuras 3 e 4 e os respectivos comentários no Capítulo 7) e da investigação a respeito dos próprios processos de conhecer, tal "assunto" ficou mais relacionado com o conceito de "métodos de conhecimento". O destaque dado por Sidman (1976) a respeito do comportamento humano que fica abrigado sob a denominação "conhecer cientificamente" (produzir conhecimento científico) deslocou a ênfase de avaliação da cientificidade dos produtos desse processo para as características do próprio processo de produção de conhecimento. Também aumentou a amplitude dos critérios de fidedignidade e de confiabilidade, não mais apenas considerados no âmbito do produto do conhecimento, mas passando a envolver também o próprio trabalho de construção ou produção desse conhecimento (Botomé, 1993), como algo inerente à natureza dessa modalidade de conhecimento.

As contribuições de Sidman, também incluindo o exame de Botomé, atingem o exame de outros processos (ou métodos?) de conhecer além daqueles próprios da Ciência. Disso decorre, inclusive, a importância de avaliar o conhecimento por critérios de "demonstração inequívoca" e não por "concordância entre pessoas" (ou "pares" de uma mesma área de conhecimento) ou ainda por eficiência dos processos para "responder" a uma pergunta do investigador (cientista ou filósofo). O objetivo dos processos de conhecer é mais voltado para "entender" (de alguma maneira) o que acontece. Resolver dúvidas ou conflitos, explicar o que acontece e o que decorre dos fenômenos ou acontecimentos. Em geral o ponto de partida de qualquer processo de conhecimento é o "desconhecido" (ou o desconhecimento) a respeito dos processos, acontecimentos ou relações entre eles. Visa "explicar" (qualquer que seja o sentido desse termo) a ocorrência dos acontecimentos ou das relações entre eles. Reduzir as dúvidas, as incertezas e as inseguranças em relação ao que acontece é o objetivo principal das formas de conhecer. Nem sempre, porém, mesmo nos casos do conhecimento considerado científico, há preocupação com a validação do conhecimento por meio do exame do processo de conhecimento realizado. O caráter "inequívoco" do conhecimento científico, porém, não está no produto ou em sua aceitação por vários agentes, mas nas características dos processos de sua produção. Tais contribuições a respeito do conhecimento científico valem para qualquer modalidade de processo ou forma de conhecer para produção de algum "conhecimento". Conforme já examinado (Quadro 1 e comentários, neste capítulo), há cinco processos básicos (ou formas fundamentais) de conhecer: Senso comum, Religião, Arte, Filosofia e Ciência.

No Senso comum, o "método" é fazer qualquer coisa que "afaste", "atenue", "postergue", "alivie" ou "tire" o problema do entorno ou da vida de alguém e em um momento determinado. Qualquer "coisa" (objeto ou remédio, por exemplo), processo, regra, pensamento, justificativa, distorção do que acontece, que esconda ou adie o problema com o qual alguém se defronta é uma forma de "aprender a lidar com o que acontece". Tal processo é uma espécie de "método": o que alguém faz ou utiliza para "lidar com os problemas com os quais se defronta" (fortemente influenciado pelo ambiente físico e social mais imediato em que vive uma pessoa). Esse é o núcleo do processo de conhecer que designamos por "Senso comum". Quando é um pouco elaborado, exige alguma "coerência", "alguma verificação" ou "avaliação", ou apenas "alguma evidência" para comprovar que o que foi feito é o que alterou o problema, já é o que pode ser denominado "Bom senso", um senso comum melhorado. Quando se torna algo disseminado, aceito, frequente, até exigido, pelos que vivem em torno de uma pessoa, isso até pode ser considerado "cultura": os conjuntos de hábitos sociais, de crenças partilhadas, de costumes difundidos etc. que transformam a natureza existente antes da ação humana.

No caso da Religião, o núcleo do processo de conhecer religioso é a "sacralização" de algo, tornar "qualquer coisa" em algo sagrado. Seja um processo, um procedimento, uma verbalização, um símbolo, um objeto, uma pessoa (ou personalidade), uma imagem de algo, uma justificativa ou "explicação", um costume ou uma ideia e até mesmo uma expressão verbal. O que torna algo sagrado é exatamente a atribuição de estar acima e além dos acontecimentos, ser inquestionável, ser um objeto de fé em relação ao qual não pode haver dúvida, questionamento, verificação. Não importa se o que é considerado sagrado o é explicitamente ou está sendo utilizado como tal até sem ser percebido. Em qualquer desses casos, o processo no relacionamento com tal objeto, processo ou situação é religioso.

Por isso, o aspecto central do conhecimento religioso é o que é conhecido por "fé": algo em que se acredita mesmo sem ser provado, demonstrado, verificado ou examinado ou, até mesmo, percebido. A "fé" (acreditar incondicionalmente) é o núcleo da religião, do conhecimento religioso, independentemente do que é exatamente o objeto de "fé". Em qualquer hipótese tal conhecimento é inquestionável, é verdadeiro *per se*, e só resta acreditar e considerá-lo verdadeiro e merecedor de respeito, aceitação, até veneração, com o que está associado a ele. O que se opõe a tal caráter é "erro", "pecado", "equívoco" e até "crime", merecendo castigo, isolamento, execração etc., até a perda da vida, como punições pelo que foi feito contra, em desfavor ou à revelia do que é objeto de fé. As religiões existentes são variações do que é considerado sagrado e dos critérios para considerar o que está de acordo com o que é tido como tal. A própria dúvida a respeito do "caráter sagrado" de algo é considerado algo "contra" a fé. E isso também pode ser objeto de punição, mesmo que seja apenas o descrédito ou a perda de prestígio social. Para examinar um pouco mais essa maneira de conhecer pode ser visto o que Bertrand Russell, um filósofo de destaque, afirma a respeito das relações entre Religião e Ciência (Russell, 1994).

Em algumas religiões há uma "sacralização" de processos que são fundamentais ou importantes para a preservação e a garantia da vida e do que já ficou considerado até indispensável para possibilitar e proteger a vida e o respeito a ela, tanto de indivíduos como de grupos humanos. Em alguns casos há uma forte preocupação com a proteção de referenciais que estão relacionados a isso. Por outro lado, também pode haver "sacralizações" de qualquer coisa, inclusive de conceitos, processos e procedimentos que destruam as possibilidades de vida. O embate entre o que é considerado uma ou outra possibilidade tem sido o que constitui muitos dos conflitos existentes no mundo, não só os que recebem a designação de "religiosos". Há processos de sacralização em qualquer âmbito de atuação das pessoas, e isso é o que constitui o "método religioso" de conhecimento para dar sustentação ao que é feito pelas pessoas. Às vezes a "religião" recebe o nome de "ideologia" e é marcada por fortes procedimentos e critérios tipicamente religiosos. Acreditar, apregoar e defender a ideologia se tornam rituais fortemente arraigados, e a descrença, dúvida, questionamento ou não adesão à ideologia são tratados da mesma forma que qualquer religião trata o relacionamento com algum objeto sacralizado e que, por isso mesmo, se torna "sagrado".

Uma terceira forma, maneira ou "método" de conhecer o que existe na sociedade é o que é designado por "Arte". Nesse processo de conhecer, o núcleo ou critério de orientação é o impacto emocional que qualquer construção, objeto, discurso, texto, palavra, símbolo ou representação provoca em alguém, ou em muitas pessoas. Não se pode exigir que uma obra de arte seja "verdadeira" ou "falsa" no sentido de sua relação com acontecimentos ou objetos. Uma representação artística de algo é muito mais avaliada pelo impacto que causa no público do que pelo quanto corresponde a algum objeto ou processo. Uma obra de arte pode "distorcer" um objeto e ser preciosa como obra de arte exatamente pelos efeitos que tal distorção pode provocar em quem se defronta com tal "obra". É pelo exame e pela avaliação dos efeitos, principalmente de percepção e emocionais, que algo feito por alguém provoca em outras pessoas que tal realização pode ser considerada mais ou menos artística, ter mais ou menos valor como "obra" de arte. Não importa se é um desenho de algo feito apresentando um aspecto diferenciado do objeto original (e pode ser a iluminação, o formato, algum detalhe, a variação da cor, a própria cor) ou se é o movimento de um malabarista (ou dançarino) em uma corda suspensa ou manejando vários objetos. Ou mesmo algum arranjo de sons que provoque determinados tipos de reações em algum organismo. O critério de avaliação não está em corresponder aos fatos, em ser "verdadeiro" ou não. No caso das obras artísticas o critério não é o de fidedignidade a acontecimentos, fatos, eventos, processos ou relações entre eles. Isso é importante porque o impacto que as obras de arte provocam pode ser considerado um critério "de verdade", quando ele é um critério relativo a quanto impacto (ou tipo de impacto) causou na percepção, nas emoções ou nos sentimentos de alguém. O critério pode ser mais bem considerado quando o impacto que provoca é relevante. Para o que é relevante, considerar o impacto é um aspecto também importante, mas essa já é outra instância de avaliação do conhecimento artístico. Há, para resumir, uma forte interação entre o impacto da obra e sua relevância social, da qual o efeito no público (o impacto) faz parte.

A maneira de conhecer que recebe o nome de Filosofia difere do Senso comum, da Religião e da Arte. No conhecimento filosófico (conhecer com o método filosófico!) há uma preocupação, um cuidado e uma avaliação do rigor, da precisão, da clareza e da articulação da terminologia, assim como da articulação entre os termos ou símbolos que constituem elementos que são representações do que alguém considera fatos ou bases para estabelecer novas relações entre tais termos, elocuções, construções semânticas etc. O cuidado com a análise e avaliação dos conceitos e a coerência das relações estabelecidas entre eles são grandes características do trabalho filosófico. Não confundir com história da filosofia e considerar que citar ou reconhecer o trabalho dos filósofos é fazer "Filosofia". Importa destacar que a consideração do método filosófico como definidor do processo de conhecer da Filosofia não é, de forma alguma, descartar o exame e a avaliação dos processos de conhecer desenvolvido pelos filósofos clássicos ou reconhecidos na sociedade e na história. Eles foram, sem dúvida, os precursores desse entendimento, até por terem sido eles quem criou e, na gênese, desenvolveu tal "método".

Obviamente, também há, como parte da análise e avaliação dos conceitos, a avaliação da correspondência entre tais conceitos e os acontecimentos, porém o mais importante no método filosófico é a correção do uso de tais conceitos de forma aceitável, o que é particularmente cuidado pelo que ficou conhecido como "Lógica", que vai, no século XXI, muito além da Lógica da Filosofia Clássica (ver, p. ex., o que é considerado Lógica Difusa e Lógica dos Fractais). O significado dos termos é parte do processo de análise e da avaliação conceitual (o rigoroso exame dos conceitos, incluindo a separação e a avaliação das propriedades fundamentais de um conceito confiável). O rigor e a coerência da linguagem e do pensamento são condições para aceitar ou concordar que o que é construído pela linguagem e pelo pensamento das pessoas tenha valor de "algum grau de verdade". Com esse entendimento, a Filosofia é parte importante para auxiliar em qualquer uma das demais formas de conhecer, sendo particularmente importante no processo de conhecer que recebe o nome de "Ciência" (para qualquer aprofundamento a respeito do conhecimento filosófico e suas relações com outras formas de conhecer, ver Russell, 2008).

A Ciência é a quinta "maneira de conhecer", citada no quarto conjunto de informações apresentado no Quadro 1. No processo de produção de um conhecimento que possa ser considerado científico é crucial serem claras, precisas e acessíveis a exame todas as etapas desse processo para avaliar se tal conhecimento é, efetivamente, correspondente ao que acontece. E que, com esse conhecimento, seja viabilizado o manejo dos acontecimentos aos quais se refere. O método científico é, no caso, o aspecto crucial da definição do que é Ciência. As formas de conhecer examinadas anteriormente são menos exigentes com relação a vários aspectos do processo de conhecer que, para um cientista, precisam ser considerados. Sidman (1986), ao considerar que o comportamento do cientista, quando realiza o trabalho de produção de conhecimento científico, é parte do problema a ser considerado para validação do conhecimento produzido, inclui os processos comportamentais desse agente de conhecimento como parte nuclear do método científico. Botomé (1993) examina isso como sendo um avanço no entendimento do que é fundamental para considerar ou examinar um procedimento como sendo coerente com esse método.

O processo de conhecer cientificamente já começa com a delimitação que o cientista faz dos conceitos presentes na formulação de um possível problema de pesquisa científica, passando pela delimitação de uma pergunta de pesquisa, integrada a uma sistematização do conhecimento já existente e em desenvolvimento, mesmo que seja uma controvérsia a resolver. Prosseguindo, nesse processo, pelo planejamento de um procedimento sistemático de observação, direta ou indireta, para coleta de dados, e pela organização, pela análise, pela representação e pela interpretação dos dados com uma nova articulação com o conhecimento já existente e com o destaque dos problemas de conhecimento ainda por resolver em relação à pergunta de pesquisa ou ao problema que lhe deu origem.

Isso tudo é um processo que envolve a capacitação do cientista em relação aos comportamentos que nesse processo precisam ser apresentados, por mais microscópicos e indiretos quanto ao que é convencionado como um "processo de pesquisa científica". Por isso o método científico é, fundamentalmente, um processo comportamental de quem produz o conhecimento, e isso precisa ser esclarecido no próprio processo de pesquisar. Os comportamentos do cientista e as variáveis que interferem em sua ocorrência são influências que precisam ser conhecidas, em alguns casos controladas ou compensadas e em outros consideradas quando da interpretação dos dados.

O importante, porém, é que o método científico não é redutível a uma técnica de pesquisa ou a algum protocolo de coleta de dados (p. ex., roteiros de questionário ou de entrevistas ou formulários de informações). Ou, ainda, a processos de balanceamento estatístico de influências de variáveis, tipos de modelos de pesquisa ou equivalentes. Ou também não é redutível a uma emolduração de conhecimentos obtidos com processos equivalentes aos do senso comum (aqueles que são "úteis" ou "funcionam") com termos similares aos da Ciência. Qualquer desses processos pode fazer parte do trabalho, mas não são definidores ou garantias da cientificidade de uma investigação. De qualquer forma, a Ciência não é redutível a raciocínio, conceituação e linguagem; ela também exige observação, teste, comparações e sistematização de conhecimento, incluindo análise e avaliação dos conceitos utilizados em qualquer parte ou etapa do processo de conhecer. O núcleo do "método científico" (do processo comportamental de produzir conhecimento científico) é a produção de um discurso a respeito dos acontecimentos que seja inequívoco, com verificações e demonstrações que garantam esse caráter de inequívoco para o conhecimento como representação fidedigna do que acontece.

Parece útil destacar a utilização de uma expressão que se tornou recorrente em meios acadêmicos e profissionais. Uma expressão que precisa ser considerada no trabalho de profissionais que pretendem ser coerentes em seus procedimentos de intervenção no trabalho científico e seus resultados apresentados à sociedade. Na proximidade do começo do século XXI ficou destacada, nos meios acadêmico e profissional, a expressão "terapia com base em evidências" (ou qualquer modalidade de intervenção profissional "baseada em evidências"). Tal expressão é uma defesa da importância do conhecimento produzido por profissionais que, até mesmo com cuidado, verificam se o que acontece com o resultado de suas intervenções é coerente ou não (ou quanto e no que) diante do conhecimento científico formal existente em relação ao problema que a intervenção deve resolver. Tal procedimento, porém, tem uma designação que é o próprio núcleo de um conhecimento científico – "baseado em evidências". Isso significa que o conhecimento sem base em evidências empíricas não é confiável, o que já é uma exigência do trabalho científico. O problema, porém, apesar da designação autocondescendente, está no processo de identificação ou obtenção de "evidências". É um trabalho que também exige procedimentos de cuidados com os processos de observação, linguagem, identificação, organização, análise e interpretação das "evidências observadas". Em cada um desses processos também é preciso considerar suas características como problemas de "obtenção de evidências" que os tornem confiáveis como procedimentos de observação e interpretação de dados, no mínimo.

Os procedimentos contemporâneos da Ciência, incluindo os procedimentos de linha de base múltipla, vão além dos procedimentos de comparação de grupos, com balanceamento estatístico, e já à disposição de profissionais e conhecidos de muitos cientistas de diferentes áreas. Dispensar a produção de conhecimento científico ou desconsiderá-lo em função de dificuldades de sua utilização ou comprovação em situações de intervenção profissional específicas não parece ser algo útil como critério para substituí-lo por algum tipo de "bom senso profissional" concedido às rotinas de trabalho em um campo de atuação na sociedade. O método científico não diz respeito ao produto do conhecimento, mas aos processos de conhecer, também presentes ou passíveis de utilização, em situações de intervenção profissional, frequentemente consideradas "aplicação" do conhecimento. E isso frequentemente é feito com um descuido enorme em relação ao que significa a palavra "aplicação". Ela apenas acrescenta novas variáveis (as situações de intervenção e os procedimentos nela utilizados, incluindo os próprios conceitos do profissional a respeito do método e dos produtos do conhecimento científico) ao conhecimento da ocorrência de algum fenômeno ou processo, mas não torna um procedimento de intervenção profissional em um concorrente ou em uma demonstração de que o conhecimento científico "não funciona" (ver Ribes Iñesta, 2009).

Isso traz de volta a comparação entre o papel de desenvolver uma "formação científica do profissional" que precisa ser enfatizada nos cursos de graduação e o papel de "desenvolver uma formação profissional de cientistas", um papel específico dos programas de mestrado e doutorado. A formação científica de profissionais precisa garantir um profundo e amplo aprendizado do método científico até como instrumento para produzir "evidências confiáveis" nos procedimentos de intervenção com o objetivo de resolver ou atenuar os problemas de pessoas e instituições na sociedade. Essas duas expressões não são meros jogos de palavras; elas orientam que o método científico não é apenas um procedimento de cientistas profissionais. Ele também pode ser um instrumento de trabalho nos processos de intervenção profissional.

Até aqui, resumindo os quatro primeiros conjuntos de informações do Quadro 1, é possível considerar que há um "núcleo" ou uma "base" diferenciadora de cada uma dessas formas de conhecer que salienta o aspecto predominante de cada uma delas. No caso do Senso comum, é o utilitarismo mais imediato e um evitamento de problemas com os quais alguém se defronta. Na Religião, o núcleo é a adesão e a submissão, a concordância e a tolerância a algo considerado sagrado; a fé incondicional é o grande critério. Na Arte o núcleo dessa maneira de conhecer e de lidar com o conhecimento é o impacto que ele produz na audiência, geralmente emocional e afetivo, com um forte envolvimento de quem se defronta com o conhecimento produzido por essa maneira de conhecer. Nesse caso vale utilizar figuras de linguagem, metáforas, analogias e exemplos como se fossem "provas" de que o conhecimento é "verdadeiro", o que não é algo que deva ser avaliado em relação ao conhecimento artístico. Na Filosofia, a correção dos conceitos, do discurso e da argumentação deve garantir uma demonstração coerente e confiável como tal. A demonstração precisa ser construída sem riscos de equívocos conceituais, de relacionamento entre os conceitos e de articulação dos conceitos e enunciados utilizados.

Tudo isso ainda é insuficiente, embora sejam aspectos úteis e complementares, para o trabalho científico, cujo referencial nuclear ou aspecto básico e definidor desse processo de conhecer é a relação do discurso que representa o conhecimento e os fatos a que se refere esse discurso com demonstrações inequívocas não apenas das articulações do discurso, mas também deste com os fatos a que se refere. A possibilidade de construir o fenômeno que é descrito cientificamente é o referencial mais importante como comprovação inequívoca da veracidade do conhecimento. Utilitarismo imediatista, sacralização de algo, impacto nas pessoas que se defrontam com o conhecimento, coerência e demonstração são insuficientes para a Ciência. Ela ainda exige comprovação inequívoca de que o conhecimento produzido revela o que acontece na realidade dos acontecimentos. Neste último caso, o discurso deve contar com ausência o mais possível de adjetivos, metáforas, exemplo, analogias etc., que podem ser ilustrações, mas não são provas inequívocas de um discurso, por mais útil, envolvente, aceito ou coerente que seja. Mas isso tudo ainda não esgota o entendimento dos conceitos apresentados no Quadro 1.

No último conjunto de informações apresentado no Quadro 1, há um exame do que foi designado por "tipos de conhecimento". Em qualquer dos procedimentos básicos (métodos ou maneiras de conhecer) ainda há uma microscopia maior em relação ao trabalho de produção de conhecimento que também precisa ser considerada para entender e utilizar as fontes de conhecimento disponíveis na sociedade e que misturam não apenas as formas de conhecer de maneira desordenada e, muitas vezes, confusa, mas também as peculiaridades da realização de qualquer desses processos por agentes sociais, institucionais ou não. Em qualquer das modalidades ou formas de conhecer é necessário desenvolver certas maneiras específicas de trabalhar com algum fenômeno ou processo. Às vezes, inclusive, há uma mistura de diferentes formas de conhecer em relação ao trabalho de conhecer algum objeto, fenômeno ou processo.

Na forma de conhecer designada como Senso comum há várias formas específicas de realizá-la que recebem o nome de "culturas" (às vezes hábitos, costumes, práticas estabelecidas, crenças coletivas ou outros), conforme as experiências específicas das pessoas, dos grupos ou das comunidades. Na Religião, há várias religiões específicas conforme o que é sacralizado e os procedimentos de garantir ou proteger essa "sacralização" e a manutenção da "fé" dos adeptos. No conhecimento artístico há várias modalidades de escolas artísticas, de obras, de modelos ou de recursos (pintura, fotografia, escultura, música, teatro etc.) e, obviamente, conceitos relacionados e delimitadores de cada uma dessas modalidades. Na Filosofia há várias escolas ou teorias, conforme não apenas os objetos do discurso filosófico, mas também dos recursos e preferências conceituais dos "pensadores" que a constroem. Na Ciência há várias teorias, escolas, modelos, perspectivas "abordagens", sistemas conceituais, conceitos técnicos ou teóricos, que variam de cientista para cientista ou de grupo para grupo. Ou mesmo de época para época. Às vezes apenas um autor ou uma obra já representa um tipo de conhecimento.

As variações e possibilidades de combinação entre elas são muitas, e em todas elas as distinções indicadas no Quadro 1 são importantes tanto para a atuação de profissionais quanto para sua formação. Sem essas distinções valeria a parábola da Torre de Babel para o discurso contemporâneo e para o que é feito em nossas universidades, no ensino e na pesquisa, no exercício profissional ou na gestão de qualquer uma dessas instâncias de trabalho na sociedade.

É importante destacar que há um grande e permanente risco ou perigo de absolutização e de fundamentalismo (e até de sectarismo) se os tipos de conhecimento forem confundidos ou considerados áreas de conhecimento ou formas de conhecer. Principalmente se algum (ou vários) desses tipos de conhecimento for, de alguma forma ou em algum grau, sacralizado. Sacralização tanto dos procedimentos utilizados como dos produtos resultantes desses procedimentos. É isso que exige que a formação de profissionais e de agentes sociais de qualquer tipo tenha possibilidades de avaliação e formação contínua durante os múltiplos períodos ou fases de suas vidas para corrigir o que provavelmente vai deteriorar ou permanecer incompleto se esses conceitos todos não ficarem constantemente esclarecidos e avaliados, com oportunidades para correção e desenvolvimento durante a exposição de toda a vida a múltiplos tipos de influências e informações confusas ou misturadas que existem na sociedade.

Isso tudo ainda envolve mais exigências de esclarecimento, formação e desenvolvimento nos cursos que preparam as pessoas para viver na sociedade, apenas como cidadãos ou como profissionais responsáveis por apresentar desempenhos adequados e em um grau de competência compatíveis com as necessidades da sociedade. Uma dessas exigências refere-se aos âmbitos de atuação possíveis para viver na sociedade, principalmente para atuar como profissionais. As combinações entre os conceitos apresentados no Quadro 1 e os âmbitos de atuação já indicados na Figura 2 do Capítulo 7 possibilitam a percepção de uma complexidade ainda maior para orientar a atuação de profissionais, principalmente no caso do campo da Saúde e, particularmente, no campo de atuação profissional em Fisioterapia. Em outras palavras, em qualquer âmbito de atuação, profissional ou não, sempre é possível lidar com o que acontece ou pode acontecer em diferentes âmbitos das possibilidades de trabalho. Desde apenas atenuar o sofrimento até estar construindo condições para novas possibilidades de existência de um organismo em seu ambiente, passando por compensar danos, eliminar algum dano, corrigir danos, impedir a ocorrência deles, manter processos adequados de interação de um organismo com seu ambiente e, por fim, melhorar ou aperfeiçoar as características de certas interações do organismo com seu ambiente.

Os conceitos examinados na Figura 2 do Capítulo 7, e na Figura 1 e Quadro 1 deste capítulo, são uma espécie de possível antídoto para qualquer um não ser subjugado pelas confusões que existem na sociedade a respeito de múltiplos conceitos. Conceitos que misturam instâncias de discurso, de ação, de pensamento, de conceituação e outras. Também podem ser uma espécie de recurso de correção ou de apoio para lidar com as confusões entre ativismo social, procedimentos técnicos profissionais e atuação com método instrumental de acordo com o processo científico. Facilmente os processos de nomeação, rotulação, qualificação, conceituação e até de explicação podem ser confundidos se os conceitos apresentados não ficarem claros e presentes nos processos de influência que as variáveis do cotidiano profissional vão exercer no comportamento dos profissionais de Fisioterapia.[4] E vão existir e até consolidar-se como influências, possivelmente inadequadas, desde os processos de formação ou capacitação desses profissionais. O entendimento e as distinções entre esses conceitos constituem um recurso muito importante para superar os equívocos que estiveram presentes no início da profissão no País e para lidar com vários deles que permaneceram ou permanecem influenciando a formação e a atuação desses profissionais na sociedade.

2. As relações entre o objeto de trabalho de um campo profissional em Saúde e o objeto de estudo de áreas de conhecimento relacionadas a esse objeto

Ainda é importante destacar que a caracterização, o exercício e o desenvolvimento de um campo de atuação profissional necessitam da contribuição do conhecimento produzido por diferentes áreas do saber (as áreas de conhecimento). Isso traz mais uma exigência de esclarecimento e de ênfase além das noções de campo de atuação profissional e de área de conhecimento: a distinção entre elas e as relações que podem ou precisam ser estabelecidas en-

---

4. No Quadro 2, mais adiante, serão examinadas com maior detalhamento as relações entre ambiente, movimento e possibilidades de atuação nos vários âmbitos de atuação profissional considerados anteriormente, conforme foram apresentados na Figura 2 do Capítulo 7.

tre os dois tipos de processos. Tais esclarecimento e ênfase são especialmente importantes por, pelo menos, três razões. Primeira, porque o próprio exercício da profissão exige estudos que apoiem o desenvolvimento do trabalho. Segunda, porque, sem estudos de certa amplitude, profundidade ou microscopia, pode ficar mantida a inércia da origem da profissão, com a mera realização de estudos técnicos (pesquisas aplicadas, tecnológicas, de avaliação de eficiência e de eficácia...), aprimorando o que já se faz, sem mudar o que vem sendo feito no que talvez possa ser de maior interesse e relevância para a profissão e para a sociedade. E, terceira, é importante relembrar que uma técnica (um instrumento ou procedimento de trabalho) é um processo descoberto e "adquirido" (aprendido, organizado, desenvolvido, padronizado) individualmente e perpetuado socialmente quanto à realização desse processo específico (que, obviamente, pode ser aperfeiçoado). Assim como também é importante não esquecer que a "Ciência" é uma maneira de compreender como (o que está envolvido com o fazer e o que ocorre quando esse "fazer" acontece) algo é feito de forma que possa ser feito melhor (Bernal, 1975, p.377). E "fazer melhor" até pode ser "deixar de fazer" ou "fazer de outro jeito".

Enfim, é preciso aprofundar e esclarecer um pouco as relações entre o campo de atuação profissional chamado Fisioterapia e as áreas de conhecimento que podem ser úteis ou devem ser desenvolvidas para apoiar o desenvolvimento dessa profissão. Obviamente, como já foi destacado em capítulos anteriores e examinado mais minuciosamente no Quadro 1, além das distinções entre campo de atuação e mercado de trabalho, as distinções deles com áreas de conhecimento e uma clara compreensão de quais são e de como ocorrem as relações importantes a estabelecer entre esses três tipos de processos (considerados nesses três conceitos) são fundamentais para ter um mínimo de visibilidade a respeito do que constitui a profissão. Isso também exige outro mínimo de visibilidade a respeito de quais são os aspectos de seu objeto de intervenção e as relações que tais aspectos estabelecem com outros tipos de fenômenos e processos no amplo espectro dos diferentes objetos de intervenção dos múltiplos campos de atuação existentes e da grande variedade de áreas de conhecimento que já são, pelo menos, conhecidas, mesmo que de forma inicial ou ainda precária. Acrescentem-se ainda as instâncias de intervenção possíveis como parte das responsabilidades da profissão de fisioterapeuta, que vão além da terapia do movimento ou da fisiologia envolvida nele. As circunstâncias que alteram o movimento ou a fisiologia dos organismos relacionada a ele também variam em múltiplas instâncias (cada uma com muitos aspectos componentes). Tudo isso exige um refinamento muito grande de percepção (e concepção) a respeito do exercício profissional e das possibilidades de sua realização na sociedade em função das próprias necessidades dessa sociedade e não das convenções, técnicas, protocolos ou informações usualmente considerados "delimitadores da profissão".

As informações e dados apresentados (história, legislação, currículos dos cursos, objetivos de ensino e bibliografia utilizada no ensino de fisioterapeutas) na origem da profissão no Brasil indicaram uma clara e praticamente absoluta tendência a conceber o objeto de trabalho da Fisioterapia como a patologia do movimento (incluindo a postura, considerada "movimento zero") ou a utilização do movimento como recurso para tratar diferentes patologias fisiológicas. De maneira similar ao raciocínio sobre o objeto de trabalho na área da Saúde (ver Figura 1 do Capítulo 3) aconteceu a dicotomia em relação ao movimento na fisioterapia. A Figura 2 ilustra o que poderiam ser três maneiras de entender o objeto de trabalho da Fisioterapia, explicitando um exame mais minucioso do que aquele que foi feito em capítulo anterior.

Mais do que algo estanque ou uma "parte" de uma dicotomia, como representa esquematicamente o painel A da Figura 2, o objeto de trabalho da Fisioterapia é algo contínuo (ver o painel B), incluindo valores positivos e não apenas os que são considerados negativos ("doença"). A concepção mais comumente conhecida é a de que apenas as características "patológicas" do movimento e da fisiologia de um organismo constituírem aquilo de que se ocupa ou deve se ocupar a Fisioterapia (ver âmbitos de atuação profissional na Figura 2 do Capítulo 7 e o Quadro 1 neste capítulo). Em parte, isso se deve ao próprio desconhecimento da complexidade e de "partes" do próprio objeto de trabalho, incluindo nisso a própria inadequação ou insuficiência da linguagem para falar desse objeto em toda a sua extensão. A linguagem dicotômica (representada graficamente no painel A da Figura 2) encobre e distorce o que é o movimento como um evento natural. E o mesmo pode acontecer com a fisiologia de um organismo. Tal linguagem, se for mantida, dificultará muito a superação do conceito da profissão como eminentemente cuidando da patologia. E, no caso do trabalho da Fisioterapia, ainda há o envolvimento de uma interação entre fisiologia e movimento. E tanto um quanto o outro têm múltiplos aspectos (variáveis) constituintes em graus diversos ocorrendo em cada grau de variação da interação, que também é um contínuo com muitos graus de diferentes tipos de interação.

Nos painéis B e B' da Figura 2, há duas novas representações ilustrando o que pode acontecer com a percepção e o entendimento a respeito do objeto central do trabalho deste campo de atuação. No painel B há uma representação que indica que não há conhecimento (e percepção) a respeito dos graus intermediários das duas condições extremas em que pode se apresentar o movimento de um organismo. No painel B' há outra representação: a ilustração de

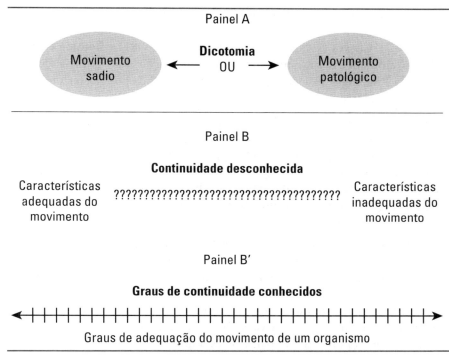

Figura 2. Três concepções a respeito de como pode ser entendido o objeto de trabalho da Fisioterapia, ou de uma parte dele. No painel A está representado o movimento como se fosse algo simples, mas dicotômico, variando entre dois graus (normal ou patológico). No painel B, a representação permite ver que o movimento pode ser algo composto de vários "eventos" (por isso é "complexo"), mas não há um conhecimento claro do que constitui cada grau da continuidade entre os extremos de variação desses graus ou "eventos" do movimento. No painel B' está representada uma concepção do objeto de trabalho da Fisioterapia mais complexa na qual os graus de variação entre os extremos de adequação ou inadequação do movimento são identificados ou identificáveis (comparar com a Figura 1 do Capítulo 3).

que há múltiplos graus de adequação do movimento de um organismo e não apenas graus extremos (valores na extremidade do contínuo representando essa variação da adequação do movimento). Mesmo que sejam definidas de diferentes maneiras, a percepção e a atuação dos profissionais em relação a esse fenômeno, principalmente por ser constituído de múltiplos graus que variam, como objeto de trabalho, tenderão a se manter muito próximas àquelas que existiram na origem da profissão, não só por tradição, mas por dificuldade de entendimento, formação, instrumental de observação e conceitos para falar (e comunicar-se) a respeito dessa interação complexa em todas as suas variações, além das múltiplas influências sociais e de diferentes formas de conhecer que se misturam com o conhecimento científico na sociedade e no âmbito da profissão. Chaves (1980), Botomé e Rosenburg (1981) e Botomé e Santos (1984) examinam esses mesmos problemas em relação às áreas da Saúde (amplas) e da Psicologia, especificamente, e seus trabalhos podem ser úteis para complementar esse exame.

Também o modo de entender e representar o objeto de trabalho da Fisioterapia, ilustrado no painel B' da Figura 2, ainda é insuficiente e inadequado. Tanto o movimento quanto a Fisiologia apresentam várias "propriedades", e cada uma varia ao longo de vários graus (caracterizando, como decorrência, a variação contínua de ambos e de suas possíveis interações). A clareza sobre essa "composição" do movimento por diversas de suas propriedades ou aspectos (variáveis) é fundamental para ser possível estudá-lo ou atuar em relação a ele.

Na Figura 3, por exemplo, pode-se observar um detalhamento ainda maior do que poderia ser o objeto de intervenção em Fisioterapia: uma comparação entre as maneiras de representar e entender o movimento como fenômeno estável, fixo e delimitado (painel A) ou como um contínuo de graus de variação (painel B) ou, ainda, como uma composição de "contínuos" (painel C) constituída por vários graus de variação de cada um dos aspectos (variáveis) que o fenômeno pode ter. No painel C está uma concepção que se aproxima melhor do que já é conhecido cientificamente sobre eventos na natureza, incluindo a noção de "variável", largamente empregada em Ciência como uma forma mais precisa para referir-se a "características" ou "aspectos" constituintes de um objeto ou fenômeno que variam ao longo de muitos graus. O painel C ilustra as diversas variáveis (cada uma com múltiplos graus) com que se pode apresentar um movimento e que, no conjunto, formam uma combinação de variáveis que podem constituir esse movimento com os gradientes (as setas duplas com vários graus em suas possibilidades de variação) de valores ao longo dos quais cada "variável", constituinte do movimento, pode "variar". O desenho do painel C ilustra que essas variáveis podem constituir o movimento, combinando-se em diferentes valores, em quaisquer e múltiplos pontos de intersecção (e não em um único ponto determinado ou fixo). Cada variável pode mudar o valor (ou grau de variação) de momento a momento por diferentes razões (ou diferentes determinantes) e, desse modo, compor, com outras variáveis constituintes do movimento, múltiplas combinações. É isso que dá ao conceito de movimento, entendido dessa forma, a propriedade de dinamicidade ou de variabilidade. Conforme a combinação dos valores (e para cada tipo de movimento – ou mesmo um movimento em particular – haverá um arranjo) desses constituintes (aspectos ou propriedades integran-

Fisioterapia: possibilidades de delimitação da atuação profissional 395

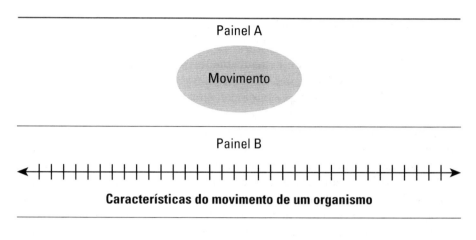

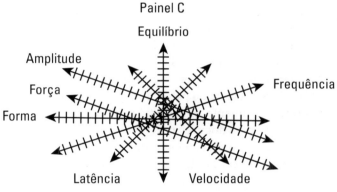

Figura 3. Três possibilidades de entendimento (e de representação) do movimento de um organismo. No painel superior (painel A) há um entendimento de que o fenômeno do movimento é algo fixo e com limites bem definidos; no painel B, o entendimento é de que tal fenômeno pode ser visto ao longo de muitos graus de uma "continuidade", o que é melhor do que uma composição estanque. No painel inferior (painel C) há uma representação (e um entendimento) do movimento como sendo algo com múltiplas características constituintes, cada uma delas variando ao longo de valores contínuos que podem ser considerados em diferentes níveis ou tipos de mensuração (ver nota de rodapé 5).

tes) do movimento, haverá determinantes específicos para cada variável e para cada um de seus diferentes graus. E, consequentemente, existirão decorrências para lidar com quaisquer características (qualquer composição de graus das diferentes variáveis constituintes do movimento): tratar a "patologia" desse fenômeno ou processo, melhorar alguma propriedade dele, manter suas características, prevenir alterações que podem ser lesivas, entre outras.

O que o painel C ilustra esquematicamente é um extraordinário desenvolvimento – com equivalentes muitas exigências – na compreensão, na linguagem e na representação do que pode constituir um fenômeno ou processo. Mais ainda, é um grande auxílio para orientar a intervenção em um fenômeno constituído com essas características. Na linguagem comum, os múltiplos aspectos de um fenômeno (ou processo) são considerados de forma estanque (como se fossem características fixas e com limites estáveis e bem delimitados) e designados geralmente de maneira dicotômica como se, quando fossem "normais", fossem um tipo de fenômeno (saúde, ou sadios), e quando não fossem assim seriam outro tipo de fenômeno (patológico). O que é considerado usualmente "patologia" é muito mais uma reunião de graus de variação de um (ou mais de um) aspecto que integra um fenômeno ou processo.

Para a Ciência, cada um dos aspectos não tem apenas duas dimensões (ou categorias de variação: sadias ou patológicas), mas múltiplas, por isso são designados como "variáveis",[5] de acordo com uma terminologia ou linguagem científica. A designação de "variáveis" significa que não devem ser classificados em categorias estanques (sadia ou patológica, p. ex.), mas em diversos graus de variação sem, necessariamente, considerar qualquer grau em si como desejável ou indesejável (sadio ou doente), mas como algo que varia, e seus múltiplos graus podem ser úteis ou prejudiciais conforme o sistema de relações do qual participem, em conjunto com outros aspectos (ou variáveis).[6]

Ainda é necessário ressaltar algo importante que pode ser notado até aqui: a alteração na maneira de conceber, de representar e, decorrentemente, de

---

5. É útil relembrar que o conceito de "variável" exige o entendimento e o esclarecimento de outros conceitos relacionados a níveis de mensuração, tais como "nível de mensuração nominal", "nível de mensuração ordinal", "nível de mensuração intervalar" ou "nível de mensuração de razão", que esclarecem melhor as variações equivocadamente designadas apenas por outra dicotomia com a utilização dos termos "quantitativo" ou "qualitativo". Este último é utilizado quando não são identificadas as variáveis integrantes de um fenômeno ou processo ou seus graus de variação, distorcendo não só conceitos como também a construção de "escalas" ou "gradientes de mensuração" largamente utilizados por profissionais sem conhecimento desses conceitos (e instrumentos) para lidar melhor com a variação de fenômenos, variáveis ou conjuntos delas, inclusive em sistemas de interação (para maiores esclarecimentos a respeito de níveis de mensuração, ver Cenafor, 1980).
6. O conceito de variável tem sua importância parcialmente destacada na representação feita nas Figuras 3 e 9. Sua apresentação dessa forma, no âmbito do trabalho científico e profissional foi desenvolvida como material didático, não publicado, em um curso de especialização em Programação de Condições para Ensino Superior na Universidade Federal de São Carlos, em 1986. Sua complexidade, os tipos básicos ou papéis básicos que as variáveis podem assumir em estudos ou intervenções em que é necessário identificar relações entre variáveis, porém, são maiores do que o aqui exposto.

falar sobre um possível objeto de trabalho da Fisioterapia. A "passagem" de uma concepção dicotômica e inadequada para o entendimento do movimento como um evento natural, composto de variáveis que se combinam (ou podem combinar-se) nos diversos valores de um gradiente é o ponto básico a partir do qual é possível raciocinar sobre as diversas possibilidades de atuação em relação a ele e em toda a sua extensão. Também é fundamental esclarecer que essa segunda concepção traduz simplesmente a utilização de aspectos elementares do conhecimento disponível a respeito do raciocínio científico, constituindo um procedimento, comum no âmbito da Ciência, para caracterizar o objeto de trabalho de uma profissão. O que caracteriza o exercício das profissões vai além do conhecimento científico disponível em diferentes áreas, mesmo as relacionadas de maneira não imediata ou de forma diretamente relacionada à Fisioterapia, no caso da profissão em foco. Tal variabilidade, possível dentro dos referenciais conceituais do conhecimento científico já disponível, não acontece da mesma forma da compreensão (e conceituação) existente em outras formas de conhecer, conforme resumidas no quarto conjunto de informações apresentado no Quadro 1, além de ainda precisar considerar o que está apresentado no quinto conjunto de informações desse mesmo quadro. É essa complexidade de influências que precisa ser conhecida e constantemente avaliada para desenvolver a qualidade do campo profissional na atuação, que também é determinada por variáveis fora da alçada da formação na universidade.

3. Processos de determinação da ocorrência de um objeto de trabalho de uma profissão

Além de conceber o objeto de trabalho da Fisioterapia com tais características, e com a utilização de conceitos compatíveis com essa concepção, é também necessário fazer uma revisão e avaliação da própria conceituação do chamado "processo saúde-doença" nesse campo de atuação profissional. As explicações ou as teorias adotadas nos campos de trabalho com Saúde a respeito do que é entendido como "causalidade do processo saúde-doença" parecem ter-se mantido estagnadas durante muito tempo, o que acontece, com frequência, também no próprio âmbito da produção de conhecimento em várias áreas do saber. As mudanças que ocorreram nas últimas décadas foram pontuais ou apenas para alguns pesquisadores que trabalham com o conhecimento desse processo? Tais mudanças muitas vezes ocorrem sem alterar os sistemas de estudo e de trabalho de intervenção profissional em relação a esse processo, designado geralmente por "causalidade do processo saúde--doença". A Epidemiologia Social e o trabalho com Saúde Pública nas últimas décadas possibilitaram evidenciar, por exemplo, a pouca adequação tanto da teoria "unicausal" da doença como das teorias da "multicausalidade" relativas ao processo "saúde-doença". Isso, porém, fica impossível de acontecer se, no conhecimento considerado pela profissão, ficarem misturados processos de conhecer de senso comum, de características religiosas ou artísticas e até mesmo de qualquer tipo de contribuição popular ou superficialmente considerada "científica" (ver Quadro 1, quarto conjunto de informações).

De forma mais minuciosa, o mesmo raciocínio dicotômico (e genérico) utilizado para demonstrar as relações entre "aspectos" constituintes do objeto de trabalho ou de estudo repete-se para esclarecer "falhas" ou inadequações no modo de conceber a determinação ("causalidade" e "identificação precisa") dos índices de saúde de qualquer organismo. A percepção de um processo de determinação de um fenômeno de interesse no campo da Saúde é mais exigente e complexa do que é entendido nas teorias e "nas práticas" das profissões relacionadas a essa área ampla de conhecimento (área da Saúde) nos mais diversos campos de atuação. O que está apresentado, porém, já possibilita a explicitação de múltiplas variáveis em interação, não apenas entre si, mas também na determinação do fenômeno ou evento Saúde (em todas as combinações e nos graus em que pode variar). No caso da Fisioterapia interessam, destacadamente, interações que ainda precisarão ser esclarecidas, designadas e representadas de uma forma melhor do que as comumente divulgadas para auxiliar seu entendimento e localização, para além da constituição do fenômeno que possa ser objeto de intervenção desse campo de atuação profissional. Seja o movimento, seja a fisiologia do organismo ou sejam, ainda, as múltiplas possibilidades de relações entre esses dois tipos de processos. O objeto de trabalho da Fisioterapia parece ser muito mais próximo de possíveis ou prováveis relações entre múltiplos eventos. Quais e de que tipos de relação entre eles se ocupa a Fisioterapia é o que exige um refinamento dos conceitos envolvidos com essas relações, com sua percepção e com os procedimentos para alterá-las no que for relevante como trabalho profissional.

As evidências disponíveis possibilitam afirmar que examinar a ocorrência de enfermidades apenas por meio de sua determinação ("causação" e delimitação precisa) biológica, ou como se as relações de determinação fossem relações de "causa e efeito", sem considerar a influência recíproca dos processos entre si, incluindo variáveis e processos sociais que atuam nessa ocorrência, é considerar o fenômeno de maneira parcial e incompleta. Tal procedimento, ao mesmo tempo que fortalece algumas tendências ideológicas que valorizam a exploração do trabalho, a capacidade produtiva e a competição, desobriga as instituições responsáveis pela saúde da população, na medida em que, de acordo com essa concepção, a doença aparece como um processo que ocorre, predominantemente, por uma má condição ou formação biológica.

A Figura 4 ilustra uma representação gráfica de uma concepção a respeito da "determinação" (identificação precisa de quanto um evento influencia a ocorrência de outro) da ocorrência de um evento. De certa forma, o raciocínio feito (e a linguagem que lhe dá até sustentação) é o de que um "evento" qualquer (considerado "causa") provoca a ocorrência de outro evento, considerado "efeito" (ver Figura 4).

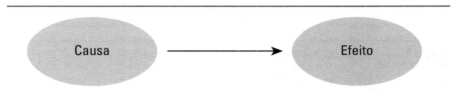

Figura 4 Uma concepção simplista das relações de determinação entre os eventos que constituem um processo de interação (concepção de "unicausalidade" dos fenômenos ou processos).

No caso desse entendimento, fortemente limitado pela linguagem disponível, conhecida ou comumente utilizada, o que provoca um problema de saúde (uma alteração prejudicial ou indesejável no funcionamento do organismo, p. ex.) pode ser atribuído a uma disfunção de alguma parte do próprio organismo ou a algum evento próximo a ele (no espaço ou no tempo). De certa forma é uma "explicação" simplista da ocorrência de algum evento (ou de alguma alteração em sua ocorrência usual) que "leva em conta" (pressupõe) uma "causa" única (um único evento ou tipo de evento) responsável por tal ocorrência do que aconteceu ou acontece (outro evento ou alteração em sua ocorrência usual). Esse entendimento, designado como "unicausal", obscurece a possibilidade de exame de quaisquer outras condições que não as conhecidas, familiares ou tradicionalmente consideradas como possíveis "causas" de algum acontecimento.

Na história de desenvolvimento do conhecimento, essa compreensão já foi superada ou substituída por outra, designada por "multicausalidade", que considera a possibilidade de múltiplos determinantes (múltiplos fatores potencialmente responsáveis por sua ocorrência com características específicas). A Figura 5 mostra uma representação que ilustra essa concepção, diferencialmente da concepção anterior (de "unicausalidade"). Nessa nova representação está esquematizada a concepção de "multicausalidade": para qualquer "efeito" que aconteça, há várias "causas" influenciando (determinando) sua ocorrência. Tal entendimento, ainda fortemente sustentado pelos conceitos de "causa"

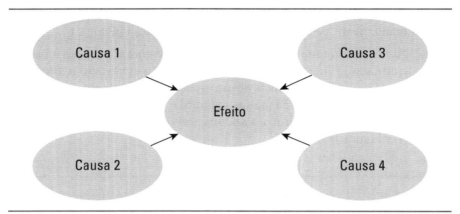

Figura 5. Esquema representando o entendimento do que constitui o processo de "multicausalidade" dos fenômenos. Para qualquer "efeito" há múltiplas "causas" com diferentes graus de influência na ocorrência de determinado fenômeno. Uma concepção melhor que a de "unicausalidade", mas ainda incompleta, considerando o conhecimento existente a respeito das relações de determinação da ocorrência dos fenômenos.

e "efeito", é muito frequente na sociedade, inclusive em meios "científicos" e acadêmicos, embora ainda seja uma concepção simplista a respeito das relações de determinação dos eventos na natureza e na sociedade. Mesmo assim, de algum modo, tal forma de entendimento das relações de determinação representou algum desenvolvimento quanto ao simplismo dicotômico dos dois conceitos. Essa dicotomia, se permanecer, facilita processos inadequados de explicação, de categorização dos eventos, de avaliação etc.

A dicotomia terminológica, particularmente no caso das explicações, é a base de uma sequência ou encadeamento de processos como polarização do raciocínio da percepção e da sensibilidade, radicalização da linguagem, dos sentimento e das disposições, sacralização da terminologia, dos objetos, das imagens e dos processos associados a um dos extremos da radicalização, extremismo ou absolutização dos extremos com intolerância diante do que se afastar do extremo sacralizado, sectarização com afastamento, negação ou eliminação do que ou de quem estiver dissociado do polo sacralizado. No final de tais processos, como estágio maior de desenvolvimento do que começa com uma linguagem dicotômica, há o fanatismo, como disposição absoluta de realizar qualquer procedimento, incluindo sacrificar-se para defender ou proteger o que é sacralizado e destruir o que se afastar dele. Parece exagero organizar tais processos em uma hierarquia de etapas que favorecem o desenvolvimento do último grau de exacerbação do que começa ou se sustenta, desde as origens, em uma dicotomia terminológica. Mas isso está acontecendo em várias localidades e em graus variados no mundo todo. Falta integrar e perceber essas várias instâncias como um processo em que cada grau de desenvolvimento cria condições para outro grau ainda mais avançado. A separação dos fenômenos também ocorre quando os concebemos como "causas" ou "efeitos", e isso cria vários problemas para o entendimento e para a explicação da ocorrência dos fenômenos.

Aparentemente, o conceito de multicausalidade, ilustrado esquematicamente na Figura 5, atenua uma parte desses processos relacionados às explicações unicausais e dicotômicas a respeito do papel dos eventos em relação a outros eventos, mas ele também ainda é incompleto.

As formas de entendimento das relações de determinação entre acontecimentos representadas nas Figuras 4 e 5 ainda não são as mais representativas do conhecimento atualmente existente a respeito desse tipo de relação entre os eventos que constitui ou influencia a ocorrência de um fenômeno ou processo. As relações de determinação ainda podem ser encadeadas entre si e constituir uma espécie de "cadeia de causas" em relação a um fenômeno. Também podem englobar, em alguma parte dessa cadeia, sistemas de multideterminação ("multicausalidade") envolvidos em uma etapa do encadeamento de "causas" (de determinações) de qualquer acontecimento.

A Figura 6 ilustra, ainda esquematicamente, um grau de complexidade maior do que as figuras anteriores ilustraram, combinando "encadeamento causal" com "multicausalidade simples", constituindo um complexo sistema de relações de determinação de eventos. Conforme seja o evento de interesse para estudo ou intervenção, as possíveis "causas" (ou "explicações") de sua ocorrência serão diferentes, embora possam ser eventos de interesse de diferentes partes do sistema de relações em exame. As próprias características de cada tipo de relação também podem variar não tendo, por exemplo, a mesma intensidade ou duração de influência (de determinação) de outras relações. De qualquer forma, o que era uma espécie de "mote explicativo" ilustrado nas Figuras 4 e 5, na Figura 6 passa a ser uma parte do entendimento necessário para explicar a ocorrência de qualquer acontecimento ou processo.

Mas as descobertas científicas a respeito da complexidade das relações de determinação probabilística (de influência) entre múltiplos eventos em interação não pararam no que foi ilustrado até agora nas três representações gráficas antecedentes. O que as representações já indicaram de maneira indireta é que a influência não só é múltipla como também pode ser recíproca entre os eventos que se relacionam dessa forma. Isso traz uma instabilidade ainda maior para a identificação de relações de determinação, ultrapassando as concepções de determinação absoluta (uma causa, e apenas uma, para cada efeito)

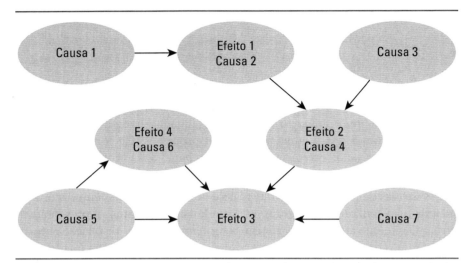

Figura 6. Representação esquemática de uma "cadeia causal" (encadeamento de determinantes da ocorrência de um evento) e de uma "multicausalidade" (vários determinantes da ocorrência de um evento) integradas em um único processo. A "causa" 1 e os "efeitos" 1 e 2 constituem um "encadeamento causal". O "efeito" 3 é multideterminado pelas "causas" 4, 5, 6 e 7. O "efeito" 2 também é multideterminado pelas "causas" 2 e 3.

até chegar a uma concepção que pode ser considerada uma "determinação probabilística": múltiplos eventos com influências recíprocas, provocando a ocorrência de outros eventos e podendo ter suas ocorrências provocadas por aqueles que decorreram deles, em uma interação complexa e instável para entender por que ou como ocorre um evento com determinadas características.

A passagem de um "determinismo absoluto" para um "determinismo probabilístico" foi a contribuição marcante da Ciência nos últimos séculos, desde o pré-surgimento da Física Quântica questionando as concepções de determinação anteriormente existentes em relação a uma determinação fixa e estável, mesmo com algumas variações, para uma nova concepção em que a determinação exata do grau de qualquer característica de um acontecimento só pode ser prevista por aproximações, indicando apenas uma probabilidade de precisão na determinação das características específicas de qualquer acontecimento.

A Figura 7 destaca que os termos "causa" e "efeito" não se referem aos eventos e a uma possível "natureza fixa" que eles possam ter (de "causa" ou de "efeito"). Os termos se referem a papéis (ou funções) que qualquer evento possa exercer em relação a outros eventos. De acordo com isso, não há sentido em trabalhar com as categorias de papéis ou funções de "causa" ou de "efeito" como se fossem designações da própria essência ou natureza de cada evento.

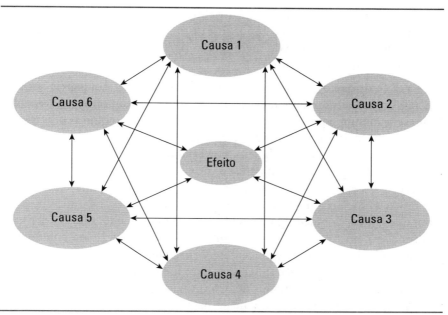

Figura 7. Múltiplas interações entre aspectos que influem na ocorrência de um evento considerado "efeito" e, ao mesmo tempo, que influem na ocorrência de eventos considerados possíveis "causas" desse "efeito", constituindo um sistema de influências recíprocas.

Os acontecimentos podem ter sua ocorrência provocada por diferentes outros acontecimentos e ao mesmo tempo podem, em graus também variados, provocar ocorrências de outros acontecimentos. O caráter de eventualidade de qualquer acontecimento emerge exatamente dessa possibilidade de multideterminação das interações entre acontecimentos. É por isso que a Ciência lida com "eventos" (acontecimentos eventuais) e não com "acontecimentos" como se fossem "fixos", "predeterminados" ou "estáveis". Sua instabilidade é função de qualquer variação de qualquer outro evento que participe do sistema de influências (determinantes) a que esse fenômeno ou processo (ou aspecto de um fenômeno ou processo) está exposto e do grau de influência de outros eventos que essa exposição acarreta.

São tais condições de entendimento das relações de determinação que levam o cientista a trabalhar com fenômenos (eventos) isolados de influências cuja ocorrência ele controla para aumentar a possibilidade de poder calcular com maior precisão *quanto* cada evento componente ou constituinte do sistema afeta ou influencia a ocorrência do evento de interesse. Os procedimentos e estudos de laboratório são construídos para possibilitar isolamento de cada um dos múltiplos eventos de forma a viabilizar a investigação de qual o grau de influência de cada evento componente de um sistema de interações produz em um evento de interesse de investigação para conhecer um fenômeno ou processo ou um sistema deles.

A noção de que os termos "causa" ou "efeito" representam papéis circunstanciais (eventuais, contingentes) que os eventos possam ter é fundamental. É quase a mesma coisa do que referir-se a uma pessoa como sendo igual a um dos papéis que ela possa exercer em algum momento ou situação de seu sistema de relações sociais. Alguém, por exemplo, pode ser pai, irmão, filho, marido, tio, colega, amigo, subalterno, profissional ou superior hierárquico de outra pessoa, embora seja sempre a mesma pessoa em diferentes papéis (ou funções) sociais em relação a diferentes circunstâncias ou outras pessoas. Com os eventos acontece algo parecido: um evento pode ter diferentes papéis (ou funções) em relação a outros eventos. E isso é crucial para entender os sistemas de relações entre eventos, descobrir quais relações estão ocorrendo, quais são importantes ou secundárias e quais merecem ser alteradas e em que direção para produzir resultados de determinado tipo no sistema de relações ou em algum evento de interesse nesse sistema. A Figura 8[7] ilustra essa concepção a respeito dos sistemas de relações entre eventos.

Até identificar qual o papel ou a função de cada evento em relação aos demais, o que acontece é uma incógnita. Mesmo que isso seja atenuado com um discurso vago, conveniente ou escapista com relação às dificuldades ou das exigências que entender, esclarecer e interferir de maneira eficaz em um sistema apresentam. Principalmente quando um profissional se defronta com tal sistema e com o objetivo de alterá-lo em uma direção relevante ou de interesse. Mesmo que seja para apenas participar dele, ou para explicar o que acontece nele. Ou, ainda de forma mais complexa ou profissionalmente, para interferir em alguma ou várias das relações que constituem um sistema social ou qualquer parcela dele.

O desenvolvimento do conhecimento científico a respeito das relações entre os eventos já não acolhe mais falar em relações de "causalidade", nem em "determinismo absoluto", como podem sugerir as primeiras representações nas figuras anteriores a respeito das relações entre os eventos. É mais apropriado e coerente com os dados disponíveis até o final de segunda década do século XXI falar em "relações de determinação" e em "determinismo probabilístico". Nisso estão incluídas as controvérsias a respeito do princípio do "indeterminismo" – da "indeterminação" dos eventos – provocadas pelas descobertas

---

7. As Figuras 4 a 8 foram adaptadas de Botomé e Rosenburg (1980) e de Botomé e Santos (1984).

Fisioterapia: possibilidades de delimitação da atuação profissional **405**

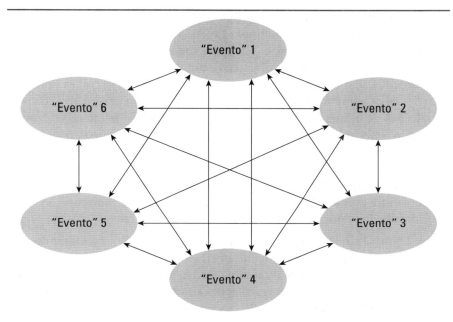

Qual é o evento de interesse ou a constituir o foco de exame?

Figura 8. Representação esquemática de um sistema de interações entre eventos em que as funções (ou papéis) de "causa" e "efeito" podem ser atribuídas a qualquer um, a vários ou até a todos os eventos envolvidos em um sistema de interações, no qual o próprio sistema é a resultante de múltiplas influências ocasionadas pelas várias interações existentes entre os eventos envolvidos no sistema. Desaparece o papel funcional dos termos "causa" e "efeito" como papel fixo, cada evento podendo ser, em diferentes momentos ou em relação a outras variáveis, tanto "causa" como "efeito".

de Heisenberg (s.d.) no âmbito da Física Quântica.[8] "Determinismo probabilístico" (como começa a mostrar a Figura 8, em oposição a "determinismo

---

8. O "princípio do indeterminismo" não é um princípio que indica que os eventos não estejam relacionados com outros eventos que os provocam, nem que tais "outros eventos" não possam ser identificados. Bertrand Russell alertou para o entendimento matemático do termo "determinação", salientando que esse termo, já na Física Quântica, quando considerado "indeterminismo", não queria dizer "ausência de determinação" (agora no sentido de "causação"), mas sim de dificuldade de precisar (determinar) com exatidão matemática absoluta o ponto, o grau e o momento de ocorrência de um fenômeno, só sendo possível uma determinação (indicação) aproximada, probabilística. Muitas pessoas, e até autores conhecidos em várias áreas, defenderam exatamente o sentido de que na natureza não haveria "causas", quando a Física não só apontava a multiplicidade de "causas" como a sensibilidade desses fenômenos a variáveis muito sutis ou a graus mínimos de variação delas, tornando mais complexo o conceito de "causalidade" e não negando a existência dele. Por isso há uma clara distinção entre "determinismo absoluto" e "determinismo probabilístico" para entender como se dão tais tipos de relações entre os eventos na natureza e na sociedade.

absoluto" como esquematizaram as figuras anteriores a respeito das relações entre eventos (Bunge, 1961; Botomé, 1975; Skinner, 1979). O que acontece para cada pesquisador em particular, para cada área de conhecimento e até para cada campo de atuação profissional é um evento de interesse ser alterado ou mudado. E, em cada mudança, vai ser necessário observar ou examinar as relações de determinação de um determinado ponto (ou perspectiva) da rede de relações de influências (de determinação) do evento de interesse daquele momento. Isso precisa ser cuidado porque pode fazer algumas relações serem superestimadas e outras, depreciadas, criando um viés de observação e de entendimento que pode prejudicar tanto o conhecimento que precisa ser construído como qualquer intervenção a ser realizada em algum sistema de relações entre eventos. O que só fica mais claro com uma compreensão ainda mais detalhada (e microscópica) das relações entre eventos.

Na Figura 9 ainda há mais uma etapa de complexidade a examinar no processo de interações entre eventos de interesse para entender um sistema de eventos relacionados entre si de alguma forma. De certa maneira, retomando o que já foi examinado em representações anteriores, o que está apresentado na Figura 8 apenas faz o mesmo raciocínio para comparar os conceitos de evento como algo fixo e circunscrito, como algo contínuo com variações ao longo de um gradiente e como algo constituído por múltiplas variáveis que podem ocorrer ao longo de um gradiente.

Anteriormente foi salientada a necessidade de superar um entendimento dos fenômenos como algo fixo ou delimitado de maneira fixa e estável. Um dos estágios de superação dessa concepção é um entendimento de algo contínuo e que não tem um lado "bom" ou um lado "ruim" em qualquer dos extremos do contínuo. Se não fosse assim, novamente haveria o risco de uma dicotomia "moral" em relação aos eventos. Os graus em que um evento pode variar são "naturais". Suas interações e o sistema de interesse (os objetivos) de quem pretende conhecer ou intervir no sistema de interações são o que determinará a conveniência de um ou outro grau de variação do fenômeno.

Na Figura 9 os painéis A e B referem-se, respectivamente, a esses dois tipos de entendimento de um evento. O painel C dessa figura ilustra esquematicamente a constituição básica de um evento: um conjunto de variáveis em interação. Como foi examinado a respeito do movimento anteriormente, o mesmo raciocínio serve para entender quaisquer fenômenos: um sistema de variáveis em interação. Cada variável está representada por uma seta de dupla direção, e cada grau de cada variável está representado por um pequeno traço transversal às setas. Com isso, cada variável (aspecto em uma linguagem comum) tem uma representação de graus ao longo dos quais varia. A intersecção dessas va-

Painel A

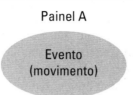

Representação de um evento (p. ex., movimento) como algo estático

Painel B

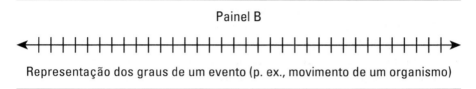

Representação dos graus de um evento (p. ex., movimento de um organismo)

Painel C

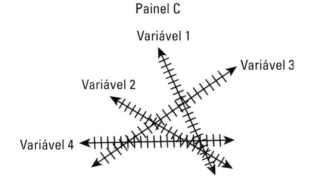

Representação dos graus das variáveis constituintes de um evento (p. ex., movimento de um organismo)

Figura 9. Representação de três formas de notar ou conceber os acontecimentos (eventualidades, ou eventos). Painel A: uma representação fixa, com limites delimitados e constantes. Painel B: uma representação como algo contínuo, com muitos graus de possibilidades de ocorrência. Painel C: uma representação das interações entre graus de variáveis ("aspectos") que constituem um evento. As setas representam as variáveis ("aspectos") constituintes de um evento e os traços pequenos, cortando as setas, representam graus das variáveis.

riáveis também não é um ponto fixo ou estável, variando conforme os graus de variação e a natureza dessas variáveis. No conjunto isso constitui um sistema de relações como composição característica de cada evento. Isso torna o universo da linguagem tradicional para referir-se aos eventos e às suas variações insuficiente e inadequado. Por isso a Ciência criou a expressão "evento" (no lugar de "acontecimento" ou "fato"), o que significa que algo que acontece não se repete da mesma forma, sendo o que é somente circunstancialmente, ou seja, em determinadas circunstâncias. A instabilidade nem sempre perceptível naturalmente está presente em qualquer acontecimento, e isso acarreta alguns cuidados importantes para quem quer entender o que acontece e, mais ainda, para quem quer entender por que acontece, como acontece e o que pode ser feito para ser possível mudar o que acontece de determinada maneira.

Na Figura 10 há uma representação de possíveis variáveis relacionadas ao movimento de um organismo. Juntando o entendimento (e sua representação gráfica) de multideterminação de eventos (ilustrados na Figura 8) com o entendimento (e também a representação gráfica) de eventos constituídos por variáveis em interação (painel C da Figura 9) é possível construir uma representação de um sistema de interações de variáveis com, por exemplo, o movimento humano como fenômeno de interesse para exame do sistema de relações entre as variáveis e esse tipo de evento, em um contexto em que qualquer movimento pode ocorrer. Na Figura 10 estão representados vários conjuntos de variáveis em interação (as setas escuras cruzando-se entre si), nos quais cada variável pode assumir múltiplos graus em um gradiente de variação, em relação ao movimento humano. Cada conjunto de variáveis corresponde a um tipo de evento (um fenômeno), e cada evento desse tipo é uma combinação específica de graus de cada variável. Cada combinação de graus dessas variáveis que constituem um evento interage com outras combinações de graus de variáveis constituintes de outros eventos. As setas pontilhadas (também com direção dupla) indicam possíveis relações entre os eventos (ou conjuntos de variáveis) que ocorrem. Cada seta pontilhada que indica as relações também tem graus. Ou seja, a relação entre eventos, que cada uma indica, pode variar ao longo de graus, constituindo mais um tipo de variável também algo em constante alteração.

O entendimento da representação gráfica apresentada na Figura 10 exige uma distinção entre vários conceitos. Eventos ou conjuntos de variáveis, aspectos ou propriedades de um evento (as variáveis constituintes desse evento), graus das variáveis como a indicação de que há variação, valores dos graus das variáveis, como sendo os graus específicos que as variáveis podem assumir. Por exemplo, um movimento é um conjunto de variáveis; a força desse movimento é uma variável constituinte do movimento; a força pode variar ao longo de certos graus (os graus de variação da variável); cada grau corresponde a uma unidade de valor de variação. Além disso, as relações entre os conjuntos de variáveis (os eventos) também são variáveis: variam ao longo de graus. Por

Fisioterapia: possibilidades de delimitação da atuação profissional **409**

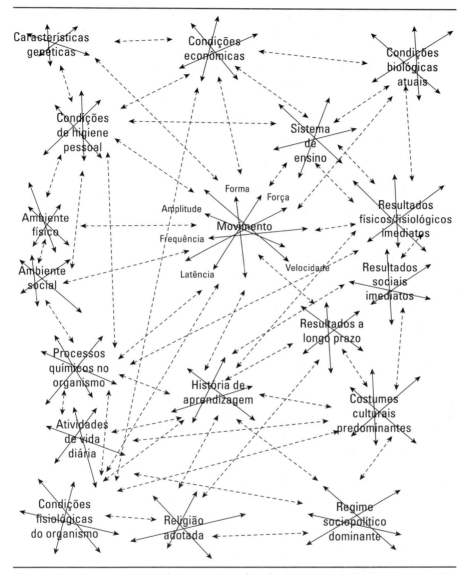

Figura 10. Representação de um sistema de relações entre variáveis componentes de diferentes tipos de fenômenos (agrupados em conjunto de variáveis ou de propriedades que variam) interferindo com o movimento de um organismo ou sofrendo interferência de seu movimento.

exemplo, a relação entre dois tipos de eventos pode ser de determinação, e essa relação pode ter qualquer direção (o que determina também pode ser determinado) e varia ao longo de graus (determinação mais intensa ou mais forte ou menos). As variações das variáveis também podem ser consideradas em conjunto: as variações entre um valor e outro podem ser consideradas também como um conjunto, como uma unidade para qualquer função, objetivo ou foco de quem estuda ou interfere no fenômeno de interesse. A complexidade não é pequena, e a exigência com os cuidados de linguagem e de formulação de conceitos tem uma grandeza proporcional a tal complexidade.

Todas essas classes de eventos em interação podem ser explicitadas em vários níveis ou âmbitos de abrangência e complexidade (ou composição), desde o atômico (ou até mesmo subatômico) até o político, podendo passar pelo químico, físico, biológico, fisiológico, comportamental, social, administrativo e econômico (ver representação desses âmbitos de percepção, exame e manejo dos eventos na Figura 10 do Capítulo 7). Quando alguém fala ou raciocina a respeito das relações de determinação entre eventos, é importante ter claro que há certa hierarquia entre os âmbitos de complexidade e abrangência desses eventos. Uma espécie de espiral de representação das áreas de conhecimento, em que as mais amplas e complexas abrangem as demais, sem necessariamente ter fronteiras legais ou predefinidas com exatidão e de forma fixa entre as áreas de conhecimento.

Os tipos de eventos (conjuntos de variáveis) representados na figura estão em diferentes âmbitos dessas categorias consideradas "espiral de complexidade das áreas de conhecimento". Alguns são mais abrangentes e as variáveis, nesses âmbitos mais amplos, determinam maior quantidade e duração de alteração em outras, como se fossem um "conjunto de determinantes" que afetam múltiplas variáveis em outros âmbitos menos abrangentes ou menos complexos. A representação esquemática das relações entre eventos de diferentes tipos indica um pouco mais claramente o que pode ser a dificuldade de indicar com precisão matemática (absoluta) a ocorrência de qualquer evento decorrente da multiplicidade de influências que o esquema da Figura 10 deste capítulo representa. Tal indicação só é possível em um grau de aproximação de probabilidade de ocorrência. O que, porém, não significa ausência de determinação, em um sentido de "múltiplas causas" possíveis, até simultaneamente, influenciarem a ocorrência de um evento de interesse para observação ou para intervenção.

A expressão "determinismo probabilístico" como sinônimo de "múltiplas influências" (termo usualmente utilizado no senso comum) representa também um gradiente de tipos de "influências" (ou de determinação) da ocorrência de um evento qualquer em relação a outro: sinalizar, facilitar, induzir, provocar, constranger, dificultar, impedir etc. Cada um desses termos (frequentes e de significado pouco claro no senso comum) representa um tipo e grau de influência (de determinação) de eventos em relação a outros. Não importa se os eventos sejam físicos, sociais, químicos, comportamentais, fixos, instáveis ou com qualquer outra característica predominante ou realçada. Com quaisquer características eles poderão exercer qualquer um desses possíveis graus de influência nas relações entre os eventos, em combinações variadas a serem descobertas (identificadas) e caracterizadas em relação ao papel que exercem em uma relação de determinação (ou influência).

No caso das intervenções, tal compreensão que a Figura 10 ilustra ainda é mais importante do que nos trabalhos de investigação. O problema, em qualquer trabalho profissional que queira alterar a ocorrência de um evento, é identificar os prováveis determinantes mais relevantes em ação e manejá-los a tal ponto que seja possível alterar a resultante que é alvo de intervenção. O delicado trabalho de investigação que precede qualquer intervenção é algo que não pode ser menosprezado, nem considerado demorado ou caro demais para ser feito. Novamente, vale lembrar: se for caro ou demorado, tentar o improviso ou a atuação sem conhecer o que está envolvido no que acontece pode ser pior.

4. Papel ou função da universidade quanto às concepções de objeto de trabalho, determinação desse objeto pelos fenômenos pertinentes a diferentes áreas de conhecimento que afetam o objeto de trabalho da Fisioterapia e esse papel em relação ao campo de atuação profissional

E como tudo isso pode ser útil ao campo de atuação em Fisioterapia? De que maneira estas últimas formas de conceber as relações de determinação dos eventos afetam as definições a respeito do objeto de trabalho da Fisioterapia? (combinar a Figura 10 deste capítulo com os âmbitos de abrangência das múltiplas áreas de conhecimento da Figura 10 do Capítulo 7). E como auxilia na explicitação do que compõe o campo de atuação profissional? Ou as relações entre esse campo e as diferentes áreas de conhecimento? Em parte, isso fica um pouco respondido pela clareza e minúcia do "mapa" (ilustração na Figura 10) do que precisa ser considerado, examinado ou verificado quando um profissional está procurando entender o que acontece e identificar as características de um problema de intervenção e das variáveis que podem estar determinando a ocorrência das características desse problema que poderá ser alvo ou objeto de intervenção. As variáveis são potencialmente todas "intervenientes" em qualquer fenômeno ou processo de interesse. Quais são variáveis efetivamente determinantes e quanto o são? Chegar a essas respostas é o papel de uma investigação (seja científica seja profissional) para verificar como transformar as variáveis intervenientes em variáveis controladas, por meio do manejo de outras variáveis, que, nesse caso, são consideradas independentes em relação às variáveis que são por elas afetadas (as variáveis dependentes). Em um manejo de trabalho de investigação isso pode ser feito de maneira planejada e com todos os cuidados necessários para não haver "variáveis intervenientes" desconhecidas ou descuidadas. No trabalho de intervenção profissional, isso é muito mais um tabuleiro em que é necessário trabalhar com muito mais variáveis intervenientes que precisam ser identificadas e manejadas de maneira a possibilitar a construção de um procedimento de controle das variáveis (dependentes, nesse caso) que constituem o problema a ser resolvido.

A hierarquia de abrangência considerada na configuração das principais grandes áreas de conhecimento indica um dos tipos de relações que precisam ser consideradas em um trabalho de intervenção com algum tipo de evento, fenômeno ou processo. Na Figura 10 a representação das múltiplas interações que ocorrem no ambiente em que vive e atua um organismo precisa considerar que cada um dos eventos representados está envolvido com o conhecimento de uma ou outra área do conhecimento, às vezes mais de uma. E elas também abrangem umas às outras de uma forma que cria também prioridades no exame e nas possibilidades de intervenção em relação ao complexo de variáveis que podem estar relacionadas ao problema de interesse para uma intervenção profissional. Alguns dos determinantes (de, por exemplo, certas características do movimento) são dinâmicos, alterando e sendo alterados de forma variada a cada mudança que ocorrer em algumas dessas relações ilustradas na Figura 10. Examinando o complexo de relações representado nessa figura é útil voltar à questão: como tudo isso se relaciona à definição do objeto de trabalho em Fisioterapia? Parece menos importante oferecer uma resposta tranquilizadora a essa pergunta e, por outro lado, parece útil apresentar várias indicações a respeito de como conseguir construir alguma resposta de valor por quem fizer ou tiver essa pergunta.

Em primeiro lugar, cabe esclarecer que pode haver dois tipos de objetivos quanto ao conjunto de relações representados na Figura 10. Um deles diz respeito a *conhecer como se caracteriza cada tipo de evento representado* (como são compostos em seus respectivos âmbitos de abrangência, a complexidade em que podem ser descritos ou identificados). Outro objetivo consiste em *interferir nas relações entre os vários eventos e o evento de interesse*, mudando ou colocando sob controle o que acontece.

No primeiro caso, existe a atividade típica de *produção de conhecimento*, mapeando cada parte da rede de relações por meio de descrições precisas sobre como se dão essas relações e como se caracterizam ou alteram as múltiplas variáveis componentes de cada um dos eventos envolvidos em cada tipo ilustrado na Figura 10 (que não esgota os muitos tipos de eventos existentes na natureza). Conforme o "pedaço" do conjunto (e o nível ou âmbito de abrangência do conhecimento) que estiver sendo "mapeado", haverá uma ou outra *área de conhecimento*.

No segundo caso ocorre a atividade típica dos diferentes *campos de atuação profissional – utilizar o conhecimento disponível para interferir nas relações existentes de forma que se alterem em direções de interesse humano e social*. Novamente, segundo o tipo de interferência (manipulação dos eventos relevantes para produzir alterações de interesse), poderá haver um ou mais *campos de atuação profissional* envolvidos. É frequente até haver necessidade de trabalhar com outros profissionais em uma intervenção que envolve variáveis de múltiplas áreas de conhecimento ou diferentes campos de atuação profissional. O objeto de interesse pode até ser o mesmo, mas os objetivos e o tipo de atuação desenvolvido em relação a esse objeto serão muito diferentes conforme o que estiver envolvido e as possibilidades de intervenção de um ou outro campo de atuação. Sempre sem esquecer que "objeto" (de estudo ou de intervenção) pode ser um conjunto de relações em um ou mais níveis de complexidade ou de abrangência, o que acarreta uma também grande complexidade no processo de formação ou desenvolvimento de profissionais, como é o caso da Fisioterapia.

Esclarecidas essas duas possibilidades de trabalho em relação ao conjunto da rede de interações de eventos (e de suas variáveis componentes), ainda é necessário responder a três questões: (a) como se localiza cada profissão e cada área de conhecimento em relação a essa rede de interações entre eventos? (b) O que, dessa rede de relações, constitui a Fisioterapia? E (c) onde está o objeto de trabalho da Fisioterapia nessa rede de relações entre eventos? O esforço de exame para responder a essas três perguntas precisa ser uma constante na vida tanto dos profissionais do campo da Fisioterapia quanto dos que atuam na produção de conhecimento nas áreas de processos que interferem ou decorrem do movimento, especialmente quanto às alterações na fisiologia. Uma constante que também precisa fazer parte do cotidiano do trabalho dos profissionais responsáveis pelos processos de capacitação desse mesmo profissional.

Para responder à primeira pergunta, é preciso acrescentar e relembrar que os diagramas apresentados nas Figuras 4 a 10 ainda são muito gerais e precisariam ser integrados à representação da "espiral de conhecimento" representada na Figura 10 do Capítulo 7. Esta última figura mostra haver a existência de uma complexidade maior, na qual as interações entre os eventos também envolvem graus de abrangência e microscopia diversos entre eles. Os diagramas esquematizando as relações entre variáveis e as relações entre as áreas de conhecimento em que elas são classificadas ainda poderiam ser descritos em vários níveis de detalhamento. Tal detalhamento ainda traria informações mais claras, específicas e microscópicas a respeito da complexidade das relações na natureza. Por exemplo, um diagrama como o apresentado na Figura 10 poderia ser descrito em vários graus ou quantidade de detalhes juntando a Figura 10 deste capítulo e a Figura 10 do Capítulo 7 e especificando tais relações até um nível comportamental (o organismo como um todo), "biológico" (a "organização" do organismo), fisiológico (as interações entre o funcionamento de cada parte do organismo), químico (as reações entre as substâncias envolvidas nas interações entre o funcionamento de cada parte do organismo) ou atômico (o comportamento dos componentes de cada elemento envolvido nas reações entre as substâncias).

A cada área de conhecimento interessam uma parte e um nível ou âmbito (às vezes mais de um) de abrangência do "conjunto de relações existentes na natureza". Por exemplo, a um sociólogo, psicólogo e químico interessarão partes e níveis de descrição diferentes do conjunto de relações existentes na natureza, como cientistas voltados ao estudo de diferentes relações e em diferentes níveis ou âmbitos de abrangência do entendimento e da percepção dessas relações. Para estudar, descobrir e descrever como estão ocorrendo essas relações, os profissionais precisarão selecionar (e isso não é feito como escolha arbitrária) partes definidas do conjunto de relações e detalhar até o nível ou âmbito de interesse próprio ao estudo que procuram fazer. Em alguns casos, os pesquisadores e cientistas podem escolher várias partes e vários âmbitos de consideração dos eventos, ao mesmo tempo, para estudo integrado ou multidisciplinar e para intervenções que poderão ser multiprofissionais.

Quando se trata de uma profissão, as seleções de partes e níveis ou âmbitos de abrangência (microscopia) também podem ser feitas no que é convencionado para e pela profissão (incluindo suas limitações por tradição, lei, conhecimento ou ensino e aprendizagem correspondente). Em qualquer caso, porém, as partes e os níveis selecionados são convenções – em diferentes graus de arbitrariedade – e não descrições ou "explicações" do que acontece com os eventos na natureza. As implicações disso para o trabalho de intervenção profissional, tanto quanto para o trabalho de investigação e produção de conhecimento a respeito das relações entre os eventos na natureza (ou na sociedade), são muitas e complexas. O que as faz merecer uma cuidadosa atenção e dedicação, desde a pesquisa, o trabalho de formação, na escola e ao longo da vida, e a dedicação nos processos de intervenção profissional com suas respectivas avaliações contínuas de eficiência e eficácia, sempre sem esquecer que esses dois conceitos são diferentes e indispensáveis no trabalho de atuação profissional.

Os diferentes campos de atuação profissional têm as limitações de sua atividade quanto ao conjunto de relações entre os eventos circunscritas pelo próprio conhecimento produzido por áreas distintas a respeito de cada uma das partes dessas relações. O desenvolvimento científico é, nesse sentido, um condicionante das definições de limites das possibilidades de atuação de cada campo profissional. É em parte por isso a importância do momento histórico em que uma profissão nasce, é constituída ou definida, fazendo com que ela tenha certas características já em sua gênese. O que irá influenciar durante muito tempo e de forma marcante os processos envolvidos com sua constituição e delimitação. Tais características, institucionalizadas, permanecem estáveis, reagindo e até com oposição a mudanças necessárias à medida que o conhecimento em diferentes áreas se desenvolve. São raras as instituições que utilizam constante e rapidamente o conhecimento novo ou nascente para se redefinir e se transformar. Principalmente quando as instituições só incluem pessoas de uma mesma ou umas poucas áreas de conhecimento, como costuma acontecer, por exemplo, com os cursos de graduação inseridos ou dependentes de um único departamento acadêmico (uma área de conhecimento). Somente instituições constituídas com uma organização apropriada à utilização do conhecimento científico conseguem realizar o uso do conhecimento que surge como resultado do trabalho da Ciência de forma constante e eficaz. Obviamente, essa "organização apropriada" significa definições, organização, estrutura, funcionamento e, principalmente, comportamento humano em qualidade, volume e frequência, congruentes, desde o administrador principal (e todos os demais responsáveis por processos de gestão intermediários) até o funcionário com atribuições mais simples em toda a organização e os próprios usuários dos serviços da instituição.

No campo da Saúde (e na ampla área de conhecimento com essa mesma designação), por exemplo, só nas últimas cinco ou seis décadas, no âmbito das profissões consideradas paramédicas (em que pese a inadequação dessa designação para muitas delas), começou a haver um movimento que faz com que possa haver alguma preocupação com o uso do conhecimento sobre Administração, Planejamento, Sociologia e Economia no trabalho com Saúde, incluindo a pesquisa com o que recebe esse nome. As descobertas a respeito de saúde coletiva já possibilitaram um progresso ainda não considerado na formação dos profissionais de Saúde Pública (ver as contribuições do que está sendo denominado por Epidemiologia social em Laurell, 1971 e 1972; Breilh e Granda, 1980; e Nunes, 1985).

É necessário acrescentar que, embora estejam ocorrendo a preocupação e o debate, ainda não há comportamentos de administradores e profissionais congruentes com essas preocupações e debates. O conhecimento científico a respeito de comportamento é muito novo e ainda ignorado pelas demais áreas de conhecimento que não têm esse objeto de estudo e pelos diferentes campos de atuação profissional. Ainda falta conhecer e difundir muito conhecimento a respeito do fenômeno do comportamento humano: o que é, como funciona, o que determina sua ocorrência, de que maneira a organização social e institucional o afeta, quais as influências das ideias e das verbalizações sobre ele e assim por diante. Além da falta de avaliação das controvérsias existentes a respeito do conhecimento produzido até o final da segunda década do século XXI.

Os serviços de saúde e o ensino superior também estão utilizando pouco, ou quase nada, o conhecimento científico disponível a respeito do fenômeno "comportamento humano" para alterar o que existe na definição e na atuação dos diferentes campos profissionais que desenvolvem serviços na sociedade. A Figura 4 do Capítulo 7 ilustra os graus de abrangência em que um mesmo evento pode aparecer para um profissional, por exemplo, de Fisioterapia, usando o mesmo raciocínio da variação de graus de abrangência em que um processo qualquer, como o movimento, a atividade ou o comportamento de um organismo com os eventos que caracterizam o que acontece nesse organismo quando se movimenta, quando realiza uma atividade, trabalha em uma ocupação ou quando apresenta um comportamento. Não são processos que se definem ou se delimitam apenas por suas características aparentes, mas por suas funções no sistema de relações em que ocorrem. E isso é de uma complexidade conceitual que não pode ser desconsiderada, menosprezada ou até ignorada.

A Epidemiologia tradicional estuda, de forma isolada, "fatores" que são supostos como intervenientes com maior ou menor força na determinação do problema que é objeto de estudo. Ao analisar isoladamente esses "fatores", porém, ainda não leva suficientemente em consideração alguns outros níveis (como os "fatores" econômico-sociais) e interpreta a "sociedade" sob a ação desses fatores como um agregado de elementos homogêneos. Mantém um grau de microscopia que leva a desconsiderar processos mais microscópicos integrantes das ocorrências em exame. Uma forma alternativa de entender os processos sociais é interpretá-los como a expressão de certos modos de produção e de comportamento na sociedade e examinar esses processos produtivos como variáveis que influenciam e sofrem a influência do evento de interesse (Laurell, 1975 e 1982; Breilh e Granda, 1980).

Os esquemas mostrados nas figuras anteriores deste capítulo ilustram a evolução dos modelos simplistas de "unicausalidade" ao mais complexo de "multideterminação". Nesse contexto, a Epidemiologia Social traz mais uma contribuição: parece que os eventos comportamentais e socioeconômicos são determinantes importantes no conjunto de relações de determinação das condições de saúde dos organismos. Interferir em tais eventos leva a maior rentabilidade no processo de alterar o conjunto de relações existentes, uma vez que já está claro que as relações de determinação em níveis mais simples ou pouco abrangentes (químicos, físicos, fisiológicos...) sofrem forte influência (pelo menos quanto à abrangência dos efeitos) dos eventos em níveis mais complexos ou mais abrangentes (socioeconômicos e políticos), conforme pode ser entendido pela combinação dos esquemas apresentados nas figuras anteriores deste capítulo. Como também ocorre o contrário: eventos de um âmbito mais abrangente são constituídos e regulados em grande parte por eventos de âmbitos mais microscópicos.

Os conhecimentos atuais, produzidos no âmbito da Epidemiologia Social, explicitam a necessidade de alterações na maneira de examinar o processo "saúde-doença" para superar a preocupação, quase exclusiva, de examinar e analisar esse processo no indivíduo. A preocupação, segundo essa ótica, deveria estar voltada para o exame do processo "saúde-doença" no grupo humano, na coletividade e até em sua história de desenvolvimento, excluindo da noção de seu objeto de estudo a concepção dicotômica entre "saúde ou doença" e, ao mesmo tempo, insistindo na necessidade de analisar esse processo como um processo orgânico, que não exclui a interação com os processos sociais e comportamentais. E, nesse contexto, o comportamento de indivíduos e de grupos (incluindo classes sociais) é fundamental como evento de importância para entender as relações de determinação entre os eventos e para interferir, como profissionais, nas características dessas relações.

Do ponto de vista socioepidemiológico, as más condições de saúde (ou doença), como fenômeno individual, são a manifestação concreta dos processos sociais que determinam a saúde coletiva. E são justamente esses processos que transformam e modificam as relações de equilíbrio entre o homem e a natureza. Dessa maneira, o que interessa ser examinado não é qual situação social específica corresponde à ocorrência de determinada patologia, como categoria biológica específica, mas sim que um problema de saúde corresponde a uma determinação também de um momento histórico de formação social e individual concreta (Laurell, 1975 e 1982; Breilh e Granda, 1980; Nunes, 1985) a ser descoberta e caracterizada em cada processo de intervenção com qualquer problema de saúde. Os acontecimentos relativos à pandemia do começo do século XXI, no âmbito tanto dos profissionais de saúde quanto dos gestores públicos e governantes, mostraram conflitos e divergências que são meras confusões semânticas a respeito da determinação do contágio e da letalidade do vírus responsável pela pandemia. As condições sociais e políticas e os comportamentos tanto da população quanto dos administradores, dos profissionais e dos políticos tiveram um forte impacto nas dificuldades para o enfrentamento da pandemia. As confusões semânticas e falsas controvérsias dependem, em grande parte, das limitações de quaisquer desses agentes para integrar no âmbito de sua compreensão as perspectivas e contribuições diferentes das que desenvolveu como indivíduo ou participante de algum grupo da sociedade. De qualquer forma ou grau em que tenha realizado esse "desenvolvimento" (ou involução).

A concepção do que seja o objeto de trabalho da Fisioterapia não pode ignorar todas essas questões. O que pode ser observado nos dados sobre a Fisioterapia (origem, instalação no País, legislação, currículo de graduação, objetivos de ensino, conceitos tradicionais e literatura utilizada na formação dos novos fisioterapeutas) confirma essas afirmações. Não há, nem sequer em grau mínimo, uma integração do conhecimento de várias áreas para a definição do objeto de trabalho e das possibilidades de atuação nesse campo profissional. As atuais concepções, vistas nos dados apresentados, nos exames feitos e nas interpretações realizadas, mostram que o campo profissional ainda pode se desenvolver muito em relação aos conhecimentos disponíveis em diferentes áreas que, se forem utilizados ou integrados à práxis terapêutica na profissão, possibilitarão, além de atualização histórica e científica, um salto qualitativo no exercício profissional dos fisioterapeutas. Saliente-se que não se trata da integração de algumas poucas áreas de conhecimento no currículo de formação de fisioterapeutas, mas da integração de conhecimentos relevantes de múltiplas áreas e da derivação de comportamentos profissionais relevantes a serem ensinados coerentemente com tais conhecimentos. Sem esquecer que é na universidade, com sua organização, conceitos, procedimentos e hábitos, que começa a existência e qualquer renovação dos diferentes campos de atuação profissional na sociedade, em destaque, para o interesse atual, a Fisioterapia.

Tem sido frequente a afirmação de que os objetivos da universidade são o desenvolvimento da pesquisa, do ensino e da extensão. Isso, no entanto, é um equívoco. Essas expressões caracterizam três tipos de atividades. Nem sequer se referem a atribuições (pelo menos exclusivas) desse tipo de instituição e muito menos aos objetivos que deveriam orientar toda a organização, a estrutura e as atividades da universidade. Qualquer tipo de atividade precisa ser uma contribuição bem definida para a realização das atribuições da instituição, as quais, por sua vez, necessitam ser uma forma de realização dos objetivos da universidade. Se isso não acontece, pode haver apenas um ritual de atividades vazio quanto ao seu significado histórico e científico, irrelevante do ponto de vista social e inócuo como conhecimento. O trabalho de formação e desenvolvimento de novos profissionais para o campo de atuação da Fisioterapia corre um alto risco de ser equivocado, ou incompleto ou mesmo lesivo a essa profissão e à sociedade, se houver desconsideração das variáveis que interferem nesse tipo de trabalho, provocando estagnações, equívocos, desenvolvimento inadequado ou pífio, e quase sempre com modificações supérfluas ou irrelevantes que não passam de maquiagem atualizadora em função dos "modismos" e das ingerências políticas de cada época. As características da instituição, as desejáveis e as existentes, precisam ser alvo constante de avaliação a respeito de suas possíveis interferências (influências) no projeto e na capacitação desses novos profissionais, o que pode ser visto no próprio currículo de formação e na organização que é feita do ensino de graduação.

Ribeiro (1973 e 1978), Leite (1980), Demo (1983) e Botomé (1986 e 1996) indicam algumas "responsabilidades" da universidade que constituem, nas palavras do último autor, seus objetivos. Enumerando o que foi encontrado nos textos desses autores, destacam-se os seguintes "objetivos" para a universidade: libertar o homem da ignorância e da superstição; promover a identidade cultural nacional e das regiões e comunidades em que se insere; melhorar as condições de vida da humanidade mediante a produção de conhecimento relativo à superação de condições desumanas e injustas da cultura na qual se insere e da humanidade como um todo; promover a igualdade social por meio da redução da pobreza socioeconômica e da alienação política e cultural; promover o desenvolvimento autônomo do País e da região em que se insere; criar condições para que a população possa desenvolver-se e participar das decisões que afetam sua vida e os recursos de que necessita para viver; criticar a política social e os demais elementos relevantes do processo de desenvolvimento do País; exercer influência direta sobre parâmetros do mercado local de trabalho; promover a participação popular nas definições da organização social do País e da região em que se insere (a universidade). Tais entendimentos, porém, referem-se a "objetivos" muito abrangentes e distantes no tempo e não são específicos para configurar o que, no caso, cabe à universidade realizar para contribuir para sua consecução com o trabalho, também específico de outras instituições.

Tais objetivos da instituição ainda podem ser formulados de maneira mais específica, de forma mais ampla e melhor, com melhor descrição do ponto de vista da configuração do que cabe à universidade realizar em seu papel e identidade como instituição *na* sociedade e *da* própria sociedade. O que importa, porém, é que eles já indicam uma direção que possibilita como decorrência, no mínimo, esclarecer e precisar atribuições[9] específicas da universidade na mesma direção de tais objetivos, mesmo que amplos e inespecíficos. A responsabilidade da universidade pode, de forma mais precisa e na mesma acepção das várias contribuições desses autores, ser descrita com muita clareza. Botomé (1986 e 1996) explicita 14 atribuições para essa instituição:

1. Produzir conhecimento novo e necessário sobre qualquer objeto, assunto ou área e sobre o uso desse conhecimento.
2. Sistematizar o conhecimento existente sobre qualquer objeto de estudo, assunto ou área.
3. Examinar e criticar o conhecimento existente.[10]
4. Proteger, preservar e conservar conhecimento existente.
5. Integrar dados de diferentes naturezas e conhecimentos de distintas áreas que contribuam para o avanço do conhecimento.
6. Divulgar o conhecimento produzido.
7. Difundir o conhecimento existente.
8. Prestar serviços de assessoria e apoio à comunidade na utilização do conhecimento.
9. Ensinar diversos profissionais e estudantes de diferentes campos de atuação profissional a lidar com qualquer tipo de problema ou assunto, à luz do conhecimento existente, incluindo produzir conhecimento sobre esses problemas ou assuntos.
10. Especializar a formação de diferentes profissionais em relação a tópicos de interesse ou de necessidade da população à qual a universidade deve servir.
11. Aperfeiçoar a formação de diferentes profissionais em relação a atividades de interesse ou necessidade da população.
12. Atualizar a formação de diferentes profissionais quanto a assuntos, temas, áreas ou tópicos em relação aos quais tenha havido desenvolvimento de conhecimento e que pode ser útil para o melhor desempenho desses profissionais em suas atividades na comunidade na qual se inserem.
13. Complementar ou suplementar a formação de diferentes profissionais ou de outros interessados em relação a tópicos, assuntos ou problemas de interesse ou necessidade da população.

---

9. A direção que orienta o que deve ser feito pela universidade foi, nesse contexto, denominada objetivos a serem definidos (conforme conceito e estratégias propostos por Botomé, 1981c, 1986 e 1996) a partir do que deve decorrer das atividades da instituição, externamente à própria instituição e suas atividades. Objetivos, nesse sentido, podem – e devem – ser comuns a múltiplas instituições. As atribuições (os objetivos próprios) da universidade, porém, já indicam a responsabilidade específica de contribuição que ela deve dar para a consecução de seus objetivos.
10. Nesse contexto, atribuições sempre são relativas ao conhecimento a respeito de qualquer objeto de estudo, assunto ou área.

14. Formar pesquisadores para produzir conhecimento sobre qualquer área, tema, assunto ou problema e sobre os processos de produção e utilização desse conhecimento, em todos os níveis ou tipos de ensino em que o conhecimento é utilizado para capacitar pessoas para atuar na sociedade.

Os objetivos e as atribuições (objetivos ou funções específicas e definidoras) da universidade[11] indicam, de certa forma, uma dupla responsabilidade: a de capacitar pessoas para utilizar o conhecimento de diferentes áreas nos campos de atuação profissional e a de produzir o conhecimento necessário para essa capacitação. No caso da Fisioterapia, a universidade deveria realizar cada uma das atribuições apresentadas em relação ao movimento e seus determinantes e suas decorrências para a saúde dos organismos. O ensino desse assunto, em qualquer tipo ou nível, deveria estar apoiado pela produção de conhecimento em diferentes áreas, desenvolvida pelos vários departamentos ou quaisquer outras unidades (talvez com outros nomes) que a instituição possa ter para organizar e gerenciar os processos de produção de conhecimento. O próprio conceito de "produção" não faz sentido se não incluir um sentido de "tornar um produto ou benefício acessível" até como entendimento de que produzir já é algo diferente do que "fazer". Por exemplo, se alguém "plantar batatas", essa atividade não tem uma finalidade em si mesma. Ela só será "produzir batatas" quando esse produto se tornar acessível como alimento. E só com esse acesso fica inteligível a função de "plantar batatas". Sua mera plantação pode ser para produzir adubo ou ração para animais, e, nesse caso, a "produção" será de outra coisa: adubo ou ração animal e não alimento humano.

Exame e raciocínio semelhantes podem ser feitos para "produzir conhecimento": é inerente a essa expressão a função de tornar esse conhecimento acessível para a sociedade. Ou seria apenas "produzir informação", mesmo que fosse confiável. Seu destino ou função, nesse caso, poderia ser múltiplo, mas dificilmente o verbo "produzir", nesse caso, poderia ter o complemento "conhecimento", à semelhança da produção de batata como alimento. Vale ressaltar que qualquer complemento de verbos pode indicar se a expressão se refere também à função de uma atividade ou se fica com o significado esgotado na própria atividade. Mesmo que qualquer atividade seja considerada "lúdica", ela, nesse caso, inclui uma finalidade que é exatamente a de não ter uma finalidade "utilitária",

---

11. As 14 atribuições de uma universidade referem-se a dois objetivos básicos, de acordo com Botomé (1986): produzir conhecimento e tornar o conhecimento existente acessível à sociedade. Elas se reportam a formas específicas de realização dos objetivos, embora não se confundam com atividades da instituição (dar cursos, ensinar, publicar, diplomar, fazer pesquisa, investigar, estudar, p. ex.). Objetivos que orientam para funções das atividades e não para as atividades em si, muitas vezes apenas uma instância (uma parte ou um componente) de comportamentos e não os próprios comportamentos (ver Figuras 3 e 4 do Capítulo 7).

mas sim a de reduzir a ansiedade, distrair alguém. Isso é o que leva a entender o que constitui o núcleo do entendimento das razões de uma atividade lúdica ser "terapêutica": porque ela não está relacionada a qualquer critério ou aspecto que possa exercer algum tipo de pressão por finalidade ou resultado para quem a realiza. A "finalidade", nesses casos, é apenas "realizar a atividade". Jogar cartas, por exemplo, pode ser lúdico se o resultado de interesse for ocupar-se, distrair-se ou divertir-se na atividade. Se houver alguma exigência de resultado ou *performance* (ganhar o jogo ou fazer uma quantidade de "pontos"), a atividade perderá seu caráter lúdico (e deixará de ser também terapêutica, a não ser que esteja em outro contexto de referência para delimitar a função da atividade). O lúdico é exatamente terapêutico quando as características da atividade produzem certos resultados no organismo e ela é realizada com uma finalidade que não produz tensão ou prejuízos de algum tipo para o organismo. Produzir certos resultados no organismo é o que possibilita avaliar se a atividade é "terapêutica", junto com a forma como ela produz tais resultados e em que grau o faz.

Embora a universidade, da maneira como é concebida atualmente no País, apresente a realização de pesquisa como um de seus objetivos, o que parece acontecer é que, ou não são feitas pesquisas críticas e relevantes em relação aos problemas de saúde, ou essas pesquisas não têm sido utilizadas para desenvolver o processo de ensino-aprendizagem em qualquer estágio. Isso poderia ser equivalente a "plantar batatas" e nunca as utilizar para alguma função social relevante. Na área da Saúde, as universidades parecem exercer muito mais a função de "formar profissionais" (eminentemente técnicos) do que de produzir o conhecimento necessário para o desenvolvimento de novas e melhores alternativas de solução para os problemas com que se defronta a população do País. Não é útil esquecer que cabe aos profissionais capacitados pela universidade dar uma contribuição para a solução ou redução desses problemas. Seu trabalho é fundamentalmente o de garantir, sob a forma de "serviços", o acesso ao conhecimento produzido e administrado pela universidade. Talvez até porque "fazer pesquisa" (uma atividade) seja considerado algo separado e diferente de "produzir conhecimento novo e necessário", um dos objetivos da instituição. Um objetivo inseparável do "acesso a esse conhecimento" por todas as formas possíveis.

De certa forma, com tudo isso existindo de maneira confusa ou mal definida, a universidade fica também incapaz de influenciar o mercado de trabalho em Fisioterapia na região em que esse trabalho será realizado. Isso fica assim porque a instituição nem sequer tem, sem a produção de um conhecimento adequado, condições de produzir (talvez nem de identificar) alternativas de atuação profissional socialmente relevantes e economicamente viáveis em qualquer sistema social em que o profissional esteja localizado. A produção dessas alternativas é um dos papéis principais do que é considerado "formação profissional em nível superior, para não reduzir tal formação a mera "facilitação para obtenção de emprego". Se isso fosse feito de forma adequada seria possível passar da orientação de atender ao "mercado de trabalho" para outra mais abrangente em relação ao "campo de atuação profissional" (ver Quadros 1 e 2 deste capítulo) até como um possível "mote" (como um *slogan* de orientação) para a própria instituição.

Gênese, determinantes socioeconômicos, tradição profissional, concepções pré-científicas, sistema educacional, legislação existente, entre outros, podem combinar-se até de formas muito perversas com a ausência de um conhecimento suficientemente desenvolvido para influir nas definições básicas e na orientação do que deva ser o campo de atuação profissional denominado Fisioterapia. Essa "ausência de conhecimento" apresenta-se de duas maneiras para a definição do campo de atuação profissional. Uma se refere à "ausência" de conhecimento propriamente dita: não se conhece ainda certos aspectos do objeto de trabalho do campo de atuação. Não tem existido estudos (pelo menos bons e conclusivos no âmbito da Fisioterapia) sobre isso, o que faz com que existam "lacunas" no conhecimento existente. Outra maneira pela qual se apresenta a "falta de conhecimento" faz referência a uma falsa "ausência" de conhecimento: ele existe, mas não é acessível aos que trabalham no campo profissional ou é escamoteado por gestores, administradores e dirigentes institucionais e políticos agentes dos governos de cada momento.

Em geral, isso também acontece porque é muito frequente um campo profissional – incluindo os cursos que formam pessoas para atuar nele – ignorar ou menosprezar o conhecimento produzido em áreas que não são próximas ou afins à profissão. O mais comum é também muito grave: são ignoradas as áreas de conhecimento que não se denominam da mesma forma que a profissão, até porque são constituídos, nas universidades, departamentos com o nome do campo de atuação profissional, negando o critério básico para a constituição de um departamento universitário: uma área de conhecimento a ser desenvolvida e não um curso de formação profissional a ser administrado.[12]

---

12. A palavra "departamento", em si, significa apenas "uma parte do todo", é um sinônimo de "parcela". No caso das universidades, a noção refere-se a uma unidade (parte) que deveria servir de base para a instituição porque reporta a um trabalho fundamental para a identidade institucional: a produção de conhecimento novo e necessário. O nome "departamento", porém, perdeu seu significado na maioria das instituições, que nem sequer sabem a história e a gênese dessa unidade universitária; menos ainda as controvérsias em sua origem e em seus usos. O nome, em si, poderia ser outro qualquer (p. ex., instituto, núcleo, unidade etc.), desde que mantidas as responsabilidades originais que um departamento deveria ter para a instituição – ver Paviani e Botomé, 1993, e Botomé, 1996). O próprio termo, em si, significa apenas "parte" ou "parcela". Por isso, às vezes, é utilizado um complemento para caracterizá-lo (departamento acadêmico) de forma diferenciada de outras partes da instituição (p. ex., departamentos administrativos) com outras funções na instituição.

A Fisioterapia, da maneira como é concebida e até mesmo denominada (terapia de algo), não se caracteriza como uma área de conhecimento e, sim, como um campo de atuação profissional que utiliza o conhecimento de diversas áreas. Uma área de conhecimento define-se por um objeto de estudo (ou um conjunto deles), e sua responsabilidade fundamental é o desenvolvimento do conhecimento em relação a esse objeto ou a um conjunto de objetos, considerado uma unidade sempre com a responsabilidade de inserção desse conhecimento na sociedade de forma que seja acessível a todos os componentes da sociedade. Um campo de atuação profissional configura-se pelas possibilidades de intervenção sobre um tipo de problema a ser realizado por um profissional específico em relação às necessidades da sociedade, e ele sempre envolve – e necessita de – múltiplas contribuições de diferentes áreas de conhecimento.

Essa intervenção profissional e a capacitação para isso, caso não se apoiem constantemente no conhecimento produzido por diferentes áreas, param de crescer e de se desenvolver com evidentes, graves e imediatos prejuízos à população e ao próprio campo de atuação profissional. É útil não misturar, na organização e na administração universitária, as funções dos departamentos com as dos cursos de graduação ou de pós-graduação. As próprias definições conhecidas, difundidas ou popularizadas sobre a universidade (p. ex., quando é considerada única ou preponderantemente instituição de ensino superior, uma escola) denunciam uma instituição voltada para o consumo do conhecimento produzido alhures e não para o exame e o conhecimento da realidade (circunstâncias) na qual se insere ou a qual pode investigar para desenvolver conhecimento. É o caso de o trabalho na universidade ser realizado por pessoas com concepções em graus muito baixos de percepção e entendimento a respeito do conhecimento e de seu papel na sociedade (ver Figura 1 e Quadro 1 deste capítulo).

A diversidade dos contextos nos quais o conhecimento é produzido constitui um aspecto que deve ser levado em conta, na medida em que influi nas possibilidades de elaboração e de complementação do que será feito no futuro. Do ponto de vista das divergências estruturais, por exemplo, é importante considerar as diferentes necessidades de pesquisadores que exercem suas atividades nos países capitalistas e desenvolvidos e aqueles que trabalham nas sociedades em transição ou em países subdesenvolvidos. O caminho do desenvolvimento exige uma adequada quantidade de profissionais bem preparados para transformar a realidade existente (a prevalência de problemas) em uma direção de interesse social. "Bem preparados para transformar a realidade" é uma expressão que anuncia a necessidade de uma constante dedicação à pesquisa que produza um conhecimento sobre essa realidade e sobre as formas de atuação mais adequadas para transformá-la.

No caso da Fisioterapia, não parece que apenas o domínio de técnicas para "melhorar ou curar patologias do movimento" seja suficiente para mudar a prevalência dos problemas com o movimento humano em uma direção de interesse, incluindo seus determinantes e suas decorrências relacionadas com a fisiologia do organismo e com o ambiente em que tal movimento ocorre. Para o desenvolvimento do campo de atuação profissional em Fisioterapia, é necessário ter claro que a universidade deve desenvolver um papel bem definido e significativo, e esse papel não pode ficar escamoteado ou em segundo plano na orientação do que é feito na instituição. Seja no trabalho de produção de conhecimento, no de ensino de qualquer tipo ou em atividades diversas que a instituição realiza, muitas vezes sem ter claro o que tais atividades têm a ver com a instituição. De um lado, porque ela é responsável por formar os profissionais de nível superior. De outro, porque deve produzir o conhecimento sobre o tipo de problemas que eles devem resolver e sobre as possibilidades de atuação para tender à erradicação desses problemas na sociedade com competência e de acordo com os limites de atuação que configuram a responsabilidade da profissão. "Tender" é um termo importante para deixar claro que não se trata de transformar a universidade em uma milagrosa instituição para a sociedade, mas que ela, se não perder seu papel específico na sociedade, poderá contribuir (e, portanto, "tender") para as soluções dos problemas sociais. Não como uma contribuição qualquer, nem em qualquer grau, mas em tipo e quantidade que configurem sua participação específica nessa sociedade e de forma a configurar sua identidade social e o tipo de benefícios que é responsável por produzir.

Isso é importante destacar, uma vez que, mesmo nos modelos em que é levada em conta a "multicausalidade" dos fenômenos, os determinantes considerados essenciais são apenas os próximos às áreas de formação do pesquisador ou do profissional em foco. Os modelos predominantes na produção de conhecimento e na formação do profissional em Saúde e em Biologia ainda desconsideram muito os determinantes socioeconômicos, os processos políticos, os comportamentais e as variáveis relacionadas a eles. As barreiras e os conflitos atuais exigem, para sua superação, que a universidade desenvolva uma formação profissional apoiada em conhecimento atual e crítico produzido por diferentes áreas. Somente com uma bem desenvolvida universidade (no País) é possível aspirar à formação de melhores quadros profissionais, com os quais poderá haver uma profissão diferente. Incluindo nisso o que e como os profissionais que ensinam nos cursos de graduação fazem ou participam dessa organização para realizar seus trabalhos de professores de novas gerações de fisioterapeutas e de cientistas de diferentes áreas de conhecimento que contribuem para entender e manejar as variáveis envolvidas com o movimento ou com a motricidade humana.

A atuação profissional está na dependência direta da produção de conhecimento adequado e suficiente a respeito dos aspectos da realidade em relação aos quais os fisioterapeutas devem atuar. O que faz, inclusive, com que a definição do campo profissional se faça ou se altere em função dessa produção de conhecimento. Há uma dependência bem nítida, apesar de não ser sempre bem conhecida, entre a definição das possibilidades de intervenção em um campo profissional, as características que deve ter tal atuação profissional, o ensino que se desenvolve nos cursos de graduação (e outros tipos de cursos), a produção de conhecimento e a estrutura e organização da universidade na qual tudo isso deve ser realizado de maneira integrada.

5. Perspectivas e possibilidades de atuação no campo profissional em função do conhecimento a respeito do objeto de intervenção da Fisioterapia

O conhecimento disponível na área da Saúde já permite algumas considerações sobre a ampliação das possibilidades de atuação dos fisioterapeutas. Pelo menos quanto aos níveis de trabalho, além da recuperação e da reabilitação: a prevenção de problemas, a manutenção de boas condições de saúde e a promoção de melhores níveis de saúde (Chaves, 1980; Botomé e Rosenburg, 1981; Botomé e Santos, 1984). A atuação nesses vários níveis, porém, ainda é incipiente. Uma das razões para isso é que parece haver ainda pouco conhecimento sobre o que caracteriza a atuação em cada um desses níveis e sobre as propriedades dos conceitos envolvidos na explicitação dessa caracterização. Em Fisioterapia, isso é ainda mais verdadeiro que para a área da Saúde como um todo, na qual, pelo menos, já existe um nível de crítica e debate sobre os níveis, as possibilidades e as características da atuação profissional. As considerações feitas sobre os modelos de determinação dos eventos – e, mesmo, do que constitui um evento ou um fenômeno – trazem em si as possibilidades de redefinição do objeto de trabalho da Fisioterapia. Simplesmente porque, à medida que aumenta a visibilidade sobre os determinantes das características do movimento, crescerão as possibilidades de atuação em relação à intervenção profissional para alterar tais características.

A formação de profissionais, porém, não parece se desenvolver nessa direção. Em primeiro lugar, porque é enfatizado, no ensino superior, o domínio de técnicas de trabalho já conhecidas, e, como são muitas e exigem tempo para seu domínio, há uma tendência a "especializar" os profissionais ainda durante sua formação, e antes de saírem da universidade. Dessa forma, eles aprendem a dominar aquelas técnicas que vão utilizar em suas "especializações precoces" (em muitos cursos, denominadas "habilitações"). Uma das consequências desse fato é haver cada vez mais profissionais dominando parte das técnicas para lidar com algumas das patologias mais frequentes, quando não com algum aspecto dessas patologias ou com apenas algumas técnicas para tratá-las. Outra decorrência é a permanência do debate sobre o falso conflito entre "formação técnica especializada" e "formação profissional generalista", mantendo atenção e esforço desviados do problema real, e mais importante: a capacitação profissional para lidar adequadamente com o fenômeno da motricidade humana em qualquer uma de suas dimensões ou valores (graus) com que se apresentem os componentes de tal tipo de fenômeno. Sem dúvida a especialização precoce não é adequada, mas manter apenas uma formação genérica ou geral não contribui para um efetivo exercício profissional.

Parece que, à semelhança do que também ocorre com a Psicologia (Carvalho, 1984), há, nos profissionais da saúde, uma bem desenvolvida capacidade para a percepção de técnicas de tratamento e a identificação de problemas de saúde. O mesmo, porém, não acontece em relação ao fenômeno saúde. No caso específico da Fisioterapia, há uma clara capacidade para identificar e lidar com técnicas de tratamento das patologias do movimento ou de diferentes patologias por meio do movimento ou, ainda, dos problemas com o movimento. Não parece haver visibilidade equivalente em relação ao processo denominado motricidade que envolve, como um fenômeno complexo, diferentes tipos de variáveis em múltiplos níveis de composição ou determinação característicos dessa motricidade, mesmo os não patológicos.

De forma semelhante ao que sucede a psicólogos em relação à patologia do comportamento (Carvalho, 1984), a formação dos profissionais de Fisioterapia parece definir-se pelo ensino de técnicas para atuarem em relação a problemas ou patologias com o movimento e a postura humanos, diante dos quais devem ser capazes de aplicar certas técnicas de tratamento. Entretanto, esse mesmo profissional não é preparado, na universidade, para analisar a motricidade como um fenômeno, como um processo com o qual deve ser capaz de lidar em toda a sua extensão. Dessa maneira, a tendência é aprender a realizar uma atuação profissional que lida com alguns graus de determinadas características do fenômeno, sem sequer levar em consideração as demais relações que possam estar influindo no evento de interesse ou sofrendo sua influência. Menos ainda considerando todos os graus de todas as características (dimensões) da motricidade com suas respectivas relações de determinação (ver Figura 10).

Exames nítidos da insuficiência desse modelo, ainda predominante na Fisioterapia, têm sido feitos pela Epidemiologia Social. Tais exames têm mostrado, com base em dados empíricos, a insuficiência das explicações biológicas e físicas e dos correspondentes procedimentos de atuação com os modelos terapêuticos apresentados aos alunos como "definidores" do que deve ser o fisioterapeuta. As contribuições da Epidemiologia Social não esgotam toda a gama de aspectos envolvidos com a caracterização do movimento, suas decorrências para a vida das pessoas e para o próprio corpo e funcionamento fisiológico, além dos determinantes das características do próprio movimento, mas são ilustrativas do que pode resultar para o campo profissional se utilizar conhecimento produzido em diferentes áreas para repensar e redefinir sua caracterização e suas possibilidades de atuação.

Os dados obtidos no exame da história da profissão, na legislação que a define, nas disciplinas que compõem os cursos de graduação, nos objetivos de ensino que caracterizam o que vai ser ensinado e na literatura utilizada como material de estudo mostram que o ensino de profissionais de Fisioterapia e a atuação profissional não parecem ser orientados pelo conhecimento disponível. Talvez tal ensino seja preponderantemente orientado pelo conhecimento a que cada professor teve ou tem acesso, multiplicando apenas perspectivas e preferências de indivíduos e não do conjunto de profissionais da instituição. A preocupação quase exclusiva com a patologia, a terapia e as "técnicas fisioterápicas" é, de certa forma, uma clara negação e ignorância das múltiplas contribuições para definir a atuação em Fisioterapia e para desenvolver a formação nesse campo de atuação profissional na sociedade.

A preocupação com a determinação social dos processos patológicos e das ações de saúde não é nova. Desde o século XVII, ela tem estado no trabalho de estudiosos e nas considerações de políticos. Atualmente, é preciso que essa preocupação, esse estudo ou esse discurso se transformem em capacitação de novas gerações e em atuação profissional, redefinindo o que é relevante ser concebido e feito como ensino superior e como trabalho profissional na sociedade.

Na América Latina, a partir de 1970, houve um desenvolvimento de linhas de pensamento que procuraram uma perspectiva própria para o exame, a análise e a avaliação dos problemas médico-sociais. Tais problemas exigem uma seleção de instrumental teórico e metodológico apropriado para que seja possível explicar os problemas de saúde da população de maneira efetiva, capaz de orientar intervenções eficazes, apropriadas e abrangentes (Nunes, 1985), além de coerentes com as exigências de competência profissional e de responsabilidade específica da profissão (ver o exame do conceito de ensino de competências apresentado no Capítulo 7). Os determinantes sociais das condições de saúde da população ficaram mais evidentes e adquiriram importância muito grande na medida em que foi identificada uma relação direta entre os processos de organização estrutural da sociedade e características das condições de saúde da população. Foi o que tornou possível completar e considerar melhor o que significam os múltiplos níveis nas condições ou nas características da motricidade, seus respectivos componentes e determinantes mais significativos e o correspondente nível ou tipo de atuação profissional a ser desenvolvido.

No Quadro 2 pode ser verificado como esses três aspectos interagem. O que acontece com a motricidade dos organismos tem estreita relação com as condições em que vivem esses organismos e, a cada nível ou tipo de condições ambientais e de características da motricidade, corresponde um tipo de atuação profissional. As três colunas existentes no Quadro 2 ilustram gradientes de variação (contínua!) nas condições ambientais, nas características dos movimentos dos organismos e nos tipos de atuação profissional.

Os textos apresentados nesse quadro descrevem classes amplas que contêm muitos graus de variação (as setas representam esses gradientes de variação contínua). Nos níveis da parte mais baixa do quadro estão as condições e atuações relacionadas à reabilitação e à recuperação do movimento mediante terapia, embora os verbos "tratar", "fazer terapia", "recuperar" ou "reabilitar" não apareçam. Os utilizados para concretizar os tipos de atuação profissional possíveis referem-se mais a resultados a serem obtidos por meio de classes de ações do que a atividades ou ações específicas (como "fazer terapia", "tratar"...) do profissional. É conveniente esclarecer que é importante definir os tipos de atuações do profissional por meio de verbos que se referem a relações bem definidas entre certos tipos de resultados de interesse e classes de ações que os produzirão, explicitando assim os efetivos processos comportamentais que o profissional realiza (Botomé, 1981, 2016). Se forem empregados verbos de outro tipo (p. ex., "tratar", "fazer terapia"...), haverá o risco de definir a atuação do profissional pelas atividades que realiza e não pelas atribuições (ou competências) que traduzem sua responsabilidade social (a função de suas atividades profissionais). Mesmo um verbo do tipo "prevenir" (que poderia ser usado no terceiro nível de cima para baixo, no esquema do Quadro 2) não deixa clara a natureza da atuação específica do profissional.

É importante notar também que a direção mais provável de atuação no caso dos quatro níveis inferiores é o organismo individual, enquanto nos três tipos de atuação, na parte superior do Quadro 2, são, necessariamente, *as condições em que vive o organismo*. A expressão "ambiente físico e social" é empregada no sentido amplo, de forma a significar condições em que vivem os organismos, englobando, desse modo, o próprio sistema econômico-político no qual eles se encontram. De certa maneira, fica mais ou menos claro também

Quadro 2
Representação esquemática de possíveis tipos ou classes
de relações entre aspectos do ambiente físico e social, características
dos movimentos dos organismos e tipos de atuação dos profissionais
perante esses aspectos do ambiente e dos movimentos dos organismos

Características do ambiente em que se encontram os organismos	Características do movimento dos organismos	Tipos possíveis de atuação profissional
Ambiente físico e social em condições favoráveis a boas características dos movimentos.	Organismos apresentando movimentos com boas características.	Melhorar ou aperfeiçoar as características dos movimentos já existentes.
Ambiente físico e social com riscos inespecíficos em relação às características dos movimentos.	Organismos com movimentos expostos a riscos inespecíficos.	Manter as características adequadas do movimento, com atenção aos riscos.
Ambiente físico e social com riscos específicos em relação às características dos movimentos.	Organismo com movimentos expostos a riscos específicos.	Impedir a existência de danos nas características dos movimentos dos organismos.
Ambiente físico e social inadequado para a ocorrência de movimentos dos organismos.	Organismo com movimentos em fase inicial de prejuízo em suas características.	Eliminar o dano produzido na qualidade das características dos movimentos dos organismos.
Ambiente físico e social prejudicial a boas caraterísticas dos movimentos dos organismos.	Organismos com prejuízos nas características de seus movimentos.	Eliminar o dano produzido nas características dos movimentos dos organismos.
Ambiente físico e social prejudicial para a ocorrência de movimentos dos organismos.	Organismos com prejuízos avançados ou definitivos nas características de seus movimentos.	Compensar parte do dano produzido nas características dos movimentos dos organismos.
Ambiente físico e social lesivo para a ocorrência de movimentos dos organismos.	Organismos com sofrimento decorrente de prejuízos definitivos em seus movimentos.	Atenuar o sofrimento produzido por danos definitivos nos movimentos do organismo.

Nota: as intervenções, obviamente, deverão levar em conta outras variáveis do organismo e seu contexto para realizar as intervenções em variáveis específicas do ambiente e do organismo.

que, nos três níveis na parte superior do Quadro 2, a atuação é feita em relação a populações, enquanto, nos outros quatro, a organismos individuais. Os três níveis superiores referem-se a atuações desenvolvidas antes que os problemas ocorram e para que nunca ocorram. Obviamente, do ponto de vista da saúde coletiva e dos benefícios sociais, a relevância e a prioridade de atuação, o trabalho profissional em Saúde deveria ser voltado para os três primeiros níveis na parte superior, embora não se deva descuidar dos outros quatro, enquanto houver esses casos entre a população-alvo dos serviços de saúde.

Outro aspecto que pode ser considerado, a partir do que é apresentado no Quadro 2, é o "ambiente físico e social", quando fica inadequado, prejudicial ou permanece produzindo danos ao organismo, tornar inútil, a não ser paliativamente, qualquer atuação profissional que não remova os determinantes dos problemas. Obviamente isso envolve variáveis e resultados sociais com mudanças no organismo. Esse ambiente, porém, não fica "prejudicial" de repente (a não ser em casos especiais), mas progressivamente, e pode, por isso, ter suas características de risco identificadas e controladas antes que se tornem prejudiciais. Para tanto, basta ter uma administração social atenta ou dedicada a isso e um tipo de ciência que se ocupe da produção desse tipo de conhecimento. A universidade, dependendo de suas características e organização, pode, com relativa facilidade, realizar tal trabalho junto à comunidade na qual se insere, mediante os recursos e as atribuições que lhe são peculiares.

Mais um aspecto a destacar, entre os que aparecem no Quadro 2, é o fato de os determinantes das condições de saúde parecerem reduzidos ao ambiente físico e social, diluindo-se os demais determinantes (genéticos, biológicos, de aprendizagem, de comportamento, culturais, entre outros). O destaque no esquema, porém, é intencional na medida em que os demais são, em sua quase totalidade, também dependentes das características do ambiente físico e social. Uma sociedade com certas condições econômicas e de administração social pode colocar mais facilmente sob controle vários desses determinantes. Controle de saúde, aconselhamento genético, alimentação, oportunidades de lazer, condições de habitação, educação adequada e acessível são alguns exemplos que certos tipos de "ambiente social" podem produzir e, como decorrência, afetar as condições de saúde de toda uma população.

A própria "condição de saúde" de um organismo é uma "interação com o meio" e não apenas uma característica do organismo (Ferreira e Botomé, 1984). Isso tudo, sem dúvida, não diz respeito apenas ao campo profissional da Fisioterapia, mas é exatamente por isso que a capacitação profissional no âmbito dos cursos de graduação deve, no mínimo, esclarecer aos estudantes, aspirantes a profissionais, de como se dão essas relações e o quanto delas cabe, como objeto de intervenção, a diferentes campos de atuação profissional. Com isso, talvez haja uma aproximação de interações entre profissionais de diferentes campos de atuação no âmbito das intervenções com os problemas de saúde. Pelo menos para ir mais longe do que simplesmente indicar outro profissional para resolver um problema que tem mais aspectos do que aqueles da "alçada" (responsabilidade específica) da profissão, mesmo com as oscilações dos limites desta conforme os tipos e os graus de alteração nas variáveis que podem ser objetos de manejo de uma intervenção profissional.

No campo da Fisioterapia, os problemas e a atuação profissional mantêm também uma estreita relação com as condições de vida da população. Problemas com o movimento têm seus determinantes biológicos, sem dúvida. Entretanto, estes têm também seus determinantes sociais e ambientais. Os lesados e deficientes não o são somente por sua "biologia" ou "por infelicidade". Como se o acaso e a sorte fossem "causas" dos fenômenos e não apenas nomes dados para ocorrências que alguém tem dificuldade para explicar e utiliza uma designação que, no mínimo, serve como isenção para a própria responsabilidade de ter que resolver ou encaminhar o problema para uma solução. A Ciência e as demais formas de conhecimento têm denunciado constantemente, cada uma à sua maneira, as condições que afetam a vida e de que maneira o fazem. A administração pública e o regime político-econômico vigente possuem características que aumentam ou facilitam a ocorrência de certos eventos. Alguns autores, sistematizando dezenas de anos de estudo, têm insistido nisso: na determinação social e ambiental dos problemas de saúde (Illich, 1975; Laurell, 1975 e 1982; Leavell e Clark, 1977; Botomé e Rosenburg, 1981; Breilh e Granda, 1980; Chaves, 1980; Rebelatto e Botomé, 1983; Botomé e Santos, 1984; Nunes, 1985) ou do comportamento humano em relação à saúde e à sociedade (Seligman, 1977; Holland, 1973, 1975 e 1978; Botomé, 1979 e 1981a; Ferreira e Botomé, 1984), e mesmo da participação da Ciência, do ensino e da universidade na determinação das condições sociais em que vivem os organismos (Ribeiro, 1973 e 1978; Varsavsky, 1974 e 1976; Duran, 1975; Goldberg, 1975; Veja, 1978; Botomé e cols., 1979; Leite, 1980; Demo, 1983; Oliveira e Botomé, 1984; Botomé, 1986; Botomé e cols., 1986).

A Epidemiologia Social tem sido, no caso da Saúde, a área que tem produzido um conhecimento nesse sentido. O trabalho profissional na direção que esse conhecimento indica, porém, ainda necessita de operacionalizações e de tecnologia apropriada, que, por sua vez, dependem do conhecimento de outras áreas (administração, política, comportamento, entre outras) para se desenvolver. Tais operacionalizações e tecnologia também dependem das condições de ensino e de capacitação profissional, além dos demais recursos da sociedade (outras instituições) que também contribuem para a utilização (ou não) do conhecimento e das questões que surgem com essa utilização. Incluindo as que dão origem a procedimentos de investigação e elaboração tecnológica.

O próprio objeto de trabalho amplia-se, e a direção da atuação profissional muda conforme o nível de exame feito em relação aos determinantes das condições de saúde. "A partir do momento em que a comunidade é considerada (ou 'focalizada') como uma unidade econômico-política e não somente como um grupo socioeconômico, a saúde converte-se em assunto político e comportamental, cuja responsabilidade está não somente em mãos dos indivíduos, técnicos e comunidades, mas também dos governos constituídos e dos processos de gestão das instituições. Sem descartar nenhum aspecto do 'modelo de saúde pública', esta nova abordagem enfatiza as estreitas vinculações que unem as condições de saúde de uma população, suas necessidades básicas e seu desenvolvimento socioeconômico" (Nunes, 1985, p.58). Em relação a isso, é necessário fazer um grande – e urgente – esforço para produzir conhecimento novo e integrar conhecimentos de diferentes áreas para poder interferir com tal nível ou processo de determinação das condições de saúde. A organização da universidade, dos cursos, dos departamentos e de outras instâncias de gestão do trabalho dos cientistas e dos professores de nível superior e o próprio entendimento das funções das parcelas dessa organização é crucial para um desenvolvimento em relação a tudo isso no âmbito de um campo de atuação profissional em Saúde, como é a Fisioterapia.

Em algumas atividades, o atraso e a dependência de modelos inadequados são marcantes. A Fisioterapia, nesse contexto, pode ser criticada. A própria origem do campo de atuação profissional enfatizou aspectos e dirigiu o desenvolvimento desse campo para atividades recuperativas e reabilitadoras. Seu surgimento, como decorrência das Grandes Guerras, foi feito, fundamentalmente, para tratar pessoas lesadas fisicamente. O que parece inadequado é a manutenção, até hoje, de concepções de origem, sem integrar transformações relevantes – na sociedade, na tecnologia e no conhecimento – que se realizaram desde a época de sua gênese como profissão.

No Brasil e em relação à Fisioterapia, soma-se às questões de origem a própria estrutura do sistema educacional do País, que possui características mais de "transmissoras" do que de "produtoras" de conhecimento, a pouca experiência e a pouca tradição de pesquisa crítica na área e nas instituições de saúde. O saldo obtido é não só uma grande inércia (para manter a tendência de origem), como também uma forte resistência à mudança. O próprio corporativismo das organizações e das categorias profissionais pode ter sido e ainda ser um forte impedimento às mudanças necessárias e ao desenvolvimento da profissão. Mesmo tais características podendo ser entendidas como uma reação natural aos anos de regime militar instalado desde a década de 1960 até o final da década de 1980, que, para muitos, permaneceu até meados da década seguinte. Mas já decorreu muito tempo desde o final daquele regime para permanecer como justificativa ou atenuante, deixando de corrigir décadas de estagnação e retrocesso no ensino superior do País.

As mudanças não são só sociais, econômicas ou técnicas. Mesmo no plano científico e tecnológico, há muito por ser feito. Existe, inclusive, a necessidade de alteração dos próprios conceitos que parecem dirigir a atuação na área da Saúde, de maneira que explicitem melhor que seu objeto de trabalho deve se caracterizar não somente pelas "más e pelas boas condições de saúde". Ou, indo mais longe: as condições de saúde (em qualquer grau em que se apresentem ou possam apresentar-se) e as variáveis responsáveis por sua ocorrência (início, manutenção, alteração, aperfeiçoamento...), incluindo as variáveis socioeconômicas e, no dizer de Nunes (1985), econômico-políticas. O próprio nome e a caracterização do campo profissional exigem um conhecimento novo ou, pelo menos, a integração crítica e adequada de conhecimentos produzidos por diferentes áreas.

A Fisioterapia, nas definições existentes (história, legislação, ensino e literatura), na prática profissional e na formação de novos fisioterapeutas (disciplinas, objetivos de ensino e bibliografia utilizada), caracteriza-se, fundamentalmente, como uma maneira de atuar em relação à patologia do movimento ou das alterações fisiológicas decorrentes ou determinantes do movimento: fazer terapia, por meio de recursos de um certo tipo. O objeto de intervenção usualmente considerado é a patologia do movimento e algumas das variáveis que o determinam (em geral, as biológicas e as fisiológicas) ou, por outro lado, algumas patologias do organismo cuja cura pode ser feita mediante o movimento. Superar essa concepção exige que o movimento e todos os seus determinantes ou suas decorrências para a fisiologia do organismo sejam também objeto de estudo e, senão objeto, pelo menos instrumentos de intervenção. O que implica desenvolver conhecimento em diferentes áreas sobre aspectos do movimento ou de alguns de seus determinantes, nas áreas de conhecimento existentes ou, se for necessário, em novas áreas criadas que façam isso integradamente, de forma a produzirem o conhecimento de interesse para o trabalho do campo profissional e o ensino de novos agentes para desenvolver essa profissão. A responsabilidade da universidade, em relação a isso, é muito grande. É ela a instituição responsável pela produção do conhecimento de que a sociedade necessita para se desenvolver e pela formação de novos profissionais que irão utilizá-lo, contribuindo para o desenvolvimento social que interessa. As possibilidades de atuação profissional nesse campo dependem de conhecimento amplo, seguro, de boa qualidade, sobre o movimento, suas decorrências no organismo e seus determinantes.

A concepção, a organização e a gestão desses cursos de graduação podem ser um início de tal capacitação para integrar as modalidades de intervenção e o conhecimento existente ou em produção. É um equívoco educacional e uma séria lesão na formação de profissionais se os currículos de Fisioterapia também ficarem limitados a um conjunto de "disciplinas" lecionadas de acordo com interesses, perspectivas ou aprendizagens individuais sem um trabalho de planejamento coletivo que possibilite haver uma concepção de profissional e de educação orientando o que será feito pelos indivíduos em relação à formação do profissional desse campo de atuação. Há, por exemplo, uma extensa e arraigada desconsideração de que um profissional de nível superior precisa ser um profissional de tripla qualificação. Uma delas é ser capaz de uma intervenção técnica, ser capaz de manejar variáveis relacionadas à ocorrência de um objeto de intervenção (em qualquer grau de qualidade em que se apresente). Uma segunda é ser um professor de tarefas relativamente complexas em relação à saúde de alguém. Pelo menos com capacidade de orientar e aumentar a probabilidade de ocorrência de comportamentos de clientes ou outros agentes de saúde em relação ao fenômeno no qual deve realizar uma intervenção, com a participação de outros agentes ou dos próprios pacientes. Uma terceira qualificação é ser capaz de produzir conhecimento, utilizando o método científico, pelo menos em relação a problemas simples de investigação até no exercício da própria intervenção profissional. O Quadro 3 ilustra etapas básicas e gerais desses três processos de aprendizagem que podem integrar a formação de um Fisioterapeuta no âmbito de seu curso de graduação.

No Quadro 3 pode ser vista (no cabeçalho) a especificação dos três processos básicos para o exercício da profissão que precisam ser objeto de aprendizagem durante o curso de graduação. Produzir conhecimento não é apenas algo a ser aprendido em programas de pós-graduação ou em alguma especialização de interesse ocasional dos profissionais de nível superior. Há diversas condições em que o método científico de produção de conhecimento é muito importante como instrumental de investigação do que acontece com a pessoa que, eventualmente, pode ser um cliente com um problema-alvo a sofrer intervenção profissional.

Qual é esse problema e de que maneira ele será "alvo" da intervenção é algo a ser caracterizado a partir de observações cuidadosas, organização e interpretação dessas observações de forma a poder ter uma sólida base empírica (não apenas protocolar, teórica, convencional ou até ideológica ou de preferência e domínio do profissional) que possa ser, com alta probabilidade, fidedigna em re-

Quadro 3
Comparação entre etapas básicas e gerais de produção de conhecimento (pesquisa científica), de produção de aprendizagem (ensino) e de soluções de problemas na sociedade por meio de intervenção direta

Etapas	PROCESSOS BÁSICOS DE...		
	Produção de conhecimento	Produção de aprendizagem	Soluções de problemas por meio de intervenção direta
1	Formular problema de pesquisa	Caracterizar necessidades sociais e campo de atuação dos aprendizes	Identificar necessidades sociais e individuais de clientes
2	Delimitar problema de pesquisa (com revisão de literatura)	Delimitar competências--objetivo a desenvolver à luz do conhecimento e da caracterização feita	Caracterizar o problema de intervenção
3	Planejar coleta de dados	Planejar o processo de ensino	Planejar e projetar as etapas de intervenção
4	Coletar dados	Programar condições para cada etapa do plano de ensino	Realizar intervenção por etapas
5	Analisar e interpretar dados	Realizar programa de ensino por etapas	Avaliar cada etapa de intervenção
6	Divulgar resultados	Avaliar eficiência de um Programa de ensino	Corrigir ou aperfeiçoar cada etapa de intervenção
7	Avaliar impacto científico e social	Avaliar eficácia de um Programa de ensino	Avaliar o processo de intervenção
8	Corrigir ou aperfeiçoar processo de pesquisa	Corrigir ou aperfeiçoar processo de ensino	Corrigir ou aperfeiçoar processo de intervenção

lação ao que está acontecendo com quem apresenta uma queixa, solicitação, dificuldade, sofrimento etc. O problema a ser objeto de intervenção é sempre algo a ser delimitado pelo trabalho (do profissional) de observação inicial de alguém que será considerado portador ou vítima de um problema a sofrer intervenção.

Tal método está esquematizado na sequência de aprendizagens da coluna da esquerda do Quadro 3. Ele constitui a formação básica que servirá de "lastro científico" para as decisões do que está esquematizado na coluna da direita no Quadro 3, também como uma sequência de comportamentos a serem aprendidos, mas como componentes de um processo de planejamento, organização e programação da intervenção profissional. A linguagem que apresenta as decisões (e comportamentos) inerentes a um processo de produção de conhecimento, na coluna da esquerda no quadro, é específica e delimitadora das etapas de desenvolvimento de um processo de produção de conhecimento científico. Desde a formulação de um problema de pesquisa até a interpretação de dados, a divulgação e a avaliação e o aperfeiçoamento do próprio processo de produção de conhecimento. Considerar tudo isso pela mera designação de "pesquisa" é correr o risco de escamotear a complexidade dessa formação e realizar a "aprendizagem de pesquisa" como se fosse a escolha e o uso de técnicas ou as meras rotinas de acompanhamento de pesquisa de algum pesquisador que usa o trabalho e a participação de alunos em um de seus trabalhos de produção de conhecimento, ou de meras "atividades de pesquisa rotineiras". Há algo importante nessa comparação, aparentemente com uma caricatura do que pode estar sendo feito como "formação científica" nos cursos de graduação. O processo ilustrado em etapas ainda gerais na coluna da esquerda no Quadro 3 pode não ser um consenso no meio acadêmico, mas explicita uma alternativa de entendimento do trabalho de ensino-aprendizagem do processo de produção de conhecimento científico. Talvez ele possa ser útil para auxiliar na composição de um currículo de graduação que inclua uma efetiva "formação científica" de seus estudantes.

Como já foi sinalizado, na coluna da direita do Quadro 3 está esquematizada uma sequência de comportamentos ou de decisões a serem realizadas como etapas de um processo de "solução de problemas por meio de intervenção direta do profissional de nível superior".

Ainda é possível e necessário ser mais específico em relação a essas considerações. Para que os vários tipos de atuação em Fisioterapia possam ser concretizados, é preciso identificar (perceber) o fenômeno do movimento em todas as suas dimensões (variáveis componentes), em vários níveis de microscopia (químico, fisiológico, biológico, comportamental, social, administrativo, ecológico ou político). Além disso, é necessário aumentar a visibilidade sobre como se dão as relações de determinação dos múltiplos aspectos do movimento, além daquelas em que o movimento determina – para bem ou para mal – outras condições de saúde. Descobrir as variáveis envolvidas, descrevê-las, medi-las, para especificar quanto e de que forma participam das relações de determinação quanto ao movimento, assim como de que forma produzem decorrências para a fisiologia dos organismos, são exemplos de tarefas que precisam ser realizadas para desenvolver o conhecimento necessário para a atuação dos profissionais do campo de atuação denominado Fisioterapia e para a formação de novas gerações de profissionais desse campo, mesmo, e principalmente, no âmbito dos cursos de graduação em Fisioterapia.

A sequência de comportamentos considerados importantes para a aprendizagem de um trabalho de intervenção profissional é, também ela, uma alternativa que está apresentada como um ciclo completo que vai desde "identificar necessidades" (de indivíduos ou de coletivos) até corrigir ou aperfeiçoar processos de intervenção a partir de dados de avaliação da "intervenção realizada". Nessa sequência não aparece o termo "diagnosticar" o que acontece que deve sofrer intervenção. Isso é proposital, uma vez que o termo "diagnóstico" está sendo comumente utilizado para designar uma etapa de "inclusão de sinais e sintomas" em uma categoria de "patologia" (problema ou "categoria de intervenção") já conhecida ou convencionada como designação de determinado conjunto de "sinais e sintomas". De certa forma, há uma contraposição entre esse procedimento e o que está apresentado, no qual o "diagnóstico" é realizado melhor como "caracterização do problema a ser alvo de intervenção a partir da identificação de necessidades" e não como inclusão em "uma categoria de sinais e sintomas". Também aqui há contradições entre a sequência apresentada no Quadro 3 e o que pode ser habitual, frequente ou familiar no meio profissional. Resta avaliar as alternativas com os cuidados pertinentes e verificar o que pode ser útil (ou mais útil) para o desenvolvimento da profissão e dos profissionais em contraste com o que pode ser apenas mais adaptativo ou com menos investimento e trabalho.

Também a outra sequência de aprendizagens apresentada na coluna central do Quadro 3 pode parecer controversa em relação ao que é conhecido e habitual como "formação pedagógica" nos cursos de graduação (em quase todos considerados "disciplinas de licenciatura"). A formação profissional em relação a essas oito "etapas" de aprendizagem de um processo de intervenção profissional por meio de ensino não é uma opção para quem, eventualmente, quer dar aulas de fisiologia ou de disciplinas afins. Também não é apenas uma opção para quem vai orientar-se para trabalhar com ensino superior. É necessário aprender, minimamente, a intervir em situações-problema quando quem tem acesso às variáveis constituintes, determinantes ou decorrentes do que é considerado "problema" é outra pessoa diferente do próprio profissional que coordena, orienta e, em parte, realiza uma intervenção. Trata-se de capacitar as pessoas que têm acesso a essas variáveis a realizarem procedimentos adequados para seu manejo, e isso depende de quão bem o profissional fisioterapeuta, na profissão em exame, seja capaz de "ensinar" uma pessoa a realizar o que ele, como profissional, considera importante para alterar o problema caracterizado, mas que não tem acesso direto a essa realização e depende dos comportamentos de outra pessoa para isso.

Ensinar não é um trabalho exclusivo de professores formalmente considerados como tais. Pais, clientes, cônjuges, parentes, atendentes, auxiliares, funcionários, outros profissionais etc. também podem ser aprendizes do que seja necessário aprender para lidar com um problema-alvo de intervenção de um fisioterapeuta ou qualquer outro profissional de nível superior. Isso faz com que "ensino" seja também um procedimento de intervenção profissional, mesmo para quem não quer "profissionalizar-se como professor formal". Ensino é uma designação também para qualquer forma de intervenção que exija capacitação de terceiros para participar da realização de alteração de qualquer aspecto (variável, conjunto de variáveis, processos, procedimentos, condições etc.) que esteja relacionado à ocorrência de um problema que necessite de intervenção profissional.

Em outras palavras, a formação em "uma capacitação para ensinar" não é algo "optativo" para quem realiza um curso de graduação, mas uma modalidade de intervenção profissional como outros recursos de trabalho que é relevante aprender como modalidades de intervenção nos problemas das pessoas e da sociedade. Os três processos ilustrados no Quadro 3 não são opções, são capacitações básicas para qualquer formação profissional em nível do ensino superior de graduação. Pelo menos pelo que está examinado nesse quadro, embora sintético, ainda genérico e incompleto, mostra indicadores de três modalidades de formação indispensáveis como parte do "currículo" de qualquer curso de graduação na universidade.

As etapas ilustradas em sequência no Quadro 3, porém, não são apenas etapas de três processos independentes, mesmo que possam ser considerados assim em um discurso ou representação. Eles, além de serem fundamentais para a formação de um profissional de nível superior, são também três processos interligados e constituintes de um conjunto que, em uma capacitação adequada, devem ser construídos com várias interligações. Eles não têm significado e relevância apenas em si mesmos. O relacionamento entre os três processos também é importante como uma parte da formação relativa à realização deles. Na Figura 11 há uma representação gráfica que indica essas relações de maneira esquemática.

Os processos esquematizados na Figura 11 não devem ser considerados meras opções para os estudantes de graduação escolherem, pelo menos do ponto de vista do que está sendo examinado: as intervenções profissionais de pessoas formadas por cursos de graduação sempre envolvem a produção de conhecimento em relação ao problema a ser alvo de uma intervenção. Assim como envolvem também intervenção direta do profissional nos processos que ocorrem (manejando variáveis e condições de maneira direta) e intervenções indiretas nesses processos, por meio da participação de outros agentes sociais (auxiliares, a própria pessoa que apresenta o problema, familiares, técnicos diversos e até outros profissionais ou agências que têm papéis em um traba-

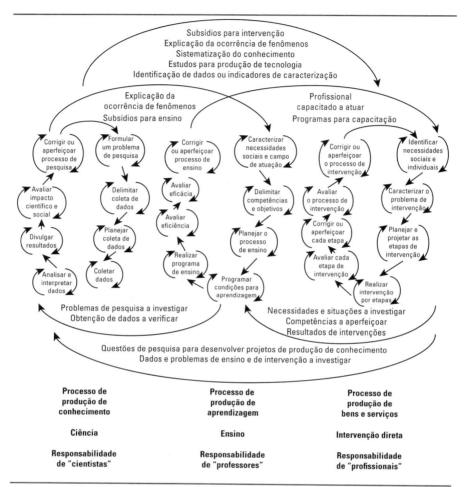

Figura 11. Representação esquemática de relações entre os três processos de intervenção com a produção de conhecimento: a própria produção de conhecimento, a produção de aprendizagem e o trabalho profissional de produção de bens e serviços, com a identificação de exemplos de etapas gerais desses processos e das interações entre as etapas como encadeamentos de comportamentos integrantes dos papéis de cientistas, professores e profissionais.

lho de intervenção). Na Figura 11,[13] as setas existentes indicam relações de diferentes tipos entre os três processos básicos considerados integrantes de

---

13. A representação gráfica nesta figura foi adaptada de um esquema elaborado pelo Dr. Ioshiaqui Shimbo, professor da Universidade Federal de São Carlos, como participante de um curso de especialização em planejamento e programação de condições de ensino superior, realizado nessa mesma universidade, na primeira metade da década de 1980.

qualquer âmbito ou nível de intervenção profissional, desde atenuar o sofrimento até desenvolver condições mais elaboradas na consecução de qualquer processo na sociedade ou na natureza (ver a Figura 2 do Capítulo 7).

Na Figura 11, cada uma das várias etapas de cada um dos três processos está circulada por duas pequenas setas que simbolizam que cada etapa pode ser um subprocesso que, inclusive, pode ser repetido até garantir que sua execução está correta e completa. Não é uma "circularidade", mas um trabalho de aperfeiçoamento dentro de cada etapa de qualquer dos três processos, desde que seja resultado de avaliações contínuas do trabalho de intervenção. Também há uma seta pequena indicando a passagem de uma etapa para outra à medida que cada etapa esteja em um grau de elaboração suficiente para prosseguir para outra. Isso representa etapas que também servem de retroinformação a respeito da adequação de etapas anteriores como elementos de sustentação para prosseguir em cada um dos processos. No conjunto, cada um dos processos pode ser considerado algo realizado em uma espécie de espiral de desenvolvimento e de complexidade, cada etapa criando sustentação para a próxima, embora muitas vezes sejam feitas com superposição de partes de uma etapa em relação a outra e, também, servindo como uma espécie de *feedback* para avaliar a adequação da etapa anterior.

Na parte superior da Figura 11 há uma grande seta indicando uma interação entre a coluna relacionada com produção de conhecimento e as outras duas colunas relacionadas com modalidades de intervenção (indireta, por meio de ensino, e direta, pelo profissional responsável pela intervenção), particularmente a terceira (à direita). Tal seta indica que os processos de produção de conhecimento (Ciência) subsidiam a realização das intervenções diretas ou indiretas, possibilitam construir explicação para a ocorrência de fenômenos, sistematizam o conhecimento existente, fornecem informações para produção de tecnologia e possibilitam a identificação de dados ou indicadores de caracterização do que está ocorrendo e que pode ser alvo de qualquer modalidade de intervenção. Em uma seta um pouco abaixo da maior apresentada acima da Figura, há uma que liga o processo de produção de conhecimento com o processo de produção de aprendizagem, e indica as contribuições do primeiro com o segundo por meio da construção de explicações para a ocorrência dos fenômenos e fornecimento de subsídios para ensino. À direita, no mesmo nível acima da figura, há uma seta que relaciona o processo de ensino (intervenção indireta) com o processo de intervenção direta, indicando resultados possíveis dos processos de ensino (profissional ou de outras pessoas aptas a atuar em relação aos problemas e programas de trabalho de capacitação de agentes de intervenção ou auxiliares para realizar essa intervenção).

Na parte inferior da Figura 11, há uma grande seta indicando uma relação entre o processo de intervenção direta (produção de bens e serviços) e o trabalho de produção de conhecimento. As intervenções possibilitam levantar questões para investigar com processos de produção de conhecimento para respondê-las ou dados e problemas de ensino e de intervenção a investigar. A seta menor na parte baixa à direita da figura indica relações entre o processo de intervenção direta e os processos de ensino e de pesquisa: necessidades e situações a investigar, competências de diferentes agentes envolvidos com a intervenção direta a desenvolver e aperfeiçoar, resultados de intervenções a serem avaliados por meio de pesquisa e para aperfeiçoar os processos de ensino. O mesmo tipo de seta, na parte inferior à esquerda, indica a relação dos processos de intervenção direta ou indireta com os processos de produção de conhecimento: evidenciar problemas de pesquisa a investigar em relação a qualquer das duas modalidades de intervenção, fornecer dados a verificar com procedimento de investigação científica. Os três processos, designados na parte inferior da Figura 11, também são usualmente conhecidos como "Ciência", "Ensino" e "produção de bens e serviços" (as intervenções profissionais diretas). Também usualmente e de maneira que pode ser considerada inadequada são considerados responsabilidades exclusivas de cientista, ou de professores ou de profissionais. No entanto, em graus variados, esses três processos constituem a base de um trabalho de intervenção profissional de nível superior em qualquer campo de atuação na sociedade, e são processos que constituem o núcleo de desenvolvimento da formação profissional no âmbito dos cursos de graduação.

Os três processos esquematizados e relacionados no Quadro 3 e na Figura 11 constituem possibilidades de aperfeiçoamento do desenvolvimento da profissão já nos cursos de graduação. Uma instância, talvez mais imediatamente ao alcance de transformações ou modificações pelos agentes que constroem a profissão (cientista e professores relacionados a ela). Essa imediaticidade pode ser facilitada pela própria ocorrência em qualquer instituição de ensino superior na qual atuam cientistas e professores relacionados ao campo de atuação profissional em Fisioterapia.

O próprio ensino de graduação é uma instância que pode atender a uma parte importante dessas exigências indicadas no Quadro 3 e na Figura 11, incluindo, de maneira bem planejada, uma formação científica que seja um instrumento e maior percepção do papel do conhecimento para o exercício profissional. A própria expressão "formação científica do profissional" ainda é utilizada de maneira grandemente influenciada pelo que é comum ou conhecido no sistema social (ou na cultura geral) predominante. Supõe-se que "formação científica" é fazer o aluno ler artigos científicos ou adotar conceitos e técnicas produzidos ou relacionados a trabalhos de cientistas. Isso é um equívoco. O mais importante é, durante a formação em um curso de graduação, já ter a possibilidade de lidar com a produção de conhecimento e de relacionar o conhecimento produzido ou existente com duas grandes modalidades de intervenção que pode ser feita pelos profissionais formados: a intervenção direta nos problemas, quando é o profissional que altera as variáveis existentes, e que interferem na ocorrência dos problemas, e a intervenção (indireta), por meio do ensino de quem lida ou está em contato com os problemas e as variáveis que se relacionam com a ocorrência desses problemas.

Todo o conjunto dos três processos examinados é o que, pelo menos como iniciação (científica, educacional e técnica), os estudantes universitários deveriam realizar e integrar em sua formação acadêmica. O currículo de graduação, em geral, reúne essas exigências de maneira confusa ao longo do curso e não garante exatamente o que é mais importante: uma formação integrando essas três modalidades de trabalho com o conhecimento. Não apenas coisas isoladas ou estanques. Por exemplo, participar como ajudante em uma pesquisa ou acompanhar o trabalho de pesquisa de um professor como se isso fosse "iniciação científica" ou bastasse como tal. Ou, ainda por exemplo, fazer uma monitoria ou cursar algumas "disciplinas pedagógicas" como formação educacional (para ensinar outras pessoas a realizarem o que for necessário para participar ativamente de uma intervenção técnica em problemas na sociedade).

É possível, porém, ir mais longe e com maior profundidade em um processo de formação que, efetivamente, integre as três modalidades de trabalho que precisam constituir o perfil de um profissional de nível superior. E isso pode ser feito, inclusive, com a participação dos estudantes desde a formulação de problemas de pesquisa, de ensino ou de intervenção que eles mesmos identifiquem e escolham como ponto de partida para seus projetos de estudo, ensino e intervenção, mesmo que em condições de estágio, monitoria ou iniciação científica. O protagonismo dos estudantes na realização de toda e qualquer etapa desses três tipos de processos (e das relações entre eles) é fundamental para garantir uma boa qualidade em sua formação profissional. Que é, relembrando, uma formação tríplice: produzir conhecimento, intervir diretamente e por meio de ensino, sem que sejam apenas "ensaios" ou "exercícios" desvinculados do projeto de desenvolvimento de cada estudante do curso de graduação.

É necessário, por outro lado, complementar ao que foi examinado até esse ponto com relação à necessidade da existência de bons pesquisadores que produzam novos conhecimentos e sistematizem, organizem e integrem os conhecimentos já existentes quanto ao objeto de interesse: as relações entre o movimento, sua determinação e suas decorrências. Apenas com conhecimento de bom nível disponível e acessível é possível desenvolver um campo de atuação profissional.

E esta é, sem dúvida, uma das responsabilidades sociais da universidade que constitui uma de suas atribuições em relação aos objetivos pelos quais deve responder perante a sociedade. Ser uma "instituição" (algo instituído pela sociedade) e ter "atribuições" (papéis que lhe são atribuídos) é algo que exige uma compreensão das sutilezas e da trama de relações que constitui a sociedade. Por isso os conceitos aqui examinados não devem ser frutos de opinião pessoal, improvisos ou preferências individuais. Eles têm aspectos importantes que representam parte do contrato social que organiza e rege as relações sociais. A própria definição de objetivos e funções das instituições e suas respectivas atribuições envolve muitos conceitos, ainda com muitas falhas e equívocos difundidos em relação a suas formulações. Isto é, apesar de avanços existentes já configurados na literatura científica, algo a construir. E de forma permanente.

O conhecimento organizado sob o nome de Epidemiologia Social (ver Nunes, 1985), por exemplo, dirige a atenção para uma necessidade que nasce pelo grau avançado de conhecimento nessa área: identificar de que forma variáveis sociais, administrativas, institucionais, socioeconômicas e econômico-políticas influem nas condições e nas características do movimento humano. O meio ambiente, as atividades cotidianas, o tipo e as condições de trabalho e as oportunidades de atividade física, desportiva, de lazer (entre outras), são exemplos de condições diretamente influenciadas pelo sistema econômico e pelo regime político predominante, pelo menos para a maior parte da população. A realização de estudos sobre isso tudo, e até o desenvolvimento e a organização de uma nova área de conhecimento a respeito desses processos, é uma perspectiva para os que se dedicam à pesquisa, mas também é uma condição necessária para a formação de novos profissionais e para a melhoria e o desenvolvimento dos trabalhos no campo de atuação profissional.

Em um trecho anterior foi considerado que havia três perguntas, após esclarecer duas possibilidades de trabalho em relação ao conjunto da rede de interações de eventos (e de suas variáveis constituintes), conforme sintetizou e representou esquematicamente a Figura 10 (rede de variáveis em relação): (a) como se localiza cada profissão e cada área de conhecimento em relação a essa rede? (b) O que, dessa rede de relações, constitui a Fisioterapia? E (c) onde está o objeto de trabalho da Fisioterapia nessa rede de relações entre eventos? Cada leitor já deve poder estar respondendo a essas três perguntas. Vale elaborar o que cada um responde a elas e verificar, de alguma forma, a adequação dessas respostas aos recursos disponíveis neste livro ou no cotidiano de trabalho de cada um. Os dados são muitos e de uma riqueza enorme na vida de cada um. Não é útil desconsiderá-los.

6. Formação de novos profissionais como parte do "planejamento" do campo de atuação profissional

Um dos aspectos mais importantes nos modelos de sociedades desenvolvidas, principalmente nos que enfatizam uma organização preponderantemente "socialista" (em oposição a "capitalista"), é o planejamento da sociedade em função do que ela quer conseguir de si mesma, sem reduzir a expressão de "planejamento da sociedade" a um planejamento centralizado ou estatal. O planejamento é, em síntese, uma expressão da visibilidade de fins e meios, da intencionalidade de quem o realiza e de quem vai realizar o que é planejado.[14] Nesse caso, a intencionalidade estaria significando a explicitação precisa, analítica, integrada e organizada do que é necessário conseguir e como cada um vai se portar para conseguir isso, antes de iniciar esse procedimento e não, como é frequente, entender planejar por ter ideias, agir e racionalizar[15] o que é feito (ou foi feito, ou não está sendo feito) à medida que ocorre a ação (ou depois de sua ocorrência). As direções de ação em um e outro caso são muito diferentes, assim como a velocidade do desenvolvimento de quem (ou do que) pretenda agir de uma ou outra forma. Isso é especialmente sério (tem consequências rápidas e intensas) no caso de instituições e sociedades, tanto no sentido positivo quanto no negativo: de construção e desenvolvimento ou de destruição e involução do trabalho, das instituições e do próprio conhecimento.

Também é frequente uma noção sobre planejamento que, embora apareça de outra forma, não deixa de ser semelhante à que foi considerada: administrar rotinas com "técnicas" ou "ideias novas" ou "fazer coisas diferentes para os mesmos resultados" (e não necessariamente coisas mais baratas e eficazes) ou, simplesmente, supor que fazer uma relação (lista) com tarefas de rotina ou com etapas de trabalho basta como "planejamento". Outras vezes, há a suposição – nem sempre consciente – de que planejar é "discutir e debater muito antes de começar a fazer". Há várias outras concepções sobre planejar que têm

---

14. Para aprofundar a noção de planejamento, é conveniente examinar as obras de Carlos Matus (1996a, 1996b, 1997a e 1997b) e Huertas (1996).
15. O termo "racionalizar" é empregado aqui com ênfase na direção de seu significado psicanalítico: fazer uma "arrumação" racional – verbal – daquilo que, na verdade, aconteceu de outra forma ou por outras razões. Nesse sentido, serve mais para encobrir e justificar (esquivar ou fugir de eventos indesejáveis) do que para fundamentar algo a ser feito, avaliar algo que foi realizado ou "explicar" e demonstrar a explicação de qualquer desses eventos.

pouco ou nada a ver com o conceito, mas que são difundidas, familiares e constantemente executadas e aceitas no meio social e profissional. Isso lhes confere uma força que reduz a probabilidade de resolver os problemas envolvidos com esse conceito (de mudar os conceitos e as práticas sobre o que é planejar) por meio de informação ou esclarecimento apenas. Parece necessário desenvolver procedimentos para interferir nas noções e no que é feito quanto ao planejamento do ensino de nível superior nas universidades.

Outro aspecto importante no processo de planejamento consiste no entendimento de que não é qualquer pessoa, em qualquer lugar, condições ou ocasião que pode fazê-lo quando se trata de instituições ou sociedades. Assim como não é qualquer procedimento que possibilita realizá-lo a contento quanto à função que deveria ter tal planejamento. Cada tipo de problema, para o qual o planejamento é um dos componentes do processo de solução, exige procedimentos de planejamento, bem como instrumentos e condições apropriados (não necessariamente as ideais, mas necessariamente as adequadas). Do contrário, planejar pode transformar-se em mera entronização e institucionalização de delírios coletivos. O preço a pagar poderá ser muito alto conforme a direção em que forem orientadas as ações com relação às alternativas indicadas para o ensino de nível superior, especificamente o de Fisioterapia. Matus (1997a) ilustra bem essas possibilidades em seu livro *Adeus, senhor Presidente: governantes governados*, assim como aprofunda o conceito de planejamento estratégico em várias de suas obras (ver referências de Carlos Matus, ao final deste livro).

As profissões podem ser planejadas. Resta esclarecer onde, quanto, como, quem realiza ou pode realizar tal processo em relação a um campo de atuação profissional. Um primeiro aspecto a considerar é que tal tarefa é um processo coletivo realizado em várias etapas e instâncias. O que exige gestão e coordenação competentes e constantes. Há legislação sobre cada profissão, e fazer as leis que regem uma profissão (ou fazer suas alterações) é uma instância e uma forma de "planejar" essa profissão: define o que ela vai ser, sua abrangência, seus limites e até suas condições. Há também possibilidades de "planejá-la" por meio de sua fiscalização ou administração, tanto mediante órgãos como conselhos regional e federal quanto por meio de sindicatos e associações de classe, analisando e propondo mudanças na atuação profissional ou critérios que sirvam para julgar ou avaliar a adequação do exercício profissional. Isso, com grande poder de influência, define e orienta o que vai ser esse exercício. Outro nível ou instância em que é possível "planejar" a profissão é por meio do ensino de novos profissionais. Os professores e gestores do ensino de graduação, ao definir o que os aprendizes de uma profissão vão aprender para atuarem como profissionais, também orientam o que vão fazer como profissionais. Os professores e gestores, mesmo com pouca visibilidade e reduzida "intencionalidade consciente", constroem, nos alunos, os "entendimentos da profissão". E "planejam" o que será a profissão na medida em que colocam limites ou os ampliam. E, nisso, orientam em uma ou outra direção ou enfatizam algumas atuações e aprendizagens em detrimento de outras possíveis (às vezes até desconhecidas de quem faz as definições). Essa parece ser a forma de "planejamento da profissão", que interessa examinar um pouco mais demoradamente (ver Botomé, 1988).

Um segundo aspecto a levar em conta quanto ao que possa ser considerado planejamento é que cada um dos tipos de planejamento exemplificados deverá complementar o outro, embora o que frequentemente aconteça seja concorrência ou desintegração entre um tipo e outro. A decorrência mais notável é a profissão em que isso acontece oscilar continuamente em suas definições e no padrão de sua atuação em geral, quando ele não decai abaixo de níveis razoáveis de aceitação. O aumento de conflitos e de condições aversivas da organização e da pouca participação nas decisões que administram e afetam a profissão é outro exemplo de consequências que não interessam à profissão. Não parece necessário enumerar as decorrências indesejáveis nessa "desarticulação" entre os vários tipos ou níveis de planejamento. Parece suficiente salientar que as características de uma profissão não aparecem "gratuitamente" e não são "casuais". Também não significa que tais possibilidades, tipos e graus de "planejamento" esgotem as fontes de influência das características da profissão: regime político, sistema econômico, condições sociais do País e mercado profissional são algumas dessas influências. Elas, porém, não negam nem anulam as possibilidades de influência dos tipos, das formas e dos graus de planejamento da profissão que foram citados nem a solidez, clareza e precisão dos conceitos de sustentação do trabalho profissional, os de capacitação de novos profissionais nem os de produção de conhecimento para subsidiar tudo isso de forma sustentável.

No caso específico da Fisioterapia, além da necessidade do desenvolvimento do conhecimento em diferentes áreas que podem contribuir para capacitar e lidar melhor com a motricidade dos organismos, é preciso desenvolver o conhecimento sobre a formação de profissionais nesse campo. Melhor dizendo, o campo profissional não parece utilizar na formação dos fisioterapeutas grande parte do conhecimento disponível sobre a motricidade (em áreas como Psicologia, Sociobiologia, Administração, Saúde Coletiva, entre outras), e nem sobre aprendizagem e ensino em nível superior. Essas duas lacunas comprometem seriamente o "planejamento da profissão", na medida em que o que existe como "modelo" orientador para o ensino de novos profissionais são as "rotinas" de técnicas que a profissão tem, acrescida de algumas novas de vez em quando, ou de algumas melhorias nas já existentes. O que também acontece com o trabalho de capacitação desses profissionais.

A formação de novos profissionais é, considerando os exames feitos, uma clara orientação – mesmo que por omissão ou passividade dos que desenvolvem o ensino nos cursos de graduação – do que será a profissão nos anos seguintes. A formação dada a esses profissionais, ao possuir características que determinam uma ou outra maneira de atuar quanto aos problemas da sociedade, determinará, por decorrência, o que irá caracterizar o objeto e as atividades ou as rotinas de trabalho da profissão nos anos seguintes àqueles em que os alunos são submetidos a essa formação (Editora Abril, 1976). Dessa maneira, o ensino dos futuros profissionais é um modo de planejar os caminhos e as direções que irão nortear o exercício de uma profissão e os contornos de seu respectivo campo de atuação profissional (no caso, as possibilidades de atuação dos fisioterapeutas). Isso é muito diferente das concepções que consideram que o mercado profissional (as ofertas de emprego) não tem nada que ver com a universidade ou com as características do ensino de graduação. Ou, mais ainda, com as concepções que enfatizam que o ensino deve restringir-se a preparar profissionais para as ofertas de emprego existentes. As influências da sociedade, da vida das pessoas, de suas condições específicas de educação e econômicas, além de outras, interferirão no que o profissional desenvolverá como atuação profissional. Mas, exatamente por isso, a formação acadêmica, durante os anos de duração dos cursos de graduação, deve ser otimizada e constituir uma influência forte o bastante para contrabalançar ao máximo as demais influências que serão exercidas pelo mercado de trabalho, pelas pressões dos clientes, pelas conjunturas sociais diversas com as quais o profissional se defrontará durante sua vida profissional (ver Demo, 1983).

A legislação que delimita as concepções do que deve ser o profissional de Fisioterapia no Brasil deixa transparecer os aspectos que não contribuem para essa explicitação ou para o desenvolvimento sobre quais são – ou deveriam ser – as características fundamentais da profissão. O ensino universitário, que, em grande parte, poderia corrigir ou atenuar essa distorção não parece fazê-lo. Pelo contrário, parece fortalecer e enfatizar as concepções limitadoras e deformadoras em relação às possibilidades e às concepções desse campo profissional, já existentes na legislação. Parece que o ensino é apenas reflexo daquilo que já existe, é crença coletiva (aquilo em que a maioria acredita) e é rotina (já é feito de determinada maneira), e não a preparação para transformar e melhorar a realidade que existe e com a qual os alunos, como profissionais, se defrontam em todos os momentos do exercício de suas profissões e até durante sua formação acadêmica. Queiram ou não os planejadores e professores ou os administradores universitários.

Os dados sobre as características do que é ensinado em Fisioterapia mostram que o modelo básico de raciocínio para definir o que deve ser ensinado ainda é bastante inadequado. O ponto de partida do ensino parece ser as informações existentes e conhecidas pelos docentes e não as situações-problema com as quais o profissional deverá estar apto a lidar e que constituem "as necessidades da população a quem o fisioterapeuta deverá estar apto a servir" (ver Botomé, 1981, 1983 e 1988). A atuação profissional, enquanto o ensino for realizado dessa maneira, tenderá a ser uma "projeção do passado" e não um "projeto do futuro", orientador do que "fazer no presente". Ao planejar o ensino, alternativamente ao modelo tradicional, a partir das "necessidades da população", é necessário decidir o que precisa ser feito pelos profissionais para resolver ou contribuir para a resolução dessas necessidades. Isso implica projetar o que deve ser tal profissional, o que ele deverá estar apto a realizar profissionalmente perante as situações com as quais se defrontará. Ou, dizendo de outro modo, que classes de ações irão caracterizar suas aptidões para construir a contribuição específica do campo de atuação profissional na solução das necessidades da população ou da sociedade. É, sem dúvida, mais complexo do que ensinar aos alunos "o que sabemos", ou "adotar informações de alguns autores" (ou talvez "adotar um livro-texto"), com a tradicional rotina de apresentar essas informações aos alunos e cobrar deles adesão, repetição, cópia ou paráfrases em relação ao que lhes foi apresentado (ver Quadros 5 e 6 do Capítulo 4).

As exigências para trabalhar dessa forma alternativa são múltiplas: redefinir e esclarecer o papel do conhecimento (não só como produto, mas também como processo) na formação para a atuação em um campo profissional, identificar as situações-problema e as necessidades da população do País em relação às quais a profissão deve dar alguma contribuição; desenvolver metodologia para realizar tal identificação; derivar, dessas situações, que aptidões (comportamentos-objetivo) o profissional deveria ser capaz de ter; descrever quais as aprendizagens envolvidas nessas "capacitações", entre outras (Botomé, 1983). Há também exigências para produzir outro tipo de conhecimento – sobre o campo profissional e em diversas áreas – a fim de poder realizar um ensino de outra maneira além da que é tradicionalmente realizada nos cursos de Fisioterapia do País. Ou, ainda, exigências quanto à tecnologia, aos procedimentos, às estratégias e à capacitação de recursos humanos (professores e administradores de universidades) para implementar a forma proposta como alternativa ao procedimento básico de ensino tradicional e mais difundido nas universidades existentes no Brasil.

Aparentemente, pelas exigências e pelas características do que foi apontado como alternativa para a concepção de ensino tradicional em Fisioterapia, será necessário realizar grande mudança – em extensão e profundidade – nesse ensino e nas instituições de ensino superior. Isso não só exige conhecimento, mão de obra e muitos recursos, além de um tempo não muito pequeno para concretizar-se. É possível, porém, desenvolver, gradualmente, uma maneira de realizar a formação profissional a partir das necessidades da população e não apenas das informações conhecidas pelos docentes ou de sua preferência pessoal.

Uma linha de atuação pode ser a redefinição do que deve ser ensinado no curso como um todo (como mostram Botomé e cols. [1979], para o curso de Enfermagem, e Vieira (1997), para o curso de Educação Física) ou para disciplinas de um curso (Botomé e Franco, 1980; Botomé e Seixas, 1980; Miranda e Botomé, 1980; Naganuma e Botomé, 1981; Ogasawara e cols., 1981; Rebelatto e cols., 1981; Santos e cols., 1981; Shimbo e cols., 1981; Silva e cols., 1981a e b; Tudella e cols., 1981; Toyoda e cols., 1981; Brentano e cols., 1983; Rizzon e cols., 1983; Silva e cols., 1983; Seixas, 1984; Miranda, 1986; Stédile, 1996; e Claus, 1997). Esses autores trabalharam cada um em suas respectivas disciplinas em alguns cursos da Universidade Federal de São Carlos e da Universidade de Caxias do Sul, com suas várias obras, influíram no desenvolvimento de alguns cursos de graduação no campo da Saúde.

Outra linha de atuação é a de desenvolvimento de estratégias de ensino em qualquer disciplina em algum curso de graduação. Yamamoto e Yamamoto (1986) realizaram um trabalho desse tipo ao desenvolver o ensino de ética profissional apoiado em uma estratégia: examinar quanto e como os profissionais atendem, com seu trabalho, às necessidades da população e propor, diante desse exame, as alterações necessárias, inclusive nas normas definidoras da profissão. Botomé e cols. (1986), ao estudarem alternativas de atuação profissional do psicólogo, propõem um roteiro orientador para uma sequência de atividades (que podem ser consideradas o programa básico de uma disciplina de graduação) auxiliares na identificação de alternativas de atuação profissional, voltadas ao atendimento das necessidades da população na região em que vai ser desenvolvida a atuação desse profissional. As atividades propostas vão desde a identificação de problemas sociais até a proposição de alternativas de atuação profissional para análise, solução ou encaminhamento de cada um desses problemas. Os dois trabalhos (na verdade são "estratégias-programa" de desenvolvimento de disciplinas nos cursos de graduação) possibilitam inclusão imediata, em qualquer curso, de unidades (disciplinas) de ensino que capacitam o estudante a orientar decisões de atuação em função de necessidades sociais.

Esses mesmos tipos de procedimento, com as alterações necessárias, poderiam também servir para realizar um levantamento dos problemas da população relacionados com um determinado tipo de profissional. A partir desses dados, a formulação de comportamentos que deverão fazer parte do repertório dos novos profissionais e a inclusão desses comportamentos no currículo de formação profissional tornar-se-iam mais fáceis e aumentariam a probabilidade de haver profissionais que fossem capazes de lidar com uma parcela dos problemas sociais e não apenas a "dominar técnicas conhecidas para tratar patologias de certo tipo".

Entretanto, as limitações do modelo tradicional de ensino no campo da Fisioterapia não se restringem ao ensino de ações tradicionais ou familiares para lidar com certos valores de alguns tipos de problemas ou patologias individuais. As características das disciplinas desenvolvidas nos cursos de graduação em Fisioterapia também influem na maneira como é concebido o objeto de trabalho da profissão, na medida em que enfatizam mais o desenvolvimento de aprendizagens voltadas para determinado tipo de assistência à saúde (curativa e reabilitadora) mediante o ensino de "técnicas de tratamento", propostas pela literatura ou tradição e experiência da profissão. É possível e necessário – talvez urgente – alterar tais concepções e disciplinas nos cursos de graduação sob pena de transformar a profissão em algo inerte a se repetir, apesar da realidade social (mantendo o passado por meio da conservação de certos tipos de aprendizagens dos alunos), em vez de ser algo que se renova – já no próprio processo de construção de uma formação profissional – em função das necessidades que precisarão ser resolvidas no futuro. Os conhecimentos produzidos em diferentes áreas são, nessas mudanças, muito importantes para o aperfeiçoamento do campo de atuação profissional.

As inadequações na forma como são propostos os objetivos de ensino, nas disciplinas relativas ao objeto de trabalho, atingem determinado grau de grandeza que autoriza afirmar que existe mais uma ausência de objetivos de ensino do que uma explicitação clara daquilo que é necessário conseguir para que o futuro profissional seja capaz de fazer o que é relevante em relação a aspectos da realidade na qual vai ser realizada a atuação profissional. A inexistência desses objetivos e o conhecimento já disponível sobre esse assunto e problema (em Psicologia e em Educação, p. ex.) indicam a necessidade inclusive de atualização, aperfeiçoamento ou especialização de professores universitários como forma de capacitar recursos humanos para superar as limitações apontadas no ensino como meio de "projetar" o campo de atuação profissional. Ou, como aconteceu com a Fisioterapia, desde o final do século XX: investir em uma extraordinária expansão da quantidade de programas de pós-graduação. Embora o mais importante não fosse promover a expansão quantitativa de tais cursos (ou quaisquer outros) sem uma garantia de que o papel de tais programas no sistema social e educacional seja aperfeiçoado (e até corrigido) em relação às práticas corriqueira já instaladas e "naturalizadas" como se fossem definitivamente as melhores formas de entender o papel dos programas de pós-graduação na sociedade e no ensino superior.

Um exame, mesmo que um pouco rápido, das concepções predominantes em relação a programas de pós-graduação pode também ajudar como uma possível alternativa para influir na capacitação de novas gerações de profissionais por meio do que é função primordial dos programas de pós-graduação: capacitar novas gerações de cientistas e de professores de nível superior também aptos a produzir conhecimento científico a respeito dos processos de formação e desenvolvimento de novos profissionais de um campo de atuação, como é o caso da profissão da Fisioterapia.

As próprias características que deveria ter o fisioterapeuta como profissional de nível superior exigem que sua maneira ou forma de atuar vá além de simplesmente aplicar técnicas de tratamento ou de reabilitação em indivíduos já lesados. Um profissional de nível superior deve (ou deveria!) ser, por definição, um trabalhador capaz de exercer atividades de produção de conhecimento (pesquisa científica elementar, pelo menos) em torno de um objeto de trabalho, de realizar a identificação dos problemas relativos ao seu campo de atuação e que atingem a comunidade, como também de atuar no exame e na análise desses problemas, para propor alternativas de solução que não fossem apenas aquelas já produzidas e disponíveis na literatura existente. Sem desconsiderar que tal profissional também precisa ser, em algum grau, um professor de aspectos complexos dos processos em que intervém como profissional para, no mínimo, orientar adequada e corretamente (o que também é um comportamento complexo) a clientes, técnicos, auxiliares ou pessoas que auxiliam os clientes.

Isso são exigências que indicam um tipo de professor universitário que se dispõe a ter outros objetivos de ensino além daqueles existentes e a desenvolver outro tipo de ensino diferente daquele que foi encontrado, se o que se quer é fazer existir tal tipo de fisioterapeuta. Os programas de pós-graduação são um poderoso (parecem ser o único) recurso para alterar a formação dos próprios formadores de novas gerações de fisioterapeutas. Afinal, os programas de pós-graduação são o tipo de agência social responsável pela capacitação de novos cientistas e professores de nível superior nas mais variadas áreas do conhecimento, sem reduzir tais programas a cursos de especialização, de atualização, de aperfeiçoamento profissional ou, pior ainda, uma espécie de extensão ou aprofundamento de um curso de graduação com até uma repetição da estrutura curricular dessa instância de formação de profissionais.

Já foi salientado em um capítulo anterior que um programa de pós-graduação não é equivalente a um curso de "após a graduação". Especializações, atualizações e aperfeiçoamentos podem ser oferecidos sob a forma ou concepção de cursos. O mais comum e difundido no Brasil, porém, são os programas de pós-graduação terem um "currículo" e um processo de realização e gestão iguais aos dos cursos de graduação. Com disciplinas e créditos fixos, obrigatórios e optativos. É algo que até facilita a confusão entre programas de pós-graduação e "cursos após a graduação". É necessário entender, projetar e realizar programas de estudos de pós-graduação de uma forma que seja mais coerente com sua função social e acadêmica e com as exigências da complexidade do conhecimento científico, da "formação profissional de cientistas" (até em contraste com a "formação científica de profissionais", que é responsabilidade dos cursos de graduação). Fazer Ciência também é um campo de atuação profissional específico entre as profissões, e isso é delimitado de acordo com áreas de conhecimento e não com campos de atuação profissional na sociedade. Com raras exceções, por exemplo, pode ser o caso de uma área de estudos que investigue e produza conhecimento a respeito dos processos de trabalho realizados no âmbito de um campo de atuação profissional. Isso, porém, pode ser mais um programa de pesquisas do que uma área de conhecimento com um objeto de estudo: os processos comportamentais constituintes do exercício de uma profissão. Os limites e abrangências das áreas de conhecimento são sempre algo em aberto (dependem do próprio desenvolvimento do conhecimento), ao contrário dos campos de atuação profissional, usualmente até delimitados por legislação.

Um programa de pós-graduação (tanto de mestrado como de doutorado) é um programa de estudos a ser realizado, com protagonismo absoluto, pelos mestrandos e doutorandos que o realizam. Isso significa que o projeto de estudos deve ser escolhido pelo próprio mestrando ou doutorando, mesmo sob a orientação de um cientista e professor já com doutorado. A própria decisão a respeito do objeto a respeito do qual o estudante de pós-graduação vai construir seu programa de estudos deve ser algo a ser aprendido (e, portanto, ensinado) como uma escolha profissional que dará origem a uma provavelmente, se tudo der certo, longa carreira de produção de conhecimento e de capacitação de pessoal de nível superior. Também já foi comentado que os programas interinstitucionais de mestrado e doutorado (já existentes no País como possibilidade de aumento do acesso aos programas de pós-graduação) foram criados por uma experiência de desenvolvimento de um programa de pós-graduação com o máximo de rigor possível em relação ao papel ou função dos programas de pós-graduação. No Quadro 4 está apresentado um esquema resumido do que foi concebido para desenvolver esse programa de pós-gra-

Quadro 4

Uma possível distribuição de programas de aprendizagem (um currículo) de cada processo básico da formação de cientistas e professores de nível superior ao longo de oito semestres de um programa de pós-graduação que pode incluir mestrado e doutorado ou com algumas partes que podem servir como um programa de pós-doutorado, como ampliação do que for feito na pós-graduação

Processos básicos para formação de cientistas e professores de nível superior				
Semestres	**Produção de conhecimento**	**Produção de aprendizagens de nível superior**	**Produção de atualização científica**	**Produção de aperfeiçoamento tecnológico**
1	Delimitar problemas de pesquisa		Sistematizar conhecimento em relação a uma pergunta ou um problema de pesquisa	Caracterizar objeto de estudo de uma área de conhecimento e objeto de intervenção de um campo de atuação profissional
2	Caracterizar o método científico e observar cientificamente um fenômeno de interesse	Caracterizar necessidades de aprendizagem e propor objetivos de ensino para elas	Avaliar progressos e controvérsias científicos em uma área específica de produção de conhecimento	
3	Planejar método e delineamento de pesquisa e coletar dados empíricos	Programar condições de aprendizagem para desenvolver um trabalho de ensino		Caracterizar e avaliar tecnologias e procedimentos básicos de trabalho de uma área de conhecimento e de um campo de atuação profissional
4	Organizar, analisar e interpretar dados resultantes de observações	Intervir por meio de condições de aprendizagem programadas e avaliá-las		

(continua)

Quadro 4
Uma possível distribuição de programas de aprendizagem (um currículo) de cada processo básico da formação de cientistas e professores de nível superior ao longo de oito semestres de um programa de pós-graduação que pode incluir mestrado e doutorado ou com algumas partes que podem servir como um programa de pós-doutorado, como ampliação do que for feito na pós-graduação (*continuação*)

Processos básicos para formação de cientistas e professores de nível superior				
Semestres	Produção de conhecimento	Produção de aprendizagens de nível superior	Produção de atualização científica	Produção de aperfeiçoamento tecnológico
5		Transformar conhecimento em comportamentos socialmente significativos	Sistematizar progressos científicos em diferentes áreas de conhecimento	Caracterizar e integrar progressos tecnológicos em diferentes campos de atuação
6	Planejar e projetar um processo de produção e conhecimento científico		Analisar e interpretar dados de diferentes áreas de conhecimento	
7	Comunicar descobertas científicas e tornar acessível conhecimento científico a diferentes tipos de pessoas na sociedade	Projetar produção de conhecimento em relação a problemas ou perguntas relacionados a processos de ensino e de aprendizagem em nível superior		
8	Relacionar os papéis e responsabilidades específicos da Ciência, da universidade e dos campos profissionais na sociedade			Administrar sistemas de trabalho com Ciência, Tecnologia e ensino superior

Fonte: representação esquemática transcrita de Botomé, 1999.

duação no qual foram verificadas (e avaliadas) múltiplas variáveis (aspectos) de realização de um programa de pós-graduação (Paviani e cols., 1994; Botomé, 1998, 1999, 2002; Botomé e Kubo, 2002).

No Quadro 4 está apresentado o que pode ser considerado um "currículo estratégico". Não é a operacionalização de um currículo, mas apenas as direções – objetivos gerais – do que será aprendido em diferentes etapas de um programa de pós-graduação, com a designação, em cada célula do Quadro 4, dos processos a serem desenvolvidos e aprendidos pelos estudantes de pós-graduação em diferentes etapas (semestres de estudo) de um programa de pós-graduação. Na primeira coluna, à esquerda do quadro, estão indicados os semestres previstos como "etapas" de estudos a serem realizados pelos estudantes. Cada uma das unidades apresentadas no Quadro 4 são programas de aprendizagem nos quais os estudantes, sob a supervisão de um professor (pode ser o próprio orientador de cada estudante), vão aprender e desenvolver o que está indicado em cada célula (ou casela) da tabela apresentada no Quadro 4.

Na segunda coluna da esquerda no quadro estão representadas sete etapas de trabalho na aprendizagem e realização (construção) de um processo de produção de conhecimento. As quatro primeiras poderiam ser etapas de estudo equivalentes a um programa de mestrado, e na quinta etapa o estudante poderia realizar o trabalho de redação de sua dissertação de mestrado. Se o estudante prosseguir para a realização de um doutorado, na sexta etapa (semestre) ele deveria desenvolver um projeto inteiro de pesquisa coerente com o que aprendeu nas etapas de estudo e trabalho que constituíram seu mestrado (até o quinto semestre de trabalho). As próximas etapas (a sétima e oitava, agora já de um doutorado) seriam para realizar o que poderia ser considerado um trabalho de construção de acesso social ao conhecimento produzido (principalmente na sétima etapa) e uma contextualização do trabalho científico em relação à sociedade, à universidade e aos diferentes campos de atuação profissional existentes.

Obviamente, enquanto realiza as atividades de comunicação e contextualização de seu trabalho de produção de conhecimento, o estudante poderá realizar as demais etapas de produção de conhecimento relacionadas ao projeto que construiu no sexto semestre, repetindo, agora como executor, preponderantemente, as etapas de estudo e trabalho que já realizou nas quatro etapas correspondentes ao período de mestrado. A orientação do mestrado e do doutorado precisará ser, todo o tempo, no mínimo quinzenal. Nesse tempo, porém, os alunos deverão trabalhar sob supervisão de cada subtarefa envolvida em cada etapa que corresponde ao que seria, em um currículo tradicional, uma "disciplina", com a diferença de que não são aulas, mas programas de estudo e de realização de um processo de produção de conhecimento por etapas programadas (para facilitar e aprofundar a aprendizagem de cada passo dessas etapas).

Ao final do oitavo semestre, com possibilidades de alguma prorrogação, o estudante, em princípio, deveria ter os dados organizados para iniciar um trabalho de análise e interpretação de dados com a respectiva redação de uma tese de doutorado. Para alguns talvez seja necessário algum tempo adicional para realizar os trabalhos finais de seu processo de produção de conhecimento científico como doutorado. A estimativa é haver necessidade, no máximo, de mais dois semestres para concluir seus trabalhos e estudos de doutorado com, possivelmente, até mesmo um plano ou textos de artigos para publicar em relação ao que foi feito durante o programa de pós-graduação. Obviamente um programa desse tipo exigirá uma disciplina muito grande de professores, orientadores e estudantes e uma firme e bem organizada coordenação de um gestor de tudo isso, além de recursos e instalações para realizar todo esse trabalho.

Mas a segunda coluna do Quadro 4 refere-se apenas ao processo de produção de conhecimento científico, e há outras funções de um programa de pós-graduação. Entre elas está a capacitação para produzir aprendizagens de nível superior (complexas) em relação ao conhecimento científico existente. É o que está representado nas várias "etapas" na terceira coluna do Quadro 4. Ela se refere à capacitação de um profissional egresso de um programa de mestrado e doutorado para realizar um tipo de trabalho complexo: a de um "professor de nível superior". A função de "professor de nível superior" não significa apenas alguém que vai dedicar-se ao ensino formal (escolas, universidades etc.), mas que também o fará ou poderá fazer em qualquer circunstância social e profissional em que seja necessário transformar informações que correspondam a conhecimento inequívoco (científico e filosófico, principalmente) em comportamentos humanos relevantes para a sociedade. Isso envolve, inclusive a redação de textos para divulgação ou material didático para ensinar tais comportamentos às mais variadas populações: estudantes, clientes, subalternos, auxiliares, técnicos de agências sociais e pessoas em geral.

O papel maior do trabalho de ensino é exatamente o de realizar processos que viabilizem a transformação de conhecimento em comportamentos humanos (ver Figuras 5, 6 e 7 do Capítulo 7). Não se trata de "enfeitar" ou "arrumar" informações para que se tornem fáceis, aprazíveis ou simpáticas, mas de realizar efetivos processos de capacitar pessoas a apresentarem, em seus ambientes de vida (pessoal ou profissional), comportamentos coerentes com o conhecimento mais confiável e relevante disponível. Não se trata também de conseguir que "alunos" repitam, copiem, parafraseiem ou adiram a informações. Os comportamentos a apresentar perante a realidade não são apenas os verbais e são suficientemente complexos até por exigirem relações com o ambiente que constituem ações nesse ambiente com capacidade de transformação desses ambientes em outros socialmente mais "desejáveis" ou relevantes para a sociedade.

Para isso foram projetadas as cinco etapas de estudo e trabalho apresentadas na terceira coluna do Quadro 4: produção de aprendizagens de ensino superior. Nessas cinco etapas, a concepção de "currículo" utilizada é a de especificar as classes (ou tipos) de comportamentos que deverão ser aprendidos em cada etapa (à semelhança de "disciplinas" semestrais), por meio de seu detalhamento em múltiplos comportamentos intermediários componentes de cada classe ou tipo indicados na terceira coluna do Quadro 4. A primeira dessas etapas de estudo e trabalho (também uma produção a ser realizada pelo estudante) ocorre no segundo semestre de um programa de pós-graduação concebido de acordo com esse esquema apresentado no quadro. Não se trata de "escolher temas ou assuntos" para ensinar, mas de "caracterizar necessidades de aprendizagem de uma população e de propor objetivos de ensino (o que tal população deveria ser capaz de fazer em relação a tais necessidades) pertinentes a elas".

Isso, obviamente, exige que o estudante trabalhe com levantamentos e observações a respeito das circunstâncias que configuram as necessidades de aprendizagem de uma população-alvo de um programa de ensino. O ponto de partida de um programa de ensino, dessa forma, tende a assentar-se em algo que precisa ser alterado pelo próprio comportamento dos estudantes desse programa de ensino, quando lidarem com suas próprias realidades. O ensino, como uma forma de construção de comportamentos relevantes, começa, dessa maneira, a ser construído desde a primeira decisão orientadora de um programa de aprendizagem: com que aspectos de sua realidade o aprendiz precisará estar apto a lidar. Caracterizadas tais necessidades, é possível propor objetivos (o que precisará ser aprendido em relação a elas) para orientar a construção e o desenvolvimento de outras etapas de um possível programa de ensino (ver Figuras 5, 6 e 7 do Capítulo 7).

Uma segunda etapa de trabalho nessa coluna a respeito da produção de aprendizagens diz respeito a programar condições para desenvolver tais aprendizagens. Isso exige decompor objetivos gerais em todos os intermediários necessários, ordenar tais objetivos intermediários em sequências ordenadas dos mais simples e fáceis para os mais complexos e difíceis, planejar condições apropriadas para facilitar a realização do que precisa ser aprendido pelos estudantes, planejar processos de autoavaliação e autoaperfeiçoamento a serem realizados pelos estudantes em relação a tais aprendizagens. Vale a distinção de que, após ter "planejado" tais condições, é necessário construí-las e programar sua ocorrência nas situações apropriadas e nos tempos desejáveis para que efetivamente ocorram as aprendizagens importantes para atingir os objetivos do programa de ensino. Isso também exige uma interação profissional com alunos de tais processos de aprendizagem para estabelecer um contrato de trabalho que especifique papéis e obrigações de cada um durante o processo de construção das aprendizagens que forem alvo do ensino a ser desenvolvido.

Feito isso, a terceira etapa, em um quarto semestre deverá ser a realização do programa de condições para aprendizagem, administrar as condições necessárias e avaliar os resultados dessa realização em passos gradativos e com sua eficácia constantemente avaliada a cada um desses passos. A etapa deverá garantir a realização de uma intervenção por meio de ensino com atendimento às exigências de um ensino efetivamente realizado com cuidados científicos (observações para levantar dados, processos de análise do que for observado, derivação de comportamentos-objetivo que sejam relevantes a desenvolver etc.). A avaliação dessa intervenção deverá demonstrar inequivocamente que ela, efetivamente, promoveu o desenvolvimento de comportamentos relevantes para a sociedade em que vive o aprendiz que foi alvo do programa de ensino elaborado nos primeiros semestres de pós-graduação, de acordo com o esquema apresentado no Quadro 4. Eventualmente, esse tipo de trabalho de ensino sempre corresponde a um trabalho de pesquisa tecnológica (verificação da eficácia de procedimentos), e isso também é importante como parte da formação em pós-graduação.

A quarta etapa (e terceiro semestre) dessa "produção de aprendizagem de nível superior" refere-se a "transformar conhecimento em comportamentos socialmente significativos", e pode ser realizada de duas maneiras: (a) avaliar com profundidade todo o trabalho feito com o programa de ensino desenvolvido, (b) realizar exames de informações científicas relevantes (p. ex., conceitos, processos ou pesquisas específicas, além de outras possibilidades) e derivar desse exame processos comportamentais referentes a elas para constituir objetivos de ensino. Ou, em uma terceira opção, integrar as duas coisas. Será importante que o trabalho desse semestre (essa etapa) seja apresentado sob a forma de um artigo dissertativo, com ou sem dados empíricos, mas que possa ser publicado a respeito do trabalho de transformação de conhecimento em comportamentos humanos relevantes. Qualquer revisão de literatura a respeito de conceitos relacionados à programação de condições de desenvolvimento de comportamentos poderá servir para um artigo exatamente de "revisão de literatura a respeito do processo (e do trabalho) de transformação de conhecimento (ou informações) em comportamentos humanos".

O semestre seguinte (sexto) é previsto em aberto para essa terceira coluna do esquema do Quadro 4. Isso é feito para dar mais tempo para cada aprendiz poder concluir as tarefas das quatro etapas anteriores desse trabalho de produção de aprendizagem de nível superior. O que algumas vezes depende de condições externas ao programa de pós-graduação e alheias ao estudante que as realiza. Uma sistematização do conhecimento a respeito de qualquer aspecto desse processo pode ser uma boa tarefa para escrever um artigo ou relatar o trabalho e a avaliação deste, feita como parte dos semestres anteriores.

Em um sétimo semestre (ainda em referência à terceira coluna do Quadro 4), o trabalho a ser desenvolvido e apresentado como resultado ao final do semestre será o de projetar uma produção de conhecimento em relação a problemas ou perguntas relacionadas a processos de ensino e de aprendizagem em nível superior. Tal projeto de pesquisa deverá ser feito com todos os cuidados e exigências de um projeto de pesquisa científica, e, como projeto, deverá ser apresentado ao programa até o final do sétimo semestre do programa de pós-graduação, com possibilidade de prorrogação até meados ou final do oitavo semestre. Não se trata de realizar o projeto, mas de elaborá-lo como uma espécie de "plano de trabalho de pesquisa a ser realizado". Dependerá de cada estudante concretizar ou não esse projeto de pesquisa. Talvez até como parte do próprio programa de pós-graduação.

Na quarta coluna da tabela apresentada no Quadro 4 estão relacionadas etapas de um processo de "produção de atualização científica". Para um profissional egresso de um programa de estudos de pós-graduação, o trabalho de atualização científica não pode ser entendido apenas como "fazer cursos de atualização", mas como realizar trabalhos de sistematização do conhecimento recente a respeito de qualquer fenômeno ou processo da área de conhecimento com que trabalha. Por isso o primeiro semestre, e a primeira etapa, desse conjunto é destinado a um estudo e aprendizado de "sistematizar conhecimento em relação a uma pergunta ou um problema de pesquisa". Isso é importante até porque é um trabalho que, em todo começo de pós-graduação, os estudantes precisam realizar para organizar, revisar e sistematizar o conhecimento existente em torno de um problema de pesquisa formulado como ponto de partida para desenvolver um processo de produção de conhecimento científico que constituirá sua dissertação de mestrado ou tese de doutorado. A revisão da literatura pertinente, com uma consequente organização e sistematização do conhecimento como fundamento para a delimitação de um problema de pesquisa a ser realizado pelo próprio interessado é, não só um ponto de partida necessário, mas também algo que dá sustentação científica e de relevância para o problema de pesquisa a ser desenvolvido.

A delimitação de um problema de pesquisa não é o começo da formulação desse problema ou de perguntas em relação a ele. Pelo contrário, a formulação de um problema de pesquisa é o começo de um processo que termina com uma delimitação de um objeto de pesquisa. E isso é feito com a fundamentação de uma sistematização do conhecimento existente e a localização de qual será a contribuição específica que um novo projeto de pesquisa acrescentará ao conhecimento existente. Obviamente, o trabalho dessa primeira etapa é também uma espécie de subsídio para o que constitui a primeira etapa do "trabalho de produção de conhecimento", conforme está apresentado na segunda coluna do Quadro 4. As duas etapas são complementares (uma é o trabalho de aprender a realizar uma atualização de conhecimento, e a outra é a utilização disso no trabalho concreto de uma delimitação de um problema de pesquisa – a própria realizada pelo estudante). Um artigo de revisão científica (que sempre envolve a sistematização do conhecimento existente, a função de uma revisão de literatura – ver Luna, 1993b) também pode ser a introdução de uma dissertação de mestrado e deve ser resultante, junto com os aprendizados relacionados, do trabalho das duas primeiras etapas desses diferentes processos básicos de formação de cientistas e professores de nível superior: revisão de literatura, sistematização do conhecimento existente em relação a um problema de pesquisa e a demonstração da relevância científica desse processo de produção de conhecimento.

A segunda etapa deste processo de "produção de atualização científica" (e segundo semestre do programa de pós-graduação) refere-se a um grau mais elevado de sistematização de conhecimento científico e pode ser, em graus variados, complementação (ou até mesmo avaliação) do trabalho de uma sistematização inicial feita por alguém: avaliar os progressos e as controvérsias existentes na área específica de interesse para produzir conhecimento. Essa avaliação pode envolver diversos aspectos, e nem todos podem ser factíveis como exame de uma produção de conhecimento já existente. Por isso, pode haver alguma seleção de amplitude para fazer esse trabalho e essa aprendizagem. Entender como avaliar conhecimento científico, como integrar conhecimentos de diferentes autores, com diferentes metodologias, muitas vezes com diferentes conceitos, instrumentos, procedimentos de investigação e de perspectivas epistemológicas, é algo que precisa ser aprendido até para poder ler e entender as múltiplas contribuições científicas existentes em relação a qualquer objeto e conceito existente. Também isso é uma dimensão de elaboração avançada em relação a um trabalho de sistematização do conhecimento para fundamentar a delimitação de um problema de pesquisa a ser realizada. Parece, apesar da complexidade e das exigências, ser algo indispensável à formação de cientistas e professores de nível superior. Até mesmo ensinar alunos de graduação com capacitação para esse tipo de estudo do que consta na literatura existente já é uma garantia de qualidade na interpretação do conhecimento existente, que orientará escolha e definição de aprendizagens a ser desenvolvidas nos cursos de graduação que formarão os profissionais para a sociedade, incluindo os de Fisioterapia.

Uma terceira etapa de aprendizagem e trabalho em relação a esse mesmo processo de "produção de atualização científica" ocorre apenas no quinto semestre do programa de pós-graduação. E ela se refere a "sistematizar progressos científicos em diferentes áreas de conhecimento"; áreas que tenham relação de algum tipo com a área de conhecimento em que o estudante realiza seu projeto de pós-graduação. Novamente há, também nessa etapa, uma elaboração mais profunda em relação ao trabalho de sistematização de conhecimento. Agora se trata de um trabalho de maior complexidade por envolver avanços científicos em diferentes áreas que possam ter (ou tenham) relações entre si ou com a área de interesse de trabalho na qual está sendo elaborada uma sistematização do conhecimento para fundamentar um trabalho de pesquisa científica. Não se trata, nessa quinta etapa do programa de pós-graduação, de apenas uma "revisão bibliográfica" (uma atividade), mas de aprofundar uma das funções que tem uma atividade desse tipo: fazer um balanço do conhecimento existente com uma sistematização das contribuições em relação aos avanços mais recentes que podem dar sustentação a diferentes trabalhos profissionais ou constituir insumos para a delimitação de novos problemas de investigação para orientar produção de novos conhecimentos.

Esse tipo de aprendizagem e de trabalho, inerentes ao processo de produção de conhecimento científico, também exige capacitação para "analisar e interpretar dados de diferentes áreas de conhecimento". Especificamente, e pelo menos, as mais próximas ou com maior relação com a área de conhecimento (ou mais de uma) em que o "pesquisador" (novamente o nome da atividade que tem a função de produzir conhecimento) estuda ou trabalha. Esse tipo de aprendizagem constitui o objetivo de uma quarta etapa desse processo (quarta coluna no Quadro 4) de um sexto semestre do programa de pós-graduação em exame. Os demais semestres dessa parte do programa, relativa à "atualização científica", não são ocupados com atividades formais dessa parte. Eles podem servir como algum tempo de prorrogação de outras etapas anteriores que podem exigir mais tempo, conforme a complexidade do trabalho do pós-graduando. Ou podem ser utilizados para trabalhar com as etapas que também ocorrem nesses semestres em outras partes do programa de pós-graduação.

Na quinta coluna do Quadro 4 estão listadas as etapas de realização de um programa de produção de aperfeiçoamento tecnológico. Nessa parte há quatro etapas, ao longo de oito semestres de duração, voltadas para estudo e trabalho de aperfeiçoamento tecnológico em relação aos processos de produção de conhecimento e de ensino superior. Principalmente em relação aos núcleos definidores desses processos em cada área de conhecimento e cada campo de atuação profissional, além dos processos internos e organizacionais da universidade e do ensino superior, com ênfase no trabalho de gestão desses processos e nas relações entre conhecimento e tecnologia. Na primeira etapa, o objetivo geral é caracterizar objeto de estudo de áreas de conhecimento e objetos de intervenção de campos de atuação profissional, fundamentalmente do que for mais próximo dos interesses de cada pós-graduando. Obviamente é um trabalho que implica um estudo de integração entre múltiplas contribuições em torno desses objetos de estudo ou de intervenção, e o conhecimento a respeito disso também precisa de organização e de sistematização que orientem para a superação de possíveis problemas em relação a eles ou de destaques das descobertas importantes que sejam orientadoras para um possível desenvolvimento dos dois tipos de trabalhos de um cientista.

No terceiro semestre dessa parte é realizada a segunda etapa dessa parte do programa de pós-graduação: caracterizar e avaliar tecnologia e procedimentos básicos de trabalho de uma área de conhecimento e de um campo de atuação profissional. Uma formação ou capacitação de um profissional de ciência e de ensino superior exige, no mínimo, um entendimento razoável a respeito da complexidade de delimitação de um objeto de estudo de uma área de conhecimento ou de um objeto de intervenção de um campo de atuação profissional. A complexidade de constituição e delimitação desses dois objetos pode ser imaginada a partir do entendimento do sistema de relações em que cada um se localiza, conforme ilustra a Figura 10, apresentada como um esquema representativo desse sistema, e em relação ao movimento humano, no caso da capacitação de fisioterapeutas. A constituição desses objetos e suas delimitações e relações com outros tipos de eventos com os quais interage constituem uma grande quantidade de conhecimentos, eventos, processos e variáveis em interação por meio de múltiplos graus que podem ter em suas ocorrências. Entender e organizar informações a respeito de um mínimo de distinção e de esclarecimento das interações que existem entre tais processos ou fenômenos é fundamental para a atuação de quem precisa, durante todo o tempo de sua atuação profissional, lidar com essas múltiplas relações em qualquer problema de produção de conhecimento ou de intervenção profissional com o qual precise lidar para conhecer, ensinar, intervir e até realizar algum desses processos.

No quinto semestre há uma terceira etapa dessa parte do programa: caracterizar e integrar progressos tecnológicos em diferentes campos de atuação profissional. Esse é um âmbito de relações ainda mais complexas que todas as anteriores, e, mesmo que superficialmente, é necessário um entendimento de como estão os progressos tecnológicos, assim como as lacunas tecnológicas, em diferentes campos de atuação com os quais se relacionam as áreas de conhecimento com que trabalha um profissional de ensino superior com essas duas responsabilidades de produzir conhecimento e capacitar pessoas a trabalhar em nível superior de complexidade. Há contribuições que são originadas pelos que trabalham com os diferentes campos de atuação na sociedade, e nem sempre são objetos de estudo ou de investigação, e até de validação e detalhamento ou aperfeiçoamento. Tais condições são também excelentes fontes de problemas de pesquisa para o desenvolvimento do conhecimento de diferentes áreas envolvidas com essa produção de tecnologia. Novamente, isso pode ser mais um tipo de estudo a ser realizado com o desenvolvimento dessa capacidade de caracterização e integração de novas contribuições que são originadas nos campos de trabalho, e podem ser importantes para originar novos desenvolvimentos de conhecimento e de tecnologia complexos. Vale lembrar que em um programa de pós-graduação não é relevante ensinar técnicas como respostas a problemas, pelo menos não tão relevante quanto formular problemas e perguntas que levam a processos de desenvolvimento de conhecimento e de tecnologia (procedimentos e equipamentos para uso de conhecimento a respeito de algum processo ou fenômeno).

No oitavo semestre dessa parte do programa de pós-graduação há uma quarta etapa com o objetivo de capacitar os pós-graduandos a administrar sistemas de trabalho com ciência, tecnologia e ensino superior. Qualquer egresso de um programa de pós-graduação que começar a trabalhar como cientista e professor de nível superior vai se defrontar com os problemas e exigências – também conceituais e de conhecimento e tecnologia – dos processos de administração e de gestão dos trabalhos de produção de conhecimento científico ou filosófico (ou outros ainda – ver Quadro 1 neste capítulo) e de ensino de nível superior de profissionais para diferentes campos de atuação na sociedade. Isso exige capacitação também, mesmo que incipiente, para que tais tipos de trabalho, geralmente de solicitação precoce para os pós-graduandos, sejam feitos com competência e nos limites de seus devidos papéis de administração e gestão. Em relação a isso, também os improvisos e as intuições ou preferências pessoais por uma ou outra forma de entender tais responsabilidades podem ser desastrosos tanto para a formação de pessoas quanto para a produção de conhecimento e para a qualidade das intervenções profissionais que vão ser oferecidas às pessoas na sociedade pelos egressos de diferentes tipos de cursos de nível superior. Pela característica de ser algo que diz respeito a todas as demais etapas de um programa de pós-graduação, como as indicadas no Quadro 4, parece útil ou estratégico que seja a última etapa de um possível último semestre de trabalho formal em um programa de pós-graduação. Chefiar departamentos acadêmicos, coordenar cursos de graduação ou de pós-graduação, dirigir centros acadêmicos ou institutos de pesquisa, supervisionar processos de pesquisa de pessoas ou grupos são exemplos corriqueiros de trabalhos de gestão de ciência, tecnologia e ensino superior que não devem ser realizados apenas com improvisos, senso comum ou por "mera curiosidade ou desejo de experiência" acadêmica. Não é algo para brincar ou servir de "laboratório de aprendizagem" de amadores. A gestão das instâncias acadêmicas das universidades não deve reduzir-se a exercícios de cumprimento de burocracia formalizada em regras e costumes de um grupo de pessoas ou de tradição que os funcionários já controlam e ensinam o que deve ser feito. Também nisso, preparação e estudo são indispensáveis para desenvolver processos comportamentais profissionais que possam receber as designações de "gestão ou administração acadêmica".

O que está esquematizado no Quadro 4 a respeito de possíveis competências a desenvolver em estudantes de pós-graduação pode parecer pouco, mas já há estudos mostrando uma quantidade muito grande de comportamentos ou competências intermediários a desenvolver no âmbito dessas que estão indicadas como objetivo geral de cada etapa de um possível programa de pós-graduação. Por exemplo, Viecili (2008) identificou mais de 1.500 tipos de comportamentos (competências e subcompetências) relacionados ao trabalho de produção de conhecimento científico. Kienen (2008) identificou mais de 1.100 outras competências e subcompetências a desenvolver, em cursos de graduação de Psicologia, para capacitar estudantes a realizarem suas intervenções por meio de ensino de pessoas. Gonçalves da Silva (2010), em trabalho semelhante, identifica outras tantas centenas de comportamentos profissionais a desenvolver como capacitação também de um psicólogo, somente para realizar intervenções diretas (excluindo as realizadas por meio de ensino e de produção de conhecimento). Santos (2006) identificou, só na documentação oficial das diretrizes curriculares, quatro dezenas de comportamentos delimitadores das competências de um profissional psicólogo. Assini (2011), só em relação à categoria de "prevenir comportamentos-problema" (como uma das classes de competências do profissional psicólogo), encontrou cerca de 200 tipos de comportamentos a desenvolver na formação desse profissional para realizar tal modalidade de intervenção. Os dados desses estudos apenas ilustram que o montante de competências ou comportamentos profissionais a desenvolver no âmbito do ensino de graduação é muito grande e, no caso do ensino de produção de conhecimento científico e de produção de aprendizagem (conforme foi comentado a respeito dos trabalhos de Viecili e Kienen, respectivamente[16]), os comportamentos se referem também ao que precisa ser desenvolvido em um programa de pós-graduação na área de conhecimento da Psicologia em relação à capacitação profissional (como cientista e professor de nível superior) nesse âmbito do ensino superior. O detalhamento do que está apresentado no Quadro 4 envolve grande quantidade de comportamentos identificada nos estudos citados e poderia constituir um detalhado currículo básico de formação em programas de pós-graduação. O resumo esquematizado no Quadro 4 apenas ilustra a estratégia (as características gerais) de um currículo organizado com critérios de sequenciamento e disposição no tempo das grandes categorias de comportamentos profissionais (competências, de acordo com o exame desenvolvido no Capítulo 7) a serem desenvolvidos no âmbito de programas de pós-graduação.

A distribuição das etapas de cada um dos programas de capacitação desenvolvidos como partes do programa de pós-graduação ilustrado no Quadro 4 também é estratégica. Os quatro primeiros semestres são destinados a aprofundar e realizar a aprendizagem e o desenvolvimento dos comportamentos referentes a uma possível qualificação em mestrado, e os demais semestres (do quinto ao oitavo) são destinados aos que querem também realizar o doutorado. Combinações, alterações ou detalhamentos nessa organização podem ser feitos conforme as conveniências de cada programa e conjunto de pessoas com ele envolvidas. O que apresentamos aqui é uma síntese do que foi feito em pelo menos dois programas de pós-graduação, sendo duas dessas realizações com programas de mestrado e doutorado interinstitucionais. Outras realizações (pelo menos oito vezes) foram feitas em programas de pós-graduação realizados em sede. Um deles foi um programa de pós-graduação em Educação e os demais todos em Psicologia. Houve, em todas as realizações, destaques e ênfases ou menos importância para certos aspectos das etapas, conforme as condições ou características de cada turma e época ou condições do próprio programa de pós-graduação. As experiências com esse tipo de organização de um programa de pós-graduação foram realizadas no período de 1990 a 2016, com a participação de quatro universidades e dois programas de pós-graduação. O fato de essas experiências ocorrerem no âmbito de programas de pós-graduação em Psicologia e de Educação não significa que tais estratégia e concepção de organização do ensino de pós-graduação não digam respeito a programas desse tipo em qualquer área de conhecimento com as devidas adaptações a peculiaridades de cada área. O que importa é que tal estratégia e organização de um possível "currículo" de pós-graduação referem-se

---

16. Os respectivos trabalhos dessas duas autoras receberam prêmios científicos concedidos pelo Instituto Paradigma (SP), aproximadamente um ano depois de sua apresentação como teses de doutorado ao Programa de Pós-Graduação da Universidade Federal de Santa Catarina.

Fisioterapia: possibilidades de delimitação da atuação profissional **467**

a um profissional responsável pela produção de conhecimento científico (e/ou filosófico) e de produção de aprendizagens de alto nível de complexidade para realizar a capacitação de profissionais de nível superior para a sociedade.

Carvalho (1984) examinou a inserção do ensino superior em uma rede de influências da sociedade e destacou uma rede de relações importantes para serem consideradas na capacitação de um profissional que deve atuar com uma formação tanto de pós-graduação, conforme foi examinada, quanto de um curso de graduação, como é o caso da Fisioterapia, também examinada neste livro. A tradicional argumentação de que cada curso, professor ou estudante escolhe e tem liberdade para fazer suas opções de ensino e de aprendizagem não é tão absoluta quanto o discurso que a esse respeito preconiza. As opções não são tantas, embora existam dentro de limites definidos pelos próprios sistemas de referência que cada um utiliza ao administrar o desenvolvimento dessas instâncias ou agências sociais, quanto o próprio desenvolvimento ao envolver-se com qualquer uma delas. Carvalho (1982) apresenta um esquema que mostra como ocorrem algumas das influências sobre as características da atuação profissional em Psicologia. Na Figura 12 está apresentada uma adapta-

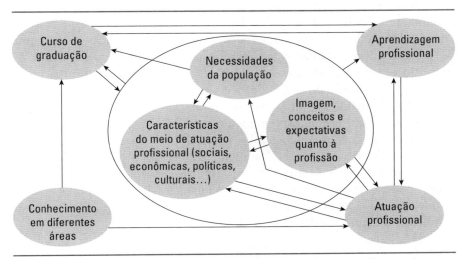

Figura 12. Representação esquemática de tipos de interações de grandes conjuntos de variáveis que participam das influências (recíprocas) entre conhecimento, ensino, exercício profissional em relação ao trabalho de qualquer um formado por um curso de graduação (o trabalho relativo à Fisioterapia na sociedade, no caso de interesse deste livro).

Fonte: adaptado de Carvalho, 1982.

ção do esquema feito por essa autora e que ilustra como o curso de graduação produz a atuação profissional.

É pelo que está representado na Figura 12 que pode ser dito que o ensino define (ou projeta) o profissional do futuro. A formação que cria o profissional pode ser feita apenas como manutenção das concepções, das imagens e dos hábitos já existentes ou desenvolvida de modo que redefina e reoriente a atuação profissional. Ou pode ser feita de maneira diversa, como se tentou avaliar neste texto. Isso vale para qualquer profissão, área de conhecimento, curso de graduação, programa de pós-graduação ou outras modalidades de instituições sociais. A mesma representação serve para localizar uma rede de influências similares que ocorrem em torno de qualquer programa de pós-graduação.

É claro que é possível justificar ou explicar o que cada curso, programa, instituição ou profissional faz como uma "realidade" ou uma "opção" dos profissionais que assim atuam ou das agências que realizam serviços de diferentes formas. Isso significa apenas que um profissional, ao "explicar" ou "justificar" por que optou por determinado tipo de atuação e não por outro qualquer, expressa certos aspectos do conceito e da imagem que ele tem da profissão (Carvalho, 1984). Na medida em que a legislação, o currículo oficial, as disciplinas, os objetivos de ensino e a própria bibliografia utilizada para a formação dos fisioterapeutas enfatizam uma concepção eminentemente curativa e reabilitadora, por meio da aplicação de técnicas conhecidas, é de esperar que a atuação dos profissionais formados nesse sistema possua poucas ou nenhuma das características que diferenciem essa formação de outras possibilidades. As proposições em contrário a essas examinadas tanto no campo de atuação da Fisioterapia quanto no do ensino de nível superior facilmente são rotuladas de "idealistas", "românticas", "utópicas". Tais rotulações são hábitos de linguagem e de raciocínio que apenas servem para manter e justificar o que existe como atuação. As palavras "real", "correto" e "possível" podem estar sendo empregadas como equivalentes a "rotina", "familiar", "conhecido" e "passado". Tal sinonímia, porém, não é aceita nem por quem as utiliza dessa forma. As condições da gênese podem ser um "disparador" de uma maneira de agir, na profissão e no ensino, mas não justificam sua manutenção, na medida em que mudam essas condições, incluindo as descobertas de novos conhecimentos.

Tais exames parecem valer para qualquer modalidade de trabalho na sociedade. Valem também para a Fisioterapia e os cursos de graduação para capacitar ao exercício dessa profissão. Como valem também para qualquer programa de pós-graduação, particularmente para os das últimas gerações desses programas, eivados de influências e limitações impostas pela tradição existente no meio acadêmico, particularmente nos últimos 50 anos, em que tivemos muitas modificações improvisadas por conveniências políticas, quando não por mera incapacidade ou limitação de entendimento e de formação dos gestores e dirigentes que presidiram, de alguma forma, instituições e processos de desenvolvimento do conhecimento e do ensino, particularmente o superior, no País.

Quanto ao que está representado na Figura 12, as relações naturalmente ocorrem em vários sentidos. No caso das relações entre o curso profissionalizante e o profissional (incluindo os programas de pós-graduação), tanto "o curso [ou o programa] determina o tipo de profissional que sairá formado, como também sofre as influências deste, pelo menos de duas maneiras: o aluno, que já traz uma imagem da profissão, se orienta no decorrer do curso [ou programa] de certas maneiras, por meio de suas opções por especialidades, formas de trabalho, estágios, organização e destaques pessoais etc. Além disso, os próprios professores (que também são profissionais ou têm uma formação para isso) levam para os cursos a imagem que têm da profissão e as características de sua prática profissional que nem sempre estão atualizadas em relação às necessidades sociais" e às possibilidades que o conhecimento apresenta para a profissão (conforme Carvalho, 1982, p.11).

É possível, com o conhecimento atualmente disponível em diversas áreas, redefinir e ampliar as características, a extensão e as possibilidades de atuação no campo profissional dos fisioterapeutas e da formação dos profissionais que irão produzir conhecimentos relevantes (em múltiplas áreas) para o desenvolvimento do campo profissional, assim como irão produzir capacitação de novos profissionais de nível superior (os egressos dos programas de pós-graduação). Considerado o movimento humano e seus determinantes e decorrências como referenciais para a direção que permite definir o que é possível fazer como profissional, o ensino tem grande responsabilidade: é nele que se construirá grande parte daquilo que caracterizará a atuação profissional. Nesse sentido, parece valer a pena examinar um pouco mais de que forma o ensino de graduação pode influir nas características do exercício profissional, assim como foram examinadas as características de programas de pós-graduação e seu papel para capacitar os novos cientistas e professores de nível superior que irão influenciar o que será entendido e realizado como cursos de graduação do campo da Fisioterapia.

7. Papel ou função do currículo na projeção do que será a profissão no futuro

Talvez ninguém discorde que é no ensino de graduação, afinal, que o profissional aprende e desenvolve uma maneira de agir que vai apresentar durante muito tempo diante dos problemas com os quais se defrontará profissionalmente. Entretanto, dizer que o ensino é o "projeto" da profissão provavelmente não terá como resultado o mesmo grau de concordância. Há múltiplas maneiras pelas quais o ensino influi no exercício profissional, como também há várias formas de examinar essa influência. O papel do currículo na "projeção" do que será a profissão no futuro precisa ser, pelo menos, um pouco esclarecido.

Um dos problemas que aparecem de imediato é o de que há várias concepções do que seja um "currículo", e, conforme o que for entendido, ele terá maior ou menor influência na caracterização do que o profissional realizará como tipicamente sendo do campo de atuação da Fisioterapia. Vale a pena explicitar algumas formas, as mais gerais pelo menos, pelas quais pode ser entendido e apresentado o "currículo de um curso de graduação".

É frequente que um currículo seja definido e apresentado como uma lista de temas, assuntos ou matérias. Em geral, elas são o rótulo ou o nome de categorias de informações que serão apresentadas aos alunos. Tal concepção corresponde ao modelo de raciocínio e de trabalho mostrado nos quadros e figuras relativos à sequência de ações do ensino tradicional e de acordo com o exame comportamental que pode ser feito a respeito dessa sequência de ações profissionais de professores (ver Quadros 5 e 6 do Capítulo 4).

Também corresponde ao que aparece na legislação que define o currículo do curso de Fisioterapia (Quadros 1 a 4 do Capítulo 4), como em vários exemplos de objetivos (ver os comentários sobre objetivos que não apenas a colocação de verbos diante de "nomes de conteúdos" exibidos nos Quadros 7 a 10 do Capítulo 4 e Quadros 5 a 11 do Capítulo 5). Exemplos comuns disso são as "listas de disciplinas" que constituem o currículo dos cursos de graduação. Disciplina, no caso, é o nome de um conjunto, mais ou menos amplo, de categorias de informações que serão apresentadas aos alunos e que constituirão o que será solicitado a ele para "devolver" ou "aderir" quando for realizado o que é chamado de "avaliação da aprendizagem". "Disciplina" é a designação de uma parte de informações de uma área de conhecimento (produzido sob qualquer forma de processo ou procedimento de conhecer, conforme está examinado no Quadro 1). Há grande quantidade de decorrências desse tipo de concepção do que seja um currículo para o que vai ser feito com os alunos durante o curso, para o que vai caracterizar a atuação do profissional e para o que vai resultar dessa atuação na sociedade. Em geral, tal tipo de modelo, aliado a práticas pedagógicas congruentes com ele, tem formado um profissional "repleto" de conceitos, técnicas e "soluções" cuja atuação, basicamente, caracteriza-se por instalar-se, de alguma forma, à espera da ocorrência de problemas para os quais ele tem a solução ou por procurar situações (emprego, p.

ex.) que tenham os problemas que ele "sabe resolver". Os modelos e os níveis de trabalho em saúde e as contribuições de Epidemiologia Social examinadas permitiram a explicitação do que é possível trabalhar de outro modo no ensino e no exercício profissional.

Outra concepção de currículo é resumida pela expressão "currículo por atividades" (ver Figura 1 do Capítulo 5). Nessa maneira de entender o currículo de um curso de graduação, o que se faz é definir o que vai ser "ensinado" (ou feito com alunos) por meio de um conjunto de atividades, desde aulas, estágios, exercícios, estágios aplicados, entre outras, até projetos de trabalho profissional dos quais o aluno deve participar ou os quais deverá desenvolver sozinho. É um modelo que, embora melhor que o anterior em vários aspectos, não define o ensino a ser realizado (e a profissão, como decorrência) pelos seus fins e sim pelos "meios de aprendizagem". Definir um currículo por uma lista de "atividades" ou "tarefas" ainda não deixa claro qual a contribuição social própria do profissional do campo de atuação que o curso de graduação pretende formar.

Ainda outra concepção do que seja o currículo de um curso está abrigada na expressão "currículo por objetivos" (novamente, ver Figura 1 do Capítulo 5). Ela se refere à tentativa de definir o profissional a ser formado – ou as aprendizagens que deve desenvolver para atuar como tal – por meio dos comportamentos que deve apresentar perante a realidade social existente e em relação à qual ele deve contribuir para transformar mediante sua atuação. É claro que nem todos os conceitos ou as concepções de objetivo servem para uma boa descrição do que seria um currículo que correspondesse ao projeto do profissional (ou "perfil", como alguns autores preferem falar). O Capítulo 5 propõe uma noção de objetivo que permite desenvolver uma descrição do que o profissional deverá estar apto a realizar como responsabilidade social típica do exercício profissional, partindo das situações com as quais ele deverá lidar e dos resultados que deverá obter com suas ações.

Um currículo definido assim e descrito por meio dos comportamentos-objetivo (ver a definição de comportamento e de objetivo no Capítulo 5) de um curso é o conjunto de ações que o profissional deverá estar apto a realizar quando formado e que constitui a atuação típica da profissão. A decorrência mais evidente é a de que o ensino se define por capacitar as pessoas a realizarem certas classes de atuação, o que é um projeto da profissão. Essas ações serão realizadas no futuro e por outras pessoas que não os docentes que as projetaram. É por isso que tal concepção de currículo exige uma correspondente noção de ensino e de procedimentos para desenvolver o ensino que formará tal profissional para estar apto a agir de determinada maneira em uma realidade social durante um longo tempo. Isso não deve ser esquecido.

A responsabilidade do ensino e da produção de conhecimento para realizá-lo é muito grande em relação à sociedade. E os que trabalham na universidade não devem tratar tais problemas como amadores ou apenas "com vontade de acertar". É preciso desenvolver competência (aptidões) também sobre como se constrói, define e administra um currículo, o projeto de um profissional. Sem esquecer que, após o curso, continua a responsabilidade da universidade com relação à atualização, ao aperfeiçoamento e à especialização desses profissionais. Nesse caso, trata-se do ensino em programas de pós-graduação, conforme foi examinado anteriormente neste capítulo, ou, para a grande maioria de profissionais em cursos "após" a graduação, com objetivos de atualização, aperfeiçoamento ou especialização. O que também pode ser oferecido por diferentes instâncias da universidade, particularmente pelos departamentos que deveriam cuidar do desenvolvimento das áreas de conhecimento com as respectivas obrigações de tornar esse desenvolvimento acessível à sociedade, particularmente aos profissionais que tornarão tal conhecimento acessível por meio de seus serviços.[17]

Há diversos trabalhos que já exemplificaram essa possibilidade de organização de um currículo: Botomé e cols., 1979; Botomé e Franco, 1980; Botomé e Seixas, 1980; Miranda e Botomé, 1980; Naganuma e Botomé, 1981; Ogazawara e cols., 1981; Rebelatto e cols., 1981; Santos e cols., 1981; Shimbo e cols., 1981; Silva e cols., 1981a e b; Tudella e cols., 1981; Toyoda e cols., 1981; Brentano e cols., 1983; Rizzon e cols., 1983; Silva e cols., 1983; Seixas, 1984; e Miranda, 1986. Faltam, em relação a eles, o desenvolvimento de procedimentos para administrar tais dados e maneiras de produzi-los como currículo de um curso de graduação. Tal tecnologia, porém, depende da produção de conhecimentos relativos a processos de ensino e de pesquisa em diferentes áreas para capacitar profissionais de diferentes campos de atuação profissional de nível superior, o que já é algo entre as competências do que deve realizar os

---

17. A oferta dessas modalidades de cursos pelos departamentos pode também ser útil como créditos optativos ou eletivos para estudantes que querem complementar seus cursos de graduação ou programas de pós-graduação com essas modalidades de cursos. Nem sequer há impedimento de que cursos de graduação ou programas de pós-graduação também ofereçam, paralelamente a seus trabalhos, cursos desses tipos para seus próprios estudantes ou para o público em geral. Um aspecto importante é que, para instituições de ensino privadas, essas modalidades de curso poderiam ser um excelente serviço de seus departamentos, muitas vezes com pouca pesquisa ou com apenas pesquisas de sistematização do conhecimento, que poderiam ser incentivadas com atividades desse tipo para os departamentos realizarem. Unidades da instituição que, em muitos casos, são reduzidos à mera coordenação ou administração de cursos de graduação.

programas de pós-graduação em diferentes áreas do conhecimento e que se relacionam com o exercício da profissão de fisioterapeuta.

É possível ainda, especificamente quanto à Fisioterapia, fazer algumas considerações que exemplificam as possibilidades de construir um projeto de profissional a partir da definição e da organização do currículo do curso de graduação. Na medida em que o currículo e, consequentemente, certa quantidade de destrezas ou aptidões desenvolvidas no futuro profissional enfatizam a aplicação de "técnicas de tratamento", a própria identidade profissional tende a ser concebida e definida pela utilização dessa maneira de atuar em detrimento da busca de outras formas e possibilidades de atuação. A inexistência (inicialmente nos cursos de graduação e, decorrentemente, no próprio campo profissional) de uma conceituação clara do que é uma atuação em Fisioterapia, que se diferencie da forma tradicional, parece ser um dos entraves para aumentar o horizonte do campo de atuação profissional do fisioterapeuta. Carvalho (1984), identificando o mesmo tipo de problema em relação à Psicologia como profissão, afirma que, "mesmo quando existem condições para a expansão da atuação de psicólogos, encontramos frequentemente um certo desconforto e insegurança dos profissionais no exercício de modalidades alternativas de trabalho [...]". No caso da Fisioterapia, esse "desconforto" e essa "insegurança" também existem, de tal maneira que, quando alguém identifica um tipo de atuação um pouco diferenciado das formas tradicionalmente conhecidas, surge a "sensação" de "não estar fazendo Fisioterapia", com a consequente insegurança e negação profissional dessa forma de trabalho. Os modelos e as regras predominantes para o exercício da profissão não parecem claras, completas ou suficientemente adequadas para orientar um trabalho profissional eficaz e bem delimitado.

O currículo estabelecido para a formação de determinado profissional, na medida em que delimita o conjunto de destrezas que irá compor o repertório desse profissional, influirá tanto na definição do profissional quanto na caracterização dos tipos de atuação que serão de responsabilidade da profissão. No caso da Fisioterapia, os problemas de ausência de definições de um objeto de estudo da área de conhecimento e do objeto de trabalho da profissão, aliados à atenção quase que exclusiva à "doença", são potencializados por sua própria gênese, evolução histórica, legislação e currículo de formação nos cursos de graduação dessa profissão. Isso significa que outros fatores políticos, econômicos, sociais e científicos, em algum grau, também afetem as características da atuação profissional. O que ocorre é que muitas dessas influências sobre a profissão são exercidas por meio do próprio currículo dos cursos de graduação ou por meios estranhos às próprias agências sociais responsáveis pela preparação do exercício dessa profissão.

Essas considerações reforçam uma informação já apresentada e que pode ser ressaltada quanto à preparação dos primeiros currículos oficiais dos cursos de graduação em Fisioterapia. Esses currículos foram elaborados conforme o modelo de raciocínio examinado nos Quadros 5 e 6 do Capítulo 4 e por pessoas que não mantinham um contato suficiente com o conhecimento existente nas áreas relacionadas à Fisioterapia ou que são importantes para o desenvolvimento do ensino de profissionais nesse campo. Ao considerar o conhecimento já produzido como ponto de partida para a formação dos fisioterapeutas, prevaleceu a tendência que enfatiza os "itens de conteúdo" e as "técnicas já conhecidas" em detrimento do exame dos problemas reais que essas técnicas (ou outras) deveriam solucionar ou que os procedimentos de trabalho dos profissionais deveriam resolver.

As considerações a respeito de o currículo ser o "projeto da profissão" trazem, além de uma função para o currículo que transcende os limites da escola e do ensino, a necessidade de entendê-lo como um momento ou instrumento que relaciona e integra profissão, conhecimento e ensino. E, nesse sentido, vale a pena destacar uma pergunta:

Quais as relações da Fisioterapia com essas três possibilidades de entendimento, de raciocínio, de atividade e de comportamentos, que também poderiam ser considerados aptidões, destrezas e habilidades a serem aprendidas para compor as competências relevantes para caracterizar um profissional de um campo de atuação?

8. Fisioterapia: perspectivas e possibilidades de definição e de desenvolvimento como campo de atuação profissional

A Fisioterapia é um campo de atuação profissional. Não é uma área de conhecimento, embora o movimento e a motricidade dos organismos possa constituir um objeto de estudo em suas relações com outros "eventos" da natureza, com suas respectivas variáveis componentes (ver representação na Figura 10 que ilustra a "trama de variáveis em um campo de atuação"). Como um campo profissional, a Fisioterapia visa intervir sobre o movimento ou por meio dele em todos os níveis em que possa apresentar-se a motricidade de um organismo (ver o Quadro 2). Para isso, porém, ela depende do conhecimento de diferentes áreas (Fisiologia, Física, Psicologia, Sociologia, Ergonomia, Anatomia, entre outras). Esse conhecimento é o que permite identificar o que está envolvido nos processos em relação aos quais o profissional deve atuar e o que permite definir o que é preciso aprender ou estar apto a fazer (currículo) para desenvolver essa capacidade de atuar quanto a esses processos da natureza, nos quais o profissional quer intervir. O ensino de graduação tem que ter clareza a respeito e realizar com competência e cuidado uma tarefa importante: estabelecer "a ponte" entre as necessidades da realidade, as características da atuação profissional e o conhecimento de diferentes áreas de conhecimento (que deveriam ser da responsabilidade dos departamentos acadêmicos nas universidades) que permitem entender e desenvolver a multiplicidade de aspectos e determinantes envolvidos, não só com a realidade em relação à qual o profissional atua e ao seu objeto de trabalho, mas também à atuação do profissional diante dessa realidade e desse objeto.

Urge redefinir os aspectos da realidade existentes em relação aos quais o fisioterapeuta deve agir. Também é urgente a necessidade de definir suas possibilidades de atuação para contribuir com a melhoria dessa "realidade". Parece fundamental que se desenvolvam, organizem ou criem atividades de produção de conhecimento sobre o movimento, seus determinantes e suas decorrências para o organismo humano e para o ambiente, talvez até caracterizando uma área de conhecimento específica que seja próxima ao campo de atuação profissional da Fisioterapia, mas que, sem dúvida, será útil e necessária para muitos outros campos profissionais além da Fisioterapia. Engenharia de Sistemas ou Engenharia de Produção, Ergonomia, Psicoterapia, Educação Física e Educação Especial são alguns exemplos de outros campos profissionais que precisam do conhecimento sobre o movimento para realizar com clareza e eficácia sua atuação.

Isso tudo não é novidade. Em Portugal, o filósofo Manuel Sérgio já desenvolveu, desde o início da década de 1980, o que denominou Epistemologia da Motricidade Humana (ver Sérgio, 1996). Nesse trabalho, ele explora a passagem do conceito de movimento – um fenômeno que poderia ser considerado da Física – para o de motricidade, no qual inclui um sistema de relações mais complexo que as leis físicas do movimento. Nesse tipo de fenômeno, segundo o autor, está a possibilidade de estudar essas relações, das quais o movimento é uma parte. Relações com as "intenções" humanas, com o funcionamento do organismo, deste com o movimento, com o funcionamento dos órgãos, deles com a percepção, desta com o movimento etc. (ver Figura 4 do Capítulo 7). Uma grande quantidade de possibilidades de estudos fica aberta, principalmente pela necessidade de um exame multidisciplinar. Talvez nessa possibilidade de um novo objeto de estudo estejam várias alternativas para o desenvolvimento de trabalho da Fisioterapia. Até porque, se houver uma área de estudos da Motricidade (o que poderia ser objeto de estudo de um programa de pós-graduação), será mais provável um melhor e mais rápido desenvolvimento da Fisioterapia como profissão, dado que o próprio objeto de trabalho da profissão seja o mesmo dessa área de estudo, à semelhança da profissão

Psicoterapia, cujo objeto de intervenção tem uma área que o estuda: a Psicologia. Embora seja útil lembrar que não vale a pena confundir e misturar os conceitos e fenômenos a eles relacionados no que diz respeito ao campo de atuação profissional, à área de conhecimento e aos âmbitos de atuação profissional, além de suas relações de capacitação de profissionais típicos dos cursos de graduação e os que são próprios de programas de pós-graduação.

Uma analogia que auxilia no entendimento da proposição de Manuel Sérgio (1996) é a de comparar os movimentos de um carro com o de um organismo humano. Alguém trabalha com o movimento do carro em um contexto de cuidar desse movimento (corrigir, aperfeiçoar, prevenir problemas, desenvolver melhores possibilidades etc.). Tipicamente, temos um profissional (o mecânico de automóveis) que realiza esse trabalho. Mas ele não trabalha com o movimento (isso é um objeto de estudo da Física) apenas. Ele trabalha com as relações entre o movimento e as características do automóvel. Até porque ele não seria "auto-móvel" se não tivesse as características para realizar o próprio movimento. O mecânico, de fato, trabalha e intervém nas características do veículo e em suas relações com o movimento. Ou de suas características afetadas pelo movimento (desajeitado, em excesso, fora dos padrões que o veículo suporta etc.), corrigindo e arrumando não o movimento, mas as características do veículo. O mecânico, nessa ilustração, trabalha com a "motricidade" do veículo. Um fenômeno constituído por múltiplas relações entre características do veículo e características do movimento. Utilizando essa analogia para o trabalho do fisioterapeuta, ele não trabalha com o movimento dos organismos, mas com a motricidade do organismo. Algo constituído por um sistema de relações entre características do organismo (fisiológicas, físicas, bioquímicas, psicológicas etc.) e características do movimento, que tanto pode ser responsável pelas características do organismo estarem em determinada condição como as características atuais do movimento podem ser decorrência das características físicas atuais e predominantes no organismo. O fisioterapeuta, com esse entendimento, trabalha com a "motricidade humana": um sistema complexo que dá condições para os organismos humanos serem "auto-móveis", mover-se por si próprios, de acordo com suas características atuais, construídas, aprendidas ou históricas e herdadas (condições genéticas limitadoras, p. ex.).

Este livro, ainda que examine as características de atuação profissional e o ensino para o campo da Fisioterapia, não permite responder o que caracteriza essa atuação além dos exames e das considerações feitas. As distinções e os dados, porém, indicam com uma precisão razoável que é possível desenvolver o campo de atuação desde que o ensino se apoie em um conhecimento de boa qualidade e adequado à realidade social do País. Nesse sentido, a revisão e a reformulação dos cursos de graduação, do currículo, da legislação e do conhecimento devem levar a alguma reorganização da inserção da Fisioterapia na sociedade e na universidade. As características e até a designação dos cursos e programas de pós-graduação dependerão, todo o tempo, do entendimento a respeito do objeto do campo de atuação profissional e do que está relacionado aos múltiplos aspectos do ambiente no qual ele existe, desde sua gênese, a cada profissional que começa o exercício de seu trabalho, até as mais variadas relações com as demais instâncias e instituições da sociedade.

Todas essas considerações, nos últimos anos, com a criação dos programas de pós-graduação relacionados ao trabalho de Fisioterapia, também exigem uma revisão e reformulação dos programas de pós-graduação existentes no País. Sem dispensar um extenso programa de educação continuada das universidades, que poderia ser constituído por cursos de atualização, aperfeiçoamento, especialização e ampliação cultural para esses profissionais poderem estudar permanentemente e não apenas em épocas de cursar a graduação ou de realizar programas de estudo pós-graduados. Ninguém pode negar que o futuro, inclusive do campo profissional da Fisioterapia, começa hoje. Naquilo que conseguir ser feito pelos que constituem, direta ou indiretamente, os artífices da profissão, responsáveis por realizá-la ou por garantir as condições de sua existência, proteção, manutenção e aperfeiçoamento constantes e permanentes.

Referências

Andery MA, et al. Para compreender a ciência: uma perspectiva histórica. Rio de Janeiro: Espaço e Tempo; Editora da PUC-SP; 1988.

Aragón VA. Situação e desafios da pós-graduação na América Latina. Cadernos de Pesquisa. 1998;105:11-51.

Arruda MCC. Qualificação versus competência. Boletim Técnico do Senac. 2000;26(2):19-27.

Assini LC. Classes de comportamentos profissionais do psicólogo, constituintes da classe [de comportamentos] "prevenir comportamentos-problema" [Dissertação]. Programa de Pós-Graduação em Psicologia]. Universidade Federal de Santa Catarina, 2011.

Balbachevsky E. Processos decisórios em política científica, tecnológica e de inovação no Brasil: nova geração de política de ciência, tecnologia e inovação. Brasília: CGEE-MCTI; 2010.

Barreto FC de Sá, Schwartzman J. Ensino superior no Brasil: crescimento e alternativas. Educação Brasileira [Brasília]. 1999;21(42):11-39.

Basmajian JV. Terapêutica por exercícios. São Paulo: Manole; 1980.

Bernal JD. Ciência na história. Lisboa: Livros Horizonte; 1975.

Borges KP. Competências para formação do fisioterapeuta no âmbito das diretrizes curriculares e promoção à saúde. Saúde e Pesquisa [Maringá]. 2018;11(2):347-58.

Botomé SP. Mercado de trabalho em Psicologia. Palestra proferida na Sociedade de Psicologia de Ribeirão Preto. 1979. [Não publicado.]

_____. Administração do comportamento humano em instituição de saúde: uma experiência em serviço público [Dissertação]. Instituto de Psicologia do Departamento de Psicologia. São Paulo: Universidade de São Paulo; 1981a.

_____. Objetivos comportamentais no ensino: a contribuição da análise experimental do comportamento [Tese]. Instituto de Psicologia, Departamento de Psicologia Experimental. São Paulo: Universidade de São Paulo; 1981b.

_____. Serviço à população ou submissão ao poder: o exercício do controle na intervenção social do psicólogo. Ciência e Cultura. 1981c;33(4):517-24.

_____. Decidir o que ensinar e tecnologia educacional. São Carlos: Universidade Federal de São Carlos; 1983. [Não publicado.]

_____. Objeto de trabalho, objetivos e atribuições da universidade. São Carlos: Universidade Federal de São Carlos; 1986. [Não publicado.]

_____. Em busca de perspectivas para a psicologia como área de conhecimento e como campo profissional. In: Brasil. Conselho Federal de Psicologia. Quem é o psicólogo brasileiro? São Paulo: Edicon; 1988.

_____. Autonomia universitária: cooptação ou emancipação institucional. Universidade e Sociedade [Brasília]. 1992;II(3):16-25.
_____. Metodologia de pesquisa: a lucidez orientando a ação. In: Dias TRS, Denari FE, Kubo OM. Temas em educação especial. 2. São Paulo: Universidade Federal de São Carlos; 1993.
_____. Pesquisa alienada e ensino alienante... o equívoco da extensão universitária. Editora Vozes; Editora da Universidade de Caxias do Sul; Editora da Universidade de São Carlos, 1996.
_____. Processos comportamentais básicos em metodologia de pesquisa: da delimitação do problema à coleta de dados. Chronos [Caxias do Sul]. 1997;30(1):43-69.
_____. Qualificação de cientistas e professores de nível superior para o desenvolvimento científico, tecnológico e universitário do país por meio de mestrados e doutorados descentralizados: avaliação de uma experiência. Educação Brasileira [Brasília]. 1998;20(41):49-77.
_____. Um currículo estratégico para o desenvolvimento de mestrados e doutorados em diferentes áreas do conhecimento. Educação Brasileira [Brasília]. 1999;21(42):97-119.
_____. Sistema de ciência, tecnologia e ensino superior como parte de uma política de Estado. In: Almeida M. (org.) A universidade: possíveis experiências de gestão universitária. São Paulo: Cultura Editores Associados; Londrina: Editora da Universidade Estadual de Londrina; 2001.
_____. Responsabilidade social dos programas de pós-graduação e formação de novos cientistas e professores de nível superior: problemas e perspectivas. In: Brasil. Funadesp. Desafios e perspectivas do ensino de pós-graduação no setor particular: reflexões e debates. II Encontro de Pós-Graduação em IES particulares. Brasília: Funadesp; 2002. p.33-86.
_____. O conceito de comportamento operante como problema. Revista Brasileira de Análise do Comportamento. 2016;9(1):19-46.
_____. Determinismo em Psicologia: controvérsia de fato ou confusão semântica? São Paulo: Programa de Pós-Graduação em Psicologia Experimental da Universidade de São Paulo; 1975. [Não publicado.]
Botomé SP, Franco W. Descrição das classes de respostas envolvidas na aprendizagem da farmacologia por estudantes no curso de graduação em enfermagem. Ciência e Cultura. 1980;32(7):903.
Botomé SP, Kubo OM. Responsabilidade social dos programas de pós-graduação e formação de novos cientistas e professores de nível superior. Interação em Psicologia. 2002;6(1):81-110.
_____. Diferentes entendimentos a respeito da construção de um currículo evidenciados pela análise dos processos comportamentais de ensinar e aprender. Trabalho apresentado na Reunião Anual da Associação Brasileira de Psicologia e Medicina Comportamentais. 2015. [Trabalho não publicado.]
Botomé SP, Rosenburg CP. Contribuição da psicologia à saúde pública: análise de uma experiência. Psicologia. 1981;(3):1-25.
Botomé SP, Santos EV. Ensino na área da saúde: o problema do objeto de trabalho. Ciência e Cultura. 1984;36(6):910-23.
Botomé SP, Seixas ASS. Descrição das classes de respostas envolvidas na aprendizagem de parasitologia por estudantes no curso de graduação em Enfermagem. Ciência e Cultura. 1980;32(7):905.
Botomé SP, Duran AP, Duran ND. Um procedimento para identificar alternativas socialmente relevantes de atuação profissional do psicólogo. São Carlos: Universidade Federal de São Carlos, 1986. [Não publicado.]
Botomé SP, Gonçalves CMC, Miranda AMM, Silva EBN, Cardoso DR, Ubeda EML, et al. Uma análise das condições necessárias para propor objetivos de ensino nas disciplinas do curso de Enfermagem. Ciência e Cultura. 1979;31(7):131.
Brasil. Decreto-lei n. 938, de 13 de outubro de 1969. Diário Oficial da União, Brasília, 16 de outubro de 1969. (Seção 1. Provê sobre as profissões de fisioterapeuta e terapeuta profissional e dá outras providências.)

_____. Lei n. 6.316, de 17 de dezembro de 1975. Diário Oficial da União, Brasília, 18 de dezembro de 1975. (Seção 1. Cria o Conselho Federal e os Conselhos Regionais de Fisioterapia e Terapia Ocupacional e dá outras providências.)

_____. Ministério da Educação. Conselho Federal de Educação. Currículos mínimos dos cursos de graduação. 3. ed. Brasília, 1979.

_____. Ministério da Educação. Conselho Federal de Educação. Resolução n. 4, de 28 de fevereiro de 1983. (Seção 1. Fixa os mínimos de conteúdo e duração dos cursos de Fisioterapia e Terapia Ocupacional)

_____. Parâmetros Curriculares Nacionais para o Ensino Médio. Brasília: Semtec; 1999.

_____. Conselho de Reitores das Universidades Brasileiras – CRUB. Plano Institucional do Conselho de Reitores das Universidades Brasileiras. Uma proposta e redefinição de finalidades e de reestruturação organizacional como base para a planificação do trabalho do CRUB no ano 2000. Brasília: Conselho de Reitores das Universidades Brasileiras; 2000.

_____. Conselho Nacional de Educação. Resolução CNE/CES. Diretrizes Curriculares Nacionais do Curso de Fisioterapia. Diário Oficial da União. Brasília, 4 de março de 2002 (Seção 1, p.11.)

_____. Conselho Nacional de Educação, Câmara de Educação Superior. Resolução n. CNE/CES 4, de 19 de fevereiro de 2002. Diretrizes Curriculares Nacionais do Curso de Graduação em Fisioterapia.

_____. Capes. Discussão sobre a pós-graduação brasileira. Brasília: Capes; 1996.

Breilh S, Granda E. Investigación de la salud en la sociedad. Quito: Ediciones CEAS; 1980.

Brentano ABG, Botomé SP, Souza DG. Proposição de comportamentos-objetivo de ensino para a disciplina Didática Geral, ministrada em Licenciatura. In: Reunião Anual de Psicologia da Sociedade de Psicologia de Ribeirão Preto, 13. Ribeirão Preto, 1983.

Brinker JMOP. Possibilidades de ensino e aprendizagem de ciências biológicas a partir de situações existentes numa trilha ecológica [Dissertação]. Programa de Pós-Graduação em Educação. São Carlos: Universidade Federal de São Carlos; 1997.

Bucher R. A função social do psicólogo. Boletim Assoc Prof Psicol [Distrito Federal]. 1980;4:4-5.

Bunge M. Causalidad: el principio de causalidad en la ciencia moderna. Buenos Aires: Editorial Universitaria; 1961.

Burke GL. Dolor de espalda: desde el occipício ai cóccix. Barcelona: Jims; 1969.

Cailliet R. Síndromes dolorosas. São Paulo: Manole; 1975.

Camillo AA. Classificação do comportamento humano: noção de "normal" e "anormal". In: Conselho Regional de Psicologia e Sindicato dos Psicólogos do Estado de São Paulo. Psicologia no ensino do segundo grau. São Paulo: Edicon; 1986.

Carrara K. Uma ciência sobre "coisa" alguma: relações funcionais, comportamento e cultura. São Paulo: Cultura Acadêmica; 2015.

Carvalho AMA. A profissão em perspectiva. Psicologia. 1982;8(2):5-18.

_____. Modalidades alternativas de trabalho para psicólogos recém-formados. Cadernos de Análise do Comportamento. 1984;6:1-14.

Carvalho AMA, Kavano EA. Justificativa de opção de trabalho em psicologia: uma análise da imagem da profissão em psicólogos recém-formados. Psicologia. 1982;8(3):1-18.

Cash JE. Fisioterapia. São Paulo: Manole; 1981.

Castro CES. A fisioterapia e o atual modelo médico. Texto utilizado no curso de graduação em Fisioterapia da Universidade Federal de São Carlos, pela disciplina Fundamentos da Fisioterapia do Curso de Fisioterapia da UFSCar. 1982. [Não publicado.]

Castro CES, Botomé SP. Fisioterapia geral (eletroterapia de baixa frequência): proposição de classes de respostas componentes de objetivos de ensino, terminais e intermediários, para estudantes de graduação em Fisioterapia. Ciência e Cultura. 1981;33(7):133.

Castro CM. A pós-graduação no Brasil: a grande solução com pequenos problemas. In: Martins GM (coord.). Desafios e perspectivas do ensino de pós-Graduação no setor particular. Brasília: Funadesp; 2001. p.17-32.

Catan LB. Comportamentos que caracterizam uma produção científica como subsídio para a formação de profissionais de nível superior [Dissertação]. Programa de Pós-Graduação em Educação. São Carlos: Universidade Federal de São Carlos; 1997.

Centro Nacional de Aperfeiçoamento de Pessoal para a Formação Profissional. Cenafor. Técnica de Pesquisa Survey – Curso Programado Individualizado. São Paulo: Cenafor; 1980.

Chabaribery MA, Botomé SP, Souza DG. Psicologia da aprendizagem: proposição de classes de respostas componentes de objetivos de ensino, terminais e intermediários para estudantes de graduação em Enfermagem. Ciência e Cultura. 1981;33(7):819.

Chamlian HC. O departamento na estrutura universitária [Dissertação]. Faculdade de Educação. São Paulo: Universidade de São Paulo; 1977.

Chaves M. Saúde e sistemas. Rio de Janeiro: Fundação Getulio Vargas; 1980.

Claus SM. Comportamentos a desenvolver na formação do enfermeiro para o trabalho com planejamento de ações de saúde [Dissertação]. Programa de Pós-Graduação em Educação. São Carlos: Universidade Federal de São Carlos; 1997.

Cunha LA. A universidade brasileira nos anos oitenta: sintomas de regressão institucional. Em Aberto [Brasília]. 1989;8(4):3-9.

Cyriax J. Ortopedia clínica. Buenos Aires: Médico Panamericana; 1973.

Daniels L. Provas de função muscular. Rio de Janeiro: Interamericana; 1975.

Daniel L, Worthingham C. Exercícios terapêuticos para alinhamento e função corporal. 2. ed. São Paulo: Manole; 1983.

Darwin C. A origem das espécies. São Paulo: Escala Educacional; 2008.

Demo P. Função social da universidade: algumas considerações a partir da política social. Educação Brasileira. 1983;5(11):21-39.

Dolto BJ. O corpo sob a ação das mãos. Lisboa: Centro do Livro Brasileiro; 1978.

Ducroquet R. Marcha normal y patológica. Barcelona: Toray Masson; 1972.

Duran AP. Comportamentos sociais como objetivo educacional [Dissertação. Instituto de Psicologia. São Paulo: Universidade de São Paulo; 1975.

_____. Algumas questões básicas sobre a formação em psicologia. Texto desenvolvido na realização de um curso de especialização em Ensino Superior na Universidade de Caxias do Sul, em agosto de 1983. [Não publicado.]

Durand JP. O modelo de competência: uma nova roupagem para velhas ideias. México: Revista Latinoamericana de Estudios del Trabajo. 2001;7(14):203-28.

Editora Abril. E depois da faculdade? Veja. 1976;(418):45-52.

Feldenkrais M. Consciência pelo movimento. São Paulo: Summus; 1972.

Ferreira MR, Botomé SP. Deficiência física e inserção social: a formação de recursos humanos. Caxias do Sul: Editora Universidade de Caxias do Sul; 1984.

Ferster CB, Culçbertson S, Boren MCP. Princípios do comportamento. São Paulo: Hucitec: Edusp; 1977.

Forcade AF, Castellet F. Fisiatría. Montevideo: Delta; 1973.

Fourez G. Compétences, contenus, capacites et outres casse-têtes. Forum, p.26-31. Available: www.sciences.fundp.ac.be/scphilosoc/cethes/stliteraccySSS.htmml.

Fourez G (org.). Des compétences négligées par l'école: les raconter pour les enseigner. Bruxelles: Couleur Livres; 2006.

Freire P. Educação como prática da liberdade. Rio de Janeiro: Paz e Terra; 1976.

Gaeta C. Contexto, currículo e formação de professores em um curso de Fisioterapia. Revista e-Curriculum. 2017;15(3):713-34.

Gardiner MD. Manual de ejercicios de rehabilitación. Barcelona: Jims; 1980.

Goldberg MAA. As contribuições da ciência ao ensino: mito e antimito. Cadernos de Pesquisa – Fundação Carlos Chagas. 1975;12:55-9.

Gonçalves da Silva AL. Classes de comportamentos profissionais de psicólogos ao intervir diretamente sobre fenômenos psicológicos [Tese]. Programa de Pós-Graduação em Psicologia. Florianópolis: Universidade Federal de Santa Catarina; 2010.

Gonçalves CMC, Botomé SP. Análise comportamental da atividade de escrever uma dissertação. Ciência e Cultura. 1980;32(7):905.

Gonçalves GM, Luz TR. Formação de competências profissionais em alunos do curso de Fisioterapia de uma IES da Região Metropolitana de Belo Horizonte (MG): análise a partir das percepções dos discentes. Práticas em Administração. 2013;5(2):147-74.

Gondo FLB. Competência profissional e formação de graduação em Fisioterapia: um instrumento de avaliação discente no estágio supervisionado [Dissertação. Universidade Federal de São Paulo, Centro de Desenvolvimento do Ensino Superior em Saúde (CEDESS), 2013. [Não publicado.]

Gutmann AZ. Fisioterapia actual. Barcelona: Jims; 1980.

Hayakawa SI. A linguagem no pensamento e na ação. São Paulo: Pioneira; 1972.

Heisenberg W. A imagem da natureza na física moderna. Lisboa: Livros do Brasil; [s.d.].

Holland JG. Servirán los principios conductuales para los revolucionarios? In: Keller FS, Iñesta ER (org.). Modificación de conducta: aplicaciones a la educación. México: Trillas; 1973. p.265-81.

_____. Behavior modification for prisoners, patients and other people as a praescription for the planed society. Mexican J. Ana/.:181-95, 1975.

_____. Behaviorism: part of the problem or part of the solution? J Appl. Beh Anal. 1978;11:163-74.

Huertas F. O método PES: entrevista com Carlos Matus. São Paulo: Fundap; 1996.

Illich I. A expropriação da saúde. Rio de Janeiro: Nova Fronteira; 1975.

Kapandji IA. Fisiologia articular. São Paulo: Manole; 1980.

Kendall HD. Músculos, provas e junções. Barueri: Manole.

Kienen N. Classes de comportamentos profissionais do psicólogo para intervir, por meio de ensino, sobre fenômenos e processos psicológicos, derivadas a partir das diretrizes curriculares, da formação desse profissional, e de um procedimento de decomposição de comportamentos complexos [Tese]. Programa de Pós-Graduação em Psicologia. Florianópolis: Universidade Federal de Santa Catarina; 2008.

Krusen FH, Kotte FJ, Elwood PM. Tratado de medicina física e reabilitação. São Paulo: Manole; 1984.

Kubo OM, Botomé SP. Ensino-aprendizagem: uma interação entre dois processos comportamentais. Interação em Psicologia. 2001;5:9-30.

Lapierre A. Reeducação física. São Paulo: Manole; 1982.

Laurell AC. Medicina y capitalismo en México. Cuad Pol [México]. 1975;5:80-93.

_____. La salud-enfermedad como proceso social. Cuadernos de Medicina Social. 1982;19:7-20.

Leavell HR, Clark EG. Medicina preventiva. São Paulo: McGraw-Hill; 1977.

Leitão A. Elementos de fisioterapia. Rio de Janeiro: Arte-Nova; 1973.

_____. Fisiatria clínica. São Paulo: Atheneu; 1979.

Leite RCC. As sete pragas da universidade brasileira. São Paulo: Duas Cidades; 1980.

Lindeman R, Teirich-Leube H, Heipertz W. Tratado de rehabilitación. Barcelona: Labor; 1970.

Luna SV. Sobre o problema de pesquisa. Chronos [Caxias do Sul]. 1993a;26(1-2):93-108.

_____. A elaboração de revisões de literatura: notas de aula. Chronos [Caxias do Sul]. 1993b;26(1-2):109-22.

Machado LA. A institucionalização da lógica das competências no Brasil. Campinas: Proposições [Campinas]. 2002;13(1):92-110.
Mager RF. A formulação dos objetivos de ensino. Porto Alegre: Globo; 1976.
_____. Análise de objetivos. Porto Alegre: Globo; 1977.
Mager RF, Pipe P. Análise de problemas de desempenho. Porto Alegre: Globo; 1976.
Marcon SR. Comportamentos que constituem o trabalho de um gestor de curso de graduação [Dissertação de mestrado não publicada]. Programa de Pós-Graduação em Psicologia. Florianópolis: Universidade Federal de Santa Catarina; 2008.
Mas RF. Tratado de rehabilitación médica. Barcelona: Científico Médica; 1976.
Matus C. Adeus, senhor presidente: governantes governados. São Paulo: Fundap; 1996a.
_____. Política, planejamento e governo. Brasília: IPEA; 1996b.
_____. Estratégias políticas: Chimpanzé, Maquiavel e Gandhi. São Paulo: Fundap; 1996c.
_____. Los tres cinturones del gobierno: gestión, organización y reforma. Caracas: Fundación Altadir; 1997a.
_____. El líder sin estado mayor: la oficina del gobernante. Caracas: Fundación Altadir; 1997b.
_____. Teoria do jogo social. São Paulo: Fundap; 2005.
Meirieu P. Aprender... sim, mas como? Porto Alegre: Artes Médicas; 1998.
Mello SL. Psicologia e profissão em São Paulo. São Paulo: Ática; 1975.
Mezan R. Contra o minimalismo no mestrado. Revista Psicanálise e Universidade. 1996;4:65-70.
Millenson JR. Princípios de análise do comportamento. Brasília: Coordenada; 1975.
Miranda AMM. Proposição de objetivos comportamentais de ensino para a disciplina microbiologia do currículo de graduação em Enfermagem [Dissertação]. Programa de Pós-Graduação em Educação. São Carlos: Universidade Federal de São Carlos; 1986.
Miranda AMM, Botomé SP. Descrição das classes de respostas envolvidas na aprendizagem de microbiologia por estudante do curso de graduação em Enfermagem. Ciência e Cultura. 1980;32(7):903.
Morags RM. Rehabilitación: un enfoque integral. Barcelona: Vicens-Vives; 1972.
Naganuma M, Botomé SP. Enfermagem neonatológica: proposição de classes de respostas componentes de objetivos de ensino, terminais e intermediários, para estudantes de graduação em Enfermagem. Ciência e Cultura. 1981;33(7):27.
Nagler W. Manual de fisioterapia. São Paulo: Atheneu; 1976.
Nunes ED (org.). As ciências sociais em saúde: tendências e perspectivas. Brasília: OMS-OPAS; 1985.
O'Sullivan SB, Cullen KE, Schmitz T. Fisioterapia: tratamento, procedimentos e avaliação. São Paulo: Manole; 1983.
Ogasawara M, Cardoso DR, Botomé SP. Introdução e fundamentos de enfermagem: proposição de classes de respostas componentes de objetivos de ensino, terminais e intermediários para estudantes de graduação em Enfermagem. Ciência e Cultura. 1981;33(7):27.
Oliveira JJ. Ciência, tecnologia e inovação no Brasil: poder, política e burocracia na arena decisória. Revista de Sociologia e Política. 2016;24(59):129-47.
Oliveira MW, Botomé SP. Depoimentos de alunos como dados para avaliação da relação entre formação acadêmica e exercício profissional. Ciência e Cultura. 1984;36(7):34.
Oliveira N, Botomé SP, Souza DG. Física aplicada: proposição de classes de respostas componentes de objetivos de ensino, terminais e intermediários, para estudantes do curso profissionalizante de segundo grau. Ciência e Cultura. 1981;33(7):303.
Parra N. Tecnologia da educação e ensino superior: perspectivas. Educação Brasileira. 1978;1(2):59-86.

Paviani J, Botomé SP. Interdisciplinaridade: disfunções conceituais e enganos acadêmicos. Caxias do Sul (RS): Editora da Universidade de Caxias do Sul; 1993.

_____. Acesso à pós-graduação: uma estratégia para desenvolver qualificação institucional de universidades por meio de mestrados e doutorados descentralizados. Caxias do Sul: Universidade de Caxias do Sul; 1994.

Pavlov I. In: Pessotti I (org.). Psicologia. São Paulo: Ática; 1979.

Pedrazzani JC. Proposição de objetivos comportamentais para a disciplina Anatomia do currículo de graduação em Enfermagem. Dissertação [Mestrado]. Programa de Pós-Graduação em Educação. São Carlos: Universidade Federal de São Carlos; 1983.

Perrenoud P. Construir as competências desde a escola. Porto Alegre: Artes Médicas Sul; 1999.

Perrenoud P, et al. As competências para ensinar no século XXI: a formação dos professores e o desafio da avaliação. Porto Alegre: Artmed; 2002.

Piazza MH. O papel das coordenações de curso de graduação, segundo a percepção de coordenadores em exercício da função [Dissertação de mestrado não publicada]. Programa de Pós-Graduação em Educação. São Carlos: Universidade Federal de São Carlos; 1997.

Popham WJ, Baker EL. Como estabelecer metas de ensino. Porto Alegre: Globo; 1976.

Ramos MN. A pedagogia das competências: autonomia ou adaptação. São Paulo: Cortez; 2001.

Ramos NA, Pinto SM, Behrens MA, Botomé SP. Diretrizes para o ensino de graduação: o projeto pedagógico da Pontifícia Universidade Católica do Paraná. Curitiba: Editora Universitária Champagnat; 2000.

Rasch PJ, Burke RK. Cinesiologia e anatomia aplicada. Rio de Janeiro: Guanabara-Koogan; 1977.

Raymundo CS, et al. (2015). A implantação do Currículo baseado em competência na graduação de Fisioterapia: a integralidade como eixo condutor. ABCS Health Sciences. 2015;40(3):220-8.

Rebelatto JR. Área de conhecimento e campo de atuação profissional: uma distinção fundamental para gerenciar a qualidade do trabalho universitário. Revista IGLU [Organização Universitária Interamericana, Quebec]. 1994;7:97-113.

Rebelatto JR, Botomé SP. Comportamentos envolvidos com o ensino de prevenção em relação a problemas com o movimento e a postura humanos. In: Ciclo de Estudos sobre Deficiência Mental. 2. Universidade Federal de São Carlos, out. 1983, p.17.

Rebelatto JR, Botomé SP, Souza DG. Cinesioterapia: proposição de classes de respostas componentes de objetivos de ensino, terminais e intermediários, para estudantes de Fisioterapia. Ciência e Cultura. 1981;33(7):134.

Reis FJJ, Monteiro MGM. O ensino na Fisioterapia: momento de revermos a prática? Fisioterapia e Pesquisa. 2015;22(4):340-1.

Ribeiro D. A universidade necessária. Rio de Janeiro: Paz e Terra; 1969.

_____. La universidad nueva, un proyecto. Argentina: Ciência Nueva; 1973.

_____. A universidade necessária. Rio de Janeiro: Paz e Terra; 1978.

Ribes Iñesta E. Reflexiones sobre la aplicación del conocimiento psicológico: qué aplicar o cómo aplicar? Revista Mexicana de Análisis de la Conducta [México]. 2009;35:3-17.

Ribes E. Formación de profesionales e investigadores en Psicología con base en objetivos definidos conductualmente. Enseñanza e Investigación en Psicología. 1976;1(2):18-23.

Ricardo EC. Discussão acerca do ensino por competências: problemas e alternativas. Cadernos de Pesquisa. 2010;40:140:605-28.

Rizzon LA, Botomé SP, Souza DG. (1983) Proposição de comportamentos humanos como objetivos de ensino para a disciplina Psicologia Social. In: Reunião Anual de Psicologia da Sociedade de Psicologia de Ribeirão Preto. l3, 1983.

Rocha NACF, et al. Projeto Pedagógico do Curso de Fisioterapia. São Carlos: Universidade Federal de São Carlos – Curso de Fisioterapia (Publicação Interna); 2013.

Ropé F, Tanguy L. Saberes e competências: o uso de tais noções na escola e na empresa. Campinas: Papirus; 1997.
Ruh AC (org.). Saberes e competências em fisioterapia. Ponta Grossa: Atena; 2018.
Rusk HA. Medicina de rehabilitación. México: Interamericana; 1966.
Russell B. A perspectiva científica. São Paulo: Companhia Editora Nacional; 1969.
_____. Delineamentos da filosofia. Rio de Janeiro: Civilização Brasileira; 1969. [Edição original de 1927.]
_____. Religión y ciencia. México: Fondo de Cultura Económica; 1994.
_____. Os problemas da filosofia. Lisboa: Edições 70; 2008.
Sanchez EL. Histórico da fisioterapia no Brasil e no mundo. In: Atualização brasileira de fisioterapia. São Paulo: Panamed; 1984.
Santos EV, Botomé SP, Souza DG. Introdução e fundamentos de enfermagem: proposição de classes de respostas componentes de objetivos de ensino, terminais e intermediários, em dez diferentes níveis de complexidade, para estudantes de graduação em Enfermagem. Ciência e Cultura. 1981;33(7):28.
Santos GCV. Características das competências e comportamentos profissionais propostos nas diretrizes curriculares como delimitação do campo de atuação do psicólogo [Dissertação]. Programa de Pós-graduação em Psicologia. Universidade Federal de Santa Catarina; 2006.
Sasaki KT. Formação em Fisioterapia no Estado de São Paulo: uma análise de cursos públicos à luz das Diretrizes Curriculares Nacionais [Dissertação]. Programa de Pós-Graduação em Gestão da Clínica. São Carlos: Universidade de São Carlos; 2017.
Schwartzman S. Formação da comunidade científica no Brasil. Rio de Janeiro: Companhia Editora Nacional; 1979.
Scott PM. Clayton's eletroterapia e actinoterapia. Barcelona: Jims; 1972.
Seixas ASS. A disciplina Parasitologia no currículo de graduação em Enfermagem: um estudo com vistas à proposição de objetivos comportamentais de ensino [Dissertação]. Programa de Pós-Graduação em Educação. São Paulo: Universidade Federal de São Carlos; 1984.
Seligman MEP. Desemparo: sobre depressão, desenvolvimento e morte. São Paulo: Edusp; 1977.
Sérgio M. Epistemologia da motricidade humana. Lisboa: Editora da Faculdade da Motricidade Humana da Universidade Técnica de Lisboa; 1996.
Shestack R. Fisioterapia prática. São Paulo: Manole; 1979.
Shimbo L, Botomé SP, Souza DG. Introdução a sistemas elétricos: proposição de classes de respostas componentes de objetivos de ensino, terminais e intermediários, para estudantes de graduação em Engenharia Civil, Engenharia de Produção de Materiais e Engenharia de Produção Química. Ciência e Cultura. 1981;33(7):17.
Short J. Objetivos mensurables para programas educacionales. In: Ulrich R, Stachnik R, Mabry J (orgs.). Control de la conducta humana: modificación de conducta aplicada al campo de la educación. México: Trillas; 1978. p.366-81.
Sidman M. Táticas da pesquisa científica – avaliação dos dados experimentais na Psicologia. São Paulo: Brasiliense; 1976.
Silva E, Botomé SP, Souza DG. Fisioterapia aplicada em cardiologia: proposição de classes de respostas componentes de objetivos de ensino, terminais e intermediários, para estudantes de graduação em Fisioterapia. Ciência e Cultura. 1981a;33(7):133.
Silva RR, Botomé SP, Souza DG. Química I (geral): produção de classes de respostas componentes de objetivos de ensino, terminais e intermediários, para estudantes de graduação em Matemática, Física, Biologia, Engenharia Civil, Engenharia de Materiais, Química, Engenharia de Produção Química e Engenharia de Produção Materiais. Ciência e Cultura. 1981b;33(7):140.

Skinner BF. The concept of the reflex in the descriptions of behavior. Journal of General Psychology. 1931;5:427-58.
_____. The generic nature of concepts of stimulus and response. Journal of General Psychology. 1935;12:40-65.
_____. The behavior of organisms. New York: D. Appleton-Century; 1938.
_____. Verbal behavior. New York: Appleton-Century Crofts; 1957.
_____. Contingencies of reinforcement. New York: Appleton-Century Crofts; 1969.
_____. Ciência e comportamento humano. São Paulo: EDART/Edusp; 1979.
_____. Ciência e comportamento humano. São Paulo: EDART/Edusp; 1974.
Sperb DC. Problemas gerais de currículo. Porto Alegre: Globo; 1972.
Stédile NR, Botomé SP. Múltiplos âmbitos de atuação profissional: além da prevenção de problemas. 2. ed. São Paulo: Centro Paradigma Ciências do Comportamento; 2015.
Tardif M. Saberes docentes e formação profissional. Petrópolis: Vozes; 2002.
Thorndyke EL. The fundamentals of learning. New York: Teachers College; 1932.
Unesco. Tendências da Educação Superior para o século XXI. Conferência Mundial sobre Ensino superior. Buenos Aires: Amorrortu; 1998.
Varsavsky O. Estilos tecnológicos: propuestas para la selección de tecnologia bajo racionalidad socialista. Buenos Aires: Periferia; 1974.
Varsavsky, O. Por uma política científica nacional. Rio de Janeiro: Paz e Terra; 1976.
Velho L. Conceitos de ciência: a política científica, tecnológica e de inovação. Sociologias. 2011;13(25):128-53. doi:10.1590/s1517-45222011000100006.
Vergnaud G. La théorie des champs conceptuels. Recherches en Didatique des Mathématiques [Grenoble]. 1990;10(2/3):133-70.
Videira AAP. 25 anos de MCT: raízes históricas da criação de um ministério. Brasília: CGEE-MCTI; 2010.
Viecili J. Classes de comportamentos profissionais que compõem a formação do psicólogo para intervir por meio de pesquisa sobre fenômenos psicológicos, derivadas a partir das diretrizes curriculares nacionais para cursos de graduação em Psicologia e da formação desses profissionais [Tese]. Programa de Pós-Graduação em Psicologia. Florianópolis: Universidade Federal de Santa Catarina; 2008.
Vieira PS. Formação profissional e cidadania no ensino de Educação Física em nível superior. São Carlos (SP): Dissertação de mestrado apresentada ao Programa de Pós-graduação em Educação da Universidade Federal de São Carlos; 1997.
Watson JB. Psychology from the standpoint of a behaviorist. Philadelphia: J. B. Lippincott; 1919.
Wheeler RH. Educación física para la recuperación. Barcelona: Jims; 1971.
White M. O papa e o herege. São Paulo: Record; 2003.
Willard HS, Spackman CS. Terapêutica ocupacional. Barcelona: Jims; 1973.
Yamamoto ME, Yamamoto OH. O ensino de ética profissional: um relato de experiência. Natal: Departamento de Psicologia da Universidade Federal do Rio Grande do Norte; 1986. [Não publicado.]
Zan C. Currículos profissionalizantes do ensino de segundo grau: uma contribuição para sua análise [Dissertação]. Programa de Pós-Graduação em Educação. Universidade Federal de São Carlos; 1979.

Índice remissivo

A

Acidentes de trabalho 4
Ações dos profissionais 1
Alterações na concepção do objeto de trabalho em Fisioterapia 13
Âmbitos de atuação das profissões de nível superior 179
Antiguidade 15
Área de conhecimento 179, 375
Atuação da universidade na sociedade 336
Ausência de objetivos de ensino 131 nas disciplinas 118

B

Bibliografia utilizada para o desenvolvimento das disciplinas que tratam do objeto de trabalho nos cursos iniciais de Fisioterapia 149
   características 155
   coleta de informações 151
   obtenção de informações 151
   seleção das informações de interesse 154

C

Campo de atuação profissional 13, 179, 375
   em Fisioterapia 191
Características das disciplinas dos primeiros cursos em Fisioterapia 98
Características que a legislação delimita (ou impõe) para o trabalho do profissional de fisioterapia 35
Caracterização da profissão 8
Cinesioterapia 20
Código de Ética Profissional de Fisioterapia e Terapia Ocupacional 34
Competências profissionais 256
Conceito de comportamento 199
Concepção tradicional de currículo 220
Condição de saúde 2
Controvérsias nas definições legais da profissão 48
Convênios e colaborações com outros tipos de instituições na sociedade 356
Covid-19 364
Currículo de graduação 56
Cursos de ampliação cultural 334

Cursos de aperfeiçoamento profissional 330
Cursos de atualização científica 331
Cursos de atualização técnica 333
Cursos de especialização técnica 328

D

Decorrências das características das disciplinas na formação do fisioterapeuta 106
Decreto-lei n. 938/69 32
Definições ou delimitações para a profissão de fisioterapeuta na legislação 30
Diagnóstico precoce 9
Dispersão da bibliografia utilizada nos cursos de graduação 168
Distinção entre as noções de campo de atuação profissional e de área de conhecimento 167
Distorção de conceitos 8
Doutorado 322

E

Educação universitária 54
Ensino de competências 234
    críticas, controvérsias e avaliações 241
Ensino superior 55
Epidemias mundiais 364
Extensão universitária 334

F

Fisioterapia como campo de atuação profissional e como ensino superior no Brasil 176
Fisioterapia como campo profissional 3
Formação de novos profissionais como parte do "planejamento" do campo de atuação profissional 445
Formação do profissional de Fisioterapia no contexto universitário brasileiro 52
Formas ou processos de conhecer 376

H

Humanismo 19

I

Idade Média 17
Inadequações do currículo para os cursos de graduação em Fisioterapia 64
Indefinições e lacunas do campo de atuação profissional em Fisioterapia 1
Industrialização 20
Início da fisioterapia no Brasil 4

L

Legislação brasileira 29
Lei n. 6.316/75 33

M

Mercado de trabalho 179, 375
Mestrado 318
Movimentos dos governos em relação ao ensino superior 300

O

Objetivos de ensino nas disciplinas relacionadas ao trabalho da Fisioterapia 109
Objetivos formulados nas disciplinas dos cursos 116
Objetivos propostos nas disciplinas são "falsos objetivos de ensino" 128
Objeto de intervenção 13
    da Fisioterapia 426
Objeto de trabalho 1

da Fisioterapia nas disciplinas dos cursos iniciais de graduação das universidades brasileiras 98
da Fisioterapia no Brasil 29

P

Países do Terceiro Mundo 52
Papel ou função da universidade 411
Papel ou função do currículo na projeção do que será a profissão no futuro 469
Parecer n. 388/63 30
Perspectivas e possibilidades de definição e de desenvolvimento da Fisioterapia como campo de atuação profissional 474
Portaria Ministerial n. 511/64 60
Possibilidades de ensino superior e de construção do conhecimento científico como suportes para o desenvolvimento do campo de atuação em Fisioterapia no Brasil 294
Prevenção 9
Problema do objeto de trabalho da Fisioterapia 118
Profissional de "nível superior" 52
Programas de doutorado 322
Programas de mestrado 318
Propostas do que deve ser aprendido nos cursos iniciais de graduação em Fisioterapia no Brasil 95

R

Recursos de linguagem e de pensamento 367
Reformas universitárias 177
Relações da Fisioterapia com as diferentes áreas de conhecimento existentes 199
Religião 382
Renascimento 18
Resolução n. 4/83 61
Retrospectiva do ensino superior no Brasil 295
Retrospectiva histórica 14
Revolução Industrial 21

S

Século XX 25
Século XXI 27, 176
Sistema de desenvolvimento de ciência, tecnologia e ensino superior, além das universidades 343
Surgimento da Fisioterapia 3

T

Tipo de literatura utilizada nos cursos 171
Tipos de assistência à saúde 170
Tipos de conhecimento 376
Trabalho social 229

U

Universidade brasileira 52